急诊急救的护理

主　编　李红霞　石多莲　邬丽满

编　委　(以姓氏笔画为序)

石多莲　鄂东医疗集团黄石市中心医院（普爱院区）

朱建玲　鄂东医疗集团黄石市中心医院

邬丽满　广州医科大学附属第五医院

杨　洋　鄂东医疗集团黄石市中心医院（普爱院区）

李红霞　广州医科大学附属第五医院

吴菊芳　鄂东医疗集团黄石市中心医院

张　金　鄂东医疗集团黄石市妇幼保健院

张　慧　鄂东医疗集团黄石市中心医院

胡伟勤　鄂东医疗集团黄石市中心医院

胡菲菲　鄂东医疗集团黄石市中心医院

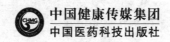

中国健康传媒集团

中国医药科技出版社

内容提要

　　本书密切结合急诊护理的发展，详细阐述急诊科的设置与管理现状，急诊常见症状和护理以及急救技术等内容。本书注重新知识、新理论、新技术、新方法的介绍，文字简练，论述清楚，具有较强的实用性、科学性、先进性和可操作性。可供各级医院从事急救工作的护理人员和相关医务工作者学习参考。

图书在版编目（CIP）数据

　　急诊急救的护理/李红霞，石多莲，邬丽满主编. —北京：中国医药科技出版社，2019.10

　　ISBN 978 - 7 - 5214 - 0737 - 2

　　Ⅰ.①急…　Ⅱ.①李…②石…③邬…　Ⅲ.①急诊—护理②急救—护理　Ⅳ.①R472.2

　　中国版本图书馆 CIP 数据核字（2019）第 022492 号

美术编辑　陈君杞

版式设计　诚达誉高

出版　**中国健康传媒集团** | 中国医药科技出版社
地址　北京市海淀区文慧园北路甲 22 号
邮编　100082
电话　发行：010 - 62227427　邮购：010 - 62236938
网址　www.cmstp.com
规格　710×1000mm¹⁄₁₆
印张　25¼
字数　392 千字
版次　2019 年 10 月第 1 版
印次　2023 年 4 月第 2 次印刷
印刷　三河市万龙印装有限公司
经销　全国各地新华书店
书号　ISBN 978 - 7 - 5214 - 0737 - 2
定价　**79.00 元**

获取新书信息、投稿、为图书纠错，请扫码联系我们。

前　言

　　《急诊急救的护理》一书共有八章，主要介绍了我国急诊科的设置与现状、急诊科的建设与护理管理，急诊常见症状急救护理，急诊常见疾病急救及护理，急性创伤急救护理，常见急性中毒急救及护理，常见意外伤害急救及护理，急诊急救技术，急诊科常用药物。主要从概念、病因、临床表现、诊断要点、救治要点、主要护理问题、健康宣教等方面进行了阐述，急救技术重在适应证、操作方法与流程及注意事项。本书面向全国范围内康复专科医疗机构及一级综合医疗机构的医务人员。本书按专科、分病种编写，形成常规指导基层医务人员规范操作，提高基层医务人员的康复及护理专业水平，以更好地服务百姓。

　　本书在编写过程中参考了大量的相关文献，也得到了医院相关医疗专家的鼎力支持，同时也得到中国医药科技出版社相关领导和编辑的大力相助，在此表示衷心的感谢！编写人员本着高度负责的态度，认真投入这项工作中，但因时间仓促和水平有限，不当之处在所难免，欢迎各界同仁批评指正。

编　者

2019 年 6 月

目　　录

第一章　我国急诊科的设置与管理现状

第一节　急诊科的发展

急诊医学诞生于 20 世纪 60 ~ 70 年代，美国医师学会于 1979 年将其列为一门独立的学科。为适应社会事业发展需求，现代医学模式发生了转变，急诊科诞生了。急诊学科的发展和急诊科室的创建与现代社会生活节奏加快及"疾病谱"的变化密切相关。

我国急诊医学的发展历史较短。1982 年 1 月 30 日，国家卫生行政部门明确提出有条件的医院可以设置急诊科，同年 4 月 7 日，国家卫生行政部门制订了较为完善的"急诊科工作制度"，为"急诊科"的建立创造了条件。1984 年 6 月 11 日，卫生部第 36 号文件明确要求综合医院要建立急诊科，对急诊科的建设从位置选择、流程布局、科室标志、床位配置等方面都提出了明确要求，为急诊科的建设发展奠定了较为坚实的基础；对急诊科的管理从运行体制、组织架构、人员配备、工作制度等方面也都提出了明确的要求，为急诊科的正常运行创造了有利的条件；对急诊科的基本职能从急诊任务、急诊范围、科研定位、教育培训等方面同样也提出了明确的要求，为急诊科的临床执业和学科发展提供了科学的参考依据。1986 年 11 月，通过了《中华人民共和国急救医疗法》。此后，全国统一了急救呼救号码为"120"。20 世纪 90 年代以来，随着我国经济实力的增强和全社会对急诊医学重要性认识水平的提高，许多医院的急救装备得到了更新和充实。

急诊科经过几十年的发展，出现了一系列的问题，不仅规模和水平参差不齐，也有认识上的偏差，如不被重视。1994 年 9 月 2 日，卫生部要求二、三级综合医院要设置急诊科。1994 年 9 月 5 日卫生部明确提出医疗机构诊疗科目设置急诊医学科，并设置急诊医学专业，从而为急诊医学在学科建设和专业发展上确定了具有法律性质的地位，随后，急诊医学进入了蓬勃发展阶段。2005 年 3 月 17

日卫生部 104 号文件《卫生部关于印发〈医院管理评价指南（试行）〉的通知》进一步为急诊科的发展添砖加瓦，使急诊科的运行管理和服务质量更加规范、科学、合理。

现代的急诊医学是一门新兴的跨学科的边缘性学科，它既有本身的理论体系，又与各临床医学和基础医学紧密相连。急诊医学的形成与发展，是现代社会发展和医学科学进步的必然趋势，它主要是研究如何最大可能将急性严重伤患者从死亡的边缘迅速抢救回来，并降低他们的并发症和致残率。业内人士对急诊学科的定位始终有不同的认识。在急救医学、灾害医学、救援医学、应急医学纷至沓来的今天，急诊医学的定位不仅事关急诊科室的发展建设，同时也关系到急诊服务的能力和水平。因此，急诊的学科定位要在继承发扬与传统学科相关优势专业基础上，通过不断的整合创新来形成自己特有的学科内涵，其职能主要包括预检职能、预警职能、抢救职能、分流职能等，使之既能保证日常急诊接诊，又能有效应对突发公共事件。

急诊医学的范畴，包括院前急救、复苏学和危重症医学。

第二节 急诊科建设模式及标准

急诊科患者具有危重性、复杂性、多学科交叉性及群体性等特点，决定了急诊科需要规范、科学的建设模式及诊疗流程，这就需要从急诊科建设的硬件设施及软件管理制度标准等方面予以规范和设定。

急诊科主要任务有：①有效的救治各种急危重病患者；②接诊急救车等送来的多发伤等急性病患者；③应对突发公共卫生事件成批伤员、成批中毒患者等。

一、急诊科设置的准入及分类

为合理利用有限宝贵的医疗资源，确保急危重症患者的利益，对医院急诊科进行分类或对医院设置急诊科实行准入制度。

1. 医院急诊科设置的准入

一级医院不具备救治急危重病患者的能力，不设置急诊科，但必须设置有急诊室。其负责社区的居民治疗各类急性病、慢性病急性发作，根据不同病情诊治后对患者做出回家、留院观察或就近转送到二级、三级综合医院急诊科的处置。

专科性质的医院，也不应设置急诊科，但必须设置急诊室。如患者到达专科医院急诊科，其不具备综合救治患者能力，很可能会耽误患者病情。但专科医院可以接收转诊本专业的急危重病患者。

二级、三级综合医院、教学医院有资质者设置急诊科，因为这类医院临床专业科室门类齐全，综合能力强，急诊科以此为依托能更好地提高危重症病患者的救治能力。

2. 急诊科的分类

根据医院的规模、承担的任务将急诊科分为两级。

三级医院急诊科定为 1 级。其功能和任务除完成规定的急诊服务范畴之外，同时应有处理多发伤的救治团队；能立即手术和监护；能有对急性冠脉综合征患者做 PCI 治疗的准入证；对急性缺血性脑卒中患者做溶栓治疗。

二级医院急诊科定为 2 级。只能完成常规的急诊患者的救治，对急性心肌梗死、多发伤患者应转到专科医院或有资质的医院。

二、急诊科的硬件设施

呼吸机、简易呼吸器、喉镜、吸痰器、纤维支气管镜、中央供氧、供气、负压吸引系统、洗胃机、血气分析仪、床旁血液净化仪、心电图机、除颤仪、床旁多功能监护仪、降温毯、麻醉机、快速血糖自动检测仪、床旁 B 超机、心肺复苏机、抢救室等。所有设备应有专人保管及维护。

一级医院急诊室应配备急救车、洗胃机、心电监护仪、吸痰器、除颤仪等常用急救器材及抢救药品。

三、急诊科人员配备、 技能要求及管理制度

1. 人员配备

（1）急诊科主任：三级综合医院急诊科主任应由具备急诊医学副高以上专业技术职务任职资格的医师担任。二级综合医院的急诊科主任应当由具备急诊医学中级以上专业技术职务任职资格的医师担任。急诊科主任负责本科的医疗，教学，科研，预防和行政管理工作，是急诊科诊疗质量，患者安全管理和学科建设的第一责任人。能够把握急诊学科的发展方向，学术学科建设，经营管理。最好是急诊医学专业的主任医师、副主任医师。

（2）急诊科副主任：应有 2 位。一位是急诊医学专门人才，主要辅助科主任负责急诊医疗、教学、科研等实际业务工作，应为急诊专业的副主任医师。另一

位是懂医疗的行政人员，主要辅助科主任负责科内行政事务性工作。

（3）科护士长：三级综合医院急诊科护士长应当由具备主管护师以上任职资格和 2 年以上急诊临床护理工作经验的护士担任，二级综合医院的急诊科护士长应当由具备护师以上任职资格和 1 年以上急诊临床护理工作经验的护士担任，主要负责全科护士的管理工作及护理工作。

（4）急诊科的急诊医师和护士：应持有急诊专科医师和护士执照或其他专业的医师、固定在急诊科工作的人员组成，人员要 100% 的固定。

（5）一级医院急诊室人员配备：由一名中级职称以上人员担任急诊组长，由固定门诊或轮转出门诊的医师担任急诊室工作，配备 2 ~ 3 名护士，成立相对固定的急诊护理组。急诊室医生必须取得执业医师资格并从事临床工作 2 年以上，同时接受急救专业技能培训，取得合格证书。

2. 急诊科人员需要掌握的急救技术

包括心肺复苏术，心电复律术，氧治疗及呼吸机监护技术，机械通气技术与人工气道管理，急诊心电图的使用技术，洗胃及胃排空术，紧急气道开放与复苏囊的应用，止血、包扎、固定、搬运技术，急诊穿刺技术（环甲膜穿刺术，腰、腹、胸穿刺术），急诊危急重症监测技术，急救中的医护配合技术，临时心脏起搏术，吸痰术，清创缝合术，气管插管术，无菌操作术，深静脉置管术，床旁血液净化术，高级创伤生命支持术，检伤分类，灌肠，导尿术，三腔管压迫止血术，胸腔闭式引流术，关节脱臼复位术等。

一级医院医护人员应掌握：心肺复苏术、气管插管、徒手紧急排除异物技能、胸腔闭式引流术、其他常规急救技术及常见危重病处理原则、掌握急、危重病转院指标。

3. 急诊科人员资质要求

急诊科实行科主任负责制。急诊医师应具有急诊专科医师执照，必须具有 2 年以上的急诊值班工作经验。急诊进修医师和实习医生不得单独值急诊班。急诊科的急诊定编人员应 100%，真正建立起急诊专业队伍。非急诊专业的未晋升专科医生者必须轮转急诊，时间不得少于半年，派出人员由急诊科统一安排、在急诊主治医师指导下工作，以提高救治急危重病患者的能力和综合素质。

4. 急诊科工作制度

（1）具有高度责任心，认真严肃，迅速准确，避免发生科室间互相推诿现象。

（2）急诊用品行"五定"制度，即定数量、定位置、定人管理、定期消毒灭菌、定期检查维修。

（3）工作人员必须坚守岗位，随时做好抢救准备，如需暂时离开、应将去向通知值班护士。

（4）护士应严格执行查对制度，按照医嘱用药，严防差错事故发生。

（5）做好急诊科各项统计工作。

5. 预检分诊制度

（1）由熟悉业务、责任心强的护士担任预检分诊岗位。

（2）坚守工作岗位。

（3）热情接待患者，对婴幼儿及老年人酌情照顾。

（4）掌握就诊范围，做好工作。

（5）优先安排危重者诊治，急危者先抢救后挂号。

（6）对危重者边紧急处理边通知医务人员抢救。

（7）遇严重工伤事故或成批伤员通知科主任及医务科组织抢救。

6. 首诊负责制度

（1）对急诊就诊患者要有高度责任心，仔细问诊，认真检查，诊断治疗精心，解答问题耐心，让患者及家属放心。

（2）对来急诊已经挂号的急诊患者首诊医师均不得拒诊。对边缘性疾病患者，首诊医师负责诊疗。必要时可请有关科室医生会诊，严禁相互推诿。

（3）对非本专业疾病患者，应详细询问病史，进行必要的体格检查，认真书写病历，并耐心向患者介绍其病种及应去就诊的诊室。

7. 急诊抢救制度

（1）设备齐全，制度严格，随时投入抢救。抢救中有关科室必须积极配合。患者需转入病房时，应及时收容，严禁推托。

（2）保证各类仪器性能良好，随时备用，护士每班交接有记录。急救室物品不得外借。

（3）抢救时严肃认真，动作迅速准确。抢救指挥者应为在场工作人员中职务最高者，各级人员必须听从指挥，明确分工，密切协作。指挥者应负指挥责任。

（4）诊断、治疗、技术操作等遇有困难，及时请示上级医生，迅速解决。做好抢救记录，要求准确、清晰、扼要、完整，注明执行时间。

（5）密切配合，口头医嘱要求准确、清楚，尤其是药名、剂量、给药时间、途径等，护士在执行前要复述，并及时记录。抢救结束后 6 小时内补写抢救记录。医生补写医嘱，补开处方。

（6）急救用过的空安瓿、输液瓶、输血袋等集中存放，以便统计与查对，避免医疗差错。

（7）大批需抢救的患者同时就诊时，应立即报科主任及院领导，以便及时组织抢救。

（8）抢救后，根据情况留在监护室或观察室进一步处理，待病情稳定送有关科室继续治疗。

（9）非工作人员未经许可不得进入抢救室。抢救室物品用后及时清理、补充。

8. 急诊留观制度

（1）需收住观察室的患者，由接诊医生通知观察室护士和医生。对危重患者，接诊医生应当向观察室护士和医生详细交代病情。

（2）留观患者必须建立病历，负责观察室的医生应及时查看患者，下达医嘱，及时记录病情变化及处理经过。

（3）护士及时巡视病房，按医嘱诊疗护理，记录病情变化，随时向值班医生报告。

（4）值班医生或负责观察室的医生应及时向危重患者家属交代病情，必要时请家属签字。

（5）值班医生或观察室的医生、护士下班前应巡视患者，做到床头交班，写好交班记录。

9. 急诊监护室工作制度

（1）保持室内清洁、肃静，非有关人员未经批准不得入内。

（2）按操作规程使用急救仪器、监护设备。操作前要熟悉仪器性能、注意事项，用后整理放回原处，关掉电源。

（3）贵重仪器要建立使用登记卡，遇故障速报护士长及科主任，并通知专业人员检修。

（4）严格按照医嘱对危重患者监护并详细填写护理记录。

（5）监护人员工作时应集中精力，不得擅离职守，如需暂时离开，则应有人代替。

第三节　急诊科专科护理工作

一、急诊分诊与分级

1. 分诊目的

（1）快速辨认患者是否有紧急或危及生命的情况。

（2）评估患者目前疾病的严重程度。

（3）指引患者到适当的医疗区。

（4）让正确的患者在正确的时间、正确的地点接受适当的治疗。

2. 分诊护士的作用

分诊护士对就诊患者的病情进行早期、有效、快速、简明的分区，有重点地依据病情危重情况作为诊治先后缓急的依据，使抢救工作及时有效。

3. 急诊患者的分级

（1）Ⅰ类（危重）

患者情况：生命体征不稳定，须立即进行抢救治疗；心跳呼吸骤停；有或紧急需要气管插管；休克；昏迷（GCS <9）；惊厥；复合伤；急救车转来明确心梗；血糖 <3.33mmol/L。

处理：立即安排患者进入抢救室。

（2）Ⅱ类（危重）

患者情况：生命体征不稳定，有潜在生命危险状态；内脏性胸痛，气促，含服 NTG 不缓解；ECG 提示急性心肌梗死；呼吸窘迫，非慢性阻塞性肺疾病（COPD）患者 SPO_2 <90%；活动性出血。

处理：立即监护重要生命体征，安排患者优先就诊（10 分钟）。

（3）Ⅲ类（紧急）

患者情况：生命体征稳定，有状态变差的危险，如急性哮喘，血压、脉搏稳定；剧烈腹痛。

处理：安排急诊流水优先诊治（<30 分钟）。

（4）Ⅳ类（普通）

患者情况：有急诊情况但病情稳定，生命体征稳定。

处理：安排急诊流水顺序就诊（2 小时内）；护士每 30 分钟评估候诊患者病

情。除非病情变化，否则候诊时间较长。

（5） V类（非急诊）

患者情况：患者的医疗问题不属于真正的急诊范畴，可在其他医疗场所包括社区医院、门诊等解决。

处理：患者无须急诊处理。如需求在急诊处理，可等待就诊。

二、急诊绿色通道

（一）建立急诊绿色通道的目的

系统的规范急性危重患者的接诊、分诊、检查、诊断、抢救全程医疗服务行为，使急性危重患者得到及时、规范、高效、周到的医疗服务，提高抢救成功率，减少医疗风险。

（二）管理范畴

需要进入急救绿色通道的患者是指在短时间内发病，所患疾病可能在短时间（<6小时）危及患者生命，这些疾病包括以下几种。

1. 急性创伤引起的体表开裂出血、开放性骨折、内脏出血、颅脑出血、高压性气胸、眼外伤、气道异物、急性中毒、电击伤等及其他可能危及生命的创伤。

2. 急性心肌梗死、急性肺水肿、急性肺栓塞、大咯血、休克、严重哮喘持续状态、消化道大出血、急性脑血管意外、昏迷、重症酮症酸中毒、甲状腺危象等。

3. 异位妊娠大出血、产科大出血。

（三）急诊绿色通道的要求

1. 进入急性危重抢救绿色通道的患者必须符合本规范所规定的疾病情况。

2. 在确定患者进入绿色通道后，凡不属于本专业授权范围的抢救要尽快请相应专业医生紧急会诊。接到会诊通知，医生尽快到达现场，如有医疗工作不能离开者，要指派本专业有相应资质的医生前往。

3. 进入绿色通道的患者医学检查结果报告时限

（1）患者到达放射科后，平片，CT 30分钟内出具检查结果报告（可以是口头报告）。

（2）超声医生在接到患者后，30分钟内出具检查结果报告（可以是口头报告）。

（3）检验科接收到标本后，30 分钟内出具常规检查结果报告（血常规，尿常规等，可电话报告），60 分钟内出具生化、凝血结果报告，配血申请 30 分钟内完成（如无库存血，则 60 分钟内完成）。

（4）药房在接到处方后优先发药。

4. 手术室在接到手术通知后，立即准备好手术室及相关物品，并立即通知手术相关人员到场。抢救手术要求在患者到达急诊科后 1 小时内开始。

5. 患者的病情，各种检查和治疗方案等根据医院规定完成知情同意，如患者没有家属和委托人，可由两名主治医生以上职称的医生签署知情同意书，并报告科主任或总值班批准、签名。

（四）报告和会诊

确定进入绿色通道后，接诊医生及时报告专业负责人，同时报告相关部门，共同组织和协调抢救工作，总值班在抢救患者指挥有困难时可请示主管院长、医务处处长。

（五）举例说明心肌梗死急诊绿色通道工作流程

1. 10 分钟内

（1）分诊护士：①胸痛患者病情评估：测量血压、心率、血氧饱和度、18 导联 ECG。②通知急诊二线。③明确急性心肌梗死的患者直接入抢救室。

（2）抢救室医生：询问病史，判断病情，给予常规化验及初步处理，请心内科（白天）或内科总医院（夜间）会诊。①常规化验：心梗 3 项，血常规，肝、肾功能，凝血等，并及时送检，同时电话告知检验科。②初步处理：吸氧、监护、静卧、硝酸甘油 50mg + 生理盐水 40ml 静脉泵入、阿司匹林 300mg 嚼服，硫酸氢氯吡格雷 300mg 或 600mg，如需要，吗啡 3mg，静脉注射。

（3）抢救室护士：建立静脉通路，完成抽血。

2. 30 分钟内

（1）心内科（内科）总住院医师会诊：根据病情，迅速评价溶栓，PCI 指征与禁忌证

（2）无条件在 90 分钟内进行 PCI 的 ST 段抬高心梗患者，30 分钟内开始溶栓治疗。

（3）呼叫 PCI 团队，同时办理住院。

3. 60 分钟内

（1）心内科医师：拟行急诊 PCI 治疗者，向患者家属交代病情，签署知情同

意书。

（2）完成术前准备，送心内科导管室。

4.90 分钟内　完成球囊扩张，术后转入 CCU 病房继续治疗。

三、急诊工作的质量控制及督查

1. 急诊工作流程　急诊患者按照 A 为危重病、B 为重病、C 为普通病分诊和分层救治，危重病患者执行优先处理原则。

成批伤病员检伤分类　红—危重—第一优先；黄—重；绿—轻；黑—死。

急诊抢救、EICU、观察室、诊室四者互动。

对危重症患者进行床旁监测。

对于极危重症患者应有抢救小组。

2. 急诊医疗质量效率评估　考核指标有：重大事件汇报制度、医疗纠纷登记及处理记录和整改措施、急救绿色通道反应时间、应住院与未住院患者比例、化验单、X 线、CT 报告单时间及诊断符合率、平均等待会诊时间等。

第二章 急诊常见症状及护理

第一节 高 热

【概述】

高热是指发热在39℃以上者。正常人体温一般在36.2~37.2℃左右，正常体温在不同个体之间稍有差异，且受个体体内、外因素的影响稍有波动，一日内体温波动在1℃左右。发热是指病理性体温升高，是致热原作用于体温调节中枢或体温调节中枢本身功能紊乱，使产热大于散热，体温超出正常范围即为发热。临床将发热的程度（以口腔为例）分为：低热（37.5~38℃）、中等度热（38.1~39℃）、高热（39.1~41℃）、超高热（>41℃）。高热常见于各种急性感染和急性传染病，如肺炎、病毒引起的感冒、流行性感冒、肺脓肿、血性播散型结核、渗出性胸膜炎、败血症等。如果体温超过40.0℃需紧急处理。

【病因】

引起高热的病因很多，通常分为感染性发热和非感染性发热两大类，而前者更为常见。

1. **感染性发热** 以细菌和病毒感染较常见，占发热的大多数，包括各种病原体引起的全身或局灶性感染、传染性疾病等，而各种病原体中以细菌更为常见，其次为病毒。

2. **非感染性发热**

（1）中枢性发热：如脑外伤、脑出血等，是体温调节中枢直接受损而产生高热。

（2）变态反应性发热：如输液、输血等输入致热原所致。

（3）内分泌疾病：如甲亢、嗜铬细胞瘤高血压发作。

（4）物理因素：如夏季中暑。

【病程】

按病程分为急性发热和长期发热。

1. **急性发热** 是指发热在 1~2 天至 1 周左右的短期发热，临床极为常见，多见于各种急性传染病或急性感染等，如流行性感冒、上呼吸道感染、肺炎等。

2. **长期发热** 一般指发热在 2 周以上或数月，经常规检查未能查明病因者，多见于一些慢性疾病，如结核病、慢性肺脓肿、恶性肿瘤等。

【分型】

准确掌握患者的热型，往往能够迅速指导病因的判断。常见热型主要有以下几类。

1. **稽留热** 体温持续 39~40℃达数天或数周，24 小时波动范围不超过 1℃。多见于大叶性肺炎、伤寒、斑疹伤寒、乙脑、系统性红斑狼疮等。

2. **弛张热** 体温在 39℃以上，24 小时体温波动在 2℃以上，体温最低时仍高于正常水平。多见于败血症、风湿热、脓毒血症、重症结核及恶性组织细胞病。

3. **间歇热** 高热期与低热期交替的出现，体温正常后 1~2 天再次高热，反复发作。多见于疟疾、急性肾盂肾炎、局限性化脓性感染等。

4. **回归热** 体温急剧升高至 39℃或以上，持续数天后又骤然下降至正常水平，高热期与无热期各持续若干天。见于霍奇金病等。

5. **波浪热** 体温逐渐升高至 39℃或以上，数天后逐渐下降至正常水平，持续数天后又再次逐渐上升，然后再逐渐下降，呈波浪状，如此反复。常见于结缔组织病、恶性肿瘤、腹膜炎等。

6. **不规则热** 发热持续时间不等、体温波动无一定的规律，呈不规则波动。常见于结核病，风湿热、渗出性胸膜炎、支气管肺炎、感染性心内膜炎等。

7. **双峰热** 体温曲线在 24 小时内有有两次高热波峰，形成双峰，每次升降相差 1℃左右。多见于革兰阴性杆菌败血症。

8. **消耗热** 发热在 24 小时内变动幅度较大，高时可达 40℃以上，低时又可降至正常以下。多见于结核病、慢性肺脓肿、恶性肿瘤等。

【临床评估】

1. 病史：通过病史询问，了解发热的特点、伴随症状及体征，寻找高热的可能原因和诱因。

（1）发病季节：冬春季以呼吸道感染，流行性脑脊髓膜炎等多见；夏秋季以急性肠炎、细菌性痢疾、乙型脑炎、伤寒等较多见。

（2）伴随症状：高热伴鼻塞流涕、咽痛、咳嗽等应考虑流感、肺炎、肺脓肿等呼吸系统疾病；发热伴有咳嗽、咳痰、咯血、胸痛见于支气管肺、胸膜疾病，如肺炎、肺癌以及肺结核；高热伴头痛、呕吐、意识障碍应考虑中枢系统感染，如流行性脑膜炎、结核性脑膜炎；伴尿频、尿急、尿痛者应考虑泌尿系感染。

（3）热型：败血症、急性粟粒性肺结核、深部脓肿等呈弛张热；伤寒、副伤寒及肺炎球菌性肺炎为稽留热；间歇热多见于局灶性化脓感染等；热型在未应用抗生素、皮质激素等特殊药物治疗时，对发热的诊断非常重要。

（4）流行病学及个人史：接诊发热患者必须询问 TOCC 史。TOCC 史：①Tr－avel（旅行史）：最近两周内有没有去过传染疫区？②Occupational（职业史）：是否从事与传染病相关的职业？③Contact（接触史）：最近两周内有没有密切接触过类似症状的人？④Cluster（群聚史）：家里、工作单位、学校等和你密切接触的人有没有类似症状？如患者有上述流行病学史，则立即需要遵循空气传播的隔离与防护。

2. 体征

（1）皮肤检查：发热患者皮肤的干、湿度，皮疹，出血点等改变都有重要的意义。如皮疹见于猩红热（口围苍白）、流行性出血热（醉酒貌）、伤寒（伤寒面容）、红斑狼疮（蝶形红斑）等；出血点常提示重症感染或血液病，前者包括败血症、流行性脑脊髓膜炎、感染性心内膜炎、流行性出血热等；发热伴皮肤黄染要注意肝胆管感染、重症肝炎和急性溶血等。

（2）淋巴结：局部淋巴结肿大常提示有局限性急性炎症，如口腔和咽部感染常有颌下淋巴结肿大，下肢感染有腹股沟淋巴结肿，全身性淋巴结肿大可见于全身性感染疾病，如结核病、弓形虫病、HIV 感染，亦可见于原发性淋巴组织病变，如急性淋巴细胞白血病、恶性组织细胞病等。

（3）其他一般症状：如发热伴呼吸急促，口唇发绀者多见于重症肺炎；发热伴皮肤黏膜出血可见重症感染及急性传染病；发热伴闻及肺部干湿性啰音可见于呼吸系统感染如肺脓肿、肺炎等；心血管系统疾病发热伴栓塞、心脏杂音、心包摩擦音或心包积液体征等；发热伴多器官功能损害可见于全身性疾病或败血症。

3. 辅助检查 经病史和体检不能明确发热原因者，应选择适当的辅助检查。

（1）血液学检查：高热患者血液检查常有异常。贫血、血小板减少、白细胞减少或形态异常提示血液系统疾病；白细胞增高或出现分类异常提示感染；血培养阳性提示败血症或脓毒血症；各种血清抗体检查可诊断相应病原体的感染。

（2）脑脊液检查：根据腰穿时脑脊液压力、蛋白量及细胞数和病原体检查，有助于诊断流行性脑膜炎和结核性脑膜炎或病毒性脑膜炎。

（3）尿液常规：有助于泌尿系感染等诊断。

（4）痰液检查：了解痰的量、色、气味及性质具有诊断价值，如大量脓痰多见于支气管扩张、肺脓肿。同时进一步痰细菌学培养和痰涂片寻找结核杆菌、癌细胞、肺吸虫卵、阿米巴滋养体等具有重要诊断意义。

【鉴别诊断】

1. **高热型中暑**　体温可高达41℃以上，该病起病急骤，主要表现为头昏、头痛、恶心、呕吐、烦躁不安和嗜睡、皮肤无汗，呼吸与脉搏加快，血压起初升高、终期降低，瞳孔缩小等，如抢救不及时，很快转入抽搐、昏迷，是中暑中最严重的一种，死亡率较高。

2. **中毒性菌痢**　此型菌痢以毒血症、休克和中毒性脑炎为主要临床表现，而腹泻、呕吐等不一定严重。患者常于发病前一周内有不洁饮食史、接触史、起病急骤，突然高热，可达40℃以上。

3. **甲状腺危象**　是甲亢恶化时的严重表现，见于感染、精神刺激、手术等各种应激。患者出现高热，可达40℃以上，伴极度乏力、心悸、心动过速、多汗、气短、烦躁，可有厌食、恶心、呕吐、腹泻等，病情发展快，病死率较高，应立即抢救。

【急诊处理】

1. **一般处理**　将患者置于安静、舒适、通气环境中，绝对卧床休息，危重患者首先予以监护、吸氧等，留置针开放静脉通道等稳定生命体征，降低高热对各脏器的不良影响。

2. **降温**　针对病因是治疗发热的关键。对中低度发热，不要急于降温。因降温本身不能导致疾病的康复。但有下列情况者，应及时采取降温措施：①体温超过40℃。②高热伴惊厥或谵妄。③高热伴休克或心功能不全。④高温中暑。⑤有严重心、脑、肝、肾疾病的高热患者。迅速有效地将体温降至38.5℃左右，是治疗的关键。

（1）首选物理降温，作用迅速，安全，适用于高热而循环良好的患者，尤其适用于儿童和体质较差或老年的高热患者，应遵循热者冷降，冷者温降的原则。当高热开始、皮肤血管强烈收缩甚至发生寒战时，不予退热处理，且应注意保暖。寒战后体温迅速上升，此时可行物理降温，如：①温水擦浴：水温37～38℃，历时15～30min，擦拭完毕后擦干全身，适用于四肢循环不良者，如面色苍白、四肢发凉患者。②冷湿敷法：用冷水浸湿毛巾后敷于前额、后颈、双侧腹股沟、双侧腋下及腘窝处，每3～5min更换一次。③乙醇擦浴：用30%～50%乙醇重点擦拭前额、大血管处及四肢，但禁止擦拭胸腹部及足底。④将患者置于空调房中。⑤冷盐水灌肠：冷盐水 20℃ 左右、150～500ml 给予灌肠，适用于高温中暑或超高热者。物理降温后要每 20～30min 量一次体温，并注意患者面色、呼吸、脉搏及血压，注意不宜在短时间内将体温降得过低。

（2）药物降温：应谨慎使用，物理降温后体温再次上升或物理降温效果不理想时或不宜使用物理降温者。①阿司匹林 1g 口服，每日 3 次；小儿可口服布洛芬 10mg/kg，必要时应每小时一次。②阿尼利定：每次 2ml 肌内注射，适用于上呼吸道感染及一般高热的对症处理。③对于持续高温不退者，可适当实用糖皮质激素治疗，对于超高热伴反复惊厥者，可采用亚冬眠疗法、静脉滴注氯丙嗪、异丙嗪各 2mg/（kg·次）。

3. 病因治疗　诊断明确者应针对病因采取有效治疗措施，即从根本上消除引起发热的根源。

4. 对症支持治疗　注意补充营养和水分，保持水电解质平衡，保护心、脑、肾功能及防治并发症，如出现惊厥、颅内压增高等症状，应及时对症处理。

【护理措施】

1. 一般护理

（1）高热患者，故应严格卧床休息，注意变换体位，使患者有舒适感。病室保持环境清洁，空气清新，室温维持在 20～22℃，湿度 55%～60% 为宜，经常通风换气。患者宜穿透气、棉质衣服，避免衣物过厚而阻碍散热，有寒战应保暖。

（2）口腔、皮肤护理：高热患者易发生口腔炎，可用生理盐水餐前、餐后、睡前漱口。病情重者，协助口腔护理。患者大量出汗后给予温水擦拭，及时更换衣裤及被服，保持皮肤清洁、干燥、舒适，防止感染。

（3）补充营养及液体：患者应摄取足够的液体与热量，如无心、肾功能损害，每天至少摄入足量的水分以防脱水。能进食者，以清淡为宜，给予细软、易消化、高热量、高维生素、高蛋白、营养丰富流质或半流饮食，维持水和电解质平衡，改善机体的抵抗力。必要时遵医嘱静脉输液，不仅可补充水分和热量，且能迅速降温。

2. 临床观察

（1）监测体温变化：根据病种和病情决定测量体温的时间间隔。注意热型、发热持续时间、伴随症状、身心反应，结合实验室检查，以综合评估患者病情的动态变化。

（2）降温及观察病情变化：必要时物理降温与药物降温联合应用，注意在短时间内不宜将体温降得过低，注意观察病情，包括患者生命体征、意识状态、末梢循环情况、出入量、体重、发热引起的身心反应、治疗及护理效果等。

（3）高热惊厥的护理：注意保护，防止坠床和碰伤，床边备开口器，及时吸出鼻咽腔分泌物，保持呼吸道通畅。

3. 药物治疗的护理 病原体感染引起的发热须进行病原治疗，护士应了解病原治疗药物的作用、用法、剂量、用药间隔时间和药物的不良反应等。严格按规定用药，以保证药物疗效。如应用激素时，注意有无恶心、呕吐、心律失常、电解质紊乱等不良反应；在应用由哌替啶、氯丙嗪、异丙嗪组成的冬眠合剂时，应注意观察有无呼吸抑制、血压下降及休克等情况。

4. 预见性观察 密切观察患者有无伴随症状，如寒战、大汗、呕吐、腹泻、皮疹、出血颅内压增高、惊厥等，以协助诊断，防止并发症。

【健康宣教】

1. 讲解发热的相关知识 多数情况下，发热是机体与侵入体内的病原体斗争的表现，一般不必积极降温，但持续性高热时就对患者不利，特别是小儿，高热可能引起抽搐，应采取降温措施。

（1）当患者发热不超过38.5℃时，可采取以下方法降温，如降低环境温度、脱去部分衣服、多喝温水、多排尿、应用温水擦浴等物理降温方法。

（2）当患者发热超过38.5℃时，用一般方法不能降温，就应服用退热药。如高热不退，应尽早到医院就诊，同时注意解开患者颈部衣扣，将患者头偏向一侧，保持呼吸道通畅。

2. 休息与活动 休息可减少能量消耗，有利于机体康复，告知高热患者应绝对卧床休息，同时保持休息环境的安静、整洁，室温适宜，每天至少通风一次，减少病菌在空气中滞留，且尽量减少亲友探视，避免去人多拥挤、空气不流通的场所，防止交叉感染。

3. 饮食指导 鼓励患者多饮水，每日2500～3000ml，以补充高热消耗的大量水分，并促进毒素和代谢产物的排出，防止脱水。

4. 药物指导 避免大量应用退热药物，尤其对于老年患者，以免脱水，引起循环衰竭，抗生素应在明确病因或有证据支持的前提下应用，防止滥用。

5. 出院后要加强锻炼 增强机体抵抗力，天气变化时及时增减衣物，预防感冒。

第二节 窒 息

【概述】

窒息（asphyxia）是指人体的呼吸过程由于某种原因受阻或异常，所产生的全身各器官组织缺氧，二氧化碳潴留而引起的组织细胞代谢障碍、功能紊乱和形态结构损伤的病理状态称为窒息。当人体内严重缺氧时，器官和组织会因缺氧而广泛损伤、坏死，尤其是大脑。窒息是危重症最重要的死亡原因之一。

【病因】

引起窒息的原因很多，如气管异物，气管、支气管痉挛，喉头水肿，喉梗阻，喉部肿瘤，颈部外伤，大咯血，溺水，自缢等。

【分类】

根据病因将窒息分三类。

1. **中毒性窒息** 吸入中毒性气体，如一氧化碳中毒，大量的一氧化碳由呼吸道吸入肺，进入血液，与血红蛋白结合成碳氧血红蛋白，阻碍了氧与血红蛋白的结合与分离，导致组织缺氧造成的呼吸障碍。

2. **机械性窒息** 因机械作用引起呼吸障碍，如绞、缢、扼颈项部，气道异物梗阻，创伤压迫胸部，急性喉头水肿、呼吸道堵塞、气道软组织撕裂错位或骨折移位引起的呼吸障碍。

3. **病理性窒息** 如溺水、咯血和肺炎等引起的呼吸面积的丧失；脑循环障碍引起的中枢性呼吸停止；空气中缺氧而引起的呼吸障碍。其症状表现为二氧化碳或其他酸性代谢产物蓄积引起的刺激症状和缺氧引起的中枢神经麻痹症状交织在一起。

【临床评估及鉴别诊断】

临床表现为呼吸极度困难，口唇、颜面青紫、心跳加快而微弱，患者处于昏迷或半昏迷状态，发绀明显者，呼吸逐渐变慢而微弱，继而不规则，到呼吸停止，心跳随之减慢而停止，瞳孔散大，对光反射消失。

1. **气道异物阻塞引起的窒息** 患者不能讲话及咳嗽，特殊的"V"手势指向颈部，可出现口唇颜面青紫，并很快丧失意识，应立即实施哈姆立克（Heimlich）手法，以尽快排除异物。

2. **淹溺时引起的窒息** 淹溺分干性和湿性淹溺，干性淹溺是由于过度紧张、恐惧，患者主动屏气，导致喉和支气管痉挛；湿性淹溺是由于吸入大量水和异物,可进一步影响肺的通气功能,造成通气/血流比值失调,肺内分流增加,加重低氧血症和高碳酸血症。

3. 自缢造成的机械性窒息 颈部有索痕,是由于喉、气管被压闭,空气不能进入肺内。

4. 中毒性窒息 一般有一氧化碳接触史,轻者头痛、无力;症状加重时口唇呈樱桃红色、恶心、呕吐、意识模糊或昏迷等;重者呈昏迷状,伴有高热、四肢肌张力增强和阵发性或强直性痉挛。

【急诊处理】

1. 气道异物引起射窒息 立即使用哈姆立克法。

2. 保持呼吸道通畅 对舌后坠者,可使用口咽通气导管畅通呼吸道;对炎性喉头水肿、肺水肿者,须勤吸痰、翻身、拍背等;对气管狭窄、下呼吸道梗阻所致窒息,应立即行气管插管或气管切开术,必要时使用呼吸机辅助呼吸;咯血所致的窒息,应立即将患者置头足脚高俯卧位,并叩击患者背部以清除梗阻血块。

3. 意识丧失患者的处理 立即行心肺复苏,如看见口腔内异物,应立即清除,异物清除困难者,应进一步采取抢救措施(如环甲膜穿刺或切开、Kelly 钳)开通气道。气道如开通呼吸未恢复者,应立即予以呼吸机通气及高级生命支持。

【护理措施】

1. 专人护理,注意心理疏导,消除患者的恐惧心理,对有自杀倾向患者采取防患于未然等措施,可适当给予镇静剂。

2. 高流量吸氧,以缓解长时间的缺氧损害。

3. 将患者头偏向一侧,防止分泌物进入气管、定时拍背协助痰液排出。

4. 严密监测患者血氧饱和度,呼吸情况,及时发现胸闷、呼吸不畅、发绀、烦躁等窒息情况并抢救,定时血气分析。

5. 床边备好呼吸机、吸引器、气管插管及气管切开的抢救准备。

【健康宣教】

1. 不要给孩子玩纽扣、硬币等玩具,不要给孩子吃果冻、瓜子等食物,不要在孩子吃饭时逗乐。老人进食时取坐位或半坐卧位,吞服药片时多饮水,吃饭时细嚼慢咽,有假牙患者睡觉前取出。

2. 告知患者如有呕吐时,应弯腰低头或头偏向一侧,及时清理口腔内的呕吐物,保持呼吸道通畅。

3. 对可能产生 CO 的环境,必须保持良好的通风条件:不要在密闭居室中使用煤炉取暖、做饭；使用燃气热水器时，不要密闭房间，要保持良好通风，洗浴时间切勿过长。

4. 恢复期加强功能锻炼：促进机体功能恢复，防止并发症的发生。

第三节 休 克

【概述】

休克是指由感染、失血、失水、心功能不全、过敏、创伤等多种病因引起机体有效循环血容量减少、组织灌注不足，细胞代谢紊乱和功能受损的病理过程。是一个由多种病因引起的综合征。

【病程】

1. **休克代偿期** 即休克早期，也称为缺血性缺氧期，因机体对有效循环血容量减少的早期有相应的代偿能力，机体可通过中枢神经系统兴奋性的提高，交感－肾上腺髓质系统兴奋，儿茶酚胺大量释放入血等，选择性地收缩外周和内脏的小血管使循环血量重新分布，以保证心、脑等重要器官的血液灌注为目的，而以其他脏器低灌注及缺血缺氧为代价。此期及时、正确、有效的救治，则休克可纠正；否则，病情继续加重，可进入休克进展期。

2. **休克进展期** 即休克中期，也称淤血性缺氧期或休克失代偿期，此期是机体有效循环血容量进一步减少，机体灌注不足导致各种酸性代谢产物大量堆积，微循环的血流只进不出，血液浓缩，血黏滞度增高，回心血量减少，心排血量减少，导致心脑灌注不足。此期的特点是微循环广泛扩张，此期如果正确处理，休克仍然是可逆的，否则，病情进一步恶化进入休克难治期。

3. **休克难治期** 即休克晚期，也称为不可逆休克期。此期是微循环内淤滞的黏稠血液在酸性环境中处于高凝状态，血液不灌不流，组织细胞缺血缺氧进一步加重，红细胞和血小板容易发生聚集并在血管内形成微血栓，甚至引起弥漫性血管内凝血（DIC）。此期休克治疗非常困难，甚至不可逆导致死亡。

【分类】

休克的分类有多种方法，按病因分类，可分为心源性休克、低血容量性休克、过敏性休克、感染性休克及神经源性休克；按临床表现可分为冷休克和暖休克；也有简明实用的分为心源性休克、梗阻性休克、低容量性休克及分布性休克；另外，按照心排血量与外周阻力变化的血流动力学特点可将休克分为低排高阻型休克、低排低阻型休克、高排低阻型休克。本节主要讲述临床常见的低血容量性休克、心源性休克、感染性休克及过敏性休克。

一、低血容量性休克

【概述】

低血容量性休克是体内大量丢失血液或体液，引起有效循环血量急剧减少所致的临床综合征。由大血管破裂或脏器出血引起的称为失血性休克，由各种创伤或大手术引起的具有失血和血浆丢失的称为创伤性休克。

【病因与发病机制】

常见于：骨盆骨折、肝脾破裂引起的创伤性休克，大面积烧伤，严重腹泻、呕吐，宫外孕，消化道出血，大咯血及食管 – 胃底静脉曲张破裂出血等。发病机制是循环血量的丢失，使机体有效循环血量减少，导致静脉回流不足，心排血量减少，组织灌注不足。肺循环灌注不足使肺气体交换障碍，导致氧输送不足，从而加重组织细胞缺氧。

【临床评估】

1. 按临床表现分三期

（1）休克早期：患者神志清楚，精神紧张、兴奋或烦躁不安、口渴、面色苍白、四肢温度正常或发冷、心率增快、脉搏 100 次/分以下、收缩压正常或轻度增高、舒张压增高、脉压缩小、呼吸增快、尿量正常或轻度减少，失血量在 20%（800ml）以下。

（2）休克中期：患者表情淡漠、出冷汗、口唇及四肢肢端发绀、四肢厥冷、脉搏细速 100～200 次/分、收缩压下降 70～90mmHg，脉压小，尿量减少。估计失血量 20%～40%（800～1600ml）。

（3）休克晚期：患者意识模糊甚至昏迷，面色显著苍白，四肢肢端青紫，厥冷，脉搏细弱或摸不清，收缩压在 70mmHg 以下或测不到，尿少甚至无尿。估计失血量在 40%（1600ml）以上。

2. 失血量估计

（1）休克指数（脉压/收缩压）：正常值是 0.5，如休克指数为 1，提示失血约为 1000ml 左右；如休克指数为 2，则失血约为 2000ml 左右。

（2）收缩压在 80mmHg 以下，脉压小，失血为 1500ml 以上。

（3）有以下任一情况，提示失血量约 1500ml 以上：①面色苍白、口渴。②颈外静脉塌陷。③一侧股骨开放性骨折或骨盆骨折。④快速补液 1000ml 后血压不回升。

3. 辅助检查　临床上根据患者病史，合理选择辅助检查项目，可以明确病因及为后续治疗提供依据。

（1）腹腔穿刺：对疑有腹腔脏器破裂出血的患者，腹腔穿刺是最直接的辅助诊断方法，一旦抽出不凝血，就应该积极准备手术。

（2）超声：创伤引起的低血量性休克，可通过床边超声检查胸腹部，看是否有无胸腹部积液，进而估计失血量，同时，还可以查看腹腔脏器、肠系膜动静脉等是否破裂。

（3）CT检查：对腹腔穿刺和超声检查均查不出病因的患者，可以做胸腹部增强CT查找受损的脏器或部位以及受损伤的程度。

【急诊处理】

及时补充血容量、治疗其病因和制止其继续失血、失液是治疗此型休克的关键。

1. 卧位　可采取头和躯干抬高20°~30°、下肢抬高15°~20°的休克卧位，以增加回心血量保证重要脏器的血液供应。

2. 保持呼吸道通畅　给予吸氧、持续心电监护监测生命体征。

3. 止血与固定　对创伤性休克有外在伤口出血的患者，要立即加压包扎止血，骨盆骨折患者一定要予以三角巾或其他固定措施外固定，四肢损伤威胁生命的大出血，可使用气压止血带。对于肝脾破裂、急性活动性上消化道出血病例，应强调的是在恢复血容量的同时积极进行手术准备，实施紧急手术止血。

4. 镇痛　对烧伤、创伤引起的剧烈疼痛患者需适当给予镇痛镇静剂，因剧烈疼痛刺激可通过神经反射引起周围血管扩张，血压下降有效循环血量减少而加重休克。可给予杜冷丁50~100mg或曲马多50~100mg肌内注射。

5. 抽血检查　抽血送检相关的血常规、血型、血生化、凝血功能、输血前检查及血交叉等，为患者输血做准备。

6. 补充血容量　建立两条以上留置针静脉通路进行补液和使用血管活性药。

（1）以往强调尽早尽快充分扩容，尽可能将血压恢复到正常水平，以保证组织器官的血流灌注。但近年越来越多的临床研究和大量动物实验发现，在活动性出血控制以前，充分的容量复苏可能严重扰乱机体的内环境，加重酸中毒，血栓移位，加重出血。因此，近年来主张限制性容量复苏，也叫低血压性复苏，将血压维持在能维持组织灌注的较低水平。

（2）容量复苏液体选择：晶体液和胶体液二者合理使用。①常用的有乳酸钠林格液、复方电解质注射液、7.5%氯化钠溶液及平衡液，可在较快时间内补充细胞外液及组织间液，短时间内提升血压，但维持时间短、留存量少，扩容效果没有胶体液好，是常用复苏液体之一。②胶体液：常用的有人工胶体液（右旋糖酐、羟乙基淀粉、氟碳代血浆和明胶制品等）和天然胶体液（全血、血浆、新鲜冰冻血浆和白蛋白等）。胶体液可使组织间液回收血管内而不再重新分布，因此，比晶体液扩容效果更快更持久。现在主张成分输血，一般维持血红蛋白浓度在100g/L，如果血红蛋白大于100/L不需要输血，低于70g/L可输入浓缩红细胞，如果急性失血量超过30%可输入全血。③高晶胶体混合液：常用的为7.5%氯化钠-10%羟乙基淀粉和右旋糖酐。可2~4ml/kg输入，能迅速提高血浆渗透压，长时间稳定及迅速增加有效循环血容量，有效预防血栓脱落和再出血，从而降低患者后期的死亡率。

（3）活性药物使用：通过积极的补充血容量仍不能改善血流动力学，平均动脉压低于60mmHg时，可使用血管活性药物（多巴胺、多巴酚丁胺或去甲肾上腺素），根据血流动力学监测情况调节血管活性药物用量。

7. 创伤性休克或大手术后继发休克者 可使用抗生素预防感染。

【护理措施】

（1）监测生命体征：监测患者血压、心率和脉搏搏动情况，每15~30分钟监测并记录一次，血压回升，心率由快减慢且低于100次/分、脉搏搏动有力，表明休克好转，反之，休克仍然存在或加重。

（2）保暖：休克患者应注意保暖，尤其在外出转运过程中。

（3）病情观察：严密观察患者神志、生命体征、皮肤色泽及温度、口渴情况，每30~60分钟记录一次，如果患者表情淡漠，甚至昏迷，则表示患者休克加重，如果患者神志清楚，对外界反应正常、四肢温暖、末梢循环良好则表示有效循环血容量基本足够，休克好转，反之，则休克仍存在或加重。

（4）尿量观察：休克的患者，最好予以留置导尿，并且每小时记录尿量，如尿量<25ml/h、比重加重则表示肾供血不足，休克未纠正。如尿量>30ml/h，表示休克已好转。

（5）转运安全：休克患者外出做检查或护送住院时，一定要准确评估病情，合理准备转运时携带设备及药品，把握转运指征，合理安排护送的医务人员，确保患者转运途中的安全并做好患者交接。

【健康宣教】

1. 预防指导 指导患者及家属加强自我保护，避免损伤及意外伤害。

2. 知识介绍 向患者及家属讲解各项治疗护理的必要性及疾病的转归过程，

讲意外损伤后的初步处理和自救措施。

3. **康复指导** 指导患者康复期应加强营养，若发生高热或感染应及时就诊。

二、心源性休克

【概述】

心源性休克是由于严重的心脏泵功能障碍，在有效循环血容量充足情况下，心排血量降低导致循环灌注减少不能满足器官和组织代谢的需求，从而导致组织低氧血症的临床综合征。心源性休克预后差，短期院内死亡率在各年龄阶段仍高达50%～60%。因此，早期识别及早期干预治疗尤其重要。

【病因与发病机制】

不同的心脏异常均能引起心源性休克，急性心肌梗死是最为多见的病因，暴发性心肌炎、心肌病、先心病、严重心律失常或慢性心力衰竭终末期等也可引起，是急性冠脉综合征的并发症。发病机制主要是：左心功能衰竭使心排血量急剧减少，血压降低和心动过速使冠状动脉缺血、缺氧；同时左心室舒张压升高也降低冠状动脉血供，进一步加剧心肌缺血性损伤；而左心功能衰竭时因应激反应使交感神经兴奋和体液潴留，外周阻力增加，心脏后负荷增加，增加心肌耗氧而加剧心源性休克，周而复始，逐渐形成恶性循环。

【临床评估】

1. **按临床表现将心源性休克分三期**

(1) 休克早期：机体处于应激状态，儿茶酚胺大量分泌入血，交感神经兴奋性增高，患者常表现为烦躁不安、精神紧张和恐惧，但神志清楚，面色或皮肤稍苍白或轻度发绀，大汗、心率增快，也可有恶心、呕吐，血压可正常或轻度增高或稍低，脉压变小，尿量减少。

(2) 休克中期：休克早期没有及时纠正，休克症状进一步加重进入休克中期；患者表情淡漠，反应迟钝，意识模糊，全身无力，脉搏细速或不能扪及，心率超过120次/分，收缩压＜80mmHg，面色苍白发绀，皮肤湿冷、发绀或出现花斑，尿量更少，＜17ml/h或无尿。

(3) 休克晚期：休克进一步发展进入休克晚期，可出现弥散性血管内凝血和多脏器功能衰竭的症状，前者可引起皮肤黏膜和内脏广泛出血，后者可出现急性肾、肝和脑等重要脏器功能障碍或衰竭的相应症状。

2. **按休克严重程度大致可分为轻、中、重和极重度休克**

(1) 轻度休克：患者神志清楚，但烦躁不安，恐惧、精神紧张，面色稍苍白，出汗，心率 > 100 次/分，脉速有力，但肢体稍发绀、发冷，收缩压 > 80mmHg。

（2）中度休克：面色苍白，神志淡漠，四肢发冷，肢端发绀，收缩压在 60 ~ 80mmHg，脉压 < 20mmHg，尿量明显减少 < 20ml/h。

（3）重度休克：意识模糊，反应迟钝，面色苍白、发绀，四肢冰冷甚至出现花斑，心率 > 120 次/分，脉搏细弱无力，收缩压降至 40 ~ 60mmHg，尿量明显减少或无尿。

（4）极重度休克：昏迷，呼吸浅而不规则，面色发绀，四肢厥冷，脉搏极弱或摸不到，收缩压 < 40mmHg，无尿，可有弥漫性血管内凝血及多脏器衰竭。

3. **鉴别诊断**　由于心源性休克病因不同，除上述休克的临床表现外，还有相应病史和临床症状。

（1）有严重的基础心脏病，如广泛心肌梗死、心肌炎、心律失常和心包压塞等。

（2）有休克的典型临床表现，如意识改变、血压低、少尿等。

（3）积极扩容治疗后，患者临床症状及低血压无改善且恶化。

（4）血流动力学指标符合以下典型特征：①平均动脉压 < 60mmHg。②心排血量极度降低。③中心静脉压正常或偏高。④左室舒张末期容积和压力增高或肺毛细血管楔压升高。

4. **辅助检查**

（1）心电图：最为方便和普及的检查和诊断手段之一，急性心肌梗死患者心电图有其特征性改变。

（2）血液检查：心肌损伤标志物、心肌酶、BNP 及肌钙蛋白 T 测定。

（3）影像学检查：超声心动图可助于了解心室壁的运动情况及左心室功能。X 线能早期发现心脏衰竭和心脏扩大的迹象及左心衰竭引起肺水肿时的改变。冠状动脉造影可明确冠状动脉闭塞的部位。

【急诊处理】

1. **绝对卧床休息**　保持安静，根据病情采取舒适体位，合并心力衰竭者采取半卧位。

2. **吸氧**　3 ~ 5L/min，有利于提供最大的氧供而改善微循环。

3. **镇痛镇静**　对伴有疼痛的患者遵医嘱给予吗啡、哌替啶、硝酸甘油及 β 受体阻断药，可扩张血管、降低心脏负荷、改善心肌缺血、降低氧耗等达到止痛效果。在应用止痛剂的同时，可酌情应用镇静药如地西泮、苯巴比妥等，既可加强止痛剂的疗效，又能减轻患者的紧张和心理负担。

4. 心电图 10分钟内床旁快速做12或18导联心电图。

5. 适当补充血容量 20%心源性休克患者存在相对的低血容量,在无急性肺水肿的前提下,应使用等渗溶液扩容,密切观察心率、血压、中心静脉压,听诊肺部,观察疗效。

6. 根据医嘱留取血标本 做血常规、血生化、心肌酶、心肌损伤标志物、凝血功能、肝肾功、血气分析等化验检查。

7. 药物治疗 在纠正心源性休克的同时,应积极寻找病因,针对病因进行治疗。药物治疗是心源性休克的关键措施,药物包括正性肌力药物和升压。小剂量多种药物联合使用比大剂量药物单独使用效果更好,正性肌力药和升压药的使用指征:机械性并发症继发休克,如重度急性二尖瓣关闭不全、室间隔穿孔、显著左心功能不全继发休克。

(1)多巴胺:治疗心源性休克一线药物,根据血流动力学监测情况调整用量,应避免剂量超过 $15\mu g/(kg \cdot min)$,可联合二线药物如去甲肾上腺素。

(2)去甲肾上腺素:治疗心源性休克的二线药物,用于多巴胺剂量 $>10\mu g/(kg \cdot min)$ 仍无效时,可作为一线药物,尤其适用于严重低血压(收缩压 $<80mmHg$)。应根据血流动力学监测情况调整用量,避免剂量超过 $3\mu g/(kg \cdot min)$。

(3)多巴酚丁胺:治疗心源性休克的二线药物,尤其适用于外周阻力升高时。根据血流动力学监测情况调整用量,避免剂量超过 $15\mu g/(kg \cdot min)$。

(4)血管升压素:用于儿茶酚胺敏感性降低的较长期休克,可提高儿茶酚胺敏感性。根据血流动力学监测情况调整用量,避免超过 $0.10IU/(kg \cdot min)$。

(5)利尿剂:利尿剂既可降低循环负荷,也能保护肾脏,有心力衰竭时,可静脉注射呋塞米 40mg。

8. 再灌注治疗 主要用于急性心肌梗死早期,包括溶栓治疗和经皮冠状动脉介入治疗(PCI)。

9. 其他治疗 尽早防治并发症和重要脏器功能衰竭,如心律失常的治疗、机械通气(提供充分氧合)、代谢异常(如高血糖的治疗)、代谢性酸中毒的治疗、抗凝治疗与抗血小板治疗等。

【护理措施】

1. 绝对卧床休息 休克卧位,保持安静。

2. 迅速给氧,保持呼吸道通畅 患者有恶心、呕吐时,头偏向一侧,避免呕吐窒息,呼吸衰竭时,立即行气管插管,接呼吸机辅助呼吸。

3. **密切观察血压，建立静脉通道** ①心源性休克患者，血压变化是最重要的指标，应及时（每5~15分钟）进行血压监测并记录；②迅速建立静脉通路，应尽量选择留置针在左侧上肢穿刺，必要时开放两条静脉通道，以方便抢救和急诊介入手术中方便用药。

4. **给予血管活性药物** 根据医嘱给予血管活性药物，如多巴胺、多巴酚丁胺等，根据血压随时调整滴速与浓度。因血管活性药物对外周静脉血管刺激性大，易导致静脉炎的发生，一旦发生药物外渗，未及时发现，严重的可发生组织坏死，因此，最好建立中心静脉通道。用药过程中密切观察用药局部皮肤情况，清醒者，重视其主诉，如诉有局部胀痛，应及时更换静脉通道；神志不清者，要经常巡视观察局部皮肤，及时发现药物外渗及静脉炎的发生，及时处理。

5. **持续心电、血氧饱和度监测** 持续监测生命体征，并注意电极片的位置，应避开除颤区域和心电图胸前导联位置。持续心电监测注意心率及节律变化，发现异常波形应及时报告并记录，对心律失常给予及时处理，随时做好电除颤的准备，一旦发生室颤要立即予以除颤。

6. **留置导尿，观察尿量** 行留置导尿观察每小时尿量，保持尿管通畅，如患者每小时尿量<20ml，说明肾小球过滤不足；如每小时尿量>30ml，表示肾功能良好，肾血灌注良好是休克缓解的可靠指标。如果患者血压回升，而尿量仍然减少，应考虑急性肾衰竭，应及时处理。

7. **观察与记录** 密切观察患者意识、精神状态、生命体征、面色及有无出冷汗、四肢末梢发凉等情况，中心静脉压及肺毛细血管楔压变化做好记录。

8. **日常及生活护理，预防并发症** 做好口腔、皮肤、尿道口护理，加盖被子避免受凉，禁用热水袋，预防压疮及肺部感染的护理。

9. **心理护理** 医务人员在抢救时保持镇静，熟练操作、忙而不乱，使患者产生信任与安全感，避免在患者面前讨论病情，减少误解，护士应与患者及家属保持密切接触，提供感情支持，给予心理安慰。

【健康宣教】

1. 根据不同原因引起的心源性休克患者予以相应的健康指导。避免各种诱发因素，如紧张、劳累、感染、便秘等。保持情绪稳定，合理膳食。

2. 饮食指导 急性期给予低脂、低胆固醇、清淡易消化的半流质饮食，少食多餐，不宜过饱，以免加重心脏负担。

3. 按医嘱服药，随身准备硝酸甘油等扩张冠状动脉的药物，讲解服药及药物不良反应的观察要点，有异常及时就医，定期随访；指导患者及家属当病情突然变化时应采取简易应急措施。

4. 休息指导 急性期严格限制活动，绝对卧床休息，其后根据病情进展情况，逐渐增加活动量，体力活动及体育锻炼要循序渐进。

三、感染性休克

【概述】

感染性休克也称脓毒性休克，是指脓毒症伴有所致的低血压，进行液体扩容后仍无法好转，是机体对宿主－微生物应答失衡的表现，是严重脓毒症的一种临床类型。

【病因与发病机制】

常见病因分为感染性和非感染性。感染因素是主要病因，常见致病菌是革兰阴性杆菌、金黄色葡萄球菌、肠球菌、真菌等引起的急性腹膜炎、胆管感染及绞窄性肠梗阻等，也称为内毒性休克。革兰阴性杆菌内毒素与体内补体、抗体或其他成分结合刺激交感神经引起血管痉挛，损伤血管内皮细胞，促进组胺、激肽前列腺素及溶酶体酶等类症介质释放引起全身炎症反应综合征（SIRS），但约有30%感染性休克患者找不到原发的感染灶。少部分患者由非感染性因素引起，如恶性肿瘤、外科大手术、糖尿病、严重创伤及慢性肝肾病变等，近年耐药致病微生物所致的感染性休克也在逐步增加。发病机制是血管收缩舒张功能异常，毛细血管通透性增加、液体渗漏等因素导致循环血量减少，但血液分布异常才是导致休克的根本因素。

【临床评估】

1. **按临床表现分三期**

（1）休克早期：精神萎靡或烦躁，寒战、高热，心率增快，呼吸加速，血压正常或偏高，脉压变小，通气过度，四肢暖，尿量正常或减少，血氧正常和呼吸性碱中毒，其中过度通气是识别休克早期的重要线索。

（2）休克中期：神志呈嗜睡状，脉搏减弱，呼吸浅快，皮肤湿冷、发绀，血压进行性下降，毛细血管再充盈时间延长大于3秒，少尿或无尿，出现低氧血症和代谢性酸中毒。

（3）休克晚期：患者呈昏迷状，持续低心排血量，持续严重低血压或测不出，皮肤黏膜有瘀斑或皮下出血，严重内环境紊乱，对扩容和血管活性药物不起反应。

2. **分型** 感染性休克根据其血流动力学分高动力型和低动力型，根据临床表现也分为暖休克和冷休克。临床上冷休克较多见。

（1）暖休克（高动力型）：患者神志清楚，脉搏慢且搏动清楚，脉压 >30mmHg，皮肤较温暖或干燥，皮肤淡红或潮红，毛细血管充盈时间 1~2 秒，尿量 <25ml/h。

（2）冷休克（低动力型）：患者神志躁动、淡漠或嗜睡，脉搏细速，脉压 <30mmHg，皮肤湿冷或有冷汗，肤色苍白、发绀或有花斑样发绀，毛细血管充盈时间延长，尿量 >30ml/h。

3. **鉴别诊断** 感染性休克是脓毒症伴由其导致的休克，具有以下临床特点。

（1）一般临床特征：发热（T >38.3℃），低体温（T <36℃），心率 >90 次/分，呼吸急促 >20 次/分或过度通气 $PaCO_2$ <4.3kPa，高血糖（血糖 >7.7mmol/L）且无糖尿病史，明显水肿或液体正平衡。

（2）炎症反应指标：白细胞增多（白细胞计数 $>12 \times 10^9$/L），白细胞减少（白细胞计数 $<4 \times 10^9$/L），白细胞计数正常但幼稚白细胞总数超过10%，血浆降钙素原大于正常值的 2 个标准差，血浆 C - 反应蛋白大于正常值的 2 个标准差。

（3）血流动力学变化：低血压（成人收缩压下降超过40mmHg 或低于年龄段正常值的 2 个标准差）。

（4）组织灌注指标：高乳酸血症（ >1mmol/L），毛细血管再灌注能力降低或瘀斑形成。

（5）器官功能障碍指标：动脉低氧血症（氧合指数 <300mmHg），血肌酐上升 >44.2μmol/L，凝血功能异常，血小板减少（血小板计数 $<100 \times 10^9$/L），高胆红素血症（血浆总胆红素 >70μmol/L），急性少尿。

4. **实验室检查**
（1）外周血检查：血常规、肝肾功、血糖、电解质、凝血功能等。
（2）动脉血检查：血气分析、乳酸水平。

【急诊处理】

治疗原则是早期、积极、持续。首先是在休克未纠正前，应重点是治疗休克，同时治疗感染；在休克纠正后，则着重治疗感染。2015 年国际上对感染性休克、脓毒血症提出了集束化治疗概念，其宗旨是提倡早期应用有效的抗生素，尽快纠正组织的低氧代谢状态，动态评估。

1. 紧急处理

（1）给予吸氧、建立 2 条以上静脉通道以及持续心电和生命体征监测。

（2）采集外周静脉血。

（3）动脉血采集。

2. 液体复苏 晶体液作为感染性休克的首选复苏液体，如生理盐水、乳酸林格液，也可使用白蛋白，但不推荐使用羟乙基淀粉作为感染性休克的复苏液体。对无组织灌注不足，且无重度低氧血症、无心肌缺血或急性出血的患者，在白蛋白 < 70g/L 时输注红细胞，使血红蛋白在目标值 70 ~ 90g/L。

3. 药物治疗 感染性休克经补充血容量和纠正酸中毒而休克未见好转时，应采用血管活性药物纠正休克。

（1）去甲肾上腺素：作为首选药，可通过收缩血管而升高平均动脉压（MAP），与多巴胺相比，去甲肾上腺素对心率和每搏量的影响较小，但能更好有效地改善感染性休克的低血压状态，且并发室性或室上性心律失常的发生率明显低于多巴胺，根据血流动力学监测情况合理调节剂量，初始剂量为 0.01μg/（kg·min），最高剂量不超过 3.0μg/（kg·min）。

（2）肾上腺素：当需要更多的缩血管药物维持血压时，可加用或替代去甲肾上腺素，两者在使平均动脉压及血流动力学达标和病死率都无差别，因此建议肾上腺素作为去甲肾上腺素的首选替代药。根据血流动力学监测情况合理调节剂量，初始剂量 0.01μg/（kg·min），最高剂量不超过 1.0μg（kg·min）。

（3）血管升压素：用于其他升压药治疗无效的感染性休克。

4. 抗感染治疗 主要措施是应用抗菌药物和处理原发感染灶，集束化治疗建议抗生素使用时间提前到 1 小时内，说明了早期应用的重要性。

5. 机械通气 对出现急性呼吸窘迫综合征的感染性休克患者，可进行机械通气，在进行机械通气同时可对患者使用程序化镇静。

6. 控制血糖 对 2 次血糖 > 10mmol/L 的感染性休克患者，采用规范化血糖管理方案使血糖 < 10mmol/L。

7. 其他 如使用 H_2 受体阻断剂或质子泵抑制剂预防应激性溃疡的发生；在无禁忌证的情况下使用肝素预防深静脉血栓。感染性休克患者常伴有严重的酸中毒，需及时较早纠正，一般在纠正补充血容量的同时经另一静脉滴注 5% 碳酸氢钠。

【护理措施】

1. 病情观察 绝对卧床休息，密切观察病情变化，包括患者意识、使用镇静剂的不良反应、皮肤的色泽及温度、穿刺点有无渗血、机械通气时有无人－机对抗以及心电监护及早发现心律失常的发生等。

2. **生命体征的监测及记录** 包括体温、脉搏、呼吸、血压及脉搏血氧饱和度，每30分钟记录一次，生命体征不稳定时15分钟监测一次并记录，当 T 体温大于38.3℃或小于36℃，心率 >90 次/分，收缩压 <90mmHg，平均动脉压 <70mmHg 等，说明休克未得到纠正。当呼吸增快或血氧 <90% 时应警惕呼吸衰竭或呼吸窘迫综合征的发生。

3. **保暖** 对体温不升患者要进行保暖。

4. **尿量** 行留置导尿，监测尿量变化，每小时记录一次，及时发现少尿、无尿等肾灌注不足和肾功能不全的发生。

5. **做好基础护理** 做好皮肤、口腔、尿道口的护理，休克患者由于卧床时间长，末梢循环差，护理中注意预防压疮，防止新的感染发生，有创面的部位做好局部换药，促进愈合。

6. **监测** 各种实验室检查。

【健康宣教】

1. **预防指导** 指导患者及家属加强自我保护，避免伤害或意外伤害。

2. **知识讲解** 向患者及家属讲解各项治疗护理的必要性及疾病的转归过程，讲解意外损伤后的初步处理和自救措施。

3. **康复指导** 指导患者康复期应加强营养，若发生高热或感染应及时就诊。

四、过敏性休克

【概述】

过敏性休克是指外界某些物质进入已致敏的机体后，通过免疫机制在短时间内发生的一种严重全身性过敏性反应。多突然发生，发展迅猛，可因不及时抢救而死于严重的呼吸困难和循环衰竭。

【病因与发病机制】

虫咬伤、某些食物、使用某些药物（特别是 β－内酰胺类抗生素）都可引起严重的过敏性休克。发病机制是：机体接触了某些过敏原物质后，外界的抗原性物质进入体内能刺激免疫系统产生相应的 IgE 抗体，其中 IgE 的产量因个体差异而有较大差异，这些特异性的 IgE 能与肥大细胞和嗜酸粒细胞结合。此后，当同一抗原物质再次与已致敏的机体接触时，能激发广泛的 I 型变态反应，导致各种生物活性物质释放，如组胺、激肽、白三烯等，引起毛细血管扩张，血管壁通透性增加，平滑肌收缩和腺体分泌增多。临床上表现为荨麻疹、哮喘、喉头水肿，严重时引起窒息、血压下降或过敏性休克。

【临床评估】

本病大多数突然发生，约半数以上患者在接受病因抗原 5 分钟内发生症状，仅 10% 患者于 30 分钟后发病，极少数患者在连续用药过程中出现，过敏症状出现得越早，病情越严重。

1. 临床表现

（1）有休克的表现：如意识不清或意识丧失、抽搐、面色苍白、出汗、发绀、脉搏细弱、血压急剧下降到 80/50mmHg 以下、胸闷、呼吸困难伴濒死感。

（2）休克出现之前，伴有一些过敏相关的症状，如皮肤潮红、瘙痒，继而广泛荨麻疹和血管神经性水肿，还可出现喷嚏、水样鼻涕、声音嘶哑、恶心、呕吐、腹痛、腹泻等。

2. 诊断　本病发生很快，因此必须及时做出诊断以挽救患者生命。凡在接受抗原性物质或某种药物或蜂虫类叮咬后（尤其在注射药物后）立即发生全身反应，而又难以药品本身的药物作用解释的，应马上考虑过敏性休克的可能。

【急诊处理】

1. 立即停药，并移除可疑的过敏原或药物，协助患者平卧，报告医生，就地抢救。对蜂螫引起的过敏性休克，应拔除蜂刺，予小剂量肾上腺素在伤口周围做皮下注射，并在注射部位的近端使用止血带，阻止静脉血回流。

2. 立即皮下或肌内注射 0.1% 的肾上腺素 1mg，小儿剂量酌减，如症状不缓解，可每隔 15～30 分钟皮下或静脉注射本药 0.5mg，直至脱离危险期。盐酸肾上腺素是抢救过敏性休克的首选药，具有增加外周阻力、提高血压、兴奋心肌、增加心排血量及松弛支气管平滑肌等作用。

3. 给予氧气吸入 4～6L/min，改善缺氧，如出现喉头水肿导致窒息时，应尽快实施气管切开。

4. 根据医嘱使用地塞米松或糖皮质激素类药物以及抗组胺类药物，如盐酸异丙嗪 25mg，肌内注射。H_1 受体阻滞剂"盐酸苯海拉明"与 H_2 受体阻滞剂"雷尼替丁"均具有对抗炎性介质损伤的作用，β_2 受体激动剂"沙丁胺醇"以及支气管平滑肌松弛剂"氨茶碱"均具有支气管解痉作用。

5. 扩充血容量，静脉滴注平衡溶液，如血压仍不回升，可遵医嘱使用多巴胺或去甲肾上腺素。

6. 若发生呼吸心跳停搏，立即行心肺复苏。

【护理措施】

1. 密切观察病情，持续心电监护，每 15～30 分钟记录患者生命体征、神志及面色、皮疹等情况。

2. 保持气道通畅，注意化痰和痰液引流，防止坠积性肺炎。

3. 做好家属沟通及交流工作，患者症状未缓解之前禁止搬动。

4. 至少观察 24 小时，以防晚期过敏反应的发生。约 25% 的患者存在双相发作，即在初治后 8 小时内再发危及生命的过敏症状。

【健康宣教】

1. 详细询问患者的用药史、过敏史和家族过敏史，避免接触过敏原。

2. 凡首次用药，停药 3 天后再用者，以及更换药物批号，均要按常规做过敏试验。

3. 皮试液必须新鲜配制，皮试液浓度与注射剂量要准确，药物应现配现用。

4. 青霉素过敏试验或注射前应做好急救的准备（备好肾上腺素和注射器等）。

5. 严密观察患者，首次注射后须观察 30 分钟以防迟缓过敏反应的发生，注意局部和全身反应，注意倾听患者主诉。

6. 试验结果阳性或其他物质过敏者在医嘱单、病历、腕带上醒目的注明并告知患者及家属。

7. 给予心理疏导，减轻紧张压力。

第四节　昏　迷

【概述】

昏迷是处于对外界刺激无反应状态，而且不能被唤醒去认识自身或周围环境，并伴有运动、感觉、反射功能障碍及大、小便失禁等，而生命体征如呼吸、脉搏和血压等存在。昏迷是一种常见的临床症状，可见于多种疾病。

【病因】

昏迷病因复杂，目前临床尚无统一的分类方法，本节就昏迷分颅内病变及全身性疾病进行简单介绍。

1. 颅内疾病

（1）局限性病变：脑血管病，如脑出血、脑梗死、短暂性脑缺血发作等；颅内占位性病变，如颅内肿瘤、脑脓肿、脑寄生虫囊肿等；颅脑外伤，如脑挫裂伤、颅内血肿等。

（2）脑弥漫性病变：颅内感染性疾病，如各种脑炎、脑膜炎、颅内静脉窦感染感染等；蛛网膜下隙出血；弥漫性颅脑损伤；脑水肿；癫痫发作及脑变性及脱髓鞘性病变。

2. 全身性疾病 （颅外疾病）

（1）外源性中毒：如工业毒物、农药、药物、植物或动物类中毒等。

（2）急性感染性疾病：如各种败血症、感染中毒性脑病等。

（3）内分泌与代谢性疾病：如肝性脑病、肺性脑病、糖尿病性昏迷、垂体危象、甲状腺危象、乳酸酸中毒等。

（4）缺乏正常代谢物质：如缺氧致的一氧化碳中毒、低血糖致的胰岛素注射过量、缺血致的各种心律失常，水、电解质紊乱致的高渗、低渗性昏迷，物理性损害所致的电击伤、溺水等。

【分型】

临床通常将昏迷分4个阶段。

1. **轻度昏迷**　意识大部分丧失，睁眼反射消失，语言丧失，自主运动罕见，对外界的各种刺激及内在的需要完全无知觉和反应；但强烈的疼痛刺激可见患者有痛苦表情、呻吟或肢体的防御反射和呼吸加快；吞咽反射、角膜反射、瞳孔对光反射等仍存在，呼吸、脉搏、血压一般无明显改变。

2. **中度昏迷**　患者的睁眼、语言和自发性运动均已丧失，对外界各种刺激均无反应，对强烈的疼痛刺激或可出现防御反射，瞳孔对光反射迟钝，呼吸减慢或增快，可见周期性呼吸，脉搏、血压也有改变。

3. **重度昏迷**　全身肌肉松弛，对各种刺激全无反应，深、浅反射均消失，瞳孔扩大，对光反射消失，呼吸不规则，血压下降等。

4. **脑死亡**　是无反应性的深度昏迷，自主呼吸停止，瞳孔散大固定，脑干反射消失，伴有体温、血压下降，虽然有自主心跳，但全脑功能永不恢复，脑血管造影不显影，心跳在一定时间内也终将停止。

【诊断和鉴别诊断】

1. **诊断要点**　详细询问病史和体格检查，了解发病经过，对疾病的诊治至关重要，应明确是否存在昏迷及昏迷的程度，进而进行病因学、病史、症状学和定位诊断，如情况允许还应尽快进行相应辅助检查。

（1）发病时的年龄及季节：年幼者在春季以流脑多见，夏季则常见于中毒性菌痢、乙脑等；有高血压病史的中老年患者，多见于急性脑血管意外；青壮年患脑出血者，以脑血管畸形为多见。

（3）流行地区：如乙脑仅见于日本、中国及东南亚；森林脑炎见于俄罗斯西伯利亚及我国东北某些森林地带；而各种马脑炎仅见于美洲。

（4）症状表现：每一种疾病既有共同症状，也有特殊表现，由于病原和主要病变的部位不同或损害程度不一，症状有轻有重或各不相同。如流脑和乙脑起病突然，来势凶猛；而结脑、真菌性脑膜炎则缓慢起病，症状逐渐加重；一般脑炎表现以脑实质损害症状为主；而脑膜炎则以脑膜刺激征最突出。

（5）体征变化：①脑膜炎的突出体征是脑膜刺激征，表现为颈项有抵抗或强直，克氏征、布氏征阳性。②昏迷伴急骤高热提示脑干出血、中暑或抗胆碱能药物中毒；体温过低见于休克、低血糖或巴比妥类药物中毒。③脉搏增快可见高热或感染性疾病；脉搏变慢见于颅内压增高。④呼吸有烂苹果为见糖尿病酮症酸中毒；肝性脑病患者呼吸呈腐臭味；有机磷中毒患者呼吸呈大蒜味等。⑤昏迷伴有血压增高见于颅内压增高；子痫血压下降见于休克、心肌梗死、镇静安眠药中毒等。⑥瞳孔散大，见于濒死状态、癫痫发作、阿托品中毒、一氧化碳中毒等；双侧瞳孔缩小，见于吗啡类、巴比妥类、有机磷类药物中毒及脑桥出血等。

（6）辅助检查：实验室检查，如血常规、血生化、血氨浓度、碳氧血红蛋白、胆碱酯酶活力等检查，有神经系统定位体征者应行 CT 及脑电图检查。

2. **鉴别诊断**　判断患者是否有昏迷，一般不会很困难，但一些精神病理状态和闭锁综合征，也可对刺激无反应，貌似昏迷，需加以鉴别。

（1）醒状昏迷：患者表现为双目睁开，眼睑开闭自如，眼球可以无目的活动，似乎意识清醒，但其知觉、思维、语言、记忆、情感、意识等活动均完全丧失，呼之不应，而觉醒－睡眠周期存在。临床上包括：①去皮质综合征。多见于缺氧性脑病和脑外伤等，在疾病的恢复过程中皮质下中枢及脑干因受损较轻而先恢复，皮质广泛损害严重而仍处于抑制状态。②无动性缄默症。病变位于脑干上部和丘脑的网状激活系统，大脑半球及其传出通路则无病变。

（2）持久植物状态：是指大脑损害后仅保存间脑和脑干功能的意识障碍，多见于脑外伤患者，是经去大脑皮质状态而得以长期生存。

（3）假性昏迷：意识并非真正消失，但不能表达和无反应的一种精神状态，维持正常意识的神经结构并无受损，心理活动和觉醒状态保存，临床上貌似昏迷。

（4）心因性不反应状态：见于癔症和强烈的精神创伤之后，患者看似无反应，生理上觉醒状态存在，神经系统其他检查正常。在检查者试图令患者睁开双眼时，会有主动的抵抗，脑电图检查正常。

（5）木僵状态：常见于精神分裂症，患者不言、不动、不食，甚至对强烈的刺激亦无反应。常伴有蜡样弯曲、违拗症等，并伴有发绀、流涎、体温过低、尿潴留等自主神经功能紊乱，缓解后患者可清晰地回忆起发病时的情况。

（6）意志缺乏症：是一种严重的淡漠，行为上表现不讲话，无自主运动，严重的病例类似无动性缄默症，但患者能保持警觉并意识到自己的环境。

（7）癫痫伴发精神障碍：可出现在癫痫发作前、发作时和发作后，也可以单独发生，表现有精神错乱、意识模糊、定向障碍、反应迟钝、幻觉等。癫痫性精神障碍仍具有癫痫的一般特征：①精神障碍呈发作性；②突发突止，少数患者可持续数小时甚至数日；③精神障碍出现的前后或发病期内可有全身强直－阵挛发作；④每次精神症状雷同，脑电图可发现癫痫活动波。

（8）闭锁综合征：见于脑桥基底部病变，患者四肢及脑桥以下脑神经均瘫痪，仅能以眼球运动示意。因大脑半球及脑干背盖部网状激活系统无损伤，故意识保持清醒，但患者不动不语而易被误诊为昏迷。

【急诊处理】

昏迷患者首先要稳定患者的生命体征，这比明确诊断更重要。

1. **保持呼吸道通畅** 必要时进行气管插管；建立静脉通路补液以维持有效循环血量，稳定生命体征。

2. **对症治疗** 预防或者抗感染治疗；控制血压和高热，控制抽搐减低脑缺氧损害予以地西泮 10～20mg 缓慢静脉注射；对于颅内压增高患者应予甘露醇125～250ml 快速静脉滴注；外伤引起的昏迷应尽快控制出血，必要时可进行外科手术治疗。

3. **病因治疗** 昏迷患者的重要治疗是找出导致昏迷的原因，针对主要疾病进行病因治疗。感染性疾病所致昏迷须及时有效地给予抗感染治疗；内分泌和代谢性障碍所致昏迷须针对其特殊病因进行治疗；外源性中毒所致昏迷须采取特殊的解救措施。

4. **其他治疗** 注意口腔、呼吸系统、泌尿系统等的清洁，防感染；给予促醒药物，如醒脑静；纠正水及电解质紊乱等。

【护理措施】

1. **保持呼吸道通畅**

（1）舌后坠影响呼吸时，可去枕，使头部充分后仰，开放气道或置入口咽通气导管。

（2）应采取侧卧位或侧俯卧位，头偏向一侧，以利于呼吸道分泌物的引流，也可防止分泌物或呕吐物吸入肺内，预防肺部并发症的发生。

（3）患者分泌物多时，应迅速吸痰以保持呼吸道通畅，一般每 15～30 分钟吸痰一次，吸痰应注意无菌操作。如痰液多，黏稠而深不易吸引，严重影响通气功能时，可行气管内插管或气管切开术。

2. 迅速建立静脉通路 维持有效循环功能。

3. 给氧 给氧的目的在于纠正缺氧及保持组织细胞内的氧张力，根据缺氧的严重程度具体给予氧流量。

4. 安全护理措施 患者意识不清，易发生坠床、烫伤、碰伤等情况，应及时采取保护性措施，如加用床档、去除假牙、发卡、剪短指甲，以免抓伤。为防止患者舌咬伤，应准备开口器、舌钳和纱布等，有抽搐时，上下臼齿之间放置牙垫，以防舌咬伤。

5. 密切观察生命体征的变化 注意观察患者昏迷程度是否加重，记录昏迷患者的瞳孔、体温、脉搏呼吸、血压及抽搐等情况，如昏迷双侧瞳孔大小不等，一般病灶侧瞳孔散大。对病情危重的昏迷患者，伴有血压下降时，应每 15～30 分钟观察、测量血压一次并记录，同时监测尿量，及时安放休克卧位，并配合医生积极抢救。

6. 对症护理

（1）口腔护理：昏迷患者一般机体抵抗力减弱，口腔内细菌极易繁殖，而造成口腔炎和吸入性肺炎，故昏迷患者口腔护理十分重要。每天用生理盐水清洁口腔 2～3 次，不能张口者，可在压舌板或开口器的协助下进行口腔护理。护理时严防棉球遗留在口腔内。

（2）皮肤护理：昏迷患者大多大小便失禁，出汗多，护理人员应随时给患者擦洗更换床单及衣服。保持皮肤清洁和干燥，以减少局部皮肤的受压和尿液的浸泡，故一般每 2～3 小时翻身一次，必要时每小时翻身一次，建立床头翻身记录卡片。协助患者翻身时应避免拖、拉、推的动作，以防擦破皮肤，经常保持床铺干燥清洁和平整，衣物要柔软。对易发生压疮的部位可采用气圈、海绵垫、软枕等以减轻压力；对于水肿及肥胖者不宜用橡胶气圈，因局部压力重，反而影响血液循环，妨碍汗液蒸发而刺激皮肤；可根据不同部位制作柔软及大小合适的海绵垫或棉圈，使受压部位能悬空，还要经常检查受压部位，定时用 50% 乙醇按摩背部及受压处；每天用温水擦洗受压部位，除保持局部清洁外，并可促进血液循环，改善局部营养状况。

（3）眼的护理：昏迷的患者眼睛常不能闭合或闭合不全，而易发生角膜炎、角膜溃疡。在护理上，宜用生理盐水纱布盖眼进行保护，如眼有分泌物则宜专用生理盐水冲洗干净，应注意防止异物对角膜的损伤和感染的发生。

（4）预防消化道出血：神经内科急症尤其是脑出血、脑梗死、蛛网膜下隙出血等所致昏迷患者，常易出现胃肠道的应激性溃疡和出血，因此，每次鼻饲前应检查有无腹胀以及有无咖啡色液体，如出现消化道出血，除给予全身用药外，还应加强局部用药或鼻饲冰水或冰奶，严重者应暂停鼻饲，密切观察出血量及血压情况，必要时行胃肠减压，做好抢救工作。

（5）大小便的护理：昏迷患者常因意识不清而发生尿潴留时，可采取导尿术，操作时，严格无菌，防止尿路感染。少尿、无尿应严格记录尿量，每天尿量不应少于 1000ml。长期留置导尿管者，应每天进行膀胱冲洗 1～2 次，昏迷患者易发生便秘，如 3 天无大便，可给予番泻叶冲服，必要时进行灌肠（对脑出血急性昏迷及有颅内压增高的患者不宜灌肠）。准确记录排便次数及量。

【健康宣教】

1. **生活指导**　做好基础护理，预防并发症。

2. **安全防护**　①昏迷患者要确保呼吸道通畅，患者取平卧位，肩下垫高并使颈部伸展，头偏向一侧防止呕吐物被误吸。②昏迷患者应安装床栏，必要时使用保护带，防止患者坠床、摔伤。

3. 昏迷患者要定时翻身拍背吸痰，吸痰时严格执行无菌操作，长期卧床的易发生坠积性肺炎，应密切观察患者体温、呼吸及痰的性质、量颜色的变化，发现异常及时向医生反应并采取相应措施。

4. 应注意防止患者营养不良，每天注入足够的水分和富于营养的流质饮食，并做好鼻饲护理。

5. 指导家属对昏迷患者进行被动肢体功能锻炼，比如按摩四肢，以防止关节僵化和肌肉萎缩，并教会陪护人员，使其积极配合治疗。

第五节　呼吸困难

【概述】

呼吸困难（dyspnea）是指患者主观上感觉空气不足，呼吸费力；客观上患者用力呼吸，呼吸肌和辅助呼吸肌均参与呼吸运动，通气增加，呼吸频率、深度与节律都发生改变；严重者出现张口耸肩、端坐呼吸、唇舌发绀等呼吸衰竭表现。呼吸困难是呼吸功能不全的一个重要症状。

【病因】

常见病因是呼吸系统疾病，其次是心血管疾病、血液疾病、中毒性疾病，还有神经－精神性疾病也可出现呼吸困难。

1. 呼吸系统疾病

（1）上呼吸道疾病：喉或气管狭窄、炎症或受周围肿瘤压迫等。

（2）支气管疾病：支气管炎、支气管哮喘、支气管扩张、支气管异物和肿瘤等。

（3）肺部疾病：慢性阻塞性肺病（COPD）、各型肺炎、肺结核、肺水肿、肺癌、肺纤维化和急性呼吸窘迫综合征（ARDS）等。

（4）胸膜疾病：自发性气胸、大量胸腔积液和严重胸膜粘连增厚等。

（5）胸壁疾病：胸廓畸形、胸壁炎症、结核、外伤、胸壁呼吸肌麻痹、硬皮病、重症肌无力和过度肥胖症等。

（6）纵隔疾病：纵隔炎症、气肿、疝、主动脉瘤、淋巴瘤、畸胎瘤、胸内甲状腺瘤和胸腺瘤等。

2. 循环系统疾病 主要有左心功能不全和心包压塞等。

3. 血液病 常见于中重症贫血和变性血红蛋白血症等。

4. 中毒 如糖尿病酮症酸中毒、药物中毒和毒血症等。

5. 神经、精神性疾病 如脑外伤、脑出血、脑炎和癔症等。

【分型】

根据发病机制，可分为 6 型。

1. 肺源性呼吸困难 主要有以下三种形式。

（1）吸气性呼吸困难：表现为吸气性喘鸣，吸气时胸骨、锁骨上窝及肋间隙凹陷——三凹征及吸气延长、费力等。常见于喉、气管狭窄，如炎症、水肿、异物和肿瘤等。

（2）呼气性呼吸困难：呼气相延长，呼气费力，伴有呼气性哮鸣音，多见于细支气管狭窄阻塞，如支气管哮喘。

（3）混合性呼吸困难：患者呼气和吸气都很费力，见于肺部广泛病变，胸腔大量积液、积气，如肺炎、自发性气胸等。

2. 心源性呼吸困难 常见的呼吸困难原因之一，主要是心功能不全导致气体交换受阻。主要见于心脏病患者，此类患者在劳动时呼吸困难，休息是呼吸困难症状减轻，且多是夜晚发作，白天发作次数较少。

3. **中毒性呼吸困难**　患者呼吸深而有规则，伴有鼾声。主要是代谢产物刺激呼吸中枢导致呼吸困难，见于糖尿病昏迷，酸中毒、药物中毒等。

4. **血源性呼吸困难**　主要是呼吸深而快。如重症贫血可因红细胞减少，血氧不足而致气促，尤以活动后明显加剧；大出血或休克时因缺血及血压下降，刺激呼吸中枢而引起呼吸困难。

5. **神经性呼吸困难**　患者精神紧张，出现呼吸频率加快但出气小的症状，而且会因为多度换气出现胸痛的情况，主要见于癔症患者。

6. **呼吸中枢缺氧性呼吸困难**　患者呼吸深而慢，且呼吸节律异常，主要是颅内压增高压迫呼吸中枢，常见于脑膜炎脑水肿患者。

【呼吸困难程度的判断】

休·琼斯（Hugh-Jones）提出将呼吸困难的程度分 5 度。

1 度：能与同龄健康人一样工作、步行、爬坡上台阶时稍感呼吸急促。

2 度：能与同龄健康人一样步行，但是爬坡及上台阶时明显不如健康人。

3 度：即使在平地也不能像健康人一样步行，只能按自己的速度步行 0.5 ~ 2.5 千米。

4 度：步行 50 米以上就必须休息，否则难以继续步行。

5 度：说话、穿衣、洗漱也感到呼吸困难，不能户外活动。

【诊断和鉴别诊断】

1. **病史**　详细询问有无引起呼吸困难的基础病因和直接诱因；起病的缓急、时间；呼吸困难与活动、体位的关系以及有无伴随症状等。

2. **临床表现**

（1）吸气性呼吸困难特点为吸气费力，出现三凹征，伴有干咳及高调吸气性喉鸣；呼气性呼吸困难特点为呼气费力，呼气相延长，常伴有干啰音或哮鸣音；混合性呼吸困难特点为吸气呼气均费力，呼吸浅快，伴有呼吸音异常（减弱或消失），可出现病理呼吸音。

（2）心源性呼吸困难临床特点：为劳力性呼吸困难（活动时出现或加重，休息时减轻或消失，仰卧位加重，坐位减轻），重者出现强迫半卧位或端坐位呼吸以及阵发性夜间呼吸困难，多在急性左心衰竭出现。临床表现为睡眠中突然呼吸困难而惊醒，被迫坐起，高度气喘，咳嗽，轻者数十分钟后症状缓解，重者伴大汗、呼吸伴哮鸣音、咳浆液性粉红色泡沫痰，称为心源性哮喘。

（3）急慢性肾衰竭、糖尿病酮症酸中毒、肾小管性酸中毒等，表现为慢而深长规则的呼吸，可伴有鼾声，称为 Kussmaul 呼吸。药物或某些化学物质抑制呼吸中枢可出现变慢、变浅、间停的呼吸，称为 Cheyne – Stokes 呼吸。

（4）血液病临床有气短的感觉。

（5）重度脑损伤、脑出血、脑炎、脑膜炎、颅内肿瘤等因颅压增高，使呼吸变慢变深，并伴呼吸节律变化。癔病患者的呼吸困难常表现为叹息样，可因过度通气而出现呼吸性碱中毒。

3. 辅助检查

（1）血常规、D – 二聚体检测。对于肺梗死，D – 二聚体是临床重要的预警。

（2）痰培养。

（3）X 线、CT 检查。

（4）脉氧饱和度监测、动脉血气分析。若患者合并发绀、被动体位等高度怀疑心肺衰竭的情况，血气分析可以即时判断疾病严重程度。

（5）心电图、心脏彩超、下肢静脉彩超等。

（6）必要时，可进行支气管造影、纤维支气管镜检查等。

【急诊处理】

1. 病因治疗　确定病因后采取相应治疗。

2. 对症治疗　包括保持气道通畅、纠正缺氧及二氧化碳潴留、控制感染、纠正酸碱及电解质失衡。

（1）保持呼吸道通畅：①清除痰液。痰黏稠者可用祛痰剂、超声雾化吸入或适当补充液体，使痰稀释，便于咳出。咳痰无力者，可采用翻身、拍背、体位引流等措施协助排痰。②机械通气。严重呼吸困难、发生呼吸衰竭者应行有创或无创机械通气。③氧气疗法。可避免组织产生难以复原的损害，常用鼻导管低流量（1~2L/min）持续供给，保证患者 $SPO_2 > 90\%$。④皮质激素。兼有解痉、消炎、抗过敏作用，可短期应用氢化可的松或地塞米松静脉滴注。

（2）控制感染：严重呼吸道感染常诱发呼吸困难，故控制感染十分重要，应选择适当抗生素，足量、联合应用。

（3）纠正电解质及酸碱失衡。

3. 监护　心电监护、氧饱和度监测、血压持续监测，能及时反映患者的状态，并且对心律失常有重要的诊断价值，是应急处理的基础。

【护理措施】

1. 吸氧　中、重度呼吸困难者，可根据不同病因采取不同吸氧浓度，如慢性支气管炎、阻塞性肺气肿、肺源性心脏病者，用低浓度（20%~28%）、低流量（1～2L/min）氧气吸入，否则浓度过高，可加重病情，甚至可发生肺性脑病。急性左心衰竭时应高流量（4～6L/min）鼻导管给氧或以面罩加压给氧，根据血气测定结果，尽可能将吸入氧浓度控制在最低适宜范围。

2. **调整舒适体位** 根据病情使躯干上部抬高，使膈肌活动不受限制，利于肺和呼吸机的扩张，以减轻呼吸困难，宜采取半卧位或坐位，尤其是对已有心功能不全的呼吸困难患者。一旦患者发生极度呼吸困难，应迅速给予两腿下垂坐位及其他必要措施。大量胸腔积液患者取患侧卧位，严重阻塞性肺气肿患者应静坐，缓慢呼气，注意体位的舒适与安全，用软垫支托臂、肩、骶、膝部，以防受压或滑坡。

3. **保持呼吸道通畅** 指导患者做深缓呼吸，协助清醒患者咳嗽、排痰；咳嗽无力或痰不易咳出者予以吸痰，保持呼吸道通畅；痰液多且黏稠者，应根据医嘱予以抗感染、祛痰、解痉或雾化吸入等治疗；意识不清的危重患者应及时建立和维持人工气道，如气管插管并进行吸痰，做好机械通气的准备；衣服、被褥轻软，以减轻憋闷感；按医嘱行动脉血气分析。

4. **心理护理** 多与患者沟通，了解患者的心理状态，及时解释呼吸困难的原因，稳定患者的情绪，解释紧张、焦虑可兴奋呼吸中枢而加重呼吸困难。病室保持安静、清洁，为患者创造一个舒适的环境。

【健康宣教】

1. 吸烟者一定要戒烟。

2. 病室及家里要经常通风换气，保持室内空气新鲜，不去拥挤、空气不流通的公共环境。

3. 适当锻炼身体，增强抵抗力，避免受凉、过度劳累等诱发因素。

4. 摄取高维生素、易消化、不易产气的食物，预防腹部胀气及便秘而影响呼吸。

第六节 胸 痛

【概述】

胸痛是急诊科常见的就诊症状，也是临床常见的具有挑战性及重要意义的症状，涉及多个器官系统，包括了多种不同诊断，可以是良性的自限性疾病，也可以是危及生命的危急重症。与之相关的致命性疾病包括：急性心肌梗死、主动脉夹层、肺栓塞等。有些则是胸壁组织局部引起，即使不进行任何处理也不会产生严重后果。如果临床上医务人员没有第一时间快速、准确地鉴别诊断和处理，则可能导致严重后果甚至包括死亡，所以早期识别、早期治疗可明显降低死亡率，改善远期预后，而对于低危患者进行过度的检查、治疗则会带来不必要的住院、操作及医疗成本增加。

【病因】

胸痛主要的病因包括以下几方面。

1. **心肌缺血、损伤** 如心绞痛、急性心肌梗死，主要是心脏的供氧、供血不能满足心肌需要时则导致心肌缺血及损伤，从而导致胸痛的发生。

2. **主动脉疾病** 如主动脉夹层，主要是患者由于有高血压病史且控制不佳，当主动脉有病变或缺陷时，使内膜与中层之间的附着力降低，在血流冲击下，形成内膜破裂；继而，血液从裂孔冲入动脉中层，形成血肿，并不断向近心端或远心端扩展，引起主动脉壁裂开和相应内脏供血不足，而产生剧烈疼痛。

3. **胸膜、支气管及肺病变** 如气胸、胸膜炎以及支气管损伤，肿瘤等也可引起胸痛，而肺栓塞是一种可危及生命的急危重症，主要由于肺动脉扩张和（或）邻近胸膜肺节段性梗死所致。大面积肺栓塞时可出现剧烈的心肌梗死样疼痛。

4. **心包疾病** 如心包炎，主要是由于炎症累及壁层胸膜所致。

5. **胸壁疾病** 如肋软骨、胸软骨炎以及脊柱关节炎、肋骨骨折等也可引起胸痛。

6. **神经、肌肉疾病** 如颈椎间盘脱出、肋间肌痉挛、肋间神经炎以及带状疱疹等都可出现胸痛。

7. **消化系统疾病** 消化性溃疡合并反酸症状、反流性食管炎以及胆囊炎、胰腺炎表现为腹痛外亦可引起胸痛。

8. **纵隔疾病** 各种纵隔肿瘤、纵隔淋巴瘤压迫神经可引起胸部持续性隐痛、钝痛或绞痛。

9. **情绪及心理疾病** 患者往往有抑郁、焦虑、场所恐惧症等病史，因心因性因素出现胸痛者其症状、特点各异。

【诊断和鉴别诊断】

1. **病史** 详细询问患者及家属既往病史，此次胸痛开始的时间及持续时间，此次胸痛的强度、部位、性质、有无牵涉痛、因动作或体位有无变化、对硝酸甘油反应如何、进食后胸痛有无改变等。如有冠心病患者出现胸痛首先考虑心肌缺血、损伤；无明确冠心病病史，但有高龄、长期高血压、高脂血症、糖尿病史、吸烟史等高危因素时仍要首先考虑心绞痛、心肌梗死；长期高血压且血压控制不佳、心导管手术操作史出现胸痛应考虑主动脉夹层的可能；近期有骨科手术或骨科外伤史、长期卧床患者应注意肺栓塞的可能。

2. 临床表现

（1）患病年龄：青壮年胸痛应注意结核性胸膜炎、自发性气胸、心肌炎、风心病，40 岁以上的患者要注意心绞痛、心肌梗死与肺癌等。

（2）胸痛时间：阵发性胸痛见于平滑肌或血管狭窄缺血；持续性胸痛多见于炎症、肿瘤血管栓塞、器官梗死。

（3）胸痛部位、胸痛的性质、疼痛时间以及诱发因素：胸骨后疼痛伴有进食或吞咽困难者应注意食管及纵隔病变；局部性疼痛、胸壁疼痛应注意肋骨骨折、肋软骨炎；有水疱成簇沿肋间神经分布，应注意带状疱疹；心前区及胸骨后或剑突疼痛并且疼痛向左肩分散，应注意心绞痛；经休息或服硝酸甘油后疼痛无缓解应注意急性心肌梗死；剧烈胸痛且向下转移致腹部、腰部、两侧腹股沟或下肢，应注意主动脉夹层；如疼痛因呼吸运动或咳嗽加重应考虑胸膜炎；一侧的胸痛应注意自发性气胸、肺梗死。

3. 体征　有心脏杂音应注意肥厚型心肌病、主动脉狭窄、心脏瓣膜病等；有心包摩擦音提示心包炎；有肺部啰音提示肺部感染；出现双上肢血压差超过 30mmHg 时应注意动脉夹层；如有胸痛伴呼吸困难、患者出现异常呼吸音下降，应需注意肺栓塞；有呼吸音消失、叩诊呈鼓音者应注意气胸；胸痛患者出现上腹部压痛、Murphy 征阳性等应注意消化系统疾病；沿神经走行方向分布的皮疹提示带状疱疹。

4. 辅助检查

（1）心电图检查：对于胸痛患者，所有辅助检查应以能够尽快明确患者是否存在危及生命的急危重症，所有患者应常规行心电图检查，典型 ST－T 段改变多提示心绞痛或急性冠脉综合征。

（2）实验室检查：对于急性胸痛，未明确胸痛病因，常进行血生化、肌酸激酶及其同工酶、肌钙蛋白、D－二聚体、BNP、血气分析等实验室检查，其中主要是心肌酶检查，因有 2%～4% 急性心肌梗死患者心电图检查正常，故心肌酶学检查应也常规进行。

（3）其他：胸片、主动脉造影等。

【急诊处理】

1. 立即评估病情，对于突发胸痛的患者，首先应识别引起胸痛的各种致命性疾病，包括急性心肌梗死、不稳定型心绞痛、主动脉夹层、急性肺栓塞及张力性气胸，其次排除心包炎、肋骨骨折、胸膜炎并胸腔积液等可能威胁生命的疾病，然后再考虑其他病因。

2. 止痛：确诊前慎用镇痛药，以免掩盖病情，一旦明确诊断，疼痛大于或等于 4 分的患者，立即采取止痛措施。

3. 如存在危及生命的症状和体征，如突然晕厥或呼吸困难、低血压、心率 > 100 次/分和双肺啰音等，应立即建立静脉通路、吸氧、心电监护、稳定患者生命体征。

4. 所有胸痛患者应在 10 分钟内完成第一份心电图检查，明确诊断者，按相应疾病处理。如急性心肌梗死患者行 PCI 治疗（经皮冠状动脉介入术），不能做 PCI 的医院，在无溶栓禁忌证的情况下应尽早进行溶栓。对于主动脉夹层患者，急诊护士应早期预警，启动流程；抢救室护士密切观察生命体征；医护共同评估，早期诊断，多学科通力协作救治，精心护理，为主动脉夹层患者赢得时间和机会，提高抢救成功率，改善患者预后。

5. 未能明确诊断的急性胸痛，在询问病史、心电图检查及体格检查后尽快完成实验室检查、床旁胸片和床旁超声心动图检查。

6. 对于低中位胸痛患者，如没有明确病因，建议请心内科医生会诊，出院前或出院后 72 小时内行心脏负荷试验或冠脉 CTA 检查或到门诊就诊。

【护理措施】

1. **嘱咐患者卧床休息，予以舒适的体位** 如半坐位、坐位等，防止疼痛加重，保持周围环境安静，消除患者紧张情绪和顾虑。急性期 12 小时卧床休息；若无并发症，24 小时内应与患者在床上作肢体活动；若无低血压，第 3 天就可在病房内走动。

2. **严密观察患者病情变化**

（1）应密切观察患者疼痛的部位、性质及强度等有无变化，并注意镇痛剂的效果，一般强效镇痛剂对主动脉夹层患者常常无效，但可以减轻患者的焦虑、恐惧心理，使其配合治疗。

（2）持续心电监护，监测患者生命体征变化，严密观察心率、心律、心电图动态改变，以发现缺血和心律失常，注意观察患者精神状态、面色等。

3. **做好威胁生命的胸痛的救护**

4. **心理护理** 医务人员应以同情、安慰和鼓励的态度支持患者，协助患者稳定情绪，精神放松，分散患者对疼痛的注意力，如深呼吸、指导想象等，保证患者身心舒适。

【健康宣教】

1. 针对引起胸痛的疾病知识予以指导　如急性冠脉综合征患者的常见诱因是工作劳累、精神紧张、情绪激动、饱餐、大量饮酒、抽烟等；主动脉夹层的常见病因是高血压、动脉粥样硬化等。

2. 辅助检查及治疗知识的指导　向患者介绍辅助检查的目的、方法及注意事项。

3. 心理指导　因急性胸痛患者的危急症状使患者有濒死感，加之进入监护室与亲人分离，患者多有紧张恐惧感，因此护理人员要多关心体贴患者，多与患者交谈，从多方面指导患者，使其完全放松，安心治疗，以最佳的心理状态度过生命危险期。

4. 饮食指导　应进食低盐、低脂、清淡易消化饮食，少食多餐等，多食新鲜蔬菜水果，保持大便通畅。

5. 休息与活动指导　患者恢复期要循序渐进的活动。

6. 用药指导

7. 生活行为指导　指导患者日常生活中避免劳累、戒烟且避免大量饮酒等。

第七节　急　腹　症

【概述】

急腹症是指腹腔内、盆腔和腹膜后组织和脏器发生了急剧的病理变化，从而产生以腹部为主要症状和体征，同时伴有全身反应的临床综合征。急腹症具有起病急、进展快、变化多、病情重、病因复杂且需紧急处理的特点。一般起病时间少于1周，病因复杂，病情多变，一旦延误诊断，处理不当，常危及生命。

【病因】

急腹症的主要病因有：空腔脏器、实质性脏器和血管。

1. 梗阻　如幽门梗阻、小肠梗阻、肠套叠、肠扭转等。

2. 穿孔　如胃十二指肠穿孔、阑尾穿孔等，最常由胃、肠穿孔所引起，腹痛有下列特点：①疼痛定位明显，一般位于炎症所在部位，可有牵涉痛；②呈持续性锐痛；③腹痛常因加压、改变体位、咳嗽或喷嚏而加剧；④病变部位压痛、反跳痛与肌紧张；⑤肠鸣音消失。

3. **炎症感染** 如急性胃炎、急性阑尾炎、急性肠炎、急性胰腺炎、急性胆囊炎及肝囊肿等。

4. **脏器扭转或破裂** 腹内有蒂器官（卵巢、胆囊、肠系膜、大网膜等）急性扭转时可引起强烈的绞痛或持续性痛；急性内脏破裂，如肝破裂、脾破裂、异位妊娠破裂，疼痛急剧并有内出血病征。

5. **肠系膜血管血栓形成或栓塞** 甚少见，腹痛相当剧烈，主要发生于心脏病、高血压动脉硬化的基础上如肠系膜上动脉栓塞、腹主动脉夹层等。

6. **出血** 如胃癌或结直肠癌伴出血、胃肠道血管畸形引起的出血。

7. **腹腔脏器阻塞** 如肾、输尿管结石，胆管蛔虫等。

8. **胸腔疾病的牵涉痛** 肺炎、肺梗死、急性心肌梗死、急性心包炎、食管裂孔疝等，疼痛可向腹部放射，类似"急腹症"。

【诊断和鉴别诊断】

1. **病史** 考虑腹痛与年龄、性别、诱发因素等的关系，如幼儿常见有先天畸形、蛔虫病等；青年人常见于急性阑尾炎、腹膜炎等；老年人常见于胆囊炎、胆石症等。粘连性肠梗阻曾有腹部手术或腹膜炎史；急性腹膜炎腹痛在静卧时减轻，腹壁加压或改变体位时加重；急性胆囊炎、胆石症常在进食油腻食物后发病，急性胰腺炎多有过量饮酒或暴食史；暴力作用常是肝、脾破裂的原因。同时应详细询问腹痛的起病情况、腹痛的部位以及腹痛的性质和严重程度等。

2. **临床表现**

（1）疼痛的部位：①疼痛开始的部位或最显著的部位通常即是病变部位，是鉴别诊断的重要因素。如急性胃或十二指肠穿孔腹痛始于中上腹部，很快腹痛蔓延至全腹部，但穿孔处仍是腹痛最显著的部位。②牵涉痛或放射痛：如胆囊炎、胆石症表现为右上腹或剑突下痛，伴有右肩或右腰背部的放射痛；肾或输尿管上段结石腹痛可放射到同侧下腹或腹股沟；输尿管下段结石可伴有会阴部放射痛；急性胰腺炎表现为突发中上腹偏左剧烈疼痛，可向左侧腰背部及后背部放射；有停经史，且突发下腹痛，伴腹膜炎体征，应警惕异位妊娠。③转移性腹痛：是急性阑尾炎的典型腹痛类型，起病初期表现为脐周或上腹痛，随着病情发展，疼痛定位于右下腹痛。

（2）疼痛的性质：①持续性腹痛伴有阵发性加重表明炎症的同时伴有梗阻，如胆结石合并胆管感染、绞窄性肠梗阻等。②持续性钝痛或隐痛多表示炎症性或出血性病变，如胆囊炎、阑尾炎、肝脾破裂出血等。③阵发性绞痛常因空腔脏器有梗阻，致平滑肌痉挛性收缩引起，如机械性肠梗阻、胆管结石和输尿管结石等，疼痛持续时间长短不一，有间歇期，但可反复发作，阵发性加重。④刀割样或烧灼样锐痛多见于消化性溃疡穿孔，消化液刺激腹膜而引起的疼痛。

（3）疼痛的程度：由于个体对疼痛的耐受性有很大差异，腹痛程度各异。①腹膜炎、绞窄、梗阻等病变引起的腹痛剧烈。②空腔脏器穿孔，如胃、十二指肠溃疡穿孔引起的腹痛起病急，患者出现难以忍受的剧烈腹痛。③单纯炎症引起的腹痛较轻，实质性脏器破裂出血对腹膜刺激较弱，故腹痛和腹部体征也较弱。④老年患者或反应差的患者、腹痛表现较轻，但有可能病情较重。

（4）伴随症状：①伴黄疸，可见于急性肝胆疾病、胰腺疾病、急性溶血等。②伴恶心、呕吐，呕吐早且频繁见于幽门或小肠梗阻、急性胃肠炎等；呕吐物呈咖啡色提示有消化道出血；呕吐物如粪水状、味臭，通常是低位小肠梗阻所致。③伴血尿，常是泌尿系统病。④伴休克，常见于急性腹腔内出血、急性梗阻性化脓性胆管炎症、绞窄性肠梗阻、消化性溃疡急性穿孔、急性胰腺炎等。⑤伴寒战、高热，可见于急性化脓性胆管炎症、腹腔脏器脓肿、大叶性肺炎、化脓性心包炎等。⑥包块，应考虑相应部位的急性炎症、肿瘤、肠套叠或扭转。⑦上腹痛伴心律不齐、血压下降的则要警惕心肌梗死的可能。

3. 体征

（1）全身情况：患者的面容、精神状态、体位等都有助于判断病情。如腹膜炎的患者面容痛苦，体位屈曲，不敢伸展；胆管梗阻患者伴有巩膜和皮肤黄染；腹腔出血患者面色苍白等。

（2）腹部体征：肠梗阻时腹部膨隆，腹壁浅静脉显现；幽门梗阻或胃扩张时上腹部可闻及振水声；胃肠穿孔时肝浊音界偏小或消失；急性胃扩张或腹膜炎时，叩诊呈鼓音；全腹明显压痛、反跳痛与腹肌紧张，见于空腔脏器穿孔所致的弥漫性腹膜炎等。

4. 辅助检查

（1）实验室检查：血常规、尿常规、粪便常规、血生化、酮体及血清淀粉酶是急诊的常规化验。白细胞计数和分类提示有无感染，红细胞、血细胞比容判断有无腹腔内出血。尿中大量红细胞提示泌尿系损伤或结石，尿胆红素阳性提示梗阻性黄疸。血、尿淀粉酶明显升高见于急性胰腺炎。人绒毛膜促性腺激素（hCG）测定有助于移位妊娠的判断。

（2）影像学检查：超声检查对于实质性器官损伤、破裂和占位的诊断及结石类强回声病变诊断敏感。X线检查：膈下游离气体提示空腔脏器破裂，多个液 –

气平面或较大液－气平面提示肠梗阻。

（3）CT或磁共振：主要用于消化道系统急腹症，可以帮助了解病变的部位、性质、范围及周边脏器的关系。对妇科及泌尿科的炎症、结石、肿瘤等诊断有意义。

（4）内镜检查：是消化道病变常用的诊断方法，对上、下消化道出血可判断出血部位，病变性质，还可内镜下止血治疗。

（5）诊断性腹腔穿刺：对于诊断不明者，可进行腹腔诊断性穿刺。穿刺点通常选右侧或左侧的髂前上棘和脐连线中外1/3处。女性患者也可选经阴道后穹窿穿刺。如穿刺抽出不凝血可判定有腹腔脏器出血；如穿得脓性渗液可以明确腹膜炎诊断，而肠梗阻患者不宜采用腹腔穿刺。

【急诊处理】

1. **抗休克，纠正水、电解质及酸碱失衡**　尽早建立静脉通道，补充血容量，纠正水、电解质及酸碱紊乱。

2. **禁食与胃肠减压**　对消化道穿孔、肠梗阻等病情较重患者，必须严格禁食、禁水，以减少胃肠道内容物漏出或加重腹胀。禁食患者同时给予胃肠减压，保证引流通畅。

3. **体位**　一般采取半坐卧位，便于腹腔渗液积聚在盆腔，有利于局限、吸收或引流。有休克患者采取中凹卧位或平卧位，保证全身重要脏器的血液供应。

4. **镇痛**　诊断不明者慎用吗啡、哌替啶类麻醉性镇痛剂，以免掩盖病情，适当给予解痉药物如阿托品、654－2等可暂时缓解腹痛。对诊断明确的剧烈疼痛或烦躁不安者，可酌情给予哌替啶、苯巴比妥等药物。

5. **对症治疗**　对于内科急腹症，根据病因不同可选用体液疗法、针刺疗法、吗啡类镇痛药物、抗生素及激素等药物治疗。对于外科急腹症，应及时选择适宜的手术治疗方法，并根据病情做好术前准备。而对于妇科急腹症如宫外孕、急性盆腔炎、蒂扭转、卵巢黄体破裂等，针对不同疾病给予抗休克、维持水电解质平衡、抗生素等药物对症治疗，也可采用腹腔镜等手术治疗。

【护理措施】

1. **取舒适、科学卧位**　根据不同的原发病采取不同的卧位，以减轻疼痛，如胰腺炎取弯腰抱膝位。疑腹腔内脏出血或穿孔患者，应严格卧床，限制活动，防止病情加重。

2. **严密观察患者病情变化**　监测患者生命体征，注意有无脱水及体液紊乱或休克表现；定时观察患者腹部症状和体征，一旦出现腹膜刺激征、怀疑肠梗阻或出现休克时，应及时采取必要措施做好术前准备并进行手术；保持引流管通畅，了解引流物性质和量的变化并做详细记录。

3. 饮食 对诊断不明或病情较重者必须严格禁饮食。

4. 非药物性缓解疼痛的方法

（1）心理暗示：利用一个人对某特定事物的想象而达到特定正向效果，如回忆一些有趣的往事可转移对疼痛的注意。

（2）行为疗法：如放松技术、音乐疗法等。

（3）分散注意力：如数数、谈话、深呼吸等。

（4）针灸止痛：根据不同疾病和疼痛部位选择针疗穴位。

5. 基础护理 如高热患者做好物理降温及其他的口腔护理、皮肤护理等。

6. 心理护理 应安慰、关心患者，稳定患者情绪，帮助患者做好情绪管理。适当向患者及家属说明病情变化及有关治疗方法及护理措施的意义，以便于患者配合医护工作。

【健康宣教】

1. 向患者介绍有与疾病相关的知识，积极控制诱因。

2. 建立良好的饮食与卫生习惯，根据不同疾病进行具体指导，合理、科学地安排饮食，不暴饮暴食。

3. 手术治疗的患者，术后应早期下床活动，预防术后并发症。

4. 积极控制各类诱发急腹症的诱因，如有溃疡者，应按时服药；胆管疾病和慢性胰腺炎患者需控制油腻饮食；避免暴饮暴食及饱餐后剧烈运动。

第八节 呕 血

【概述】

呕血（hematemesis）是指屈氏韧带以上的消化器官，包括食管、胃、十二指肠、胰腺、胆管以及胃、空肠吻合术后的上段空肠等部位的疾病所引起的出血的特有症状，血液由口腔呕出，一般呈棕褐色或咖啡色，常伴有黑便；如出血量大或血在胃内停留时间短者可呕出暗红甚至鲜红的血，严重时可有急性周围循环衰竭的表现。

【病因】

引起呕血的常见原因是消化道系统疾病，如常见的胃、十二指肠溃疡、肝硬化、食管与胃底静脉曲张破裂、急性胃黏膜病变等；少见于全身性疾病，如血液病，尿毒症，血管性疾病，创伤、脑血管意外所致的应激性溃疡等。

【诊断和鉴别诊断】

1. 首先应判断是否真正的呕血 注意呕血与鼻腔、口腔及咯血的鉴别。

（1）排除假性呕血，判断出血部位是否位于上消化道，位于口、鼻、咽喉部的出血吞咽后再次吐出易被误认为呕血。

（2）黑便与假性黑便，进食含铁的食物（血液、猪肝等）和口服某些药物（如活性炭、铋剂、铁剂）等情况可出现大便呈黑色，但无光泽，大便潜血试验阴性。鼻咽部出血或咯血时咽下较多可出现黑便。

（3）呕血与咯血的鉴别：①病史。呕血患者通常有胃病或肝病史；咯血有呼吸系统疾病或心脏病。②前驱症状。呕血前会感上腹部不适、恶心等；咯血前咽部发痒或咳嗽。③出血途径。呕血经食管呕出；咯血经气管咯出。④颜色、性状。呕血的颜色暗红或是咖啡色，常混有胃内容物；咯血颜色鲜红，常混有痰液。⑤出血后呕血常伴有黑便；咯血患者通常带有血痰。⑥pH。呕血是酸性，咯血是碱性。

2. 病情评估

（1）呕血和黑便：是提示上消化道出血的最直接证据。呕血的颜色可帮助推测出血的部位和速度，如食管病变出血或出血量大、出血速度快者多为鲜红或暗红色；胃内病变或出血量小、出血速度慢者多呈咖啡色样；出血急、量大并在胃内停留时间较短者，血色鲜红或暗红，常混有血块；当出血量少或在胃内停留时间较长时，由于血红蛋白与胃酸作用，呕吐物可成咖啡渣样；幽门以上的出血常有呕血，幽门以下的部位的出血如果量大并且速度快则可反流入胃并呕出，呕血的同时因部分血液经肠道排出，故一般伴有黑便。

（2）失血性周围循环衰竭：若短时间内出血量超过 1000ml 时，患者常出现头晕、乏力、心悸、口干等症状，进一步加重可出现四肢厥冷、面色苍白、脉搏细弱、呼吸急促、血压下降等失血性休克的表现。而出血量在 400ml 以内可无症状。

（3）发热：上消化道大量出血后，多数患者可有低热，一般不超过 38.5℃，可持续 3~5 天，可能与分解产物吸收、体内蛋白破坏、循环衰竭致体温调节中枢不稳定有关。

（4）全身性出凝血疾病有胃肠道外出血的表现，如皮肤、皮下的出血点瘀斑等，出、凝血象检查有异常改变。新生儿期，最常见的此类疾病是新生儿出血症。新生儿出血症多在生后 2~6 天出现呕血，出血量多时，呕吐物多为鲜血可不混杂其他成分。

（5）出血量评估：成人每日消化道出血 >5ml，粪便潜血试验即出现阳性；出血量 >50ml 时可出现黑便；胃内积血量 >250ml 可引起呕血；出血量 <400ml 时，因血容量轻度减少可由组织液及脾脏贮血补充，一般不引起全身症状；当出血量 >400ml 时，可出现头昏、心悸、乏力等失血性周围循环衰竭的表现；若短时间内出血量 >1000ml，可出现肢体厥冷、皮肤苍白、血压下降等失血性休克的表现。

3. 辅助检查

（1）实验室检查：测定红细胞、血小板计数、白细胞、血红蛋白、血细胞比容、肝肾功能、电解质、凝血功能及粪便隐血等，有助于估计失血量及动态观察有无活动性出血，判断治疗效果及协助病因诊断。出血 3~4 小时后可出现血红蛋白、红细胞的降低和血细胞比容的下降。患者同时可有白细胞的轻度上升。

（2）内镜检查：是诊断上消化道出血病因、部位和出血情况的首选方法，出血后 24~48 小时内进行内镜检查，可直接观察病灶的情况，有无活动性出血或评估再出血的危险性。同时可对出血灶进行止血治疗。并能观察到 X 线检查不易发现的浅表、微小病变。

（3）影像学检查：X 线钡剂造影，可明确出血部位。

【急诊处理】

消化道假性出血，大多无须处理。消化道真性出血采取以下治疗措施。

1. **活动性出血期间禁食**　保持安静。

2. **保持呼吸道通畅**　避免呕血时引起窒息或误吸。

3. **完善有关检查**　急查血常规，出、凝血时间，肝功能，血型等，并备血。

4. **建立静脉通道并保证通畅**　积极补充血容量，常用生理盐水、平衡液、人工胶体和血液制品。而对于门脉高压食管静脉曲张破裂出血的患者，血容量的恢复要谨慎，因过度输血及补液可能导致继续或再出血，且在液体复苏过程中，应避免仅用生理盐水，以免加重或加速腹腔积液或其他血管外液在体内蓄积。

5. **血管活性药物的使用**

6. **药物治疗**　常用药物如下。

（1）抑酸药物：临床常用质子泵抑制剂（奥美拉唑、兰索拉唑、泮托拉唑等）和 H_2 受体拮抗剂（西咪替丁、雷尼替丁等）抑制胃酸分泌，提高胃内的 pH。

（2）止凝血治疗：对凝血功能障碍患者，输注新鲜冰冻血浆，给予氨甲环酸补充纤维蛋白原。而对血小板缺乏患者，避免使用强化抗血小板治疗。

（3）血管升压素：主要用于食管静脉曲张破裂出血的治疗，常用的是垂体后叶素。

（4）抗菌药物：预防使用抗菌药物有助于止血，并可减少早期再出血及感染，提高生存率。

7. **局部止血治疗**　常用三腔二囊管压迫止血，可作为难以控制的大出血的急救措施。还可口服止血剂，用去甲肾上腺素 8mg 加于冰盐水 100～200ml 分次口服，可使出血的小动脉强烈收缩而止血，主要用于消化性溃疡黏膜病变的出血。

8. **急诊内镜下止血治疗**　在内镜直视下采用高频电灼、热探头、微波、止血夹止血、局部药物喷洒和局部药物注射等。药物与内镜联合治疗是目前首选的治疗方式。

9. **介入治疗**　急性大出血的患者无法控制时应及早考虑行介入治疗。

【护理措施】

2. **促进止血**

（1）卧床休息，呕血时采取半卧位或去枕平卧位，头偏向一侧。安慰患者，说明情绪安定有助于止血，环境安静，避免噪音和强光刺激。

（2）按医嘱迅速采取各种止血措施，如使用止血剂，对食管、胃底静脉曲张者应用双气囊三腔管压迫止血，急性胃出血需协助进行纤维胃镜直视下止血。

（3）密切观察呕血、黑便的量及性状、次数、伴随症状、体温、脉搏、呼吸、血压、意识状态和诱发因素等，观察是否有呼吸道窒迫的表现，是否有氧合不良等，必要时实施人工通气支持并及时做好记录。

（4）饮食：严重呕吐或呕血伴有剧烈呕吐者应暂时禁食 8～24 小时。消化性溃疡伴小量出血，一般不需禁食，可摄少量流质如牛奶，以中和胃酸，待病情稳定后过渡到软饭。

（5）呕血时因混有胃液，所以呕出物看起来较实际出血为多，应尽量不让患者见到，污染衣被要及时撤换，以免加重患者的不安和忧虑。

（6）呕吐停止后帮助漱口，清洁口腔。

3. 维持有效血容量，预防或纠正失血性休克

（1）迅速建立静脉通路，保证输液通畅。

（2）失血量多时应以粗针头，快速输液。先用生理盐水或林格液，然后输注中分子右旋糖酐或其他血浆代用品，必要时输全血，并抽血交叉做配血试验。

（3）应避免因输血、输液过多过快而引起急性肺水肿，对老年人和有心血管疾病的患者尤应注意。

（4）一次大量快速的呕血和便血可导致失血性休克，应指导患者如何早期发现呕血和便血的先兆，以便早期处理。

【健康宣教】

1. 指导患者有呕血时，要将头侧向一边，以免血液呛入气管造成窒息。

2. 规范诊疗：指导患者应遵医嘱按疗程按时服药，向患者详细讲解药物的作用、有效剂量和使用方法等。忌用可诱发或加重溃疡病症状，甚至引发并发症的药物。

3. 疾病知识讲解：引起呕血的病因很多，应帮助患者和家属掌握自我护理的相关知识，减少再度出血的危险。教会患者及家属学会早期识别出血征象及应急措施，出现头晕、心悸不适或呕血、黑便时，应立即卧床休息，以免出现意外摔伤。

4. 饮食指导：注意饮食卫生和规律饮食，进食营养丰富、易消化的食物，避免过饥或暴饮暴食；避免粗糙、刺激性食物，应戒烟、戒酒。

5. 生活起居有规律，劳逸结合，保持乐观情绪，保证身心休息，避免长期精神紧张和过度劳累。

第九节　咯　　血

【概述】

咯血（hemoptysis）是指声门以下呼吸道或肺组织出血，经口排出者称为咯血。咯血可表现为痰中带血或大量咯血。大咯血可引起窒息、失血性休克等严重并发症。

【病因】

引起咯血的常见病因分4类，即气管、支气管疾患，肺部疾患，心血管疾患及全身性疾患。在上述常见病因中，引起大咯血的常见病因依次是：支气管扩张、肺癌、肺结核。多由于支气管破裂引起，虽支气管动脉管径较细，但由于其直接有胸主动脉发出，压力较高，从而引起大咯血。

【程度分级】

1. **小量咯血** 指 24 小时咯血量在 100ml 以内者，包括痰中带血丝者。

2. **中量咯血** 指 24 小时咯血量在 100～500ml 者。

3. **大量咯血** 指 24 小时咯血超过 500ml 或一次咯血量超过 100ml 者。

【诊断和鉴别诊断】

1. **真性咯血和假性咯血**

（1）真性咯血：血色鲜红，常混有泡沫，镜检见含铁血黄素巨噬细胞，pH 呈碱性。

（2）假性咯血：如鼻咽部出血、呕血（咯血与呕血鉴别：见呕血部分）。

2. **咯血量、性状、发生和持续时间及痰的性状** 对咯血病因的鉴别诊断有重要价值。

（1）以咳嗽和咳大量脓性痰液为主，后少量咯血或血痰，反复间断性大咯血多见于支气管扩张。

（2）既往有结核病史，近期在咯血的同时伴有低热、咳嗽、消瘦等症状，多提示空洞性肺结核的可能。

（3）咯血伴发热、咳恶臭痰提示有肺脓肿。

（4）长期卧床、有骨折、外伤及心脏病、口服避孕药者，咯血伴胸痛、晕厥应考虑肺栓塞。

（5）40 岁以上吸烟男性患者，伴有声嘶、呛咳、体重减轻，应高度怀疑原发性肺癌可能。

（6）女性患者于月经周期或流产葡萄胎后咯血，需要警惕子宫内膜异位或绒癌肺转移。

（7）对年轻女性，反复慢性咯血，不伴其他症状，需考虑排除支气管腺瘤。

3. **辅助检查**

（1）实验室检查：包括血液分析及痰液检查。

（2）胸部 X 线或胸部 CT 检查：胸部 X 线片对咯血的诊断意义重大，故应作为常规检查项目。胸部 CT 可发现与心脏及肺门血管重叠的病灶及局部小病灶。

（3）支气管镜检查：可发现部分患者的出血部位，同时可行局部灌洗。

【急诊处理】

1. **紧急处理** 咯血窒息是导致患者死亡的主要原因，应及早识别和抢救，重点是保持呼吸道通畅和纠正缺氧。

（1）大咯血患者要求绝对卧床休息，同时，指导患者取患侧卧位，避免血流向健侧。

（2）保持呼吸道通畅，高流量吸氧，鼻导管 3～6L/min，必要时建立人工气道以保持呼吸道通畅。

（3）迅速建立静脉通道，最好建立两条静脉通道，并根据需要给予止血药物及补充血容量。

（4）镇静：患者因看到大量的咯血常有恐惧、精神紧张等可适当使用镇静剂，如地西泮 10mg 肌内注射。

（5）镇咳：对剧烈频繁的咳嗽患者，必要时给予镇咳药物，如喷托维林 25mg 口服，3 次/天。对于老年、呼吸功能不全者慎用镇咳药，禁用抑制咳嗽反射和呼吸中枢的麻醉药物，如吗啡、哌替啶，以免抑制咳嗽反射，造成血液及分泌物淤积气道、引起窒息。

（6）输血：对于持续大出血出现循环不足者，应及时输血和补充血容量。

2. **止血治疗**

（1）药物止血

①垂体后叶素：垂体后叶素可直接作用于血管平滑肌，具有强烈的血管收缩作用，疗效迅速而显著，使肺循环压力降低而迅速止血。对患有高血压、冠心病、动脉硬化、肺源性心脏病、心力衰竭以及妊娠患者，均应慎用或不用。

②血管扩张剂：通过扩张血管平滑肌，降低肺动脉压和支气管动脉压力，达到止血目的。如酚妥拉明，对于使用垂体后叶素禁忌的高血压、冠心病、肺源性心脏病及妊娠等患者尤为使用。

③凝血酶：促使纤维蛋白原转化为纤维蛋白，应用于创口，使血液凝固而止血。

④蛇毒凝血酶：可以促进凝血过程。

3. **非药物治疗**

（1）局部止血治疗：主要用于大咯血并发窒息和反复咯血者，病情严重，肺功能不好，不适合手术治疗患者。主要是在使用支气管镜时应边插管边吸血，至出血部位时将聚乙烯导管由活检孔插入至病变部位，注入低温生理盐水（4℃）

50ml，留置 1 分钟左右后吸出，重复数次，一般每个患者所需的灌洗液总量以 500ml 为宜，达到止血目的；或注入去甲肾上腺素 1～2mg 局部使用；或注入凝血酶 200～400U。

（2）支气管动脉栓塞术：经股动脉放置导管，注入明胶海绵碎粒或聚乙烯微粒，栓塞支气管动脉，达到止血目的。

（3）手术治疗：若上述措施无法有效止血时，可考虑手术治疗。手术指征：可能引起气道阻塞和（或）窒息；肺部病变所引起的致命大咯血。

【护理措施】

1. 严密观察咯血的先兆症状如胸闷、胸前区灼热感、心悸头晕、喉部发痒、口有腥味或痰中带血丝，出现上述症状要通知医生。注意观察，及时处理，防止大咯血窒息。

2. 病室保持安静，温、湿度适宜，卧床休息，并给予患者精神安慰，消除恐惧与顾虑，防止因情绪波动而再度引起咯血。

3. 鼓励患者咳出滞留在呼吸道的陈血，以免造成呼吸道阻塞和肺不张，必要时协助患者清除呼吸道血性液体及异物，嘱患者轻轻呼吸，不可屏气，保持呼吸道通畅，防止窒息。

4. 做好Ⅰ级护理及护理记录，安静平卧或卧向患侧，平卧时头宜偏向一侧。

5. 备好抢救药品、氧气、气管切开包、纤维支气管镜、吸引器、输血用物及备血。

6. 遵医嘱使用止血药物。静脉点滴垂体后叶素时，要注意滴速，静脉注射时须缓慢注入，至少 10 分钟内推完，观察有无恶心、便意、腹痛及血压升高等不良反应。

7. 注意观察意识状态、血压、脉搏、呼吸和体温；密切注意失血性休克的出现，如出现及时通知医生，并按休克护理。

8. 若突然出现胸闷、躁动、呼吸困难、咯血不畅时，应立即将患者头朝下，上身与床沿成 45°～90° 角，助手轻托患者的头部使其向背部屈曲，以减少气道的弯曲，并拍击患者背部，尽可能拍出滞留在气道的积血，使血块排出，保持呼吸道通畅。

9. 饮食，出血期应给予高热量、易消化食物，禁食刺激性食物。减少用力，保持大便通畅，避免剧烈咳嗽。

【健康宣教】

1. 发生咯血，特别是大咯血时，自己首先要保持镇静，取平卧位，头偏向一侧，将气管内的积血轻轻咳出，勿吞下，也不能坐起，以免引流不畅，导致血块堵塞气道而窒息。

2. 对患有可诱发咯血的慢性疾病患者，要避免上呼吸道感染、控制感染防止剧烈咳嗽，以免诱发咯血，一旦发生咯血，若出现心悸、无力、头晕、胸闷、喉痒等症状时，应立即向医务人员反映，以引起重视。

3. 用药指导：剧烈咳嗽可诱发咯血，可遵医嘱给予止咳及止血药物。用药过程中出现头痛、心悸、面色苍白等不适，应立即通知医务人员。

4. 指导患者学会家庭用氧的方法及注意事项。

5. 合理饮食，安排营养丰富、易消化的饮食，戒烟、酒，严禁食用辛辣等刺激性食物。

6. 保持生活环境清洁、安静、空气新鲜，使患者得到充分休息。平时注意用适当的方法排痰、清理气道，根据实际情况进行体能锻炼。

第十节 晕　　厥

【概述】

晕厥是常见的临床症状，是指突然发生的，短暂的、自限性的意识丧失，且姿势不能保持，卧位后短时间内恢复。晕厥的发生机制是以短暂的全脑组织灌注降低而导致的一过性意识丧失，发生较快，随即自动完全恢复。

【病因】

1. **反射性血管运动失衡**　极为常见，包括血管迷走性晕厥、情境性晕厥、颈动脉窦性晕厥、神经痛晕厥、登高晕厥及精神疾患晕厥。

2. **直立性低血压性晕厥**　包括原发性直立性低血压，继发性直立性低血压，药物性低血压（血管减压性晕厥、排尿性晕厥、咳嗽性晕厥、吞咽性晕厥）。

3. **心源性晕厥**　心源性晕厥包括心律失常性晕厥和器质性心血管疾病性晕厥，也是危险性最高、预后较差的一类晕厥。如窦房结功能障碍、房室传导系统疾患、遗传性心律失常、梗阻性心脏瓣膜病、主动脉夹层、心包疾病、心脏压塞、急性心肌梗死、缺血等。

4. **脑血管性晕厥**　主要是脑动脉的粥样硬化引起，其次是颈部疾患压迫椎动脉，如脑卒中、短暂性脑缺血发作（TIA）、偏头痛等。

5. **精神疾病性晕厥**　见于一般焦虑症、极度惊恐症、严重抑郁症等，主要由于过度换气、脑血管痉挛引起。

【分类】

临床上分为心源性和非心源性两大类，心源性晕厥有猝死的风险，因此需尽快明确诊断。

【诊断及鉴别诊断】

晕厥作为临床常见的综合征具有一定的致残和致死率，单次发作多为良性，而频繁发作多与潜在的疾病相关，因此要尽快对患者做出诊断并给予治疗。要确诊晕厥就要详细了解患者病史，仔细查体和做心电图检查，这是诊断晕厥及判断其发生原因的三个基本要素。

1. **病史**

（1）病史包括癫痫史、瓣膜病史、有无起搏器、偏头痛史及服药史等，多种疾病易引起晕厥，如糖尿病有低血糖风险，自主神经功能紊乱可继发直立性低血压性晕厥，动脉粥样硬化病史提示心律失常和脑血管事件的可能。多种药物可以引起直立性低血压、直立性低血压性晕厥，如利尿剂、降压药物、抗心绞痛药物及镇静剂等。

（2）年龄及性别：年轻体弱的女性多见于血管减压性晕厥，通常在发作前有诱因，如疼痛、恐惧疲劳或看见流血等；排尿性晕厥几乎全为男性，中年患者居多，于站立排尿中或刚排完尿时发生晕厥，常在起床排尿时发生；血管减压或过度换气引起的晕厥多见于儿童及年轻人，少数为先天性心脏病或风湿性心脏病引起；偏头痛性晕厥多见于青年妇女；器质性心、脑血管性晕厥多见于老年患者。

2. **临床表现**

（1）分期：典型的晕厥发作分为3期，有的晕厥发作时无前驱不适，一发病就意识丧失而跌倒，容易使患者受外伤。

①前驱期：患者突然面色苍白，出冷汗、恶心、上腹不适、乏力、头晕、耳鸣和视物模糊，同时因肌张力减低而出现身体摇摆，此期经时数秒，此时患者取头低足高位，常可阻止昏厥发生。

②晕厥期：患者意识丧失及全身肌张力消失而倒下，此期患者表现为脉搏细弱、血压降低、呼吸变浅且瞳孔散大对光反射消失，腱反射消失，此期经过数秒至几分钟，意识逐渐恢复进入恢复期。但部分心源性昏厥患者可发生猝死。

③恢复期：患者逐渐清醒，但仍表现为面色苍白、出汗、全身软弱、恶心等休息数十分钟可完全恢复。此期禁止患者刚清醒就很快站起，可再次发生晕倒。

（2）各类型晕厥的诱因和伴随症状。

①心源性晕厥：主要是心脏血流阻塞，多因用力而诱发，多数与体位无关，意识丧失前常有心悸或胸痛，发作急速，一般经时短暂，前驱及恢复期症状不明显，伴有心率和心律明显改变等。

②血管迷走性晕厥：年轻人居多，由情绪（如恐惧、疼痛、恐血症等）引起，有头晕、眩晕、恶心、心慌等前驱症状，持续数分钟后突然意识丧失、血压下降、心律减慢，持续数秒或数分钟可自然清醒，无结构性心脏病。如颈动脉窦性晕厥，常见于手压迫颈动脉窦，突然转头或衣领过高、过紧引起；情境性晕厥，是特定情境下反复出现，如咳嗽、打喷嚏、排尿或运动后出现。

③低血压性晕厥，患者在站立时或由卧位、久蹲位起立后发病，有视物模糊、眼黑等前驱症状，收缩压下降20mmHg以上，而5%～55%其他类晕厥患者同时又直立性低血压。

④脑血管性晕厥：主要是一过性脑缺血发作引起，患者先有眩晕，继而晕厥，典型发作起病突然，时间短暂（数秒钟至数分钟），如出现意识丧失，会有数分钟或数小时的意识模糊恢复期。

⑤精神疾病性晕厥：如过度换气引起的晕厥多为癔症性，女性多于男性，主要是受刺激后出现，患者有头晕、口干、面部及肢体发麻、胸部发紧感等，可逐渐意识丧失，心跳加快，但血压正常。

3. 鉴别诊断　确定是否为晕厥，必须与眩晕、癫痫发作、休克、头晕、昏迷等鉴别。

（1）头晕：是指头脑昏糊，常有眼花、身体站立不稳的感觉，但并无意识障碍。

（2）眩晕：是患者对位向的主观体会错位，患者自觉周围物体旋转或向一侧移动或觉自身旋转，但意识始终是清楚的。

（3）癫痫：是由于脑部神经细胞的兴奋性增高引起异常放电所致，且癫痫大发作时常伴有全是肌肉收缩，与体位改变和情绪无关，发作时不分场合时间。癫痫发作的典型表现是发作后意识错乱和头痛。晕厥发作后意识恢复较快，稍有精神紊乱，而晕厥发作时有不同的前驱症状，发作后多有明显的自主神经症状或其他原发性疾病表现。

（4）昏迷：而昏迷是由于各种疾病引起的深度不省人事状态，是持续的意识丧失，是意识障碍的严重阶段。晕厥和昏迷的主要区别在于意识丧失的持续时间不同。

（5）休克：晕厥与休克的区别在于休克早期无意识障碍，周围循环征象较明显而持久。

4. 辅助检查 晕厥患者的体格检查以心血管系统为重点，其他检查有血常规、大便隐血、自主神经功能试验及 CT 等；心电图和心电监护是心源性晕厥的首要检查手段。

【急诊处理】

晕厥患者的主要目标是预防晕厥复发和降低死亡的危险。救治原则：延长患者生命，防止躯体损伤，预防复发。

1. 卧位 一般置平卧位或头低足高位，以保证脑组织足够的血液和氧的供应。

2. 保持气道通畅 吸氧，建立静脉通路，并监测呼吸、心率、心律变化。如患者低血容量时应补充血容量等对症治疗。

3. 判断晕厥的原因 尽快检查有无威胁患者生命的原发病，如急性出血或致命的心律失常的表现。对晕厥患者进行危险分级，低危患者可离院，中危患者转晕厥门诊或留急诊观察治疗，高危患者收入院。

4. 预防晕厥再次发作

（1）主要是消除诱因，如避免长时间站立、情绪紧张、疲劳、睡眠不足。

（2）其次是治疗原发病，如窦房结功能障碍导致的晕厥可应用起搏器治疗。

【护理措施】

1. 使患者平卧或头低足高位，松解过紧的衣物，把下肢抬高。

2. 防止患者因跌倒受到再次损伤，禁止患者意识恢复后立即下床，体温过低者，注意保暖。

3. 密切观察病情变化，专人护理，监测生命体征，注意有心率、心律的变化时及时通知医生。

4. 对晕厥后跌倒患者应仔细检查有无外伤引起的体征，避免漏诊。

【健康宣教】

1. 疾病介绍 向患者讲解引起晕厥的原因，尽量避免诱发因素，如情绪激动、突然站立、用力排便排气等，避免久站或采取某些保护性姿势如双腿交叉站立。

2. 运动饮食 告知患者加强腿部和腹部肌肉运动，多吃营养丰富的食物，减少碳水化合物的摄入。

3. 危险告知　避免高危环境，如避免高空作业，驾驶等行业；卧位坐起或站立时应缓慢进行，如有头晕、眼黑等晕厥先兆时立即下蹲或平卧，防治摔伤。

第十一节　急性腹泻

【概述】

腹泻（diarrhea）是指每日排便次数超过 3 次，排便总量大于 200g，粪便质稀薄或带有黏液、脓血或未消化的食物，其中含水量大于 80%，即可认为腹泻。病史在 3 周以内成为急性腹泻。腹泻既可以是腹部疾病表现，也可以是内分泌疾病、中毒及其他系统疾病的单一或综合表现。

【病因】

急性腹泻的病因主要是肠道感染，包括食物中毒在内是引起急性腹泻最常见的病因。

1. 细菌性　如细菌性痢疾、霍乱和大肠埃希菌性肠炎等

2. 原虫与寄生虫　如阿米巴痢疾、急性血吸虫病和滴虫感染等。

3. 病毒性　如轮状病毒性肠炎，是婴幼儿腹泻的主要病因。

4. 真菌性　如长期应用抗生素、激素或患有慢性消耗性疾病晚期，肠道可发生真菌感染。

5. 食物中毒　进食由沙门菌、嗜盐菌、变形杆菌、金黄色葡萄球菌等污染的食物引起。如食用（牛奶、海鲜等）过敏引起腹痛、腹泻；服用河豚、较大鱼胆引起的腹泻以及服用多种药物（硫酸镁、红霉素、山梨醇等）引起的腹泻。

【分型】

急性腹泻病情分 3 型。

1. 轻型　无全身中毒症状，无脱水、水电解质紊乱及酸碱平衡紊乱。

2. 中型　轻中度脱水或有轻度中毒症状。

3. 重型　重度脱水或明显中毒症状（烦躁、精神萎靡、嗜睡、面色苍白、高热或体温不升）、电解质、酸碱平衡紊乱等。

【诊断和鉴别诊断】

1. 病史　考虑年龄、接触史、起病缓急、病程长短、腹泻频次、服药史、饮食等问题。

（1）在肠道感染性腹泻中，患者常有食用（肉类、蛋类、鱼类）等不洁食物的病史而暴发，往往同食者有多人发病，即可初步判断为食物中毒。

（2）年龄和性别：细菌性痢疾以儿童及青壮年多见；轮状病毒性胃肠炎和致病性大肠埃希菌肠炎则多见于婴幼儿；肠结核、肠道寄生虫病、克罗恩病和溃疡性结肠炎多见于青壮年。

（3）起病和病程：急性腹泻以感染性占大多数，需询问流行病史。急性细菌性痢疾主要在夏季发病，潜伏期多为 1～2 天，常有和痢疾患者接触史或不洁饮食史。急性细菌性食物中毒常于进食后 2～24 小时内发病，常有同餐者先后发病。病毒性肠炎在夏季流行，无菌性腹泻，具有高度传染性。血吸虫病有痢疾样腹泻，腹泻大多为持续性，少数为间歇性，病程长短不一，有与疫水接触史。急性起病，病程较短，腹泻呈持续性而非间歇性，夜间腹泻，伴体重下降、贫血、血沉增快者，多为器质性腹泻。

（4）粪便性状：淘米水样便见于霍乱和肠毒素性大肠埃希菌腹泻；深黄色或带绿色，伴有恶臭及带有黏液的见于沙门菌属性食物中毒；急性细菌性痢疾大便初期为水样，以后有脓血便或黏液血便；蛋花汤样便见于婴儿腹泻；暗红色或果酱样便见于阿米巴痢疾；蛋清样便见于白色念珠菌肠道感染。

（5）伴随症状：急性腹泻伴里急后重，多是乙状结肠下端或直肠病变；腹泻伴呕吐，多见于急性胃肠炎、急性肝炎、食物中毒；黏液脓血便发热、腹痛、里急后重，多见于急性菌痢、伤寒、病毒性肠炎等；长期用抗 生素或激素治疗，考虑菌群失调导致的腹泻；伴有皮疹者，见于过敏性肠类；伴皮下出血，见于伤寒、脓毒症及过敏性紫癜。

2. **辅助检查**　注意血常规、大便常规检查及粪便培养。

【急诊处理】

1. **一般治疗**　尽量卧床休息，口服补液盐用于轻、中度脱水患者。如果持续呕吐或明显脱水，则需静脉补充 5%～10% 葡萄糖盐水及其他相关电解质。鼓励摄入清淡流质或半流质食品，以防止脱水或治疗轻微的脱水。

2. **对症治疗**　必要时可注射止吐药：例如肌内注射氯丙嗪。解痉药，如颠茄。止泻药，如思密达。

3. **抗菌治疗**　对于感染性腹泻，应根据病原体进行针对性治疗，如菌痢、霍乱等，可适当选用有针对性的抗生素，如环丙沙星、黄连素口服或庆大霉素口服；但应防止抗生素滥用。

4. **肠黏膜保护剂**　蒙脱石散可吸附病毒和细菌，通过与消化道黏液糖蛋白的结合增厚黏液层，加速黏膜的修复与再生，成人一次 3g，一日 3 次。

【护理措施】

1. **卧床休息** 减少肠蠕动，注意腹部保暖，对不能自理者应及时予以便器，消除焦虑不安的情绪，使患者得到充分休息。

2. **膳食调理** 腹泻时进食和吸收减少，但肠道吸收功能仍部分存在，进食能促进肠黏膜生长，促进胃肠功能恢复。轻、中型腹泻鼓励进食清淡流质或半流质饮食，重型伴呕吐者可暂禁食，不耐受肠内营养的严重营养不良应选择全胃肠外营养。

3. **维持皮肤完整性** 特别是婴幼儿、老人、身体衰弱患者，每次便后用软纸轻擦肛门，温水擦洗，并在肛门周围涂抹油膏保护局部皮肤。

4. **对有流行病学史的腹泻一定要注意隔离消毒** 注意呕吐、排便和排尿情况。按时喂水或口服补液盐，掌握静脉补液的速度。防止呕吐物误吸。

5. **密切观察病情** 记录排便的性质、次数等，必要时留取标本送检，病情危重者，注意生命体征变化。

【健康宣教】

1. **卫生指导** 向患者讲解有关腹泻的知识，指导患者注意饮食卫生，养成良好的卫生习惯，做到饭前便后洗手，不吃腐败和不新鲜的海产品或生食海鲜等。

2. **饮食调理** 严重呕吐腹泻者暂禁食 4～6 小时，但不禁水，在最初一两天，应少食多餐，由稀到稠，食用富有营养，容易消化的食物，待病情好转后再过渡到正常饮食。

3. **用药指导** 腹泻在用药的同时要补充水分和电解质，可以喝点淡盐水或口服补液盐。消化不良的腹泻应服用一些含有消化酶的制剂，禁止乱用抗生素，以免引起肠道菌群失调，要在医生指导下用药。

4. **休息与活动** 急性期卧床休息，病情好转后逐渐增加活动。

第三章 急诊常见疾病的急救及护理

第一节 呼吸系统疾病急救及护理

一、急性呼吸窘迫综合征

急性呼吸窘迫综合征（acute respiratory distress syndrome，ARDS）是指肺内、外严重疾病导致以肺毛细血管弥漫性损伤、通透性增强为基础，以肺水肿、透明膜形成和肺不张为主要病理变化，以进行性呼吸窘迫和难治性低氧血症为临床特征的急性呼吸衰竭综合征。急性肺损伤（acute lung injury，ALI）和 ARDS 是此综合征的两个发展阶段，其临床特征为呼吸频速和窘迫，进行性低氧血症，X 线呈现弥漫性肺泡浸润。

【病因】

1. **直接损伤** 多发性肋骨骨折、肺挫伤、肺破裂、血胸和气胸等是常见的原因。

2. **间接损伤** 头部创伤后意识昏迷、休克、大量输血及输液过多、骨折后的脂肪栓塞以及创伤后感染、脓毒症等。

【诊断和鉴别诊断】

1. **临床表现** ALI/ARDS 多于原发病起病后 5 天内发生，约半数发生于 24 小时内。除原发病相应症状和体征外，最早出现的症状是呼吸加快，并呈进行性加重的呼吸困难、发绀，常伴有烦躁、焦虑、出汗等。其呼吸困难的特点是呼吸深快、费力，患者常感到胸廓紧束、憋气严重，即呼吸窘迫，不能用通常的吸氧疗法改善，亦不能用其他原发心肺疾病（如气胸、肺气肿、肺不张、肺炎、心力衰竭）解释。早期体征可无异常或仅在双肺闻及少量细湿啰音；后期多可闻及水泡音，可有管状呼吸音。

2. 辅助检查

（1）X线胸片：早期可无异常或呈轻度间质改变，表现为边缘模糊的肺纹理增多；继之出现斑片状，以致融合成大片状浸润阴影，大片阴影中可见支气管充气征；其演变过程符合肺水肿的特点，快速多变，后期可出现肺间质纤维化的改变。

（2）动脉血气分析：典型的改变为PaO_2降低，$PaCO_2$降低，pH升高。根据动脉血气分析和吸入氧浓度可计算肺氧合功能指标，如肺泡－动脉氧分压差［$P(A-a)O_2$］、肺内分流（Qs/QT）、呼吸指数［$P(A-a)O_2/PaO_2$］、PaO_2/FiO_2等指标，对建立诊断、严重性分级和疗效评价等均有重要意义。目前临床上以PaO_2/FiO_2最为常用。其具体计算方法为PaO_2的毫米汞柱值除以吸入氧比例（FiO_2，吸入氧的分数值），如某位患者在吸入40%氧（吸入氧比例为0.4）的条件下，PaO_2为80mmHg，则PaO_2/FiO_2为$80 \div 0.4 = 200$mmHg。PaO_2/FiO_2降低是诊断ARDS的必要条件，正常值为$400 \sim 500$mmHg，在ALI时$\leqslant 300$mmHg，ARDS时$\leqslant 200$mmHg。

（3）床边肺功能监测：ARDS时肺顺应性降低，死腔通气量比例（V_D/V_T）增加，但无呼气流速受限。顺应性的改变对严重性评价和疗效判断有一定的意义。

（4）血流动力学监测：通常仅用于与左心衰竭鉴别有困难时。通过置入四腔导管可测定肺小动脉楔压（PAWP），这是反映左房压的较可靠指标。PAWP一般<12mmHg，若>18mmHg则支持左心衰竭的诊断。

3. 诊断标准　中华医学会呼吸病学分会1999年制订的诊断标准如下。

（1）ALI/ARDS的高危因素。

（2）急性起病、呼吸频数和（或）呼吸窘迫。

（3）低氧血症：ALI时动脉血氧分压（PaO_2）/吸入氧分数值（FiO_2）$\leqslant$ 300；ARDS时$PaO_2/FiO_2 \leqslant 200$。

（4）胸部X线检查显示两肺浸润阴影。

（5）PAWP$\leqslant$18mmHg或临床上能除外心源性肺水肿。

同时符合以上5项条件者，可以诊断ALI或ARDS。

4. 鉴别诊断

（1）新生儿呼吸窘迫综合征临床表现为呼吸增快>60次/分吸气困难，出现三凹征、呼气呻吟、发绀、鼻翼扇动，可出现低血压，甚至循环衰竭。

（2）心源性肺水肿（左心衰竭）均有心脏病史和相应的临床表现，如结合胸部 X 线和心电图检查诊断一般不难。心导管毛细血管楔压（P_{aw}）在左心衰竭时上升（$P_{aw} > 2.4kPa$），对诊断意义更大。

（3）严重肺炎肺部严重感染具有呼吸困难，低氧血症等类似 ARDS 的症状。但其感染症状明显，X 线示肺内大片浸润性炎症阴影，应用敏感菌药物可治愈。

【救治要点】

1. **积极治疗原发病** 尽早除去导致 ARDS 的诱因，是治疗 ARDS 的首要原则。

（1）积极控制感染。严重感染是引起 ARDS 的首位高危因素，又是影响 ARDS 预后的首要原因。对 ARDS 并发感染征象的患者，应加强对感染部位的寻找，并结合血、尿、痰细菌培养和临床情况，选择强有力的抗生素治疗。

（2）积极抢救休克。

（3）静脉输液避免过多过快，晶体液与胶体液以 1:1 为宜，参考中心静脉压、血压、肺动脉楔压、脉压与尿量，随时调整输入液体量。

（4）尽量少用库存血。

（5）及时的骨折复位、固位。

（6）给抢救危重患者吸氧时应避免长时间高浓度的氧吸入，一般吸氧浓度 $40\% \sim 50\%$，维持 PaO_2 为 60mmHg。

2. **改善通气和组织供氧** ARDS 的严重缺氧，应用鼻导管和面罩吸氧很难奏效，机械通气治疗是纠正缺氧的主要措施。当吸入氧浓度（FiO_2）> 0.5，而 $PaO_2 < 8kPa$（60mmHg），应予机械通气，其最常用的通气模式是 PEEP。

3. **严格控制输入的液体量** 严格控制输入液体的量，宜保持体液负平衡，一般控制在 1500ml 左右。必要时可放置 Swan - Ganz 导管，动态监测肺动脉楔压，随时调整输入液体量。

4. **多环节减轻肺和全身损伤** 目前国内外已试图针对其主要发病环节，进行药物治疗，以减轻肺和全身炎症。

（1）糖皮质激素：糖皮质激素药理作用广泛，可作用于 ALI/ARDS 的多个发病环节，很早即用于 ALI/ARDS 的治疗，但糖皮质激素治疗 ARDS 尚无统一意见，仍是 ARDS 研究的热点之一。目前，应用糖皮质激素治疗 ARDS 的适应证如下：ARDS 晚期；纤维增殖期、脂肪栓塞引起的 ARDS；急性胰腺炎、误吸、呼吸道烧伤、有毒性气体吸入和脓毒性休克并发的 ARDS。

糖皮质激素治疗 ARDS 的原则：早期、大剂量、短疗程。氢化可的松每日

1000～2000mg 或地塞米松 20～30mg 静脉注射，每日 3 次；或甲泼尼龙 30mg/kg，静脉注射，每 6 小时一次，连用 48 小时停药，最长不宜超过 3 日。

（2）氧自由基清除剂和抗氧化剂：此类药物有 N－乙酰半胱氨酸、维生素 E、超氧化物歧化酶（SOD）等。目前临床上应用的经验不多。

（3）山莨菪碱：应用山莨菪碱治疗 ARDS 患者，已取得较好疗效。①尽早应用为好；②量不宜过大，一般用 10～20mg/次，每 6 小时静脉滴注一次，病情改善后，即酌情减量或停用，以免血管进一步扩张，加重通气/血流比值失调。

（4）吸入 NO：吸入 NO 治疗 ARDS，已有成功的报道。NO 吸入能选择性扩张通气好的区域的肺血管，无通气区的血管不会扩张，从而改善通气/血流比值，提高 PaO_2。NO 进入血循环后，迅速与血红蛋白结合而失活，因而对体循环没有影响，但吸入 NO 能否真正改善 ARDS 的预后以及长期吸入 NO 对机体的影响，尚需大量的临床观察。

（5）肺表面活性物质替代治疗：业已证明，ARDS 时有肺表面活性物质与量的异常，故应设法增加其合理合成和分泌或给予外源性补充。

5. 减轻肺水肿　主要应控制补液量，特别是胶体液量，以免肺循环液体静压增加或大量血浆蛋白通过渗透性增加的肺泡毛细血管膜，在肺泡和间质积聚，加重肺水肿。

6. 加强营养支持　ARDS 患者的机体处于高代谢状态，能量消耗增加，即使在恢复期亦持续较长时间。因此，必须尽早地给予强有力的营养支持。

【护理问题】

1. **清理呼吸道无效**　与呼吸道感染，分泌物过多或黏稠，咳嗽无力有关。

2. **低效性呼吸型态**　与不能进行有效呼吸有关。

3. **焦虑**　与呼吸窘迫，疾病危重以及对环境和事态失去自主控制有关。

4. **自理缺陷**　与严重缺氧、呼吸困难、机械通气有关。

5. **营养失调低于机体需要量**　与气管插管和代谢增高有关。

6. **语言沟通障碍**　与建立人工气道，极度衰竭有关。

7. **潜在并发症**　误吸、呼吸机相关性肺炎、呼吸机相关性肺损伤等。

【护理措施】

1. 严密监测患者生命体征，尤其是呼吸的频率、节律、深度及使用辅助呼吸肌的情况。

2. 遵医嘱给予高浓度氧气吸入或使用呼气末正压呼吸（PEEP），并根据动脉血气分析值变化调节氧浓度。

3. 监测动脉血气分析值的变化。

4. 给患者提供有利于呼吸的体位，如端坐位或高枕卧位。

5. 经常查看鼻腔导管有无堵塞或脱出，每 8~12h 更换导管 1 次，每次更换应改插另一鼻孔以减轻对鼻腔黏膜的刺激。

6. 预测患者是否需要气管插管或用呼吸机辅助呼吸并做好抢救准备。

【健康指导】

1. **疾病知识指导**　向患者及家属讲解疾病的发生、发展和转归。根据患者的具体情况指导患者制订合理的活动与休息计划，教会患者避免氧耗量较大的活动，并在活动过程中增加休息。合理安排膳食，加强营养，改善体质，避免劳累、情绪激动等不良因素刺激。

2. **康复指导**　教会患者有效呼吸和咳嗽咳痰技术，如缩唇呼吸、腹式呼吸、体位引流、拍背等方法，提高患者的自我护理能力，延缓肺功能恶化。避免吸入刺激性气体，劝告吸烟患者戒烟。

3. **用药指导与病情监测**　出院时应将患者使用的药物的剂量、用法和注意事项告诉患者，若有气急、发绀加重等变化，应尽早就医。

二、肺血栓栓塞症

肺血栓栓塞症（pulmonary thromboembolism，PTE）为来自静脉系统或右心的血栓阻塞肺动脉或其分支所致的疾病，以肺循环和呼吸功能障碍为其主要临床和病理生理特征。

【栓子来源】

栓子主要来源于下腔静脉径路、上腔静脉径路或右心腔，其中大部分来源于下肢深静脉，特别是从腘静脉上端到髂静脉段的下肢近端深静脉（约占 50%~90%），盆腔静脉丛亦是血栓的重要来源。右心腔来源的血栓所占比例较小。

【分型】

1. **急性肺血栓栓塞症**

（1）大面积 PTE（massive PTE）：临床上以休克和低血压为主要表现，即体循环动脉收缩压 <90mmHg，或较基础值下降幅度≥40mmHg，持续 15 分钟以上。

（2）非大面积 PTE（non-massive PTE）：不符合以上大面积 PTE 的标准，未出现休克和低血压的 PTE。非大面积 PTE 中有一部分病例临床上出现右心功能不全或超声心动图表现有右心室运动功能减弱（右心室前壁运动幅度 <5mm），属

次大面积 PTE（sub-massive PTE）亚型。

2. 慢性血栓栓塞性肺动脉高压 多可追溯到呈慢性、进行性发展的肺动脉高压的相关临床表现，后期出现右心衰竭；影像学检查证实肺动脉阻塞；常可发现 DVT 的存在；右心导管检查示静息肺动脉平均压 >25mmHg，活动后肺动脉平均压 >30mmHg。

【诊断和鉴别诊断】

1. 临床表现

症状：多样性和非特异性。常见症状有呼吸困难、胸痛、晕厥、烦躁、咯血、咳嗽和心悸等，临床上有时出现所谓的"三联征"，即同时出现呼吸困难、胸痛及咯血。

体征：呼吸频率加快，呼吸 >20 次/分，是最常见的体征；心动过速；低血压，甚至休克；发绀；发热，多为低热，少数为中度以上的发热；颈静脉充盈或搏动；肺部哮鸣音和（或）细湿啰音，偶可闻及血管杂音；胸腔积液的相应体征；P_2 亢进或分裂，三尖瓣区收缩期杂音；下肢深静脉血栓体征：患肢肿胀、周径增粗、压痛、僵硬、色素沉着、浅表静脉曲张等。

2. 辅助检查

（1）血气分析：PaO_2 下降。

（2）D-二聚体测定。

（3）心电图检查：典型改变是 QRS 电轴右偏，肺型 P 波，Ⅲ导联有小 Q 波和 T 波倒置，但阳性率低，仅见于大块或广泛的栓塞。动态观察心电图有助于对本病的诊断。

（4）超声心动图：可见心室增大，了解肺动脉主干及其左右分支有无阻塞。

（5）肺动脉造影（CPA）：CPA 是目前诊断 PE 的金标准，可以确定阻塞的部位及范围程度。但有有一定创伤性。适用于以下情况。

①临床症状高度可疑 PE，肺通气、灌注扫描不能确诊，又不能排除 PE 者。

②准备做肺栓子摘除或下腔静脉手术者。

（6）下肢深静脉检查。

3. 鉴别诊断 PTE 的临床表现缺乏特异性，易与其他疾病混淆，出现误诊。做好 PTE 的鉴别诊断，对及时检出、诊断 PTE 有重要意义。

（1）冠状动脉粥样硬化性心脏病（冠心病）：PTE 患者出现冠状动脉供血不足，心肌缺氧，表现为胸闷、心绞痛样胸痛，心电图有心肌缺血样改变，需与冠心病鉴别。冠心病有其自身发病特点，冠脉造影可见冠状动脉粥样硬化、管腔阻塞证据，心肌梗死时心电图和心肌酶水平有相应的特征性动态变化。需注意，PTE 与冠心病有时可合并存在。

（2）肺炎：PTE 患者出现咳嗽、咯血、呼吸困难、胸膜炎样胸痛，出现肺不张或肺部阴影，尤其同时合并发热时，需与肺炎相鉴别。肺炎有相应肺部和全身感染的表现，如咯脓性痰、寒战、高热、外周血白细胞显著增高、中性粒细胞比例增加等，抗菌治疗可获疗效。

（3）原发性肺动脉高压：原发性肺动脉高压患者可有乏力、劳力性呼吸困难、胸痛、晕厥及咯血等症状，亦可有右心衰竭表现，与肺栓塞极相似。但患者年龄多较轻（20~40 岁），以女性居多，病情呈进行性恶化，无间断稳定期，由于肺动脉高压多累及肌型动脉，所以肺灌注扫描无肺段性缺损，肺动脉造影无"剪枝"样改变，肺动脉收缩压多大于 60mmHg，而 PTE 患者肺动脉收缩压往往不超过 40mmHg。

（4）主动脉夹层：PTE 患者出现剧烈胸痛、上纵隔阴影增宽（上腔静脉扩张引起）、胸腔积液及休克时需与主动脉夹层相鉴别。后者多有高血压病史，疼痛部位广泛，与呼吸无关，发绀不明显，心电图可示右室肥大和非特异性 ST－T 改变，超声心动图示主动脉根部扩大，夹层分离处主动脉壁由正常的单条回声带变成两条分离的回声带。

【救治要点】

1. 急救措施

（1）一般处理：宜进行重症监护，卧床 1~2 周，剧烈胸痛者给止痛剂、镇静剂。

（2）纠正急性右心衰竭。

（3）防治休克。

（4）改善氧合功能和通气功能吸氧或无创面罩通气，必要时气管插管人工通气。

2. 溶栓治疗

（1）溶栓指征：溶栓时间窗一般规定为 14 天以内。目前公认的溶栓治疗适应证为大块肺血栓栓塞症，其特征为右心功能不全，伴低血压或心源性休克。对此类患者如无治疗禁忌证，应积极、迅速给予溶栓治疗。

（2）绝对禁忌证：活动性内出血、近期自发性颅内出血。

（3）相对禁忌证：2 周内的大手术、分娩、器官活检或不能压迫止血部位的血管穿刺；2 个月内的缺血性脑卒中；10 天内的胃肠道出血；15 天内的严重创伤；1 个月内的神经外科或眼科手术；难以控制的重度高血压（收缩压 >180mmHg，舒张压 >110mmHg）；近期曾行心肺复苏；血小板计数 $< 100 \times 10^9/L$；妊娠；细菌性心内膜炎；严重的肝、肾功能不全；糖尿病出血性视网膜病变等。

【护理问题】

1. 气体交换受损 与肺通气，换气功能障碍有关。

2. 疼痛 胸痛。与肺栓塞有关。

3. 低效性呼吸型态 与肺的顺应性降低，气道阻力增加不能维持自主呼吸有关。

4. 焦虑/恐惧 与担心疾病预后有关。

5. 潜在并发症 出血、感染、呼吸衰竭。

6. 睡眠形态紊乱 与呼吸困难、咳嗽、咯血等有关。

7. 活动无耐力 与日常活动供氧不足、疲乏有关。

8. 有皮肤完整性受损的危险 与长期卧床有关。

【护理措施】

1. 一般护理

（1）适宜的治疗、休息环境：患者的房间应该舒适、安静，空气新鲜。

（2）绝对卧床休息：防止活动促使静脉血栓脱落，发生再次肺栓塞。注意保暖。

（3）止痛：胸痛轻，能够耐受，可不处理，但对胸痛较重、影响呼吸的患者，应给予止痛处理，以免剧烈胸痛影响患者的呼吸运动。

（4）吸氧。

（5）监测重要生命体征：如监测呼吸、血压、心率、心律及体温等，定期复查动脉血气及心电图，观察用药反应。

2. 溶栓治疗后的护理

（1）心理护理：患者应了解溶栓后仍需卧床休息，以免栓子脱落，造成再栓塞。

（2）有效制动：急性肺栓塞溶栓后，下肢深静脉血栓松动，极易脱落，要绝对卧床 2 周，不能做双下肢用力的动作及做双下肢按摩。吸烟者应劝其戒烟。卧床期间所有的外出检查均要平车接送。

（3）皮肤护理：急性肺栓塞溶栓后，卧床时间较长，平时要注意床垫的软硬度要适中，保持皮肤干燥、床单平整。在护理人员的协助下，每2～3小时翻身一次。避免局部皮肤长期受压、破损。

（4）合理营养：饮食以清淡、易消化、富含维生素的食物为宜，少食速溶性易发酸的食物，保证疾病恢复期的营养。

（5）保持大便通畅：除吃富含纤维素的食物外，必要时可给予缓泻剂或甘油灌肠。

【健康指导】

1. 疾病预防指导 ①对存在 DVT 危险因素的人群，应指导其避免可能增加静脉血流淤滞的行为。②对于卧床患者应鼓励其进行床上肢体活动，不能自主活动的患者需进行被动关节活动，病情允许时协助早期下地活动和走路。不能活动的患者，将腿抬高至心脏以上水平，可促进下肢静脉血液回流。③卧床患者可利用机械作用如穿加压充气泵等促进下肢静脉血液回流。④指导患者适当增加液体摄入，防止血液浓缩。⑤对于血栓形成高危患者，应指导其按医嘱使用抗凝制剂防止血栓形成。

2. 病情监测指导 向患者介绍 DVT 和 PTE 的表现。对于长时间卧床的患者，若出现一侧肢体疼痛、肿胀，应注意 DVT 发生的可能；在存在相关发病因素的情况下，突然出现胸痛、呼吸困难、咯血痰等表现时应注意 PTE 的可能性，需及时告诉医护人员或及时就诊。

三、自发性气胸

自发性气胸（spontaneous pneumothorax）是指因肺部疾病使肺组织和脏层胸膜破裂或靠近肺表面的细微气肿泡破裂，肺和支气管内空气逸入胸膜腔。多见于男性青壮年或患有慢性支气管炎、肺气肿、肺结核者，严重时可威胁生命。

【病因】

1. 原发性自发性气胸主要见于瘦高体型的男性青壮年，病因不清。

2. 继发性自发性气胸主要见于有基础肺部疾病患者，如慢性支气管炎并发肺气肿、支气管哮喘、肺尘埃沉着病、广泛肺纤维化、肺大疱破裂、肺癌、肺结核空洞、肺脓肿等。

【分型】

根据脏层胸膜破口的情况及其发生后对胸腔内压力的影响，将自发性气胸分为以下三种类型。

1. **闭合性气胸**（**单纯性**）　在呼气肺回缩时，或因有浆液渗出物使脏层胸膜破口自行封闭，不再有空气漏入胸膜腔。

胸膜腔内测压显示压力有所增高，抽气后，压力下降而不复升，说明破口不再漏气。胸膜腔内残余气体将自行吸收，胸膜腔内压力即可维持负压，肺亦随之逐渐复张。

2. **张力性气胸**（**高压性**）　胸膜破口形成活瓣性阻塞，吸气时开启，空气漏入胸膜腔，呼气时关闭，胸膜腔内气体不能再经破口返回呼吸道而排出体外，其结果是胸膜腔内气体愈积愈多，形成高压，使肺脏受压，呼吸困难，纵隔推向健侧，循环也受到障碍，需要紧急排气以缓解症状。

3. **开放性气胸**（**交通性**）　两层胸膜间有粘连和牵拉，使破口持续开启，吸气和呼气时，空气自由进出胸膜腔。患侧胸膜腔内压力为 0 上下，抽气后观察数分钟，压力并不降低。常在伤后迅速出现严重呼吸困难、惶恐不安、脉搏细弱频数、发绀和休克。检查时可见胸壁有明显创口通入胸腔，伤侧叩诊鼓音，呼吸音消失，有时可听到纵隔摆动声。

【诊断和鉴别诊断】

1. **病史**　突发性单侧胸痛和呼吸苦难是最常见的症状，胸痛开始时多为胸膜性锐痛，有些患者可伴有气短，但在没有基础性肺病或者张力性气胸的患者中很少出现明显的呼吸困难，甚至可以没有症状或者只有非特异性症状。

2. **临床表现**

（1）呼吸困难：在年轻的呼吸功能正常的患者，可无明显的呼吸困难，即使肺被压缩 >80%，亦仅能在活动时稍感胸闷，而在患有慢性阻塞性肺气肿的老年患者，肺被轻度压缩就有明显的呼吸困难。急性发作的气胸，症状可能更明显，而慢性发作的气胸，健侧肺脏可以代偿性膨胀，临床症状可能会较轻。

（2）胸痛：常在发生气胸当时出现突然尖锐性刺痛和刀割痛，与肺大疱突然破裂和肺被压缩的程度无关，可能与胸膜腔内压力增高、壁层胸膜受牵张有关。疼痛部位不肯定，可局限在胸部，亦可向肩、背、上腹部放射。明显纵隔气肿存在时，可出现持续的胸骨后疼痛。疼痛是气胸患者最常见的主诉，而且在轻度气胸时，可能是唯一症状。

（3）刺激性咳嗽：自发性气胸时偶有刺激性咳嗽。

（4）其他症状：气胸合并血气胸时，如出血量多，患者会心悸、血压低、四肢发凉等。

3. 辅助检查

（1）肺功能检查。

（2）动脉血气检查。

（3）X线检查：是诊断气胸最可靠的方法，可显示肺萎缩程度、有无胸膜粘连、纵隔移位及胸腔积液等。

（4）CT检查：对胸腔内少量气体的诊断较为敏感。对反复发作的气胸、慢性气胸者观察肺边缘是否有造成气胸的病变。

（5）胸膜腔造影：此方法可明确气胸的病因。

（6）胸腔镜：可以较容易地发现气胸的病因，操作灵活，可达叶间裂、肺尖、肺门，几乎没有盲区，观察脏层胸膜有无裂口、胸膜下有无肺大疱及胸腔内有无粘连带。

4. 鉴别诊断

（1）肺大疱：多次反复发作的气胸在X线胸片上易与张力性肺大疱相混淆。张力性肺大疱表现为长时间反复胸闷，X线胸片上张力性肺大疱在胸壁边缘尤其是肋膈角处可见到纤细的肺大疱边缘线。

（2）急性肺栓塞：在临床上可有呼吸困难等症状，同时常伴有发热、咯血、休克和白细胞数增高等，一般多有下肢反复发作的静脉血栓形成史或长期卧床史，X线胸片无气胸征象。

【救治要点】

1. 处理方法

（1）评估病情，对重症患者应严密监测生命体征和血气变化，并注意观察是否有并发症发生。

（2）卧床休息、吸氧、镇静等。

（3）胸腔穿刺抽气：适用于少量气胸、呼吸困难轻、心肺功能尚好的患者。

（4）胸腔闭式引流：适用于不稳定气胸、呼吸困难明显、肺压缩程度重的患者

（5）化学性胸膜固定术

适应证：不宜手术或拒绝手术的下列患者。

①持续性或复发性气胸。

②双侧气胸。

③合并肺大疱。

④肺功能不全不能耐受手术者。

（6）手术治疗：包括胸腔镜和开胸手术治疗。

2. 处理常规

（1）闭合性气胸：少量气胸，可行保守治疗。但要密切观察病情变化。

（2）张力性气胸：立即行胸腔闭式引流术，同时监测生命体征。

（3）交通性气胸：积极保守治疗的同时，行胸腔闭式引流术，效果不佳者行胸膜粘连术或漏孔闭合术；对于肺的破口大难以闭合或肺的原发灶要手术治疗者，可行电视胸腔镜或开胸手术治疗。

【护理问题】

1. 潜在并发症 严重缺氧，循环衰竭。

2. 焦虑 与呼吸困难、胸痛、气胸复发、胸腔穿刺或胸腔闭式引流术有关。

3. 疼痛

（1）胸痛与脏胸膜破裂、引流管置入有关。

（2）活动无耐力：与日常活动时氧供不足有关。

【护理措施】

1. 观察患者胸痛、咳嗽、呼吸困难的程度，及时与医生联系采取相应措施。

2. 根据病情准备胸腔穿刺术、胸腔闭式引流术的物品及药物，并及时配合医生进行有关处理。

3. 观察患者呼吸、脉搏、血压及面色变化。

4. 胸腔闭式引流术后应观察创口有无出血、漏气、皮下气肿及胸痛情况。

5. 给予高蛋白饮食，适量进粗纤维饮食。

6. 半卧位，给予吸氧，氧流量一般在 3L/min 以上。

7. 卧床休息。

8. 饮食护理，多进高蛋白饮食，不挑食，不偏食，适当进食粗纤维素食物。

9. 气胸痊愈后，1 个月内避免剧烈运动，避免抬、举重物，避免屏气。

【健康指导】

1. 疾病知识指导 向患者介绍自发性气胸的发生是由于肺组织有基础疾病存在，因此遵医嘱积极治疗肺部基础疾病对于预防气胸的复发极为重要。指导患者避免气胸诱发因素。

（1）避免抬举重物、剧烈咳嗽、屏气、用力排便，采取有效的预防便秘措施。

（2）注意劳逸结合，在气胸痊愈后的 1 个月内，不进行剧烈运动，如打球、跑步等。

（3）保持心情愉快，避免情绪波动。

（4）劝导吸烟者戒烟。

2. 病情监测指导　告诉患者一旦出现突发性胸痛，随即感到胸闷，气急时，可能为气胸复发，应及时就诊。

四、社区获得性肺炎

社区获得性肺炎（community acquired pneumonia，CAP）是指在医院外罹患的感染性肺实质（含肺泡型即广义的肺间质）炎症，包括具有明确潜伏期的病原体感染或在入院后平均潜伏期的病原体肺炎。

【诊断和鉴别诊断】

1. 临床表现　症状有发热、咳嗽、黄痰、胸痛及呼吸困难等。体征有呼吸频率增快、湿性啰音、实变体征。

2. 辅助检查

（1）血常规。

（2）胸部 X 片及 CT。

（3）血或胸液培养。

（4）纤维支气管镜检查。

（5）血氧分析等。

3. 诊断依据

（1）新近出现的咳嗽、咯血或原有呼吸道疾病症状加重，并出现脓性痰，伴或不伴胸痛。

（2）发热。

（3）肺实变体征和（或）湿性啰音。

（4）白细胞 $>10 \times 10^9/L$ 或 $<4 \times 10^9/L$，伴或不伴核左移。

（5）胸部 X 线检查显示片状、斑片状浸润性阴影或间质性改变，伴或不伴胸腔积液。

以上（1）～（4）中任何一项加（5），并除外肺结核、肺部肿瘤、非感染性肺间质性疾病、肺水肿、肺不张、肺栓塞、肺嗜酸粒细胞浸润症、肺血管炎等，可建立临床诊断。

4. 重症肺炎

临床表现如下。

（1）意识障碍。

（2）呼吸频率 >30 次/分。

（3）$PaO_2 < 60mmHg$，$PaO_2/FiO_2 < 300$，需行机械通气治疗。

（4）血压 <90/60mmHg。

（5）胸片显示双侧或多肺叶受累，或入院 48 小时内病变扩大 ≥50%。

（6）少尿：尿量 <20ml/h 或 <80ml/4h；或急性肾衰竭需要透析治疗。

【救治要点】

1. 生命支持　评估是否存在窒息风险，预先防范。

2. 机械通气

3. 经验性抗感染治疗　诊断 CAP 后，应立即开始抗生素治疗。如果怀疑结核病，慎用喹诺酮类药物，以免延误诊断及产生耐药菌。

4. 针对性抗感染治疗　根据病原学检查结果，同时结合临床，调整治疗方案。

5. 静脉和口服的序贯治疗　尽早从静脉转为口服。大部分门诊患者可在 3 天后换为口服抗生素，而非 ICU 住院患者多在 7 天后替换。血流动力学稳定，病情改善（体温、血白细胞和胸片等），胃肠道功能良好，可选用成分相同或相近的口服药物。

6. 抗感染治疗疗程　一般患者 5~10 天。复杂病例、初始治疗反应不佳或合并肺外感染病灶，抗生素治疗需要更长的疗程；金黄色葡萄球菌、铜绿假单胞菌、克雷伯菌属及厌氧菌感染，抗菌疗程根据病情可延长至 2 周或更长；肺炎支原体和肺炎衣原体感染，抗菌疗程 10~14 天；军团菌感染的疗程 2~3 周。需要注意的是，肺炎病灶的吸收有一个过程，不能以影像学的完全消退作为停药的依据。

【护理问题】

1. 体温过高　与感染引起调节障碍有关。

2. 气体交换受损　与肺部感染引起的气体交换面积减少有关。

3. 清理呼吸道无效　肺部感染，痰液黏稠无力咳出有关。

4. 有窒息的危险　与意识障碍分泌物可能导致的呼吸道阻塞有关。

5. 组织灌注量改变　与细菌毒素直接损害微循环功能有关。

6. **焦虑** 与患者对疾病的过程及病情变化不了解有关。

7. **活动无耐力** 与低氧血症、微循环血流不足有关。

【护理措施】

1. **保持病室环境舒适** 空气流通，适宜的温、湿度。

2. **尽量使患者安静** 呼吸困难者取半卧位，按医嘱使用抗生素治疗并观察治疗效果。

3. **吸入氧气** 氧疗法有助于改善低氧血症，气促、发绀患者应给供氧做好记录，直至临床缺氧症状消失，动脉血氧分压维持在 8.7 ~ 10.7kPa 为目的，若动脉血氧分压低于 6.7kPa，可应用人工呼吸机。

4. **保持呼吸道通畅** 帮助患者取合适体位，抬高床头 30° ~ 60°，以利于呼吸运动和上呼吸道分泌物排出。指导患者有效地咳嗽，排痰前协助转换体位，可五指并拢稍向内合掌，由下向上、由外向内地轻拍背部，边拍边鼓励患者咳嗽。并可实施吸入疗法及体位引流使痰液变稀，易于咳出。

5. **发热护理** 发热可使机体代谢加快，耗氧量增加，使机体缺氧加重，故应监测体温，采取相应的降温措施，警惕高热惊厥的发生。

6. **营养及水分补充** 鼓励患者进食高热量、高蛋白的饮食，并要多饮水，不仅可湿润呼吸道黏膜利于痰液排出，同时还可防止发热导致的脱水。静脉输液时严格控制滴注速度，最好用输液泵，保证均匀滴入，对重症患者应精确记录24 小时出入量。

【健康教育】

1. **疾病预防指导** 避免上呼吸道感染、淋雨受寒、过度疲劳、醉酒等诱因，加强体育锻炼，增加营养。长期卧床者应注意经常改变体位、翻身、拍背，随时咳出气道内痰液。易感人群如年老体弱者，慢性病患者可接种流感疫苗、肺炎疫苗等，以预防发病。

2. **疾病知识指导** 对患者及家属进行有关肺炎知识的教育，使其了解肺炎的病因和诱因。指导患者遵医嘱按疗程用药，出院后定期随访。出现高热、心率增快、咳嗽、咳痰、胸痛等症状及时就诊。

五、急性呼吸衰竭

呼吸衰竭（respiratory failure）是指由于各种原因引起的肺通气（肺泡气与外界气体交换）和（或）肺换气（肺泡气与血液之间气体交换）功能严重障碍，以致在静息状态下亦不能维持足够的气体交换，导致低氧血症伴（或不伴）高碳酸血症，进而引起一系列病理、生理改变和相应临床表现的综合征。急性呼吸衰竭（acute respiratory failure，ARF）是由于某些突发的致病因素，如严重肺疾病、创伤、休克、电击、溺水、急性气道阻塞等，使肺通气和（或）换气功能迅速出现严重障碍，在短时间内发生呼吸衰竭，因机体不能很快代偿，若不及时抢救，会危及患者生命。

【临床表现】

急性呼吸衰竭的症状主要是缺 O_2 和 CO_2 潴留所致的呼吸困难和多脏器功能障碍是呼吸衰竭最早出现的症状，表现为呼吸频率、节律、幅度的改变。早期为呼吸频率加快，病情加重时出现呼吸困难；呼吸中枢受损时，呼吸频率减慢且有节律改变，如潮式呼吸和间断呼吸。

1. **发绀**　为中央性发绀，是缺氧的典型表现，动脉血氧饱和度低于90%时，口唇、甲床出现发绀。

2. **神经－精神症状**　急性缺氧期可表现为精神错乱、狂躁、昏迷、抽搐。

3. **循环系统症状**　早期可出现心率加快、血压升高；严重缺氧、酸中毒可引起循环障碍、血压下降、心律失常及心脏停搏。

4. **消化系统症状**　可出现呕血、黑便、黄疸等症状。

【病因及发病机制】

1. **病因**

（1）呼吸系统疾病：严重呼吸系统感染，急性呼吸道阻塞性病变，重度或危重哮喘和喉头水肿等。

（2）肺实质病变：急性肺水肿、肺栓塞、ARDS、溺水和吸入有毒气体等。

（3）中枢神经系统疾病：急性颅内感染、颅脑外伤、脑血管病变（脑出血、脑梗死）等。

（4）周围神经系统及呼吸肌疾病：脊髓灰质炎、急性多发性神经根炎、重症肌无力、有机磷中毒和颈椎外伤等。

（5）胸廓、胸膜腔病变：胸廓外伤、张力性气胸等。

2. **发病机制**　急性呼吸衰竭的发病机制主要为缺 O_2 和 CO_2 潴留所致的呼吸困难和多脏器功能障碍。

（1）肺泡通气不足：呼吸空气条件下，肺泡 CO_2 分压与肺泡通气量（V_A）和肺泡 CO_2（$PACO_2$）产生量（V_{CO_2}）的关系为：$PACO_2 = 0.863 \times V_{CO_2}/V_A$。当肺通气不足时，$PACO_2$ 升高，直接影响动脉血 CO_2 分压。气道阻力增加、呼吸驱动力弱、无效通气量增加均可导致通气不足。

（2）通气血流比值失调：通气血流比值是指每分钟肺泡通气量（V_A）与每分钟毛细血管总血量（Q）之比，正常人安静时约为 $4L/5L = 0.8$。若 $V_A/Q > 0.8$，表明通气过剩，血流不足，部分肺泡未能与血液充分进行气体交换，致使肺泡无效腔增大。反之，$V_A/Q < 0.8$ 则表明通气不足，血流过剩，部分血流经通气不良的肺泡，未能充分氧合，形成肺动 – 静脉样分流。

（3）肺动 – 静脉样分流：由于肺部病变如肺泡萎缩、肺水肿等引起肺动 – 静脉样分流增加，使静脉血没有接触到肺泡进行气体交换，直接进入肺静脉。

（4）弥散障碍：肺内气体交换是通过弥散过程实现的。弥散量受多种因素影响，如弥散面积、肺泡膜的厚度和通透性、气体和血液接触的时间以及气体分压差等。O_2 的弥散能力仅为 CO_2 的 $1/20$，故在弥散障碍时，通常以低氧为主。

（5）氧耗量增加：氧耗量增加可使肺泡 O_2 分压下降，正常人将借助增加通气量以防止缺氧。氧耗量增多的患者，如同时伴有肺通气功能障碍，则会出现严重的缺氧。

【辅助检查】

1. 动脉血气分析　单纯 $PaO_2 < 60mmHg$，为 Ⅰ 型呼吸衰竭；缺 O_2 合并 CO_2 潴留，PaO_2 下降伴 $PaCO_2 > 50mmHg$，为 Ⅱ 型呼吸衰竭；$pH \geqslant 7.35$ 时，为代偿性呼吸性酸中毒；$pH < 7.35$ 则为失代偿性呼吸性酸中毒。

2. 胸部 X 线　弥漫性或局限性浸润灶。

3. 实验室检查　血丙氨酸氨基转移酶、尿素氮升高；尿液检查出现尿蛋白、红细胞、管型多表明并发肝、肾功能损害。

【诊断要点】

呼吸衰竭的确诊主要靠动脉血气分析。其临床表现因原发病的影响而有很大差异，但均以缺氧和（或）CO_2 潴留为基本表现，出现典型的症状和体征。

1. 临床表现特点　呼吸困难、发绀、神经 – 精神症状、循环系统症状、其他脏器的功能障碍、酸碱失衡和水、电解质紊乱。

2. 血气分析　呼吸衰竭时，$PaO_2 < 60mmHg$ 和（或）$PaCO_2 > 50mmHg$。

【救治要点】

加强呼吸支持，包括保持呼吸道通畅、纠正缺氧和改善通气等；急性呼吸衰竭病因和诱因治疗；加强一般支持治疗和对其他重要脏器功能的监测与支持。

1. 保持呼吸道通畅　对任何类型的呼吸衰竭，保持呼吸道通畅是最基本、最重要的治疗措施。

2. 氧疗　改善缺氧的重要手段。

3. **增加通气量** 改善 CO_2 潴留。

（1）呼吸兴奋药的应用。

（2）机械通气：呼吸衰竭时应用机械通气能维持必要的肺泡通气量，降低 $PaCO_2$；改善肺的气体交换效能；使呼吸肌得以休息，有利于恢复呼吸肌功能。

4. **病因治疗** 针对不同病因，采取相应的措施是治疗急性呼吸衰竭的根本所在。上述各种治疗的目的也在于为原发病的治疗争取时间和创造条件。

5. **一般支持治疗** 包括应用抗生素预防感染、维持水电解质酸碱平衡、营养支持等。

【护理问题】

1. **气体交换受损** 与肺通气功能障碍有关。

2. **低效型呼吸形态** 与肺的顺应性降低、呼吸肌疲劳、气道阻力增加、不能维持自主呼吸有关。

3. **清理呼吸道无效** 与痰液黏稠、咳痰无力、人工气道的建立有关。

4. **焦虑/恐惧** 与担心疾病预后有关。

5. **睡眠形态紊乱** 与呼吸困难、人工气道建立或机械通气有关。

6. **活动无耐力** 与疾病致体力下降有关。

7. **体液不足** 与痰液排出、出汗增加、摄入减少有关。

8. **营养失调，低于机体需要量。** 与食欲下降、摄入不足、消耗增加有关。

9. **有皮肤完整性受损的危险** 与长期卧床或无创呼吸机面罩的使用有关。

10. **语言沟通障碍** 与呼吸困难、人工气道建立或机械通气有关。

【护理措施】

1. **病情观察** 评估患者的呼吸频率、节律和深度，使用辅助呼吸肌呼吸情况及呼吸困难程度。监测患者生命体征，尤其是血压、心率、和心律失常的情况。观察缺氧和 CO_2 潴留的症状和体征，监测动脉血气分析值。评估患者意识状况及神经 – 精神症状，观察有无肺性脑病的表现，如有异常及时通知医生。昏迷患者应评估瞳孔、肌张力、腱反射及病理反射。观察痰液的量、颜色及性状，及时了解尿常规、血电解质检查结果。准确记录 24 小时出入量。

2. **抢救配合** 监测患者生命体征，发现病情变化及时抢救，并通知医生。预测患者是否需要面罩、建立人工气道行呼吸机辅助呼吸，迅速准备好抢救用品，及时准确做好各项抢救配合，赢得抢救时机，提高抢救成功率。

3. **一般护理**

（1）环境：提供安静、整洁、舒适的休息环境，限制探视，减少交叉感染。

保持室温在 20 ~ 22℃，相对湿度 60% ~ 70%；没有层流装置的病室应注意经常通风换气，每日通风 3 次，避免交叉感染。装有层流装置的病室，应保持层流装置的有效。

（2）体位：急性呼吸衰竭患者应绝对卧床休息，并保持舒适体位，如坐位或半坐位以利呼吸。昏迷患者应抬高床头 15°~ 30°，头偏向一侧，防止误吸。定时翻身拍背，防止压疮的形成，促进痰液的引流，预防肺部并发症。

（3）饮食护理：对于可以进食的患者应鼓励其进食，增加营养，给予富含营养的高蛋白、易消化饮食，原则上少食多餐。对于不能进食者，应予鼻饲营养液，以保证足够热量及水的摄入，必要时静脉输液。做好口腔护理以促进食欲。

用药护理：遵医嘱及时准确用药，并注意观察药物疗效和不良反应。①氨茶碱类、$β_2$ 受体兴奋剂等药物，能松弛支气管平滑肌，减小气道阻力，应指导患者正确使用支气管解痉气雾剂。②使用呼吸兴奋药时要保持呼吸道通畅，适当提高吸入氧浓度，静脉滴注时速度不宜过快，并注意观察患者的呼吸频率、节律、睫毛反应、神志变化等。若出现恶心、呕吐、烦躁、面色潮红、皮肤瘙痒等现象，需减慢滴速；若 4 ~ 12 小时未见效或出现肌肉抽搐等严重不良反应，应停止用药，及时通知医生。③对于伴有 CO_2 潴留的患者，禁止使用对呼吸有抑制作用的药物，如吗啡等，慎用其他镇静药，如地西泮，以防止发生呼吸抑制。④纠正酸中毒使用 5% 碳酸氢钠时，注意患者有无二氧化碳潴留表现。⑤纠正肺水肿应用脱水剂、利尿药时，注意观察疗效；心功能不全时，静脉滴注不宜过快、过多。

（5）口腔护理：由于长期应用抗生素或人工气道的建立，患者口腔不易清洗，易引起感染。为此，加强口腔护理、预防口腔菌下延至气道十分重要，应根据口腔 pH 和具体情况选用合适的口腔护理液。

（6）皮肤护理：病情危重、长期卧床的患者，应做好皮肤护理。保持床单位的整洁，定时翻身，观察患者皮肤的温、湿度，保持皮肤的完整性，防止局部组织长期受压。

（7）心理护理：呼吸衰竭的患者常对病情和预后有顾虑，心情抑郁，护理人员要稳定其情绪，加强沟通与交流，了解患者的心理反应和心理需求，给予患者理解和支持，为患者提供必要的帮助。特别是建立人工气道和使用机械通气的患者，应经常巡视，让患者说出或写出引起或加剧焦虑的因素，教会患者自我放松和缓解焦虑的技巧和方法。通过护士耐心细致的解释和精神安慰来增加患者的自信心，并使家属能适应疾病所带来的压力，能支持理解患者。

4. 氧疗的护理　向患者及家属解释氧疗的重要性，取得其配合。遵医嘱正确实施氧疗。氧疗实施过程中，应密切观察氧疗效果，如吸氧后呼吸困难缓解、发绀减轻、心率减慢，表示氧疗有效；若意识障碍加深或呼吸过度表浅、缓慢，可能为 CO_2 潴留加重，应根据动脉血气分析结果和患者临床表现及时调整氧流量或浓度。注意保持吸入氧气的湿化，以免干燥的氧气对呼吸道产生刺激和痰痂的形成。输送氧气的管道、面罩、气管导管等应妥善固定，保持清洁与通畅，定时更换消毒，防止交叉感染。

5. 人工气道的护理

（1）加强气道湿化与监测：临床上常用的气道湿化方法包括加热蒸气加温加湿、气道内直接滴注加湿、雾化加湿、热湿交换器和水汽接触加湿等，其中加热蒸气加温加湿效果较好。对湿化效果的判断主要是通过患者呼吸功能是否稳定、呼吸道通畅程度、痰液的量和性状等方面综合评定，是临床观察和监护的重要内容之一。湿化效果的判定：①湿化满意。痰液稀薄，可顺利吸出或咳出，导管内无痰栓；呼吸通畅；患者安静。②湿化过度。痰液过度稀薄，需不断吸引；听诊气道内痰鸣音多；患者频繁呛咳，烦躁不安，人－机对抗，可出现缺氧性发绀、脉搏氧饱和度下降及心率、血压等改变。③湿化不足。痰液黏稠，不易吸引出或咳出；听诊气道内有痰鸣音；导管内可形成痰痂；可出现突然的吸气性呼吸困难、烦躁、发绀及脉搏氧饱和度下降等。

（2）保持气道通畅：神志清楚的患者，指导其咳嗽、咳痰；痰液黏稠不易咳出者，可遵医嘱给予患者雾化吸入，定时予患者翻身拍背，促进痰液引流；不能自行排痰者，应遵医嘱给予及时吸痰。吸痰是一种有创性操作，应掌握其操作的临床指征，而不应该把吸痰作为一个常规。吸痰的指征包括患者出现咳嗽，呼吸增快，呼吸困难；血压升高，脉搏增快；观察到气道内有分泌物；听诊有啰音，呼吸音增粗或杂乱，呼气音延长；机械通气时气道峰值压力升高；SpO_2、SaO_2 降低等。有效吸痰的指征有：①呼吸音改善；②气道峰值压力降低；③潮气量增加；④SpO_2 或 SaO_2 改善。

（3）气管套囊的管理：气管套囊应充气恰当，套囊压力过大会造成气管黏膜毛细血管血流减少或中断而出现黏膜坏死，压力过低则会出现误吸和漏气。应用最小压力充气技术，既不让导管四周漏气，又使气管黏膜表面所承受的压力最小，套囊压力维持 $20 \sim 25mmHg$。临床上必须严密监测套囊压力，定时放气。放气时，应先抽吸气道内的分泌物，再缓慢抽吸囊内的气体，尽量减轻套囊压力下降对气管黏膜产生的刺激。

（4）预防感染和意外事件：①妥善固定气管插管或气管切开套管，防止移位、脱出和阻塞。气管套管位置不当、气管外套脱落，加之坏死的黏膜组织、黏液、呕吐物及异物等掉入气管内，极易造成气道阻塞。②严格把握吸痰的指征，吸痰操作过程中，严格执行无菌操作，避免肺部感染的发生。③及时倾倒呼吸及管道内的积水，防止误吸入气管内引起呛咳和肺部感染。④做好气管切开部位的皮肤护理，每日更换气管切开处敷料，清洁气管内套管 1~2 次。⑤做好建立人工气道患者的口腔护理，预防口腔感染。⑥做好患者会阴部护理，预防尿路感染。

6. 机械通气的护理

（1）机械通气治疗前的准备：①备好清洁、功能完好的呼吸机、供氧设备，按病情需要和医生要求设置好通气参数。②熟悉呼吸机的性能和参数设置，呼吸机发生故障或病情变化时，能够采取有效的应对措施。③向清醒患者解释呼吸机治疗的目的和意义，指导患者如何配合机械通气和如何以非语音方式表达其需要等事项。

（2）病情观察：①呼吸功能。观察患者的呼吸节律、呼吸深度，评估有无呼吸困难、人–机对抗等；注意气道压力、呼出潮气量、SpO_2，评估通气和氧合状况；观察患者皮肤黏膜、口唇和甲床；CO_2 潴留时，可出现皮肤潮红、多汗和浅表静脉充盈；口唇和甲床青紫提示低氧血症；给予高浓度氧时，应避免长时间吸入，氧浓度尽量不超过 60%，同时密切观察有无氧中毒所致肺损伤的出现。②循环功能。机械通气可使胸腔内压力升高，静脉回流减少，心脏前负荷降低和后负荷增加，出现心排血量降低，组织器官灌注不足，表现出低血压、心律失常、末梢循环灌注不良、尿量减少等。③意识状况。缺氧和（或）CO_2 潴留所致意识障碍者，若呼吸机支持适当，患者意识状况应逐渐好转；若加重应考虑呼吸机支持是否适当或患者病情发生变化。严密观察患者的意识状态，出现异常及时通知医生。④血气分析。机械通气治疗过程中，需根据患者病情严密监测动脉血气状况。机械通气 30 分钟后应做动脉血气分析，以评估治疗效果。若有效，患者血气分析结果应趋于正常；若无效，血气分析结果显示无改善或继续恶化。⑤体温。患者出现呼吸机相关性肺炎和原有肺部感染恶化时，可出现体温异常改变，应严密监测，及时告知医生。

【健康宣教】

1. 疾病知识指导 向患者及家属讲解疾病的发生、发展和转归。可借助简易图片进行讲解，使患者理解康复保健的意义与目的。与患者一起回顾日常生活中所从事的各项活动，根据患者的具体情况指导患者制订合理的活动与休息计划，教会患者避免氧耗量较大的活动，并在活动过程中增加休息。合理安排膳食，加强营养，改善体质。避免劳累、情绪激动等不良因素刺激患者。

2. **康复指导**　教会患者有效呼吸和咳嗽、咳痰技术，如缩唇呼吸、腹式呼吸、体位引流、拍背等方法，提高患者的自我护理能力，延缓肺功能恶化。指导并教会患者及家属合理的家庭氧疗方法及注意事项。鼓励患者进行耐寒锻炼和呼吸功能锻炼，如用冷水洗脸等，以提高呼吸道抗感染的能力。避免吸入刺激性气体，劝告吸烟患者戒烟。告诉患者尽量少去人群拥挤的地方，避免与呼吸道感染者接触，减少感染的机会。

3. **用药指导与病情监测**　出院时应将患者使用的药物、剂量、用法和注意事项告诉患者，并写在纸上交给患者以便需要时使用；若有气急、发绀加重等变化，应尽早就医。

第二节　循环系统疾病急救及护理

一、心脏停搏

心脏停搏（sudden cardiac arrest）是指心脏射血功能的突然终止，大动脉搏动与心音消失，重要器官（如脑）严重缺血、缺氧，导致生命终止。

【病因】

缺氧；低钾血症或高钾血症及其他的电解质异常；低温或体温过高；低血容量；低血糖或高血糖；药物；心包压塞；肺栓塞；冠状血管栓塞；气胸、哮喘等。

【分型】

心脏停搏时，心脏情况及心电图可分为以下三种类型。

1. **心室颤动**　心室颤动包括心室扑动和有些室性心动过速。约占全部心脏停搏的80%。心室肌发生不协调、极不规则、快速的连续颤动；心电图上 QRS 波群消失，代之以不规则、连续的心室颤动波，频率150 次/秒。它可表现为持续性或反复短暂发作。颤动波振幅高且频率快者，复律机会较多，而波幅甚低、频率又慢者，多为心脏停搏的前奏。

2. **慢而无效的心室性自身节律**　心室肌断续出现慢而微弱的"蠕动"，心电图显示宽而畸形，振幅较低的 QRS 波群，频率在 20～30 次/秒以下，此时心脏已丧失排血功能，故有时称电－机械分离。

3. 心室停搏 心房、心室肌完全失去电极活动能力，心电图上房室均无激动波或仅见心房波。见于以下两种情况。

（1）完全性房室传导阻滞或起搏点功能障碍所引起者，此类多表现为反复发生的短阵心室停搏。

（2）从心室颤动或电－机械分离发展而来，此为终末期表现。

【诊断要点】

1. 临床表现

（1）先兆：虽然心脏停搏的确切时间难以预测，但熟知其先兆征象是十分有助于早期发现的。如发现患者突然出现低心排血量状态、发绀、严重的心律失常、呼吸微弱或暂停、眼球上翻、呆滞凝视、肢体抽搐等，均可能为其先兆。心电监护下发现频发、多源、成对出现或 R "on" T 型室性期前收缩、短暂室速异常缓慢的心率（＜50 次/分）以及 Q－T 间期显著延长等，均为心脏停搏的先兆。

（2）症状及体征：可依次出现心音消失、脉搏摸不到、血压测不出、意识突然丧失（心脏停搏后 10 秒内）或伴有短暂抽搐（心脏停搏后 15 秒）。有时伴眼球偏斜；呼吸断续呈叹息样，随即停止（多发生心脏停搏后 20～30 秒内）；昏迷（多发生于心脏停搏 30 秒后）、瞳孔散大（多发生心脏停搏 30～60 秒内）。临床上，切勿待上述表现完全具备时才确立诊断。其中最可靠且出现较早的临床征象有两点。

①意识突然丧失（一般主张，用手拍喊患者来判断意识是否存在）。

②大动脉搏动消失。

若两者均消失，即可肯定心脏停搏的诊断。此时心电图示心室颤动、心室停搏或电－机械分离（慢而无效的自身节律，心室无有效的机械性收缩）

2. 诊断

（1）神志突然丧失。

（2）大动脉搏动消失。

（3）心音消失。

（4）呼吸停止或喘息。

（5）发绀。

（6）瞳孔固定散大。

以上六条以前两条最重要，据此即可确诊。

【救治要点】

1. **争取时间，就地抢救**　立即进行心肺复苏，从胸外按压开始。尽快开放气道，恢复呼吸及循环。

（1）叩击心前区：左手掌覆于患者心前区，右手握拳，撞击左手背数次，部分患者可立即复律。

（2）胸外心脏按压：左手掌置于患者胸骨下 1/3 处，剑突之上，右上掌压于左手背面，按压时手臂与患者胸骨垂直，用力急剧压下，然后放松，每次加压胸骨下陷成人 4～5cm，儿童 2～3cm，每分钟 100 次。按压有效指征：①瞳孔缩小；②颜面、口唇、皮肤色泽转红；③周围大动脉能摸到搏动。

（3）口对口人工呼吸：人工吹气每次持续 1 秒钟以上，与胸外按压比例为2:30，进行 5 个周期的循环。

（4）心电图检查，如为室颤，立即直流电非同步除颤，如为缓慢性心律失常，立即安装起搏器。

（5）气管插管、静脉穿刺或切开术。

（6）自主呼吸者给氧（4～6L/min）。

2. **遵医嘱使用药物**　①肾上腺素 1:1000 比例 0.5～1.0mg，可重复使用；②异丙基肾上腺素 0.5～1.0mg；③碳酸氢钠，按 1mmol/kg，以后根据 pH 调整用量；④阿托品 0.5mg 静脉给药，可重复使用；⑤呼吸兴奋剂如洛贝林、尼可刹米等。

3. **复苏后的监护**

（1）脑水肿：心脏停搏时间长，可造成脑部缺血、缺氧而致脑水肿，应及时处理。

降温：头部及大血管部位置冰袋。

脱水剂：使用 20% 甘露醇或 25% 山梨醇、高渗葡萄糖液和激素等。

止痉剂：可用地西泮（安定）、苯妥英钠等。

（2）急性肾衰竭：如血容量已纠正，心脏及呼吸复苏后长时间无尿（8～10小时以上），则应按急性肾衰竭治疗原则处理。

心脏停搏抢救中，还应：①留置导尿管，记录 24 小时出入液量；②定期测中心静脉压，控制补液量；③进行动脉血气分析以及血尿素氮、肌酐、钠、钾、氯化物测定；④应用抗生素，及时控制感染。

【护理措施】

1. 心电监护 密切观察心电示波变化，如出现房性或室性期前收缩、室性自主节律、室颤、室上性或室性心动过速、房颤等心律失常应立即报告医生及时处理。

2. 维持有效循环 密切观察患者呼吸、血压、脉搏、体温及末梢循环情况，定时测中心静脉压。在纠正低血压时，要注意血压升降变化及调节升压药物滴注的速度，使血压保持恒定，以免加重心脏负担。

3. 充分换气 加强呼吸道管理，随时清除呼吸道分泌物，保持呼吸通畅。使用同步呼吸机时，要注意其正常运转。气管切开者，按气管切开术后护理。注意呼吸深浅与频率以及口唇、指甲有无发绀情况。病情稳定时及早帮助其翻身和鼓励其咳嗽，防止发生肺部并发症。

4. 保护大脑 尽早于头部放置冰袋，以降低脑组织的基础代谢，提高脑细胞对缺氧的耐受力。按医嘱交替使用 20% 甘露醇、25% 山梨醇和 50% 葡萄糖或其他渗透性脱水疗法，以解除脑水肿，降低颅内压。必要时行人工冬眠疗法。

5. 纠正酸中毒及电解质紊乱 记录 24 小时尿量。如尿少，应限制液体量，控制高钾血症及酸中毒。若小便每小时少于 30ml，经补足血容量并用利尿剂后尿量仍不增，表明已有肾衰竭，应按急性肾衰竭护理。多尿期要注意水和电解质的补给并补充营养。注意保证热量的供给。

6. 防止感染 严格做好各种无菌操作以及口腔与会阴护理，预防压疮。

二、急性心力衰竭

急性心力衰竭（acute heart failure，AHF）是指急性发作或加重的左心功能异常所致的心肌收缩力降低、心脏负荷加重，造成急性心排血量骤降、肺循环压力升高、周围循环阻力增加，引起肺循环充血而出现急性肺淤血、肺水肿并可伴组织、器官灌注不足和心源性休克的临床综合征，以左心衰竭最为常见。急性心衰竭可以在原有慢性心衰基础上急性加重或突然起病，发病前患者多数合并有器质性心血管疾病，可表现为收缩性心衰，也可以表现为舒张性心衰。急性心衰常危及生命，必须紧急抢救。

【病因】

（1）慢性心衰急性加重。

（2）急性心肌坏死或损伤

①急性冠状动脉综合征。

②急性重症心肌炎。

③围产期心肌病。

④药物所致的心肌损伤与坏死等。

（3）急性血流动力学障碍

①急性瓣膜反流或原有瓣膜反流加重。

②高血压危象。

③重度主动脉瓣或二尖瓣狭窄。

④主动脉夹层。

⑤心包压塞。

⑥急性舒张性左心衰竭，常见于老年人伴控制不良的高血压患者。

【诊断和鉴别诊断】

1. 临床表现 根据心脏排血功能减退的程度、速度和持续时间的不同以及代偿功能的差别有下列四种不同表现。

（1）晕厥：心脏本身排血功能减退，心排血量减少引起脑部缺血，发生短暂的意识丧失，称为心源性晕厥。晕厥发作持续数秒钟时可有四肢抽搐、呼吸暂停、发绀等表现，称为阿－斯综合征。发作大多短暂，发作后意识常立即恢复。主要见于急性心脏排血受阻或严重心律失常。

（2）休克：由于心脏排血功能低下导致心排血量不足而引起的休克，称为心源性休克。心排血量减少突然且显著时，机体来不及通过增加循环血量进行代偿，但通过神经反射可使周围及内脏血管显著收缩，以维持血压并保证心和脑的血供。临床上除一般休克的表现外，多伴有心功能不全和体循环静脉淤血（如静脉压升高、颈静脉怒张等）的表现。

（3）急性肺水肿：为急性左心衰竭的主要表现。多因突发严重的左心室排血不足或左心房排血受阻引起肺静脉及肺毛细血管压力急剧升高所致。当肺毛细血管压升高超过血浆胶体渗透压时，液体即从毛细血管漏到肺间质、肺泡甚至气道内，引起肺水肿。典型发作为突然、严重气急，呼吸可达 30～40 次/分，端坐呼吸、咳嗽，面色灰白、口唇青紫，大汗，常咯出泡沫样痰，严重者可从口腔和鼻腔内涌出大量粉红色泡沫液。发作时心率、脉搏增快，血压在开始时可升高，以后可降至正常或低于正常。两肺内可闻及广泛的水泡音和哮鸣音。心尖部可听到奔马律，但常被肺部水泡音掩盖。X 线片可见典型蝴蝶形大片阴影由肺门向周围扩展。急性肺水肿早期肺间质水肿阶段可无上述典型的临床和 X 线表现，而仅有气促、咳嗽、心率增快、心尖奔马律和肺部哮鸣音，X 线示上肺静脉充盈、肺门血管模糊不清、肺纹理增粗和肺小叶间隔增厚，如及时做出诊断并采取治疗措施，可以避免发展成肺泡性肺水肿。

（4）心脏停搏：为严重心功能不全的表现。

2. 辅助检查

（1）心电图。

（2）X 线检查。

（3）超声心动图：可了解心脏的结构和功能、心瓣膜状况、是否存在心包病变、急性心肌梗死的机械并发症、室壁运动失调、左室射血分数（LVEF）。

（4）动脉血气分析：监测动脉氧分压（PaO_2）、二氧化碳分压（$PaCO_2$）。

（5）实验室检查：血常规和血生化检查，如电解质、肾功能、血糖、白蛋白及高敏 C - 反应蛋白。

（6）心衰标志物：诊断心衰的公认的客观指标为 B 型利钠肽（BNP）和 N 末端 B 型利钠肽原的浓度增高。

（7）心肌坏死标志物：检测心肌受损的特异性和敏感性均较高的标志物是心肌肌钙蛋白 T 或 I（CTnT 或 CTnI）。

3. 诊断　心力衰竭，主要根据发病原因以及静脉怒张、脉搏增数、呼吸困难、垂皮、腹下水肿、心率加快、第一心音增强、第二心音减弱等症状做出诊断。心电图、X 线检查和 M 型超声心动图检查等资料有助于判定心脏肥大和扩张，对本综合征的诊断有辅助意义。

【救治要点】

1. 取坐位，两腿下垂，以减少静脉血回流。

2. 皮下或肌内注射吗啡 10mg。吗啡可扩张静脉，使血滞留于静脉床内，减少回流量，从而降低过高的左心室充盈压。吗啡还对小动脉有扩张作用，因而可减低心室后负荷，还可减轻忧虑，使呼吸深度减小，呼吸率减慢，从而改善换气。对肺水肿晚期、休克、严重肺脏疾病患者则忌用吗啡。对伴有支气管痉挛而不能用吗啡的患者，可用哌替啶 50mg 肌内注射。

3. 舌下含服硝酸甘油 0.5mg 或二硝酸异山梨醇 5mg，以降低心室前负荷，从而缓解肺充血。

4. 给氧。用鼻管或面罩给氧流量每分钟 6～8L。

5. 利尿剂。呋塞米 40～80mg 或利尿酸钠 50～100mg 静脉注射，作用主要是使血液重新分布，对肺部液体的转移特别有效，但休克时忌用利尿剂。

6. 强心苷。用毛花苷 C0.4mg 或毒毛旋花苷 0.25mg 静脉注射，半小时后可重复给药。强心苷适用于急性左心室衰竭患者，而对二尖瓣狭窄患者则效果不佳。急性心肌梗死最初 12 ~ 24 小时内，由于强心苷可增加心肌耗氧量，而加重心肌缺血，故也不宜使用。

7. 血管扩张剂。对任何病因引起的左心衰竭（二尖瓣狭窄伴有明显肺动脉高压除外）均可有良好效果，可用硝普钠或苄胺唑林静脉滴注，并在严密观察下逐渐增加剂量。有条件时，宜做血流动力监测，可同时给予主要作用于静脉的硝酸甘油舌下含用 0.5mg，每半小时一次；或二硝酸异山梨醇舌下含用，每次 5mg，每 3 ~ 4 小时一次。

8. 去泡剂。使氧气通过 20% ~ 30% 乙醇后再吸入，可使泡沫的表面张力减低，使之破裂，痰被液化，有利于气体进入肺泡；也可考虑用二甲基硅油消泡气雾剂吸入，其去泡作用较乙醇为强。

【护理问题】

1. **潜在并发症** 猝死。

2. **气体交换受损** 与左心衰竭致肺淤血有关。

3. **体液过多** 与右心衰竭致体静脉淤血有关。

4. **活动无耐力** 与心排血量下降有关。

【护理措施】

1. **减少静脉回流，减轻呼吸困难**

（1）体位调整：安置患者于坐位或半卧位，两腿下垂，以利于呼吸和减少静脉回心血量。

（2）氧气吸入：予以高流量（6 ~ 8L/min）、乙醇湿化（氧气流经 30% ~ 50% 乙醇）、鼻导管吸氧。使用乙醇吸氧可使肺泡内泡沫的表面张力降低而破裂，有利于改善通气必要时可加压吸氧，以增高肺泡内压力，减少浆液渗出。给予机械通气辅助呼吸，采用呼气末正压通气（PEEP）。

2. **给予心理支持** 医护人员应保持镇静自若，态度热情，操作认真熟练，工作忙而不乱，尽量守护患者，以消除其恐惧不安。各项治疗前加以说明，尽力解除患者痛苦，以减轻精神压力。

3. **迅速协助药物应用及护理，帮助患者度过危险期**

（1）安置于危重病监护病房：进行心电、呼吸、血压等监护，详细做护理记录。测量脉搏，除观察速率还须注意节律和强弱，同时测心率和心律，不能以脉率代替心率。观察血压变化、肺部啰音消失情况以及有无因缺氧而致思维混乱、意识障碍等，采取必要措施，使患者转危为安。

（2）药物应用及护理：按医嘱及时、准确给以药物治疗。

①镇静剂：吗啡 5~10mg 皮下注射。注意有无呼吸抑制。

②快速利尿：呋塞米 20~40mg 静脉注射。给药后需准确记录尿量，防止低血容量的发生。

③强心药地兰：西去乙酰毛花苷 0.4mg 或毒毛花苷 K 0.25mg 缓慢静脉注射，同时观察心率及心律变化。

④血管扩张剂：硝普钠加入葡萄糖液静脉滴注，开始应缓慢，在监测血压下进行调整，以保证安全用药。

⑤氨茶碱：0.25g 加入葡萄糖液稀释后缓慢推注。

⑥糖皮质激素地塞米松 10~20mg 静脉注射，可降低周围血管阻力、减少回心血量和解除支气管痉挛。

⑦严格控制输液的速度：安置漂浮导管者应监测血流动力学指标的变化，以判断药物疗效和病情进展。

【健康宣教】

向患者及家属介绍急性心力衰竭的诱因，嘱患者积极治疗原有心脏疾病。指导患者在静脉输液前主动告诉护士自己有心脏病史，以便护士输液时控制输液量和速度。定期复查，观察病情进展情况，如出现咳嗽、气急、咳粉红色泡沫痰时应立即取端坐位并由他人护送就诊。

三、高血压危象

短期内血压急剧升高，舒张压超过 120 或 130mmHg，并伴一系列严重症状，甚至危及生命的临床现象，称为高血压危象，分为高血压急症和高血压危症。

1. **高血压急症**　舒张压 > 16.0kPa（120mmHg）伴有严重靶器官损害者，应在症状出现 1h 内将血压降至安全水平。所属情况为：舒张压 > 16.0kPa（120mmHg）并伴有下述 1 项或以上者。

（1）颅内出血、血栓性脑血管意外或蛛网膜下隙出血。

（2）高血压脑病。

（3）急性主动脉夹层。

（4）急性肺水肿。

（5）子痫。

（6）嗜铬细胞瘤危象。

（7）高血压眼底病变Ⅲ°和Ⅳ°。

（8）急性肾功能衰竭。

（9）心肌功能不全综合征（不稳定型心绞痛）、急性心肌梗死。

（10）儿茶酚胺过量综合征：降压药撤停综合征、头颅外伤、烧伤及药物相互作用。

2. 高血压重症

舒张压＞16.0kPa（120mmHg），不伴或仅伴轻度靶器官损害，应在24h时内将血压降至安全水平。所属情况如下。

（1）舒张压＞16.0kPa（120mmHg）的重症高血压，但无高血压急诊所述情况。

（2）高血压眼底病变Ⅰ°或Ⅱ°。

（3）术后高血压。

（4）术前未控制或未治疗的高血压。高血压重症较高血压急症后期并发症少而且预后较佳，但治疗不及时预后较差。

【病因】

1. 可发生于缓进型或急进型高血压及各种肾性高血压、嗜铬细胞瘤、妊娠高血压综合征、卟啉病（血紫质病）。

2. 急性主动脉夹层。

3. 精神创伤、情绪激动、过度疲劳、寒冷刺激、气候变化或内分泌失调等诱因作用下，原有高血压的患者周围小动脉突然发生强烈痉挛，使周围阻力骤然增加，血压急剧升高。

4. 高血压患者在用单胺氧化酶抑制剂治疗中，如进食富含酪胺的食物（如干酪、扁豆、腌鱼、红葡萄酒、啤酒等）或应用拟交感神经药物以及避孕药物，可促使积聚于节后交感神经末梢的儿茶酚胺释放，导致全身小动脉痉挛而发生高血压危象。

5. 突然停服降压药，尤其服可乐宁2月以上，突然停药，可致血压突然升高。

【诊断要点】

（1）起病急骤，患者表现有剧烈头痛、耳鸣、眩晕、视力模糊、心悸气促、面色苍白、多汗、恶心、呕吐、腹痛、尿频等。

（2）血压明显升高，多在26.7/16.0kPa（200/120mmHg）以上，尤以收缩压升高显著，舒张压亦可升高到18.7kPa（140mmHg）以上。

（3）严重者可伴有：①高血压脑病。出现抽搐、神志模糊、昏迷等症状，并有暂时性眼球震颤、Babinski 征阳性、局部性肢体无力或癫痫样抽搐等。②心绞痛和急性左心衰竭。有呼吸困难、端坐呼吸、咳嗽、咯白色或粉红色泡沫样痰、肺部啰音以及心脏奔马律等体征。如发生右心衰竭，可有颈静脉怒张、肝大和周围水肿等。③急性肾衰竭。有少尿或无尿、代谢紊乱和尿毒症等表现。

【救治要点】

1. 硝普钠 降压作用迅速，可在输入数秒内出现，但停药 3～5 分钟作用即消失。硝普钠对动、静脉有直接扩张作用，周围血管与肺血管阻力降低，血压下降，同时容量血管床扩张，静脉压降低，静脉回流不增多，故不引起心悸。一般用量是 50～100mg 加入 5% 葡萄糖液 500ml 中避光静脉滴注，但在用药过程中应注意：①必须严密监测血压，尤其在改变给药速率时。②硝普钠离子可转变为硫氰酸盐，后者血中浓度不应超过 1mg/dl。长时间或大剂量使用硝普钠可导致精神病或精神错乱等中毒表现。③在严密观察下控制高血压而又不出现毒性作用时，一般可应用 2～3 日，但亦有使用 21 日的报告。④硝普钠应即配即用，每 6～8 小时更换新鲜配液。

2. 拉贝洛尔 20mg 加入 25% 葡萄糖液 20ml 静脉缓慢注射，必要时每隔 10 分钟注射一次，直到血压降至满意水平或总剂量达 200mg 为止。

3. 酚妥拉明 为 α 受体阻滞剂。最适用于嗜铬细胞瘤引起的高血压危象，常用量为 2.5～5mg 加入葡萄糖液中静脉推注，每 5 分钟一次。血压控制后可改为 10～20mg 加入 5% 葡萄糖液 250ml 内静脉滴注。

4. 乌拉地尔 $β_1$ 受体阻滞剂，一般用 10～50mg 静脉注射，如血压无明显降低，可重复注射，然后用 50～100mg 加入 100ml 液体静脉滴注维持，滴速可根据血压调节（一般为 0.4～2mg/min）。

5. 硫酸镁 硫酸镁更适用于高血压危象，尤其是妊高征患者，对合并心律失常或心力衰竭者效果更著。通常用 25% 硫酸镁 10ml 加入 10% 葡萄糖液 20ml，静脉缓注，过快或过量可引起呼吸麻痹和血压急降。

【护理问题】

1. 头痛 与高血压有关。

2. 有受伤的危险 与头晕头痛有关。

3. 知识缺乏 对信息资源不熟悉。

4. 焦虑 与身体和心理上感到危险有关。

【护理措施】

1. **紧急处理** 立即将患者安置在监护室，绝对卧床休息，安慰患者，保持情绪稳定，烦躁时给予地西泮镇静。保持呼吸道通畅，必要时给予吸氧，如呼吸道分泌物较多，应及时吸痰，需要时配合医师行气管插管或气管切开。连接多参数心电监护仪，监测心电图、血压、心率和血氧饱和度，重点监测血压变化；遵医嘱迅速建立静脉通道，以便尽早应用降压药物，用药过程注意监测血压变化，避免血压骤降；做好抢救准备，采取有效措施，如迅速脱水、降压、利尿、镇静等。

2. **使用降压药的护理** 在监测血压前提下选择适宜有效的降压药物静脉给药，常用的降压药是硝酸甘油和硝普钠，但短时间内血压骤降可造成重要器官的血流灌注明显减少，应采用逐步控制性降压的方式。护士应根据医嘱，使用微量注射泵泵入降压药物，如使用硝普钠应现配现用，避光，每 4 ~ 6 小时更换液体一次，在用药过程中护士要严格掌握其剂量、浓度，根据血压情况及时调整输液速度，用药前应测血压 1 次，以后每隔 10 ~ 15 分钟测量 1 次药物，应从小剂量开始，逐步递增剂量，直至达到理想水平，即开始的 24 小时内血压降低20% ~ 25%，48 小时内血压不低于 160/100 mmHg，血压降到初步治疗目标后应维持数天，在以后 1 ~ 2 周内，再酌情将血压逐步降到正常水平。

3. **严重并发症的处理** 严密观察病情变化，尤其注意患者意识、瞳孔、血压、心率、呼吸及尿量情况，有无肢体麻木、活动障碍、言语不清、嗜睡等。当患者突然出现剧烈头痛、喷射状呕吐、躁动、谵妄，可能发生高血压脑病，应立即通知医生，遵医嘱给予脱水剂（如甘露醇）；伴烦躁、抽搐者给予地西泮巴比妥类药物肌内注射或水合氯醛灌肠。要有专人在床旁守护，以防发生坠床舌咬伤及其他意外。如出现严重呼吸困难、心悸、面色苍白或发绀等，提示可能发生心血管系统损害，应立即让患者取半坐卧位，保持呼吸道通畅，立即给予 6 ~ 8 L/min 的高流量吸氧，必要时行气管插管或气管切开，伴有心力衰竭者在湿化瓶内加入 30% ~ 50% 乙醇。用药前测量血压，作为治疗前基础值，伴有急性冠脉综合征者血压控制目标是疼痛消失，舒张压 < 100 mmHg。

4. **心理护理** 该病起病急，病情重。对于监护室的特殊环境，多数患者会出现恐惧心理。护士应主动与患者沟通，消除其恐惧心理，说明情绪变化与血压有密切的关系，同时也应尊重患者的知情同意权，每项护理均应告知患者，取得其同意或理解，使患者积极主动配合治疗，树立战胜病魔的信心。

【健康宣教】

1. **知识指导**　让患者了解自己的病情，包括高血压水平、危险因素及同时存在的临床疾患等，告知患者高血压的风险和有效治疗的益处，使其权衡利弊，戒烟，不过量饮酒。指导患者调整心态，学会自我心理调节，避免情绪激动和过劳，以免诱发血压增高。对患者家属进行疾病知识指导，使其了解治疗方案，提高其配合度。指导患者按医嘱服药降压药，不可擅自增减药量，更不可突然停服，以免血压突然急剧升高。

2. **病情监测指导**　教会患者和家属正确的家庭血压监测方法，每次就诊携带记录，作为医生调整药量或选择用药的依据。指导患者定期随访，以便有效的控制血压，并根据降压效果和药物不良反应及时调整治疗方案。按时随诊。

四、急性冠脉综合征

急性冠脉综合征（acute coronary syndrome，ACS）是指冠状动脉粥样硬化斑块破裂、继发冠状动脉管腔内完全或不完全血栓性闭塞为病理基础的临床综合征，其包括不稳定型心绞痛（UA）、非 ST 段抬高型心肌梗死（NSTEMI）、ST 段抬高型心肌梗死（STEMI）。

ACS 危险分层（每项 1 分，积分越高，风险越大）如下。

（1）年龄≥65 岁。

（2）≥3 个冠心病危险因素。

（3）有冠心病史。

（4）既往 7 天已使用过阿司匹林。

（5）24 小时内有严重心绞痛发作。

（6）ST 段压低≥0.5mm。

（7）心肌酶（CK－MB）或肌钙蛋白升高。

【病因】

冠状动脉粥样硬化为不稳定型心绞痛主要病因，此外，主动脉瓣病变、重度贫血、肥厚型心肌病、心肌炎等亦可引起。

心肌梗死往往发生于饱餐（尤其是进食大量脂肪）后、安静睡眠或用力大便后。因餐后血脂增高，血液黏稠度也高，血小板黏附性增强，局部血流缓慢，血小板易于聚集，以致血栓形成；睡眠时，迷走神经张力增高，易引起冠状动脉痉挛；用力大便可增加心脏负荷。这些因素均可诱发急性心肌梗死的发生。

【分型】

不稳定型心绞痛可分为四型。

（1）初发劳力型心绞痛：病程在 1 个月内新发生的心绞痛。

（2）恶化劳力型心绞痛：在 3 个月之内病情加重，表现为胸痛发作次数增加，持续时间延长，诱发心绞痛的活动阈值明显减低，硝酸甘油缓解症状的作用减弱。

（3）静息心绞痛：心绞痛发生在休息或安静状态，发作时间相对较长，含硝酸甘油效果欠佳，病程在 1 个月内。

（4）梗死后心绞痛：指急性心肌梗死发病 24 小时后至 1 个月内发生的心绞痛。

【诊断和鉴别诊断】

1. 不稳定型心绞痛

（1）诊断

①病史及临床表现：ACS 患者的病史比较典型，但不都以胸部不适为主要特征。年龄较大、糖尿病、慢性肾功能不全患者和女性表现出来的症状较不典型，而他们也是 ACS 并发症的高危人群。对老年人（＞75 岁）特别需要在急诊室中确诊，按照 2002 年 ACC/AHA 诊疗指南中推荐的方法进行治疗的老年人能比年轻 ACS 患者获得更多的益处。患者出现不适的特征、定位、严重程度、发生频率和可能出现的放射痛都对确诊 ACS 有帮助。年龄、性别、CAD 家族史、吸烟史、血脂异常、高血压、糖尿病、既往 CAD 病史和吸毒史，都有助于判断到急诊室就医患者的 ACS 可能性。此外，还必须考虑非 ACS 疾病导致患者出现类似症状的可能性，包括肺栓塞、主动脉夹层、实质性肺病、胃食管反流、胆囊疾病以及包括抑郁症和焦虑症在内的精神疾病、骨骼肌肉痛和外伤。一些潜在的疾病史，如颅内肿瘤、胃肠道或其他重要脏器出血、主动脉破裂和出血性休克或在就诊前 2 周之内做过大手术，都会增加抗凝或抗血小板治疗的危险。

对疑似 ACS 患者的体格检查，要着重于鉴别有死亡或非致死性心肌梗死高危患者的特征。患者出现心力衰竭证据（颈静脉扩张、肺部啰音、心脏杂音、S_3 或 S_4 奔马律和外周水肿）都会增加由 ACS 导致患者出现上述症状的可能性，并预示着患者发生缺血性疾病并发症的危险度较高。新出现的二尖瓣反流杂音、低血压（收缩压＜100mmHg）、心动过速（心率＞100 次/分）和心动过缓（心率＜60 次/分）也都提示临床医师，患者处于高危状态。体格检查还可确定抗凝和抗血小板治疗的禁忌证，如肉眼可见的直肠出血。

②12导联心电图：12导联心电图是检查ACS的一种最有用的辅助检查手段。已证实，ST段压低是ACS发病和MI的重要危险标志。在急诊室新出现的或可能为新出现的束支传导阻滞是患者高危状态的标志。新出现的束支传导阻滞是特定临床环境中，例如患者出现持续的缺血性胸痛时STEMI的一项诊断标准。这提示需要在心导管室立即通过介入的方法对患者进行快速的再灌注治疗。陈旧的束支传导阻滞提示患者有潜在的冠状动脉疾病，但这同时也可能提示患者有原发性传导系统疾病。起搏节律可能掩盖潜在的心电图高危特征，这就使其他心脏检查方法（例如放射性核素成像或超声心动图检查）变得格外重要。约有一半ST段压低的患者会在到急诊室数小时内发展为MI，在最初所做的12导联ECG上出现T波倒置预示ACS患者预后不会太差，但这些患者中约有5%的人会在30天内出现MI或死亡。心前区导联出现深的对称性T波倒置，表明冠状动脉左前降支有严重的狭窄（Wellen现象）。有疑似病史的患者，胸前导联和（或）Ⅰ导联和aVL导联出现ST段改变时，应做后壁导联心电图检查，以确定是否存在后壁导联的ST段抬高。到急诊室就诊的患者12导联心电图正常，表示其患ACS的危险较低，然而这些患者中仍有6%为NSTEMI。因此，最初的ECG结果给临床医师提供了真实的危险度分层信息。ACC/AHA指南建议，如果首次ECG检查无法确诊，那么随后应在急诊室进行一系列12导联ECG检查，以增强检测ACS的敏感性。

③心脏标志物：cTnI、cTnT和CKMB这些心脏标志物都是识别ACS患者在急诊室出现严重并发症（包括死亡和MI）危险的第二个重要方法。虽然CKMB是心肌坏死的主要标志物，但很多医疗中心已经根据欧洲心脏病学会和ACC发布的对急性心肌梗死重新定义的最新标准，以肌钙蛋白I和T取代了这项传统的标志物。

（2）辅助检查

①心电图。

②心脏彩超。

③冠状动脉造影。

④核医学显像。

（3）鉴别诊断

①与常见的胸痛性疾病相鉴别，如胃食管反流和运动障碍、肌肉骨骼性疾病（如肋软骨炎）等。

②了解患者的危险因素及并发疾病：如是否吸烟，是否合并糖尿病、高血

压、高血脂等疾患，以对其进行危险分层。

③对患者进行详细的体格检查及有关实验室检查，以了解其是否患有贫血、主动脉缩窄、严重心瓣膜病、肥厚型心肌病、心律失常等，这些疾病均可能加重心绞痛。

2. 心肌梗死

（1）诊断标准

必须至少具备下列 3 条标准中的 2 条。

①缺血性胸痛的临床病史。

②心电图的动态演变（T 波高耸、ST 段抬高并与 T 波融和成单相曲线、Q 波形成）。

③心肌坏死的血清心肌标志物（CTnT、CK、CKMB、AST、LDH、LDH1）浓度的动态改变。

此外，尚需注意无 Q 波心肌梗死，其心电图特征是：先是 ST 段普遍压低（除 aVR，有时 V_1 导联外），继而 T 波倒置，但始终不出现 Q 波。

（2）辅助检查

①心肌酶检查。

②血细胞计数。

③红细胞沉降率（ESR）。

④血清肌红蛋白（SMb）。

⑤心肌肌凝蛋白轻链（CM－LC）。

⑥心肌肌钙蛋白 T。

⑦心电图。

【救治要点】

1. 不稳定型心绞痛 治疗关键是尽快控制症状，防止发生急性心肌梗死。

（1）卧床休息，心电监护，查血清标志物（心肌酶、心肌肌钙蛋白等）及动态观察 ECG 变化以除外急性心肌梗死。

（2）硝酸酯类药物：硝酸甘油 0.3～0.6mg 舌下含化或异山梨酯 5～10mg 舌下含化（可反复多次应用）。

（3）β 美体阻断药：美托洛尔从 6.25mg bid 开始用起，根据心率快慢和心功能状况调整用量。

从小剂量开始加至最大耐受剂量，使心率控制在活动时不低于 50 次/分，静息时不低于 40 次/分。

（4）足量的钙通道阻滞剂：对发作时有 ST 段抬高或有其他证据提示其发作主要由冠脉痉挛引起者宜用钙通道阻滞剂。

2. ST 段抬高急性心肌梗死治疗

（1）急性心肌梗死首先应解除疼痛，使患者安静休息，解除恐惧，可选用安定片、苯巴比妥、吗啡、哌替啶（度冷丁）、罂粟碱等，有时吸氧后亦可缓解疼痛。

（2）控制休克：可根据具体情况应用升压药物，如去甲肾上腺素、阿拉明、多巴胺等，使血压升高至患者平时血压的稍低水准，不能升压过高；亦可加用肾上腺皮质激素如氢化可的松或地塞米松等，有酸中毒时，可用碳酸氢钠或乳酸钠等纠正，使血压上升，以增加冠脉血流的灌注，促进代谢。

（3）心力衰竭时考虑应用毒毛花苷或去乙酰毛花苷等静脉注射。近来常在应用血管扩张剂（如硝普钠加多巴胺等）静脉滴注，效果良好。

（4）心律失常可适当选用抗心律失常药物，常用的如利多卡因、普鲁卡因胺、苯妥英钠、心律平等，如有心室颤动应及时抢救（包括电击除颤等）。

（5）病程中也可用氯化钾、葡萄糖、胰岛素等的极化疗法，近来在其中加入硫酸镁静脉滴注，补充镁盐后对心肌功能恢复及减少心律失常的发生，有较好的疗效。

（6）心肌梗死慢性型及恢复期，可逐渐增加活动，低盐、低脂肪、高维生素饮食以及应用中药活血化瘀剂。

【护理问题】

1. **疼痛胸痛**　与心肌缺血缺氧有关。

2. **活动无耐力**　与心肌氧的供需失调有关。

3. **潜在并发症**　心肌梗死。

4. **知识缺乏**　缺乏控制诱发因素及预防心绞痛发作的知识。

【护理措施】

1. 心绞痛的护理措施

（1）患者感觉胸闷时可给予间断吸氧，氧流量 2～4L/min，发作频繁时应卧床休息。

（2）鼓励患者合理安排每天活动计划，保证充足的睡眠。

（3）做好心理护理，安慰患者解除紧张情绪。

（4）心绞痛严重时遵医嘱静脉滴注硝酸酯类药物，注意滴速及血压的变化，必要时肌内注射哌替啶 50～100mg 或给予吗啡。

2. 心肌梗死护理措施

（1）嘱患者绝对卧床休息 1 周，日常生活由护理人员协助完成。

（2）给予心电监护，密切观察生命体征变化，记录所发现异常，及时向医生汇报。

（3）发作时应暂禁食，2 日内给予流质饮食，之后改为软饭，少量多餐，以低热量、低脂肪、低钠、少产气的食物为宜。

（4）吸氧：最初 2～3 日内间断或持续性鼻塞给氧，氧流量 4～6L/min，必要时面罩吸氧，氧流量 8～10L/min。

（5）保持大便通畅，协助患者床上排便，大便时避免用力，常规给予缓泻剂。

（6）遵医嘱及时应用镇静、镇痛、抗凝及硝酸酯类药物。

（7）对于需行介入治疗的患者，应做好相应的术前准备及术后护理。

（8）建立有效的护患支持系统，给予心理支持。

【健康宣教】

1. 疾病知识指导　生活方式的改变是冠心病治疗的基础，应指导患者：①合理膳食；②戒烟，限酒；③适量运动；④自我心理调。告知患者及家属过劳、情绪激动、饱餐、用力排便、寒冷刺激等都是心绞痛发作的诱因，应注意尽量避免。

2. 用药指导　指导患者出院后遵医嘱服药，不要擅自增减药量，自我监测药物的不良反应。

3. 病情监测指导　教会患者及家属心绞痛发作时的缓解方法，胸痛发作时应立即停止活动或舌下含服硝酸甘油。不缓解或心绞痛发作比以往频繁，程度加重，疼痛时间延长，应及时就医，警惕心肌梗死的发生。定期复查心电图、血压、血糖、血脂、肝功能等。

五、急性病毒性心肌炎

病毒性心肌炎是指由嗜心性病毒感染引起，以心肌非特异性间质性炎症为主要病变的心肌炎。近几年来，其发病率呈逐年上升趋势。随着风湿性心肌炎发病率的减少，临床上的心肌炎大多数为病毒性。在诸多病毒中，以柯萨奇病毒 B 组 1～5 型和阿萨奇病毒 A 组中的 1、4、9、16 和 23 型病毒，埃可病毒中的 6、11、12、16、19、22 和 25 型病毒，流行性感冒病毒，流行性腮腺炎以及脊髓灰质炎病毒最常见。其特点为心肌细胞中的局限性或弥漫性的急性、亚急性或慢性炎症或变性坏死，病变虽以心肌为主，但心包心内膜亦可累及，心肌炎常是各种全身性疾病中的一部分。

【诊断和鉴别诊断】

1. 病史 50%～80%患者于发病前1～3周有病毒感染史，有呼吸道和消化道症状。

2. 症状 头晕、乏力、心悸、胸闷、胸痛、呼吸困难、浮肿，甚至晕厥；Adams－Stokes综合征；心源性休克和猝死。

3. 体征 可无阳性发现，多数患者有与体温、活动不相平行的心动过速，各种心律失常，心音低钝，可有S_3心音或有颈静脉怒张、肺部啰音、肝大等心力衰竭体征。

4. 辅助检查

（1）血液检查：病变早期约70%患者白细胞计数中度增高，约60%患者血沉加快，血清ALT、肌酸激酶同工酶（CK－MB）、乳酸脱氢酶（LDH）同工酶和心肌肌钙蛋白Ⅰ（CTnⅠ）等可正常或升高，病毒感染后4～6周IgG滴度呈4倍升高。

（2）心电图：心电图改变通常是暂时性的，最多见为窦性心动过速，ST段抬高或压低，T波平坦、倒置，Q－T间期延长，QRS波群低电压，病理性Q波和各种心律失常（特别是房室传导阻滞、室性期前收缩等）。

（3）X线检查：心影扩大或正常。

（4）超声心动图：左室壁弥漫性或局限性收缩功能减弱，左心室增大，约15%患者可有室壁附壁血栓形成。可有心包积液征象。

（5）心内膜心肌活检：是诊断心肌炎的重要依据，但阴性结果不能排除本病。

（6）病毒学检查：①病毒中和抗体测定。取患者病初的血清和相距2～4周后的第2份血清，测定病毒中和抗体效价，若第2份血清抗体效价上升4倍或单次大于1:640，则可作为阳性标准，认为存在近期病毒感染，若单次血清抗体效价达1:320，作为可疑阳性。这是目前应用最为普遍的检测心肌炎患者病原学的依据。②特异性IgM抗体测定。应用酶联免疫吸附试验（ELISA）检测特异性IgM抗体，其敏感性和特异性均较高，在病程早期1～2周即有结果。

5. 鉴别诊断

（1）风湿性心肌炎：常伴有风湿活动症状、发热、皮下结节或环形红斑、游走性关节炎、抗链球菌溶血素"O"滴度增高等。

（2）中毒性心肌炎：临床细菌感染败血症或毒素引起的中毒症状伴心肌炎者，血培养阳性，可考虑该菌引起的心肌感染或中毒性心肌炎。

（3）低钾血症：查体除心脏听诊心音低钝外，常有腱反射减弱或消失、肠鸣音减弱等体征。化验血钾 <3.5mmol/L。

【救治要点】

1. 抗病毒治疗

（1）α干扰素：能够阻断病毒复制和调节细胞免疫功能。α干扰素 100 万 ~ 300 万 U，每日 1 次，肌内注射，2 周为一个疗程。

（2）黄芪：可能有抗病毒、调节免疫功能，对干扰素系统有激活作用。急性期可静脉滴注黄芪 40mg，每日 1 次，2 周为一疗程。2 周后黄芪 15g、苦参 6g 煎服，每日 2 次，连服 3~6 个月。

2. 应用抗生素 预防链球菌感染。细菌感染是病毒性心肌炎的条件因子，链球菌包膜具有和心肌细胞共同的抗原。为预防细菌感染引起心肌免疫反应，在治疗开始时清除链球菌感染灶或带菌状态，常规用青霉素治疗 1 周，每次 320 万 U，静脉滴注，每日 2~3 次。对青霉素过敏者，用大环内酯类或根据咽培养选用有效抗生素。

3. 保护心肌疗法 心肌炎时，心肌产生自由基增多，有些酶活性下降，导致心肌细胞严重受损，再加上病毒在细胞内破坏心肌，产生心肌细胞溶解和坏死。因此，在心肌炎的急性期采用自由基清除剂，如维生素 C、维生素 E 等治疗，特别是大量维生素 C 疗效肯定，症状很快消退，低血压时疗效更明显。

急性期维生素 C 一般用量为 150~200mg/（kg·d），可加 10% 葡萄糖液 50~100ml，静脉注射或快速静脉滴注，每日 1 次，4 周为一疗程。对心源性休克每次 100~200mg/kg，静脉注射，血压不理想可 0.5~2 小时再静脉注射一次，血压平稳后 6~8 小时 1 次，24 小时用 4~6 次。

4. 免疫抑制剂治疗 在心肌炎早期患者出现完全性房室传导阻滞、严重室性心律失常、心源性休克、心脏扩大伴心力衰竭等严重并发症，此时存在免疫介导心肌损害，可短期应用糖皮质激素治疗。地塞米松对离体心肌细胞病毒感染早期有改善心电活动、减轻细胞病变及减少钙离子内流等心肌保护作用，地塞米松 10mg/d 或氢化可的松 100~200mg/d 加 5% 葡萄糖液静脉滴注，以后逐渐减量。

5. 对症治疗

（1）心力衰竭者予以 ACEI 类药物 0.125mg，口服。

（2）心律失常者按心律失常类型选用药物。

（3）休克者抗休克治疗，首选静脉注射大量维生素 C，血压平稳后改为静脉滴注，疗效不理想者可用升压药。

【护理问题】

1. **活动无耐力**　与心肌受损，并发心律失常或心力衰竭有关。

2. **潜在并发症**　心律失常和心力衰竭。

【护理措施】

1. **调整情绪**　避免不良情绪加重心脏负荷。应耐心解释病情，说明休息、营养的重要，通过关心患者、协助生活料理，减轻患者心理压力，主动配合治疗、护理，使病情得到缓解。

2. **休息与营养**　急性期需卧床休息 1 月，加强营养。重症或伴有心律失常、心功能不全者需绝对卧床休息到症状消失和心电图检查恢复正常后，方可起床轻微活动；摄取易消化、富含蛋白质和维生素的食物，多吃新鲜蔬菜和水果。

3. **并发症的预防及护理**　重症患者可因突然泵衰竭或严重心律失常而在短期内致死。激素治疗（一般病例病初 10 天内不用，以免抑制干扰素合成而加重心肌损害）可抑制抗原抗体作用，减少过敏反应，以保护心肌细胞和减轻水肿，控制心力衰竭，故短期应用大剂量激素可帮助患者度过险关。心肌炎时对洋地黄耐受性差，一般选用利尿剂、血管扩张药物以减轻心脏负荷，并按医嘱给予改善心肌营养和代谢的药物，抗心律失常药物应给予患者定时、定量服用。室性心动过速常在心室率过于缓慢时发生，应加强心电监护，一发现危险信号，立即急救处理，如出现 ST－T 段下移，Q－T 周期延长，QRS 增宽及 U 波，应立即与医师联系，以鉴别是原发性心肌损害还是药源性心律失常或电解质紊乱所致，给予相应紧急处理。

【健康宣教】

1. **疾病知识指导**　患者应进食高蛋白、高维生素、清淡易消化饮食，尤其是补充富含维生素 C 的食物，以促进心肌代谢与修复。

2. **病情监测指导**　教会患者及家属测脉率、节律，发现异常或有胸闷、心悸等不适及时就诊。

六、感染性心内膜炎

感染性心内膜炎是由致病微生物所引起的心内膜或心瓣膜的炎症，常由于原有器质性心脏病的心内膜、心瓣膜内膜细胞受到损害或毒力较强的细菌直接侵袭和破坏心瓣膜，使血小板、纤维蛋白沉着，血栓形成，甚至至微生物附着、繁殖，炎症细胞浸润而形成赘生物。隐藏在赘生物中的致病菌可间断地逸入血流引起临床上的炎症反应及栓塞等症状。

引起感染性心内膜炎的病原体除细菌外，真菌、支原体、衣原体、立克次体、病毒等均可致病。细菌中，毒力较强的致病菌如金黄色葡萄球菌、化脓性细菌可侵袭正常或原有病变的心瓣膜引起急性感染性心内膜炎。毒力较弱的致病菌如草绿色链球菌、肠球菌等常侵犯原有器质性心脏病的心瓣膜引起亚急性感染性心内膜炎。近年来，心脏手术及人工瓣膜置换术后发生的心内膜炎及药瘾者引起的感染性心内膜炎病例亦日渐增加。

【诊断和鉴别诊断】

1. 诊断要点

临床指标

（1）主要指标

①血培养阳性：分别 2 次血培养有相同的感染性心内膜炎常见的微生物（草绿色链球菌、金黄色葡萄球菌、肠球菌等）。

②心内膜受累证据：超声心动图检查有下列征象之一。

a. 附着于瓣膜、瓣膜装置、心脏、血管内膜或植入的人工材料上的赘生物。

b. 心内脓肿。

c. 瓣膜穿孔，人工瓣膜或缺损补片有新的部分裂开。

d. 血管征象：重要动脉栓塞、脓毒性肺梗死、感染性动脉瘤。

（2）次要指标

①易感染条件：基础心脏病、心脏手术、心导管检查、静脉内插管。

②较长时间的发热（≥38℃），伴贫血。

③原有心脏杂音加重，或出现新的反流杂音，或心功能不全。

④血管征象：瘀斑、脾大、颅内出血、结膜出血、镜下血尿、Janeway 结节。

⑤免疫学征象：肾小球肾炎、Osler 结节、Roth 点、类风湿因子阳性。

⑥微生物学证据：血培养阳性，但未达到主要标准的要求。

病理学指标

（1）赘生物（包括已形成栓塞的）或心内脓肿培养或镜检发现微生物。

（2）存在赘生物或心内脓肿，并经病理检查证实伴活动性心内膜炎。

诊断依据：

①具备主要临床指标 2 项；或主要指标 1 项和次要临床指标 3 项；或具备次

要临床指标 5 项；或具备病理学指标 1 项时可确诊为感染性心内膜炎。

②有以下情况时应排除感染性心内膜炎的诊断。

有明确的其他诊断解释临床表现。

经抗生素治疗≤4d，临床表现消除。

抗生素治疗≤4d，手术或尸检无感染性心内膜炎的病理证据。

③临床考虑感染性心内膜炎，但不具备确诊依据时仍应进行治疗，根据临床观察及进一步检查结果肯定或排除感染性心内膜炎。

2. 辅助检查

（1）血常规。

（2）尿常规。

（3）心电图。

（4）超声心动图。

（5）X 线胸片。

3. 鉴别诊断

（1）本病如以发热为主要表现者须与伤寒、败血症、结核、风湿热和系统性红斑狼疮等鉴别。

（2）本病如以心力衰竭为主要表现者须与伴有低热的先天性或后天性心脏病并发心力衰竭者相鉴别。

（3）与活动性风湿性心脏病的鉴别比较困难，但感染性心内膜炎有栓塞、脾大、杵状指及血培养阳性，特别是二维超声心动图检查发现较大赘生物等均可与上述诸病相鉴别。

（4）手术后感染性心内膜炎须与心包切开综合征及术后灌注综合征鉴别，后两者均为自限性疾病，经休息、服用阿司匹林或糖皮质激素治疗后可痊愈。

【救治要点】

1. 抗生素治疗 原则是选用抗生素要足量、早期、静脉给药、联合用药，疗程需 4~6 周以上。

（1）本病大多数病菌对青霉素敏感。可用 1000 万~2000 万 U/d 分次静脉滴注，也可与氨基糖苷类药，如链霉素、庆大霉素、卡那霉素等合用，效果更好。

（2）葡萄球菌耐药菌株者，可用新型青霉素。如新青霉素 Ⅱ （Oxacillin）、新青霉素Ⅲ（Nafcillin）每日 6~10g 或新青霉素 Ⅰ （Methicillin）每日 12g 分 3~4 次静脉注射，亦可与庆大霉素等联合应用。

（3）对新型青霉素耐药者，可选用先锋霉素Ⅰ（Cephalothin）或先锋霉素Ⅴ（Cephazolin）每日8～12g与庆大霉素24万U，分2次静脉滴注。

（4）青霉素类过敏者，可用万古霉素（Ampicillin），每日4～8g或磷酸氯洁霉素（Clindamycin）每日2g静脉滴注。

（5）肠球菌感染者可用氨苄西林（Ampicillin），每日4～8g或羧苄西林（Carbenicillin），每日30g静脉滴注，也可与链霉素、庆大霉素或卡那霉素联合应用。

（6）大肠埃希菌、变形杆菌、肺炎杆菌感染者，可选用氨苄西林每日6g或先锋霉素，再联合用庆大霉素（每日24万U）或卡那霉素（每日1.0～1.5g）或链霉素（每日1.0～1.5g）。

（7）对产碱杆菌感染者联合用氯霉素和链霉素。

（8）对铜绿假单胞菌感染者联合羧苄西林、庆大霉素或哌拉西林。

（9）厌氧杆菌感染者，用林可霉素（8g/d）、氯霉素，或红霉素、氯霉素联合应用。

（10）四环素、红霉素和氯霉素等均为抑菌药物，一般不用或不单独应用。

（11）某些厌氧菌或立克次体感染时可用四环素类；厌氧菌感染还可用甲硝唑（灭滴灵）静脉滴注。

2. 外科治疗　遇有下列情况可考虑手术治疗：①药物不能控制的感染，特别是真菌感染者；②瓣膜损害严重致顽固心力衰竭需做病灶清除和瓣膜置换者；③赘生物大（如真菌性）且反复发生危及生命的栓塞者；④人造瓣膜置换术后60日发生心内膜炎，经内科治疗效果不佳者；⑤真菌性心内膜炎者。

术后一般应继续使用抗生素4～6周。不论内科治疗或外科治疗，仍有10%～20%的复发率。因此这些患者均需追踪血培养，每周1次，持续6周。若需治疗，可根据药敏试验选药，再治疗4～6周。

【护理问题】

1. **体温过高**　与感染有关。

2. **潜在并发症**　栓塞。

3. **潜在并发症**　心力衰竭。

【护理措施】

（1）在心功能代偿期应给予以标准体重为准的适宜热量、高蛋白质、高维生素、易消化饮食。心衰者应限制钠盐摄入。

（2）患者应避免与上呼吸道感染患者接触，若有口腔、上呼吸道的急慢性感染，应积极治疗。

（3）根据心功能情况合理休息及活动，无症状者也应避免剧烈活动，应保持大便通畅。

（4）长期卧床者应进行下肢主动或被动性活动，预防栓塞。

【健康宣教】

1. **疾病知识指导**　向患者和家属讲解本病的病因与发病机制，致病菌侵入途径。嘱患者平时注意防寒保暖，少去公共场所，避免感冒，加强营养，增强机体抵抗力，合理安排休息。勿挤压痤疮、疖、痈等感染病灶，减少病原体入侵机会。

2. **用药指导与病情监测**　指导患者坚持完成足够剂量和足够疗程抗生素治疗。教会患者自我监测体温变化，有无栓塞表现，定期门诊随访。

七、主动脉夹层

【概念】

主动脉夹层是最严重的心血管疾病之一，发病率有逐年上升趋势，50～70岁为高发年龄，男多于女，48小时内死亡率可高达50%。其早期死亡原因多为夹层血肿向外膜破裂、急性心力衰竭或急性肾衰竭等，晚期死亡原因常为充血性心力衰竭或心、脑、肾等重要脏器严重供血不足所致。主要因为主动脉内的血液经内膜撕裂口流入囊样变性的中层，形成夹层血肿，随着血流压力的驱动，逐渐在主动脉中层内扩展，是主动脉中层的解离过程，又称主动脉夹层动脉瘤或主动脉夹层血肿。

【病因】

1. **高血压和动脉粥样硬化**　主动脉夹层由于高血压动脉粥样硬化所致者占70%～80%，尤其是长期高血压和重度高血压患者更易诱发本病。因为长期高血压可引起平滑肌细胞肥大、变性及中层坏死。

2. **结缔组织病**　Marfan综合征、Ehlers – Danlos综合征、先天性主动脉缩窄、二叶主动脉瓣及二尖瓣脱垂等患者常有主动脉结缔组织遗传性缺陷，易致内膜破裂和形成夹层血肿。

3. **外伤**　直接外伤可引起主动脉夹层，钝挫伤、介入性心血管诊疗操作时可致主动脉局部撕裂、血肿而形成主动脉夹层。

4. **其他**　炎症（梅毒性主动脉炎、系统性红斑狼疮等）、妊娠末期等均可引起主动脉夹层血肿。

【发病机制】

正常成人主动脉壁可耐受巨大的压力，当主动脉壁有病变或缺陷时，使内膜与中层的附着力降低。在血流冲击下，先形成内膜破裂，继而，血液从裂孔冲入动脉中层，形成血肿，并不断向近心端和（或）远心端扩展，引起主动脉壁裂开和相应内脏供血不足等严重症状；或者中层先有出血，形成血肿，并纵行发展将主动脉腔分成了一个真腔和一个假腔，假腔破裂可使血液返回动脉腔形成"自然治愈"，但更多的是破入胸膜腔、纵隔、腹膜后等，导致严重并发症。

【临床表现】

1. **疼痛**　突发剧烈疼痛，为发病开始最主要和常见的症状，可见约90%以上患者。疼痛从一开始就极为剧烈、难以忍受，呈搏动样、撕裂样或刀割样，患者常烦躁不安、恶心呕吐、大汗淋漓或晕厥等。疼痛部位多在前胸部靠近胸骨区，并向后背部扩展，如StanfordA型多在前胸，StanfordB型多在背部、腹部，疼痛部位有时提示撕裂口的部位；疼痛部位呈游走性提示主动脉夹层的范围在扩大；疼痛常呈持续性，应用常规剂量的强止痛剂如吗啡等难以缓解；同时伴有烦躁不安、焦虑、恐惧和濒死感；少数患者因发病早期出现晕厥或昏迷等症状而掩盖了疼痛的症状。

2. **高血压与休克、虚脱**　患者因剧痛而有面色苍白、大汗、皮肤湿冷、气促、脉速、脉弱或消失等表现外，但血压常不低反而升高，不少患者原有高血压者起病后疼痛使血压更高。若两侧肢体血压及脉搏明显不对称，常高度提示本病；若主动脉夹层发生外膜破裂引起大出血，则血压迅速降低，且常伴晕厥，甚至死亡。

3. **其他多系统受损的表现**

（1）心血管系统：①脉搏异常，主要是脉搏减弱或消失，或两侧强弱不等。②急性严重的主动脉关闭不全可出现心力衰竭，主要为心前区闻及典型叹气样舒张期杂音且可发生充血性心衰，但在心衰严重或心动过速时杂音可不清楚。③心肌梗死，多见下壁心梗，此种情况严禁溶栓和抗凝治疗，否则会引发出血而死亡。④心包压塞，夹层破裂到心包腔时，可迅速引起心包积血，导致急性心包压塞而死亡。

（2）神经系统：夹层血肿沿无名动脉或颈总动脉向上扩展时，可引起脑或脊髓急性供血不足，患者可出现头晕、意识模糊、肢体麻木、偏瘫、失语、嗜睡及昏迷等；压迫喉神经，可出现声嘶；累及椎动脉可引起截瘫、尿潴留；累及髂动脉时可引起下肢动脉搏动减弱或消失、感觉异常、肌张力减弱或完全性麻痹等。

（3）呼吸系统：夹层血肿破入胸腔，可引起胸腔积血，出现胸痛、呼吸困难或咳嗽咯血等，甚至有时可伴有出血性休克等。

（4）消化系统：夹层累及腹主动脉及分支时，患者可出现剧烈腹痛、恶心、呕吐等类似急腹症的表现；夹层压迫食管，可出现吞咽困难；破入食管时可引起大呕血；累及肠系膜上动脉时可致小肠缺血性坏死而发生便血。

（5）泌尿系统：夹层累及肾动脉，可引起腰痛、肾性高血压、血尿，甚至可引起急性肾衰竭。

【辅助检查】

1. **心电图**　主动脉夹层本身可引起特异性 ST－T 段改变；冠状动脉累及时可出现心肌缺血或急性心肌梗死心电图改变；累及主动脉瓣和既往有高血压者，可有左室肥大及劳损的心电图改变；心包积血时，可出现急性心包炎的心电图改变等。

2. **胸部 X 线**　主动脉夹层时可见上纵隔增宽、主动脉增宽延长、主动脉外形不规则，有局部隆起、主动脉内膜钙化影与外膜间距达 10mm 以上（正常 2～3mm）且有动态改变。

3. **超声心动图及多普勒**　二维超声心动图对诊断升主动脉夹层具有重要临床价值；多普勒超声可检测出主动脉夹层管壁之间的异常血流，还可判断假腔中有无血栓，而且对夹层分型、破口定位、主动脉瓣反流定量分析及左室功能测定等具有重要诊断价值。对于病情严重，不适宜做 CT 血管造影（CTA）、磁共振检查（MRA）或是数字减影血管造影（DSA）者，床旁超声检查是重要的诊断手段之一。

4. **主动脉造影**　选择性动脉造影和数字减影血管造影（DSA）是诊断本病最可靠的方法，诊断准确率 >95%。但对急性期危重患者做选择性动脉造影有较大风险，而静脉法 DSA 较安全可靠。

5. **计算机断层扫描（CT）和磁共振成像（MRI）**　均可清楚地显示被撕裂的内膜片和主动脉夹层真假二腔，诊断准确率 >90%。不宜用于血流动力学不稳定者，MRI 不适用于检查已安装人工起搏器等金属装置的患者。

【分型】

1. **DeBakey 分型**　根据夹层起始及受累的部位分为三型。

（1）Ⅰ型：夹层起始升主动脉，并越过升主动脉弓而至降主动脉甚至腹主动脉，此型最多见。

（2）Ⅱ型：夹层起始并局限于升主动脉。

（3）Ⅲ型：夹层起始于降主动脉左锁骨下动脉开口远端并可延伸至腹主动脉。

2. Stanford 分型

（1）A 型：内膜撕裂可位于升主动脉、主动脉弓或近段降主动脉，扩展可累及弓部和升主动脉，也可延及降主动脉、腹主动脉。

（2）B 型：内膜撕裂口常位于主动脉峡部，扩展累及降主动脉或延伸至腹主动脉，但不累及升主动脉。

【分期】

本病分为急性期：发病 3 天之内，急性期症状凶险，死亡率高；亚急性期：发病 3 天至 2 个月，是介于急性期于慢性期之间；慢性期：发病后 2 个月以上，慢性期多为幸存者，症状相对较轻。

【诊断要点】

1. 高血压患者突发胸背部及上腹部剧烈疼痛，常规剂量强镇痛剂不能完全止痛。

2. 疼痛伴有休克表现，但血压增高或正常、稍低。

3. 短期内出现主动脉瓣关闭不全体征，可伴有心力衰竭；急腹症或神经系统障碍、肾功能急剧减退伴血管阻塞现象。

4. 肢体血压脉搏不对称。

5. 胸片示纵隔增宽或外形不规则。

6. 主动脉造影检查。

【救治原则】

1. 急性期患者无论是否采取介入或手术治疗均应首先给予强化的内科药物治疗。

2. 升主动脉夹层特别是波及主动脉瓣或心包内有渗液者宜急诊外科手术。

3. 降主动脉夹层急性期病情进展迅速或有血管并发症者应介入治疗置入支架（动脉腔内隔绝术），夹层范围不大且无特殊血管并发症时，可先内科保守治疗。若 1 周内症状不缓解或发生特殊并发症时，如血压控制不佳、疼痛顽固、夹层扩展或破裂，出现神经系统损害或证明有膈下大动脉分支受累等，应立即介入或手术治疗。

【救治要点】

1. 绝对卧床休息　立即进行监护，密切观察神经系统、脉搏、心音呼吸等变化，严密监测血压、心电、尿量等。给予氧气吸入，迅速建立留置针静脉通道，注意控制输液量。

2. 有效镇静与镇痛 止痛首选吗啡静脉注射，因疼痛加重可诱发高血压和心动过速，可促进主动脉夹层的扩展。注射吗啡时注意患者的呼吸状况。

3. 控制血压及左室收缩速率 血压控制的目标在（100~120）／（60~90）mmHg左右，减慢心率在60~75次/分或将血压降至维持重要脏器（心、脑、肾）灌注的最低水平，并尽力维持血压的稳定。首选β受体阻断剂、钙离子拮抗剂和ACEI等，如患者有显著低血压，可能是发生了心脏压塞或主动脉破裂，此时应快速扩容。

4. 纠正休克 当出现血压降低或休克征象时，有可能是主动脉破裂，需快速扩容治疗，但必须排除夹层累及肢体动脉引起的假性低血压，快速监测两上肢血压可初步明确。升压药首选去甲肾上腺素，因多巴胺增加左心室收缩速率而不宜选用。

5. 外科手术 仅适用于升主动脉夹层及少数降主动脉夹层有严重并发症者，主要是修补撕裂口、排空假腔或人工血管移植术。

6. 介入治疗 主要适用于大多数的降主动脉夹层患者，疗效明显优于传统的内科保守治疗和选择性外科手术治疗，主要是以导管介入方式在主动脉内置入带膜支架，压闭撕裂口，扩大真腔，治疗主动脉夹层。介入治疗不但避免了外科手术的风险，术后并发症也大大减少，总体死亡率也显著降低。近年来，开窗主动脉覆膜支架和基于3D打印技术的定制支架等新型植入器械正应用于临床，可有效处理累及重要主动脉分支血管的病例。

【主要护理问题】

1. **疼痛** 与夹层分离有关。

2. **大出血** 与血肿破裂出血有关。

3. **声音嘶哑** 与夹层压迫喉返神经有关。

4. **有皮肤受损的危险** 与长期卧床皮肤组织受压有关。

5. **自理能力缺陷** 与绝对卧床休息有关。

6. **焦虑恐惧** 与剧烈疼痛及无明显诱因发病且症状较重，担心血肿破裂有关。

7. **潜在并发症** 与夹层撕裂范围及程度有关。

【护理措施】

1. **疼痛** 应密切观察疼痛的部位、性质及强度等有无改变，并注意使用镇痛剂的效果。一般强效镇痛剂对主动脉夹层常常无效，但可减轻患者的焦虑恐惧心理，使其配合治疗。

2. 血压与心率 严密监测血压、心率，急性期患者剧烈疼痛常表现为面色苍白、四肢湿冷、脉搏快而弱等休克表现，但此时血压不下降，反而升高，这种血压与休克不平行的情况系为本病的特殊性。若患者突然出现低血压，常提示血肿破裂，且应在左右上肢、左右下肢同时测量，并详细记录，便于早期发现内膜撕裂。控制血压在（100~120）/（60~90）mmHg 左右，发现异常及时告知医生。

3. 心理护理 因剧烈疼痛，患者易烦躁不安、精神紧张、焦虑等，应加强心理护理，及时与患者沟通。

4. 绝对卧床休息 协助患者取舒适体位，避免过多活动及剧烈咳嗽，保持病房安静整洁，给予氧气吸入。

5. 密切观察患者的自觉症状 及早发现受累器官组织。

6. 用药护理 注意各种药物的不良反应；及时准确使用降压药，血压升高者应迅速静脉应用降压药物，为了稳定地降血压、心率，防止血压波动，静脉给药时需要用注射泵或输液泵控制，并根据血压、心率调整药物速度，使收缩压维持在 100~120mmHg，心率 60~75 次/分，既能有效遏止主动脉夹层的继续扩展，又能维持心、脑、肾等重要脏器的血供，避免输入过多液体引起高血压及肺水肿等并发症。疼痛时使用止痛剂，须注意用药后的疗效及不良反应以及药物成瘾性的发生。

7. 需手术的患者做好术前准备 转运前协助医生全面评估患者，携带好转运仪器及急救药品护送患者安全到达手术室或介入导管室。

【健康宣教】

1. 按医嘱坚持服药，控制血压 合理应用药物控制血压在正常的范围，不擅自调整剂量。

2. 休息 以休息为主，活动量要循序渐进，注意劳逸结合，适当限制体力活动，避免运动量过大、剧烈咳嗽、用力排便等诱发疾病的发生。

3. 伴有主动脉瓣、二尖瓣畸形和马方综合征的患者更应限制剧烈活动 定期体检，监测病情变化及时手术治疗，预防主动脉夹层的发生。

4. 饮食 嘱患者低盐、低脂、低胆固醇、高维生素饮食，并戒烟、酒，多食新鲜水果、蔬菜及富含粗纤维的食物，以保持大便通畅。

5. 心理 指导患者学会自我调整心理状态，调控不良情绪，保持心情舒畅，避免情绪激动。

6. 定期复诊 若出现发热，皮温降低，足背动脉搏动消失，胸、腹、腰痛症状；口服抗凝药者出现出血倾向，如牙龈、鼻腔、口腔等出血及皮肤淤血者应及时就诊。

第三节 消化系统疾病急救及护理

一、消化道出血

消化道出血是指 Treitz 韧带以上部位的消化道，包括食管、胃、十二指肠、胰腺、胆管病变引起的出血以及胃空肠吻合术后的空肠病变出血。消化道以 Treitz 韧带为界，其上的消化道出血称上消化道出血，其下的消化道出血称为下消化道出血。

【病因】

上消化道出血的病因很多，其中常见的有消化道溃疡、急性糜烂出血性胃炎、食管胃底静脉曲张破裂和胃癌。现将病因分类归纳如下。

（1）上胃肠道疾病

①食管疾病和损伤。

②胃、十二直肠溃疡。

③出血性胃炎。

（2）门静脉高压引起食管胃底静脉曲张破裂出血。

（3）胃癌、胆管出血、胰腺疾病。

（4）全身性疾病：血液病、尿毒症、血管性疾病、风湿性疾病和应激相关胃黏膜损伤。

【临床表现】

1. 呕血与黑便 呕血与黑便是上消化道出血的特征性表现。上消化道出血者均有黑便，但不一定有呕血。出血部位在幽门以上者常有呕血和黑便，在幽门以下者可仅表现为黑便。

呕血与黑便的颜色、性质取决于出血部位、量和速度，呕血呈鲜红色或血块提示出血量大且速度快，血液在胃内停留的时间短，未经胃酸充分混合即呕出；如呕血呈棕褐色咖啡渣样，则表明血液在胃内停留时间长，经胃酸作用形成正铁血红素；柏油样黑便，黏稠而发亮，是因血红蛋白中铁与肠内硫化物作用形成硫化铁；当出血量大且速度快时，血液在肠内推进快，粪便可呈暗红甚至鲜红色，需与下消化道出血鉴别；空肠、回肠的出血如出血量不大，在肠内停留时间长，也可表现为黑便，需与上消化道出血鉴别。

2. **失血性周围循环衰竭**　是上消化道大出血最重要的临床表现。上消化道出血时，由于循环血容量急剧减少，静脉回心血容量相应不足，导致心排血量降低，常发生急性周围循环衰竭，其程度轻重因出血量大小和失血速度快慢有异。患者可出现头晕、心悸、乏力、出汗、口渴、晕厥等一系列组织缺血的表现。

出血性休克早期体征有脉搏细速，脉压变小，血压可因机体代偿作用而正常甚至一时偏高，此时应特别注意血压波动，并予以及时抢救，否则血压将迅速下降。

休克状态，患者表现为面色苍白、口唇发绀、呼吸急促、皮肤湿冷，呈灰白色或紫灰花斑，施压后褪色经久不能恢复，体表静脉塌陷；精神萎靡，烦躁不安，重者反应迟钝、意识模糊；收缩压降至80mmHg以下，脉压小于25～30mmHg，心率加快至120次/分以上。休克时尿量减少，若补足血容量后仍少尿或无尿，应考虑并发急性肾衰竭。

3. **发热**　大量出血后，多数患者在24小时出现发热，一般不超过38.5℃，可持续3～5天。发热机制可能与循环血容量减少、急性周围循环衰竭，导致体温调节中枢功能调节障碍有关。若发热超过39℃，持续7天以上，应考虑有并发症存在。临床上分析发热的原因时，要注意寻找有无并发肺炎或其他感染等引起发病的因素。

4. **氮质血症、血象的变化**　上消化道出血后，肠道中血液的蛋白质消化产物被吸收，可引起血中尿素氮浓度增高，称为肠性氮质血症。

上消化道出血后，均为急性失血性贫血。出血早期血红蛋白浓度、红细胞计数与血细胞的变化可能不明显，经3～4小时后，因组织液渗入血管内，使血液稀释，才出现失血性贫血的血象改变。出血24小时内网织红细胞即升高，如持续升高，提示出血未停止。

【辅助检查】

1. **常规实验室检查**　包括血、尿、便常规，粪隐血（便潜血），肝、肾功能，凝血功能等。

2. **内镜检查**　是目前消化道出血病因诊断的首选检查方法。依据原发病及出血部位不同，选择胃镜（食管镜）、十二指肠镜、小肠镜、胶囊内镜、结肠镜以明确病因及出血部位。

3. **X 线钡剂检查**　仅适用于慢性出血且出血部位不明确或急性大量出血已停止且病情稳定的患者的病因诊断。

4. **血管造影**　通过数字剪影技术，血管内注入造影剂观察造影剂外溢的部位。

5. **放射性核素显像**　近年应用放射性核素显像检查法来发现活动性出血的部位。其方法是静脉注射^{99m}锝胶体后做腹部扫描以探测标记物，从血管外溢的证据，可初步判定出血部位。

6. **其他**　根据原发疾病的需要，可以选择 CT、MRI、CT 仿真小肠、结肠造影等协助诊断。

【诊断要点】

成人出血 >5～10ml/d，粪便隐血试验出现阳性；出血量 50～100ml/d，可出现黑粪；胃内储积血量在 250～300ml 可引起呕血；出血量超过 400～500ml，可出现全身症状。短时间内出血量超过 1000ml，可出现周围循环衰竭表现。

继续或再出血指征：

（1）反复呕血，或黑粪次数增多、粪质稀薄，色泽黑亮，伴有肠鸣音亢进。

（2）周围循环衰竭的表现经充分补液输血而未见明显改善或虽暂时好转而又恶化。

（3）血红蛋白浓度、红细胞计数与血细胞比积继续下降，网织细胞计数持续增高。

（4）补液与尿量足够的情况下，血尿素氮持续或再次增高。

【救治要点】

1. **一般治疗**　大出血宜取平卧位，并将下肢抬高，头侧位，以免大量呕血时血液反流引起窒息，必要时吸氧、禁食。少量出血可适当进流食，对肝病患者忌用吗啡、巴比妥类药物。应加强护理，记录血压、脉搏、出血量及每小时尿量，保持静脉通路，必要时进行中心静脉压测定和心电图监护。

2. **补充血容量**　当血红蛋白低于 70g/L、收缩压低于 90mmHg 时，应立即输入足够量全血。肝硬化患者应输入新鲜血。开始输液应快，但老年人及心功能不全者输血输液不宜过多过快，否则可导致肺水肿，最好进行中心静脉压监测。如果血源困难可给右旋糖酐或其他血浆代用品，尽快补充血容量。应尽早输血，以恢复血容量及有效循环，最好保持血红蛋白不低于 90～100g/L。

3. **止血措施**

（1）药物治疗：①近年来对消化性溃疡疗效最好的药物是质子泵抑制剂奥

美拉唑，H_2 受体拮抗剂西米替丁或雷尼替丁在基层医院亦较常用。上述三种药物用药 3~5 日血止后皆改为口服。对消化性溃疡和糜烂性胃炎出血，可用血管收缩剂去甲肾上腺素 8mg 加入冰盐水 100ml 口服或做鼻胃管滴注，也可使用凝血酶口服应用。凝血酶需临床用时新鲜配制，且服药同时给予 H_2 受体拮抗剂或奥美拉唑以便使药物得以发挥作用。②食管、胃底静脉曲张破裂出血时，垂体后叶素是常用药物，但作用时间短，主张小剂量用药。患高血压、冠心病或孕妇不宜使用，也有主张同时舌下含硝酸甘油或硝酸异山梨醇酯。20 世纪 80 年代以来有采用生长抑素，对上消化道出血的止血效果较好，短期使用几乎没有严重不良反应，但价格较贵。

（2）三腔气囊管压迫止血：适用于食管胃底静脉曲张破裂出血。如药物止血效果不佳，可考虑使用。不推荐作为首选治疗措施，该方法即时止血效果明显，但必须严格遵守技术操作规程以保证止血效果，并防止窒息和吸入性肺炎等并发症发生。

（3）内镜直视下止血：对于门脉高压出血者，可采取：①急诊食管曲张静脉套扎术；②注射组织胶或硬化剂如乙氧硬化醇、鱼肝油酸钠等。一般多主张注射后用 H_2 受体拮抗剂或奥美拉唑，以减少硬化剂注射后因胃酸引起溃疡与出血。对于非门脉高压出血者，可采取：①局部注射 1:10000 肾上腺素盐水；②采用 APC 电凝止血；③血管夹（钛夹）止血。

（4）血管介入技术：对于食管胃底静脉曲张破裂出血，经垂体后叶素或三腔气囊管压迫治疗失败的患者，可采用经颈静脉门 – 体静脉分流术（TIPS）结合胃冠状静脉栓塞术。

（5）手术治疗：经上述处理后，大多数上消化道大出血可停止。如仍无效可考虑手术治疗。食管胃底静脉曲张破裂可考虑口腔或脾肾静脉吻合等手术。胃、十二指肠溃疡大出血患者早期手术可降低死亡率，尤其是老年人不宜止血又易复发，更宜及早手术，如并发溃疡穿孔、幽门梗阻或怀疑有溃疡恶变者宜及时手术。

【主要护理问题】

1. **体液不足**　与消化道大量出血引起活动性体液丢失、酸碱平衡失调、液体摄入量不足等有关。

2. **活动无耐力**　与失血性周围循环衰竭有关。

3. **排便异常**　与消化道大量出血、进食减少等有关。

4. **恐惧**　与消化道大量出血、健康受到威胁，担心疾病后果有关。

5. 潜在并发症　窒息。

【护理措施】

1. 体位与保持呼吸道通畅　大出血时患者取平卧位并将下肢略抬高，以保证脑部供血。呕吐时头偏向一侧，防止窒息或误吸，必要时用负压吸引器清除气道的分泌物、血液或呕吐物，保持呼吸道通畅，防止吸入气管而造成窒息。给予吸氧。

2. 治疗护理　立即建立静脉通道，补充血容量，放在一切治疗措施之首。配合医生迅速、准确地实施输液、输血，采取各种止血治疗及用药等抢救措施，并观察治疗效果及不良反应。输血开始宜快，避免因输血、输液过多、过快而引起急性肺水肿。肝性脑病患者忌用吗啡、巴比妥类药物。宜输新鲜血，因库存血含氨量高，易诱发肝性脑病。准备好急救用品、药物。

3. 饮食护理　急性大出血伴恶心、呕吐者应禁食。少量出血而无呕吐者，可进温凉、清淡流质，这对消化性溃疡的患者尤为重要，因进食可减少胃收缩运动并可中和胃酸，促进溃疡愈合。出血停止后改为营养丰富、易消化、无刺激性的半流质、软食，原则为少量多餐，逐步过渡到正常饮食。

4. 心理护理　观察患者有无紧张、恐惧或悲观、沮丧等心理反应，特别是慢性病或全身性疾病反复出血者，有无对治疗失去信心和不合作的行为。解释安静休息有利于止血，关心、安慰患者。抢救工作应忙而不乱，沉着冷静，安慰患者，以减少患者的紧张情绪。经常巡视，大出血时陪伴患者，使其有安全感。呕血或解黑便后及时清除血迹、污物，以减少对患者的不良刺激。

5. 病情监测

（1）监测指标：①生命体征；②精神和意识状态；③观察皮肤和甲床色泽、肢体温暖或是湿冷；④准确记录出入量；⑤观察呕吐物和粪便的性质、颜色、量；⑥定期复查红细胞计数、血细胞比容、血红蛋白、网织红细胞计数、血尿素氮、大便隐血，以了解贫血程度、出血是否停止；⑦监测血清电解质和血气分析的变化。

（2）出血量的估计：详细询问呕血和（或）黑便的发生时间、次数、量及性状以及估计出血量和速度。

（3）继续或再次出血的判断。

（4）患者原发病的病情观察。

6. 休息与活动　精神上的安静和减少身体活动有利于出血停止，少量出血者应卧床休息。大出血者绝对卧床休息，病情稳定后，逐渐增加活动量。

【健康宣教】

1. 针对原发病的指导

2. 一般疾病的指导

（1）注意饮食卫生和饮食的规律；进食营养丰富、易消化的食物；避免过饥或暴饮暴食；避免粗糙、刺激性的食物或过冷、过热、产气多的食物、饮料；应戒烟、戒酒。

（2）生活起居有规律，劳逸结合，保持乐观情绪，保证身心休息；避免长期精神紧张，过度劳累。

（3）在医生的指导下用药，以免用药不当。避免服用某些药物，如阿司匹林、吲哚美辛。

3. 识别出血及及时就诊　患者及家属应学会早期识别出血征象及应急措施。出现头晕、心悸等不适或呕血、黑便时立即卧床休息，保持安静，减少身体活动；呕吐时取侧卧位以免误吸。立即送医院治疗，慢性病者定期门诊随访。

二、急性胰腺炎

急性胰腺炎（acute pancreatitis）是多种病因导致胰酶在胰腺内被激活后引起胰腺组织自身消化、水肿、出血甚至坏死的炎症反应。临床以急性上腹痛、恶心、呕吐、发热和血胰酶增高等为特点。病变程度轻重不等，轻者以胰腺水肿为主，临床多见，病情常呈自限性，预后良好，又称为急性轻症胰腺炎。少数重者的胰腺出血坏死，常继发感染、腹膜炎和休克等多种并发症，病死率高，称为急性重症胰腺炎。

【病因】

引起急性胰腺炎的病因较多，我国以胆管疾病为常见病因，西方国家则以大量饮酒引起者多见。

1. 胆管系统疾病　国内报道约 50% 以上的急性胰腺炎并发于胆石症、胆管感染或胆管蛔虫等胆管系统疾病，引起胆源性胰腺炎的因素。

（1）胆石、感染、蛔虫等因素致 oddi 括约肌水肿、痉挛，使十二指肠壶腹部出口梗阻，胆管内压力高于胰管内压力，胆汁逆流入胰管，引起急性胰腺炎。

（2）当胆石通过 Oddi 括约肌时（特别是形状不规则的），造成括约肌痉挛，高压的胆汁逆流入胰管而诱发胰腺炎。

（3）当胆管感染时细菌经过胆、胰共同的淋巴管回流入胰腺，再加之 Oddi

括约肌有不同程度的狭窄，从而引起胰腺炎的发生。

2. 饮酒和暴饮暴食　大量饮酒和暴饮暴食均可致胰液分泌增加，并刺激 Oddi 括约肌痉挛、十二指肠乳头水肿，使胰管内压力增高，胰液排出受阻，引起急性胰腺炎。慢性嗜酒者常有胰液蛋白沉淀，形成蛋白栓堵塞胰管，致使胰液排出障碍。

3. 其他

（1）手术与创伤。

（2）内分泌与代谢障碍。

（3）感染。

（4）药物。

（5）特发性。

【发病机制】

急性胰腺炎的发病机制主要是由于胰酶在胰腺管内、在细胞内活化对胰腺的自我消化，对其周围组织的消化，从而继发一系列器官功能障碍。

【临床表现】

1. 腹痛　为最早出现的症状，往往在暴饮暴食或极度疲劳之后发生，多为突然发作，位于上腹正中或偏左。疼痛为持续性进行性加重似刀割样，疼痛向背部、胁部放射。剧烈的腹痛多系胰腺水肿或炎性渗出压迫、刺激腹腔神经丛。若为出血坏死性胰腺炎，发病后短暂时间内即为全腹痛，急剧腹胀，似向腹内打气样感，同时很快即出现轻重不等的休克、恶心、呕吐，发作频繁，起初为进入食物胆汁样物，病情进行性加重（或为出血坏死性胰腺炎），很快即进入肠麻痹，则吐出物为粪样。大量的坏死组织积聚于小网膜囊内，则在上腹可以看到一隆起性包块，触之有压痛，往往包块的边界不清。少数患者腹部的压痛等体征已不明显，但仍然有高热、白细胞增高以致经常性出现似"部分性肠梗阻"的表现，这往往在腹腔或盆腔形成局限性脓肿。

2. 恶心、呕吐及腹胀　起病后多出现恶心、呕吐，大多频繁而持久，吐出食物和胆汁，呕吐后腹痛并不减轻，常同时伴有腹胀，甚至出现麻痹性肠梗阻。

3. 发热　多数患者有中度以上发热，一般持续 3~5 天，若持续发热 1 周以上并伴有白细胞升高，应考虑有胰腺脓肿或胆管炎症等继发感染。

4. 水、电解质及酸碱平衡紊乱　多有轻重不等的脱水，呕吐频繁者可有代谢性碱中毒，重症者可有显著脱水和代谢性酸中毒，伴血钾、血镁、血钙降低，部分可有血糖增高，偶可发生糖尿病酮症酸中毒或高渗昏迷。

5. **低血压和休克**　见于急性坏死型胰腺炎，极少数患者可突然出现休克。

【辅助检查】

1. **白细胞计数**　多有白细胞增多及中性粒细胞核左移。

2. **血尿淀粉酶测定**　是主要的诊断方法。血清（胰）淀粉酶在起病后 6～12 小时开始升高，48 小时开始下降持续 3～5 天血清淀粉酶超过正常值 3 倍可确诊为本病，淀粉酶的高低不一定反映病情轻重，出血坏死型胰腺炎淀粉酶值可正常或低于正常，其他急腹症如消化性溃疡穿孔、胆石症、胆囊炎、肠梗阻等都可有血清淀粉酶升高，但一般不超过正常值 3 倍。

3. **血清脂肪酶测定**　血清脂肪酶常在起病后 24～72 小时开始上升高，持续 7～10 天对病后就诊较晚的急性胰腺炎患者有诊断价值且特异性也较高。

4. **淀粉酶内生肌酐清除率比值**　急性胰腺炎时可能由于血管活性物质增加使肾小球的通透性增加，肾对淀粉酶清除增加而对肌酐清除未变。

5. **血清正铁白蛋白**　当腹腔内出血时红细胞破坏释放血红素经脂肪酸和弹力蛋白酶作用能变为正铁血红素，后者与白蛋白结合成正铁白蛋白，正铁白蛋白在重症胰腺炎起病小时内常为阳性。

6. **生化检查**　暂时性血糖升高可能与胰岛素释放减少和胰高血糖素释放增加有关。持久的空腹血糖高于 10mmol/L 反映胰腺坏死，提示预后不良。高胆红素血症可见于少数临床患者，多于发病后 4～7 天恢复正常，血清 AST、LDH 可增加。

7. **X 线腹部平片**　可排除其他急腹症如内脏穿孔等。"哨兵祥"和"结肠切割征"为胰腺炎的间接指征，弥漫性模糊影腰大肌边缘不清提示存在腹腔积液，可发现肠麻痹或麻痹性肠梗阻征。

8. **腹部 B 超与 CT 检查**　均能显示胰腺肿大轮廓，渗液的多少与分布，假性胰腺囊肿、脓肿也可被显示。

【救治要点】

本病的治疗应根据病变的轻重加以选择，原则上轻型可用非手术疗法，以内科处理为主，对重型的胆源性胰腺炎及其继发病变，如胰腺脓肿、假性胰腺囊肿等，需积极支持和手术处理。

1. **内科治疗**

（1）急症监护：对于重症患者应予以生命指征（血压、心率、呼吸）监测以及对血象、血淀粉酶、胰淀粉酶与肌酐清除率等指标的动态观察。并给予间断吸氧改善组织缺氧状态。

（2）抑制胰腺分泌

禁食与胃肠减压：一旦确诊，患者应绝对卧床休息，停止进饮食，放置胃管，胃肠减压。目的是减少因进食引起的胰液分泌，同时对缓解肠胀气或肠麻痹有一定的帮助。进食的恢复应遵循循序渐进的原则。当病情好转后逐渐恢复饮食，开始给半量的流质饮食，进食 1~2 天病情平稳后可改为流质饮食。随着病情好转可予半流质饮食，3 周后可渐增至低脂普食。痊愈后仍需维持低脂饮食 1~2 个月为宜。

②药物：一般首选抗胆碱能药物，如阿托品 0.5mg 或 654-2 10mg，肌内注射。此类药物具有减少胃液分泌和解痉止痛的作用，但可引起心动过速、尿潴留和加重肠麻痹等不良反应。目前多选用 H_2 受体拮抗剂，如西咪替丁 200~400mg 静脉滴注，每日 2 次。作用机制为减少胃酸分泌，从而减少胰腺的分泌。生长抑素类药物可直接抑制促胰液素，减少胰液的分泌，抑肽酶 20~25U 加入 5% 葡萄液中静脉滴注，7~10 天为一疗程。重型胰腺炎可用奥曲肽 0.1mg，皮下注射或静脉滴注，每日 4 次，3~7 天为一疗程。

（3）支持治疗

①维持水电解质平衡：患者因呕吐、肠麻痹、禁食和胃肠减压会丢失大量体液和电解质，应尽早给予补充。补液总量应按人体需要量加胃肠减压丢失量，约为 2000~3000ml。同时应注意补充钾、钠、氯、镁等离子，以维持电解质平衡。

②解热止痛：疼痛为本病的主要症状，并对预后有一定的影响。因此应尽量缓解其疼痛。对疼痛严重者可用哌替啶 50~100mg，肌内注射。不推荐吗啡，因为可导致 Oddi 括约肌收缩；也不推荐山莨菪碱，因可诱发或加重肠麻痹。

③抗感染：急性胰腺炎导致的化学性腹膜炎、肠麻痹等往往会继发细菌感染而加重病情，应及时、合理地使用抗生素治疗。

喹诺酮类抗生素，如氧氟沙星 200~400mg，口服，每日 3 次；静脉给药 200mg，每日 2 次。氯洁霉素，对革兰阳性菌和厌氧菌有效，静脉给药，每日 0.6g。β-内酰胺类，如头孢噻肟静脉滴注 1~2g，每日 2 次。头孢唑肟、氨苄西林等对急性胰腺炎继发的感染均有较好的杀菌作用。亦可联合使用甲硝唑 500mg 或替硝唑 400mg，静脉滴注，每日 2 次，对各种厌氧菌有强大的杀灭作用。

2. 外科治疗

外科治疗适用于下列情况。

（1）出血坏死性胰腺炎内科治疗无效者。

（2）胰腺炎并发脓肿、假囊肿或肠麻痹坏死。

（3）急性胰腺炎合并有胆石症、胆囊炎者。

（4）急性胰腺炎与其他急腹症难以鉴别，如胃肠穿孔、肠梗阻等。

【主要护理问题】

1. 急性疼痛　与胰腺及其周围组织炎症有关。

2. 体液不足　与炎性渗出、出血、呕吐、禁食有关。

3. 营养失调　与恶心、呕吐、禁食和应激消耗有关。

4. 知识缺乏　缺乏疾病的防治和康复的相关知识。

5. 潜在并发症　休克、出血、感染、胰瘘或肠瘘、多器官功能障碍综合征。

【护理措施】

1. 术前护理

（1）患者绝对卧床休息，禁饮食，胃肠减压。

（2）遵医嘱给予止痛药物，如哌替啶，禁用吗啡。

（3）严密观察患者生命体征：神志及皮肤颜色、温度，监测血氧饱和度，注意有无休克、呼吸功能不全和肾功能不全等并发症，监测血糖及血钙水平。

（4）应用抑制胰腺分泌药物。

（5）如出现休克，按休克常规护理。

（6）在严密观察治疗期间，积极完善术前准备。

2. 术后护理

（1）按全麻术后常规护理。

（2）病情观察：及时发现休克、呼吸功能不全和肾功能不全等征象。

（3）禁饮食、胃肠减压，并按胃肠减压常规护理。

（4）营养支持：分三个阶段，即完全胃肠外营养（TPN）、肠道营养（TEN）及逐步恢复到经口饮食，做好 TPN 与 TEN 护理，防止并发症。

（5）按常规口腔护理。

（6）保持各种引流管通畅，并记录色、量、性质。

（7）做好腹腔灌洗与腹腔冲洗的护理。

3. 并发症的观察及处理

（1）成人呼吸窘迫综合征（ARDS）：ARDS 是重症胰腺炎最严重的并发症之一。患者每日应做动态的动脉血气分析，当 PaO_2 下降到 8.0kPa 以下就要考虑 ARDS，立即加大吸氧浓度，30 分钟后重采动脉血查血气分析。若 PaO_2 继续下降则 ARDS 诊断成立，应做气管插管或气管切开机械通气，若再不改善采用呼吸末正压呼吸（PEEP）配合维护循环、治疗感染并给予药物治疗，维持体液平衡和营养代谢。

（2）出血：对于创口局部出血，量一般不大，多为肉芽创面损伤出血，采用加强局部灌洗或填塞治疗；若对局部较大血管被感染坏死组织腐蚀而继发出血，一般出血量大需手术止血；若为应激性溃疡出血，采用去甲肾上腺素冰盐水溶液冲洗，全身使用止血剂及制酸剂；若胃镜证实为胃外感染坏死组织直接腐蚀胃壁造成局部炎性溃疡糜烂出血或局部溃破穿孔者应及时手术治疗。

（3）感染：局部残余脓肿 CT 定位，尽早做穿刺引流手术。脓毒血症及真菌感染，前者应根据培养、药敏试验采用针对性敏感抗生素，后者根据真菌菌种使用氟康唑或两性霉素 B 治疗。

（4）瘘：包括胃肠道瘘及胰瘘，注意保持引流通畅，必要时冲洗或负压吸引，同时加强营养及水、电解质平衡以及全身使用消化道分泌抑制剂，如奥曲肽、奥美拉唑等能自行愈合，必要时手术治疗。

【健康宣教】

（1）心理护理：护士更应亲近患者，讲解此病的大致转化过程，使患者配合治疗，对每项护理操作应耐心细致，以情感人，打消紧张、恐惧、焦虑的心情，使之有一个良好的心态，并积极地对待各种治疗。

（2）疾病知识指导：向患者及家属介绍本病的主要诱发因素和疾病的过程，教育患者积极治疗胆管疾病，注意防治胆管蛔虫。

（3）生活指导：指导患者及家属掌握饮食卫生知识，患者平时应养成规律进食习惯，免暴饮暴食。腹痛缓解后，应从少量低脂、低糖饮食开始逐渐恢复正常饮食，应避免刺激性强、产气多、高脂肪和高蛋白食物，戒除烟酒，防止复发。

（4）正确认识复发特性，强调预防复发重要性，定期门诊随访。

三、急性肠梗阻

肠梗阻（ileus）系指肠内容物在肠道中不能顺利通过和运行。当肠内容物通过受阻时，则可产生腹胀、腹痛、恶心呕吐及排便障碍等一系列症状，严重者可导致肠壁血供障碍，继而发生肠坏死，如不积极治疗，可导致死亡。肠梗阻是常见的急腹症之一。

【病因】

肠梗阻病因较为复杂，有器质和动力方面的因素。

1. **肠腔堵塞**　如寄生虫、异物、粪石、大胆石等。

2. **肠壁病变**　如肿瘤、炎症、先天性肠道闭锁、肠套叠等。

3. **肠管受压**　如粘连带压迫、嵌顿疝、肠管扭转或肿瘤压迫等。

4. **动力障碍**　如急性腹膜炎、手术或毒素刺激、低钾血症等使肠管麻痹或神经刺激反射致肠管痉挛。

【发病机制】

从单纯性肠梗阻发展到肠壁较窄、坏死、穿孔等，发生一系列病理生理改变，主要可分为以下方面。

（1）梗阻部位以上的肠管扩张与体液丢失。

（2）细菌的繁殖及毒物的吸收。

（3）肠管内压力增高，作用于肠壁，除使肠管膨胀外还影响肠黏膜的吸收作用，也使肠壁的血液循环发生障碍，引起肠壁坏死。

【临床表现】

1. 腹痛、呕吐、腹胀及停止排气排便是不同类型肠梗阻的共同表现。

（1）腹痛：为阵发性绞痛。空肠或上段回肠梗阻，每3~5分钟发作一次，回肠末端或大肠梗阻，每6~9分钟发作1次，发作间歇期疼痛缓解，绞痛期间伴有肠鸣音亢进，肠鸣音呈高调，有时可闻气过水声。麻痹性肠梗阻可以无腹痛，高位小肠梗阻绞痛可以不严重，中段或低位肠梗阻则呈典型剧烈的绞痛，位于脐周或定位不确切。每次绞痛可持续数秒到数分钟。如果阵发性绞痛转为持续性腹痛，则应考虑已发展为绞窄性肠梗阻。

（2）呕吐：梗阻以后，肠管的逆蠕动使患者发生呕吐。呕吐物开始为胃内容物，以后为肠内容物。高位小肠梗阻绞痛不重，但呕吐频繁；中段或远端小肠梗阻，呕吐出现较晚；低位小肠梗阻呕吐物有时呈"粪便样"（feculent vomitting），这是由于肠内容物滞留，细菌的过度生长分解肠内容物所致。

（3）腹胀：多发生在晚期，高位小肠梗阻不如低位者明显，结肠梗阻因回盲瓣存在，很少发生反流，梗阻常为闭襻性，故腹胀明显。绞窄性肠梗阻时，腹部呈不对称性膨胀，可以摸到膨大的肠襻。

（4）排气与排便停止：肠梗阻患者，一般都停止由肛门排便与排气，但是肠系膜血管栓塞与肠套叠可以排出稀便或血性黏液。结肠肿瘤、憩室或胆石梗阻的患者也常常有黑色大便。

2. **体征**

（1）心率：单纯性肠梗阻，失水不重时，心率正常。心率加快是低血容量与严重失水的表现。绞窄性肠梗阻由于毒素的吸收，心率加快更为明显。

（2）体温：正常或略有升高。体温升高是肠管绞窄或肠管坏死的征象。

（3）腹部体征：应注意是否有手术瘢痕，肥胖患者尤其应注意腹股沟疝及股疝，因为皮下脂肪过多容易忽略。膨胀的肠管有压痛、绞痛时伴有肠型或蠕动波。若局部压痛伴腹肌紧张及反跳痛，为绞窄性肠梗阻的体征。听诊时应注意肠鸣音音调的变化，绞痛时伴有气过水声，肠管高度扩张，可闻及"叮叮"的金属音（高调）。

（4）直肠指诊：注意直肠是否有肿瘤，指套是否有鲜血。有鲜血应考虑到肠黏膜病变、肠套叠、血栓等病变。

【辅助检查】

1. **实验室检查** 单纯性肠梗阻早期变化不明显，随病情发展，若出现失水和血液浓缩，则白细胞计数、血红蛋白、血细胞比容和尿比重都可增高。绞窄性肠梗阻早期即有白细胞数增高、血气分析、血清电解质以及血尿素氮、肌酐的变化，可了解酸碱失衡、电解质紊乱和肾功能的状况。呕吐物和粪便检查见大量红细胞或隐血试验阳性，应考虑肠管有血供障碍。

2. **影像学检查** 肠梗阻时，小肠内容物停滞，气体－液体分离。一般在肠梗阻发生 4～6 小时，X 线检查即显示出肠腔内气体。立位或侧卧位腹部 X 线平片可见胀气肠袢和多个气－液平面。腹部 X 线检查对肠梗阻的诊断具有重要价值。B 超、CT 等检查可以进一步了解造成肠梗阻的原因和排除腹部的其他疾病，并能确定扩张肠管的长度、内径及肠壁的厚度等，为肠梗阻的诊断提供一些定量指标。

【救治要点】

肠梗阻的治疗，在于缓解梗阻，恢复肠管的通畅。值得注意的是患者生命的威胁不完全在于肠梗阻本身，而是由于肠梗阻所引起的全身病理生理变化。为了挽救患者生命，应及时纠正水与电解质紊乱，减少肠腔膨胀。手术治疗应在全身的病理、生理变化纠正后再进行。

1. **胃肠减压** 胃肠减压可以减轻腹胀，有利于肠壁循环的恢复。对老年患者还可以预防误吸的发生。对于单纯性粘连性肠梗阻，仅用胃肠减压与静脉输液，有时可以解除梗阻，避免再次手术。应用胃肠减压 12h 后，重复进行 X 线检查，若小肠充气减少，结肠充气时，则证明肠梗阻有所缓解。

2. **水与电解质的补充** 根据肠梗阻的部位、梗阻的时间长短以及化验检查的结果来进行水与电解质的补充。由于呕吐与胃肠减压所丢失的液体，与细胞外液相似，因此补充的液体以等渗液为主。对严重脱水的患者，术前进行血容量的补充尤其重要，否则在麻醉情况下可引起血压下降。绞窄性肠梗阻，除补充等渗液体外，血浆及全血的补充尤为重要，特别是在血压及脉率已发生改变时。

3. **抗生素的应用** 单纯性肠梗阻无须应用抗生素。对绞窄性肠梗阻则须使用，可减少细菌繁殖，尤其当肠管发生坏死而引起腹膜炎时，更应使用。

4. **手术治疗** 经以上的治疗，有部分患者可缓解。若腹痛加重，呕吐未止，白细胞增高，体温也增高时，则必须要进行手术治疗。观察的时间不宜超过 48 小时，以免发生肠绞窄坏死。手术方法根据梗阻原因有所不同，一般有 4 种方法。

（1）粘连松解术、复位术：开腹探查无血性渗液，则多为单纯性梗阻。若肠管膨胀不严重则自上而下追踪肠管萎陷与膨大的交界处，即梗阻病变的所在，则根据病因可进行粘连松解或肠扭转、肠套叠复位术。若梗阻以上肠管膨胀明显，应先将膨胀的肠管予以减压，以免探查过程中，由于牵拉而发生破裂。

（2）肠袢间短路吻合术：若梗阻的原因不能解除，如癌肿、放射性肠炎、腹腔结核等所引起粘连十分严重，难以分离。强行分离往往分破肠管，术后发生肠瘘，可在梗阻部位上下肠段间做短路吻合术。一般有两种吻合方式。侧侧吻合：在梗阻上下的肠袢之间进行侧侧吻合，此种吻合术将在吻合口与梗阻之间形成盲袢，日后可能产生盲袢综合征，有时有溃疡形成引起肠道出血。端侧吻合：切断梗阻近端肠管与梗阻远侧肠管进行端侧吻合。

（3）肠造瘘术：一般适用于结肠梗阻，如乙状结肠癌合并梗阻。梗阻以上的肠管膨胀有严重水肿如肠腔内感染，一期手术切除与吻合常招致吻合口漏的发生。因此对结肠梗阻，常先在梗阻上方进行造瘘，但小肠梗阻，尤其是高位梗阻，不宜行造瘘术，否则产生液体丢失严重与腹壁皮肤糜烂，长期造瘘患者的营养也难以维持。

（4）肠切除、肠吻合术：对梗阻所造成的肠壁坏死，应进行一期切除吻合。对肠扭转，肠系膜血管栓塞的肠梗阻，都应进行坏死肠管切除，以对端吻合为理想。手术过程中要尽量细致，对撕破的浆膜面，一般都应用细丝线缝补或是由邻近的小肠浆膜面缝盖于其上，避免粗糙面暴露，日后发生粘连。在缝合腹膜以前，将小肠进行适当排列，在肠系膜之间形成整齐的顺列，避免发生扭曲。

【**主要护理问题**】

1. **体液不足** 与呕吐、禁食、肠腔积液、胃肠减压致体液丢失过多有关。

2. **急性疼痛** 与肠蠕动增强或肠壁缺血有关。

3. **潜在并发症**　术后肠粘连、肠坏死、腹腔感染、感染性休克等。

4. **恐惧与焦虑**　与知识缺乏、担心预后有关。

【护理措施】

1. 维持体液平衡

（1）合理输液并记录出入量：保证液体的补充，纠正水电解质紊乱和酸碱平衡是一项极为重要的措施，输液期间严密观察病情变化、准确记录输入的液体量，同时记录胃肠引流管的引流量、呕吐量及排泄的量和尿量，为临床治疗提供依据。

（2）营养支持：肠梗阻患者应禁食，给予胃肠外营养。若经治疗梗阻解除，肠蠕动恢复正常，则可经口进流质饮食，以后逐渐过渡为半流质及普食。

2. 有效缓解疼痛

（1）禁食、胃肠减压：通过持续胃肠减压，吸出肠腔内积气、积液，有效地缓解腹痛、腹胀。胃肠减压期间应注意保持负压吸引通畅，严密观察并记录引流液的颜色、性状及量，若抽出血性液体，应考虑绞窄性肠梗阻的可能。

（2）腹部按摩：若患者为不完全性、痉挛性或单纯蛔虫所致的肠梗阻，可适当顺时针轻柔按摩腹部，并遵医嘱配合应用针刺疗法，缓解疼痛。

（3）应用解痉剂：腹痛患者在明确诊断后可遵医嘱适当予解痉剂治疗，如阿托品肌内注射。

3. 维持体温正常

遵医嘱正确、合理地应用抗菌药控制感染并观察患者在用药过程中的反应。

4. 并发症的预防和护理

（1）吸入性肺炎：①预防，患者呕吐时，应协助其坐起或将头偏向一侧，呕吐后及时清洁口腔卫生，并记录呕吐物的量及颜色、性状；②病情监测，观察患者是否发生呛咳，有无咳嗽、咳痰、胸痛及寒战、发热等全身感染症状；③护理，若发生吸入性肺炎，除遵医嘱及时予以抗菌药外，还应协助患者翻身、叩背、予雾化吸入，指导患者有效呼吸、咳嗽咳痰等。

（2）腹腔感染及肠瘘：①避免感染，注意保持腹腔引流通畅，严格无菌技术操作，避免逆行性感染的发生。②营养，根据患者情况合理补充营养，恢复经口饮食后应遵循循序渐进的原则，以免影响吻合口愈合。③观察，观察患者术后腹痛、腹胀症状是否改善，持续发热，腹壁切口处红肿，肛门恢复排气、排便的时间等。若腹腔引流管周围流出液体带粪臭味、同时患者出现局部或弥漫性腹膜炎的表现，应警惕腹腔内或切口感染及肠瘘的可能，应及时报告。

（3）肠粘连：肠梗阻术后患者若护理不当，仍可能发生再次肠粘连。应注意下列护理措施。①术后早期活动：协助患者翻身并活动肢体；鼓励患者尽早下床活动，以促进肠蠕动恢复，预防粘连。②密切观察病情：患者是否再次出现腹痛、腹胀、呕吐等肠梗阻症状。一旦出现，应及时报告医生并协助处理，包括按医嘱给予口服液体石蜡或中成药通便、胃肠减压。

【健康宣教】

1. 注意饮食卫生　不吃不洁的食物，忌生冷、刺激食物，避免暴饮、暴食；进食高蛋白、高维生素和易消化吸收的食物。

2. 便秘者应注意通过调整饮食、腹部按摩等方法保持大便通畅，老年便秘者应及时服用缓泻药，避免用力排便。

2. 出院指导

（1）适当休息与活动，避免腹部受凉和餐后剧烈活动，以防发生肠扭转。

（2）保持心情愉悦，每天进行适量体育运动。

（3）加强自我观察，若有腹胀、腹痛、呕吐、停止排气排便等不适，应及时救诊。

四、胆石症

胆石症指发生在胆囊和胆管的结石，是胆管系统的常见病、多发病。近年来随着生活水平的提高，人们饮食结构发生变化，人们饮食结构发生变化，胆石病的发病特点也发生了改变。胆囊结石的发病率高于胆管结石，胆固醇结石多于胆色素结石，女性发病率高于男性。胆固醇结石发病率城市高于农村，胆管结石发病率则农村高于城市。

【病因】

胆石症的病因十分复杂，是多因素综合作用的结果，主要与胆管感染、代谢异常、致石基因等因素有关。胆管感染、胆管梗阻是胆石形成的主要因素。

1. 胆管感染　感染胆汁中细菌产生大量的 β–葡萄糖醛酸苷酶能水解结合性胆红素，使其成为游离的非结合性胆红素；后者与钙离子结合而分析出胆红素钙，成为胆色素结石的起源；再者细菌产生的磷脂酶可降解卵磷脂成软脂酸，形成钙沉淀。

2. 胆管梗阻　胆管梗阻会造成胆汁淤积而导致胆管感染；胆管梗阻影响胆汁的排空，使胆固醇浓度增高而吸出结晶；胆汁淤积能使非结合性胆红素浓度增高，促成结石。

3. 胆管异物　蛔虫、华支睾吸虫等虫卵或成虫的尸体可成为结石的核心；胆管手术后的手术线结或 Oddi 括约肌功能失调时，食物残渣随肠内容物反流入胆管成为结石形成的核心。

4. 代谢因素　胆汁中胆盐、胆固醇、卵磷脂的适当比例是维持胆固醇呈溶解状态的必要条件。当胆汁中胆固醇浓度增高，胆汁酸盐和卵磷脂浓度下降时，胆固醇则呈过饱和状态而析出形成结石。

5. 胆囊功能　胆囊收缩功能减退，胆汁淤滞亦有利于结石形成。

【发病机制】

胆石症即胆管内胆汁的某些成分（胆色素、胆固醇、黏液物质及钙等）在各种因素作用下，析出、凝聚形成石头而导致的疾病。目前主要以结石剖面结构和结石化学成分为基础，分类为胆固醇结石和胆色素结石。胆固醇结病多发生在胆囊内，80%以上的胆囊结石为胆固醇结石胆色素结石好发于肝胆管系统，尤以肝内胆管常见，占90%。

【症状】

（1）腹痛：主要临床表现，起病常在饱餐、进食油腻食物后或夜间发作。主要表现为右上腹阵发性绞痛，疼痛常放射至右肩或右背部，伴恶心、呕吐、畏食等，病情重者还会有畏寒和发热；或右背部，伴恶心呕吐、畏食等，病情重者还会有畏寒和发热；部分患者可有轻度黄疸；部分患者可有轻度黄疸。

（2）腹膜刺激征：右上腹有压痛、反跳痛和肌紧张。

（3）墨菲（Murphy）征阳性（深压胆囊区，嘱患者深吸气，可有触痛反应）。

（4）右上腹触及肿大而有触痛的胆囊。约30%的胆囊结石患者可终身无临床症状，而仅于体检或手术时发现的结石称为静止性结石。

【临床表现】

1. 肝外胆管结石

（1）消化道症状：恶心、腹胀、呃逆、嗳气、厌食油腻食物等。

Charcot（夏柯）三联症：腹痛位于剑突下或右上腹部，呈阵发性、刀割样绞痛或持续性疼痛伴阵发性加剧，疼痛可向右肩背部放射。

（2）寒战、高热：体温可达 39~40℃，呈弛张热。

（3）黄疸：结石堵塞胆管后，胆红素逆流入血。

当结石梗阻胆管并发急性梗阻性胆管炎时还可出现 Reynolds 五联症：Reynolds Charcot 三联症 + 休克 + 中枢神经系统受抑制。

2. 肝内胆管结石 临床表现与肝外胆管结石相似。但单纯性肝内胆管结石可无症状或肝区和患侧胸背部持续胀痛，合并感染时除有 Charcot 三联症外，还易并发胆源性肝脓肿、胆管支气管瘘；感染反复发作的患者可导致胆汁性肝硬化、门静脉高压症等，甚至并发肝胆管癌。

【辅助检查】

1. B超检查 可显示胆囊内结石、胆管内结石影，近端扩张，应首选。

2. 胆囊造影 可见胆囊内充盈缺损。

3. 实验室检查 合并感染时可有血白细胞计数及中性粒细胞比例升高，肝细胞损害时，血清氨基转移酶和碱性磷酸酶增高。血清胆红素、尿胆红素升高，尿胆原降低或消失，粪中尿胆原减少。

4. 其他检查 必要时可行经皮行肝胆管穿刺造影（PTC）、经十二指肠镜逆行性胰胆管造影（ERCP、CT及MRI检查）和CT检查，了解结石部位、数量、大小和胆管梗阻的部位等。

【救治要点】

1. 内科治疗

（1）饮食控制：少食高胆固醇食物，如脑、肝、肾、鱼卵、蛋黄等。急性发作期应禁脂肪类食物。

（2）胆绞痛发作时处理：禁食，静脉输液，补充维生素和电解质。解痉镇痛可用硝酸甘油酯 0.6mg，舌下含服，每 3~4 小时一次；或阿托品 0.5mg 肌内注射，每 4 小时一次，可同时并用异丙嗪 25mg 肌内注射；镇痛剂哌替啶 50~100mg 肌内注射，与解痉剂合用可增强镇痛效果。一般禁用吗啡，因其促使 Oddi 括约肌痉挛而增加胆管内压力。

（3）溶石疗法：熊去氧胆酸（VDCA），仅适用于胆固醇结石，且直径在 0.5cm 以下。VDCA 100mg，每日 3~4 次，溶石率约 20%~30%，且需坚持用药半年至 1 年。

2. 介入治疗 内镜下十二指肠乳头肌切开，使胆总管结石排出或用网篮取出结石。最近开展的新疗法内镜气囊扩张术（EPBD），即在内镜下经乳头开口放置气囊，充气扩张，可避免切开乳头，防止逆行感染。经皮经肝胆管镜碎石取石，较大的结石可用激光、高频电流及机械碎石，较小的结石用取石器取出。

3. 外科治疗 单纯胆囊结石做胆囊切除术。腹腔镜胆囊切除术是治疗胆囊结石的主要手段，可减轻患者手术创伤，手术时间短，瘢痕小，恢复快，术后粘连轻微，并发症少。肝外胆管结石可行胆总管切开取石，如胆总管狭窄须加做Oddi 括约肌切开或成形术或做胆肠吻合术。肝内胆管结石如肝门部或左叶的肝内胆管结石，可进行肝门部第一、二、三级胆管切开手术或做病变肝叶部分切除术。对肝右叶胆管内结石可做肝部分切除加肝胆管空肠吻合术、肝胆管成形术。

【主要护理问题】

1. **疼痛**　与胆囊结石突然嵌顿、胆汁排空受阻致胆囊强烈收缩有关。

2. **焦虑或恐惧**　与病情反复发作、担忧手术效果及预后有关。

3. **体温过高**　与胆管结石梗阻导致急性胆管炎有关。

4. **知识缺乏**　缺乏胆石症和腹腔镜手术的相关知识。

5. **潜在并发症**　出血、胆瘘及感染。

【护理措施】

1. **术前护理**

（1）饮食：指导患者选用高蛋白质、高糖、低脂肪饮食，因为脂肪饮食可促进胆囊收缩排出胆汁，会加剧疼痛。

（2）病情观察：对于胆石症急性发作患者应注意观察其体温、脉搏、呼吸、血压、尿量及腹痛情况，及时发现有无感染性休克征兆。注意患者皮肤有无黄染、粪便有无颜色变化，以确定有无胆管梗阻。若发热给予物理降温。梗阻者须补充维生素 K 治疗。

（3）术前准备：胆石症严重时，发作性疼痛可使用镇痛剂和解痉剂，但应避免使用吗啡，因吗啡有收缩胆总管的作用，可加重病情。术前清洁灌肠，必要时口服甲硝唑。

2. **术后护理**

（1）饮食护理：术后禁饮食，肠蠕动恢复后可进流质饮食，逐渐改为高热量、高蛋白、高维生素饮食。禁饮食期间，静脉补充液体，保持水、电解质平衡。

（2）强化基础护理：定时翻身叩背，辅助肢体活动，每天两次口腔和会阴护理。

（3）症状观察及护理：定时观察患者生命体征的变化，注意有无血压下降、体温升高及尿量减少等全身中毒症状，及时补充液体，保持出入量平衡。

（4）T 形管护理：胆总管切开放置 T 形管的目的是为了引流胆汁，使胆管减压。①妥善固定，防扭曲，防脱落。②保持 T 形管无菌，每日更换引流袋，注意无菌操作，下地活动时引流袋应低于胆囊水平以下，避免胆汁回流。③观察并记录每日胆汁引流量、颜色及性质，防止胆汁淤积引起感染。④拔管，如果 T 形管引流通畅，胆汁色淡黄、清亮、无沉渣且无腹痛无发热等症状，术后 10～14 天可夹闭管道。开始每天 2～3 小时，无不适可逐渐延长时间，直至全日夹管。在此过程要观察患者的情况，有无体温增高，腹痛、恶心、呕吐及黄疸等。拔管前，要经 T 形管造影后如显示胆管通畅，造影后再引流 2～3 天，以及时排出造影剂。经引流观察无特殊反应，可拔除 T 形管。

（5）健康指导：饮食要少油腻，宜高维生素、低脂饮食。烹调方式以蒸煮为宜，少吃煎、炸类的食物。

【健康宣教】

（1）介绍病房环境，住院规章制度、分管医生及护士，以帮助患者尽快适应环境及角色变化，对医护人员产生信赖感。

（2）向患者介绍有关本病知识，并解释所采取的治疗措施，消除其顾虑。

（3）合理饮食，宜进清淡、易消化、低脂肪、高热量、高维生素饮食，忌食油炸、油腻等高脂食物。限制烟酒，应少量多餐、细嚼慢咽。

（4）以平常心对待疾病，保持心情舒畅，避免情绪激动，可减少胆囊炎的发作。

（5）向患者详细介绍做各项辅助检查的意义，如各种血、B 超、CT、胆囊造影、经皮肝穿刺胆管造影（PIC），以了解胆囊、胆管、胰管的形态及结石的部位大小等。

五、急性胃肠炎

急性胃肠炎是胃肠黏膜的急性炎症，临床表现主要为恶心、呕吐、腹痛、腹泻、发热等。本病常见于夏秋季，其发生多由于饮食不当，暴饮、暴食或食入生冷腐馊、秽浊不洁的食品。

【病因】

细菌和毒素的感染：常以沙门菌属和嗜盐菌（副溶血弧菌）感染最常见，毒素以金黄色葡萄球菌常见，病毒亦可见到。常有集体发病或家庭多发的情况，如吃了被污染的家禽、家畜的肉、鱼；或吃了嗜盐菌生长的蟹、螺等海产品；及吃了被金黄色葡萄球菌污染了的剩菜、剩饭等而诱发本病。

物理化学因素：进食生冷食物或某些药物如水杨酸盐类、磺胺；某些抗生素等；或误服强酸、强碱及农药等均可引起本病。

【临床表现】

1. 上腹痛正中偏左或脐周压痛，呈阵发性加重或持续性钝痛，伴腹部饱胀、不适。少数患者出现剧痛。

2. 恶心、呕吐，呕吐物为未消化的食物，吐后感觉舒服，也有患者呕吐出黄色胆汁或胃酸。

3. 腹泻　伴发肠炎者出现腹泻，随胃部症状好转而停止，可为稀便和水样便。

4. 脱水　由于反复呕吐和腹泻，失水过多引起，皮肤弹性差，眼球下陷和口渴、尿少等症状，严重者血压下降，四肢发凉。

5. 呕血与便血　少数患者呕吐物中带血丝或呈咖啡色，大便发黑或大便潜血试验阳性，说明胃黏膜有出血情况。

6. 常有发热、头痛、全身不适及程度不同的中毒症状。

7. 体征不明显，上腹及脐周有压痛，无肌紧张及反跳痛，肠鸣音多亢进。

8. 起病急，恶心、呕吐频繁，剧烈腹痛，频繁腹泻，多为水样便，可含有未消化食物、少量黏液甚至血液等。

9. 头痛、发热、寒战和肌肉痛也是常见症状，少数严重病例，由于频繁呕吐及腹泻，可出现脱水。

【辅助检查】

大便常规检查及粪便培养；血白细胞计数可正常或异常。

【诊断要点】

胃肠炎引起的恶心、呕吐通常发病较急，开始多腹部不适，继而恶心、呕吐。腹部阵发性绞痛并有腹泻，每日 3～5 次甚至数十次水样便，黄色或黄绿色，含少量黏液，伴有不同程度的发热、恶寒、头痛等。少数病例可因频繁吐泻，导致脱水及电解质紊乱、酸中毒。

【主要护理问题】

1. **有体液不足的危险**　与胃黏膜炎症所致的呕吐、腹泻有关。

2. **活动无耐力**　与呕吐、腹泻、头晕有关。

3. **体温过高**　与胃黏膜感染有关。

4. **焦虑**　与呕吐、腹泻所致精神紧张及无法正常饮食有关。

5. **潜在并发症**　上消化道大量出血。

【护理措施】

1. 去除病因，卧床休息，停止一切对胃有刺激的饮食和药物。酌情短期禁食，初 24 小时给予易消化、清淡、少渣的流质饮食，以利于胃的休息和损伤的愈合。

2. 鼓励饮水，由于呕吐腹泻失水过多，患者在尽可能情况下多饮水，补充丢失水分，以糖盐水为好（白开水中加少量糖和盐而成）。不要饮用含糖多的饮料，以免产酸过多加重腹痛。呕吐频繁的患者可在一次呕吐完毕后少量饮水（50毫升左右），多次饮入，不至于呕出。呕吐时可给予胃复安，每次 10mg，一日 2~3 次肌内注射。

3. 止痛。应用颠茄片、阿托品、654-2 等药均可。还可局部热敷腹部止痛（有胃出血者不用）。

4. 伴腹泻、发热者可适当应用黄连素、诺氟沙星等抗菌药物。病情较轻者一般不用，以免加重对胃的刺激。

5. 呕吐腹泻严重，脱水明显，应及时送医院静脉输液治疗，一般 1~2 天内很快恢复。

6. 预防为主，节制饮酒，勿暴饮暴食，慎用或不用易损伤胃黏膜的药物。急性单纯性胃炎要及时治疗，防止复发，以免转为慢性胃炎，迁延不愈。

【健康宣教】

1. 急性胃肠炎患者应卧床休息，注意保暖。

2. 急性期患者常有呕吐、腹泻等症状，失水较多，因此需补充液体，可供给鲜果汁、藕粉、米汤、蛋汤等流质食物，酌情多饮开水和淡盐水。

3. 为避免胃肠道发酵、胀气，急性期应忌食牛肉等易产气食物，并尽量减少蔗糖的摄入。应注意饮食卫生。忌食高脂肪的油煎、炸及熏、腊的鱼肉，含纤维较多的蔬菜、水果，刺激性强的饮料、食物和调味品等。

第四节　泌尿系统疾病急救及护理

一、急性肾衰竭

急性肾衰竭（acute renal failure，ARF）简称急性肾衰，是各种原因引起的肾功能在短时间内急剧进行性减退的临床综合征。有基础肾脏疾患的为原发性急性肾衰竭，反之为继发性急性肾衰竭。临床特征主要为肾小球滤过率明显降低所致的氮质血症以及肾小管重吸收和排泄功能障碍所致的水、电解质和酸碱平衡失调。临床上根据尿量减少与否分为少尿（无尿）型和非少尿型。

【病因】

急性肾衰的病因很多，按传统分为肾前性、肾实质性和肾后性三大类。

1. **肾前性** 是指肾脏本身无器质性病变，由于循环血容量不足，心排血量减少，导致肾脏血液灌注量减少，而致肾小球滤过率降低，肾脏血流中断。

2. **肾实质性** 是指肾脏器质性损害引起的急性肾衰。以急性肾小管坏死为最常见，占75%～80%。引起急性肾小管坏死最常见的原因是缺血性病变，其他还有某些药物、中毒、血管内溶血等导致可肾脏直接损害。引起肾实质性损害的疾病还有急性肾炎、急进性肾炎、急性间质性肾炎、多发性小血管炎等。

3. **肾后性** 是指肾以下尿路梗阻所致，及时解除梗阻常可使肾功能迅速恢复正常。常见的原因有尿路结石和肿瘤、尿道狭窄、神经源性膀胱、前列腺肥大和肿瘤等引起的尿路梗阻。

【发病机制】

1. **肾小管阻塞学说** 肾小管堵塞（变性坏死的上皮细胞及脱落的微绒毛碎片或血红蛋白等所致），使堵塞以上肾小管内压增高，继而使肾小囊内压升高，导致肾小球滤过率下降或停止。

2. **反漏学说** 肾小管上皮细胞受损后，肾小管壁失去完整性，造成肾小管内液反漏至肾间质，引起肾间质水肿，压迫肾小球和肾小管，加重肾缺血，使肾小球滤过率更低。

3. **肾血流动力学改变** 在急性肾小管坏死时，肾血流量会重新分布，几乎没有血流至肾小球，从而导致肾小球滤过率降低。

4. **弥散性血管内凝血** 多由于败血症、流行性出血热、休克、产后出血、出血坏死性胰腺炎等原因引起弥散性血管内凝血，从而引起急性肾衰。

【临床表现】

急性肾衰的临床表现主要包括三方面，即原发疾病、急性肾衰引起的代谢紊乱和并发症。临床过程中可分为三个阶段，即少尿期、多尿期和恢复期。

1. **少尿或无尿期**

（1）尿量减少：患者表现为每日尿量少于400ml。少尿期一般为7～14天，如超过1个月，提示有广泛的肾皮质坏死可能。

（2）水、电解质紊乱和酸碱平衡失调

①水过多：水过多的主要原因为肾脏排尿减少，患者表现为全身水肿，严重时出现肺水肿、脑水肿、急性心力衰竭等。

②高钾血症：引起高钾血症的原因，除肾排泄过少外，酸中毒、组织分解过快等也是常见原因。高钾血症可诱发各种心室颤动及心脏停搏。

③代谢性酸中毒：是由于肾小球滤过功能降低，使酸性代谢产物排出减少以及肾小管分泌氢离子功能丧失等因素有关。

④其他：可有低钙、高磷、低钠、低氯血症等。

（3）氮质血症：由于少尿或无尿，使氮质和其他代谢废物的排出减少，血中尿素氮及肌酐升高。

（4）各系统表现：全身各系统均可受累，其表现与慢性肾衰相似，首先出现消化系统症状，如恶心、呕吐、腹胀等；呼吸系统可有肺水肿、尿毒症性肺炎等；循环系统可有高血压、心力衰竭、心律失常、心包炎；其他还有中枢神经系统、造血系统表现等。

2. 多尿期　进行性尿量增多是肾功能开始恢复的标志。每日尿量可成倍增加，进入多尿期5～7天时，每日可达3000ml。多尿期肾功能并不立即恢复，患者血尿素氮（BUN）和血肌酐（Scr）仍可上升。由于尿量骤增，患者可发生脱水、低血压、低钠和低钾血症，应注意监测和纠正。

3. 恢复期　尿量逐渐恢复正常，肾小球滤过功能多在3～12个月内恢复，部分患者肾小管浓缩功能的完全恢复，需要6～12个月左右。只有少数患者转为慢性肾衰竭。

【辅助检查】

1. 血液检查　少尿期可有轻、中度贫血，BUN每日升高3.6～10.7mmol/L，Scr每日升高44.2～88.4μmol/L，血清钾浓度可大于5.5mmol/L，可有血钠、血钙、血磷升高。

2. 尿液检查　尿蛋白定性多为＋～＋＋＋；尿沉渣镜检可见肾小管上皮细胞及其管型、颗粒管型及少量红、白细胞；尿比重多在1.015以下。

3. 肾脏超声检查　鉴别有无尿路梗阻、判断肾脏大小。

4. 腹部X线平片　显示肾、输尿管和膀胱等部位的结石。

5. CT扫描　评估尿道梗阻，确定梗阻部位，明确腹膜后感染组织或腹膜后恶性肿瘤。

6. 肾血管造影　怀疑肾动脉梗阻（栓塞、血栓形成、动脉瘤）。

【救治要点】

1. 少尿期的治疗

（1）一般治疗：监护病情，积极寻找并治疗原发病。

（2）高钾血症的处理：血钾浓度应控制在 <6mmol/L，常用措施有：10% 葡萄糖酸钙 10ml 静脉注射，11.2% 乳酸钠 40～200ml 静脉注射，伴代谢性酸中毒可予 5% NaHCO₃ 250ml 静脉滴注，以对抗高钾血症对心脏的毒性作用。25% 葡萄糖 200ml 加入胰岛素 16～20U 静脉滴注，以促使钾从细胞外转入细胞内。钠型离子交换树脂 15～20g 加在 25% 山梨醇溶液 100ml 口服，以促使钾从消化道排出。上述处理方法仅为临时的应急措施，一般仅能维持 2～6 小时，不久可以再次发生高钾血症。故上述处理后应及时进透析治疗，因为透析疗法是处理高钾血症最有效的方法。

（3）其他：纠正水、电解质和酸碱平衡紊乱，防治感染等。

（4）透析疗法：进行急诊透析的参考指征为；①血钾 >6.5mmol/L 或每天上升 1mmol/L 者；②心电图出现明显异位心律，伴 QRS 波增宽；③血肌酐 >580～707μmol/L，尿素氮 >28.6mmol/L 者；④体内水潴留过多，出现高血容量性心力衰竭或肺水肿；⑤尿毒症症状明显者；⑥严重酸中毒补碱未能纠正者。

2. 多尿期治疗 多尿期开始，威胁生命的并发症依然存在。此期治疗重点是维持水、电解质和碱酸平衡，控制氮质血症，治疗原发病和防止各种并发症。多尿期约 1 周左右，可见 BUN、Scr 逐渐降至接近正常范围。

3. 恢复期治疗 一般无须特殊处理，定期随访肾功能，避免使用对肾有损害的药物。

【主要护理问题】

1. 体液过多 与水钠潴留、肾功能障碍、排泄减少有关。

2. 营养失调 低于机体需要量，与长期食欲减退及胃肠道吸收不良有关。

3. 有感染的危险 与免疫功能下降、贫血、营养失调等因素有关。

【护理措施】

（一）一般护理

1. 休息与活动 少尿期及多尿期应卧床休息，恢复期逐渐恢复活动，但避免劳累。

2. 饮食护理

（1）合理摄入蛋白质：少尿期者，48～72 小时内应禁食蛋白质，病情缓解后可适当给优质蛋白质，每日少于 20g，并适量补充氨基酸液；多尿期初期仍按少尿期的量供给，进入多尿期 5 ~ 7 天后，按每日 45g 或 0.5 ~ 0.8g/（kg·d）供给。

（2）供给足够的热量：尽可能给予高碳水化合物、高脂肪，以保证机体代谢的需要，减少负氮平衡，防止机体蛋白质的进一步分解。热量供给 126 ~ 146kJ/（kg·d）体重计算，必要时静脉补充营养物质。

（3）维持体内水平衡：护士应准确记录 24 小时液体出入量，并将目的、方法告诉患者或其家属，以便积极配合。

①少尿期：24 小时补液量为前一日显性失液量和不显性失液量之和，再减去内生水量。显性失液量是指尿量、粪便、呕吐物、出汗、引流液及创面渗液等可以观察到的液量；不显性失液量是指从呼吸中丢失的水分（约 400 ~ 500ml）和从皮肤蒸发失去的水分（300 ~ 400ml），一般参考体温、气温和湿度等估计不显性失液量；内生水是指 24 小时体内组织代谢、食物氧化和补液中葡萄糖氧化所生成水的总和，通常用不显性失液量减内生水量，一般按 500 ~ 600ml 计算，作为基础补液量。在实际应用中，当日补液量一般是前一日显性失液量加上 500ml（基础补液量）。在补液过程中护士应注意观察补液有无过多表现，下列几点可作为补液过多的参考指标：皮下水肿；每日体重增加超过 0.5kg 或以上；血清钠偏低，且无失钠基础；中心静脉压高于 1.18kpa（12cmH$_2$O）；胸部 X 线片，显示肺充血；心率、呼吸增快，血压升高。发现上述表现时，护士应及时通知医生。

②多尿期：入液量为前一天尿量的 2/3，再加上 720ml 即可。

（4）维持钠、钾盐平衡：少尿期，应低盐饮食，每日供给 <3g，严格限制钾的入量，告诉患者不宜吃香蕉、桃子、菠菜、油菜、蘑菇、木耳、花生等含钾量高的食物；当每日尿量超过 2000ml 时，应酌情补充钠、钾盐。

（二）对症护理

1. 高钾血症的护理

（1）早期发现高钾血症：每 2 小时测量血压、脉搏及呼吸一次，有条件者可行床旁心电监护。

（2）限制钾的入量：少食或忌食富含钾的蔬菜、水果，不输库存血。

（3）及时处理高钾血症：当发现患者有恶心、四肢麻木或脉搏减慢等现象，应立即抽血测血钾，当浓度在 6.0mmol/L 以上者，立即告知医生并遵医嘱给药或联系透析，并做好护理。

（4）纠正酸中毒：严重酸中毒可加重高钾血症，故应遵医嘱给药及时治疗。

2. 病情观察 密切观察生命体征、水肿情况以及有无体液过多所致心力衰竭表现，监测肾功能和生化检查（如血尿素氮、血肌酐、钾、钠、氯、钙、二氧化碳结合率等），记录 24 小时出入量。在常规护理的基础上，对患者进行急诊护理干预。急诊护理干预具体表现为：①环境要求：透析室内要保持光线柔和、整洁、宽敞，室内湿度保持为 50%，温度控制在 24～26℃。②血液透析前的护理：在治疗前对患者讲解治疗的原理，减轻患者心理压力，以达到更好的治疗效果。③血液透析中的护理：在操作过程中，动作要柔和，严格实行无菌操作。④血液透析后的护理：血液透析后，要对患者插管四周的皮肤进行常规消毒处理。急诊护理干预可有效改善患者临床症状，改善患者的各项指标和并发症的发生，促进患者康复，提高患者生活质量。

3. 预防感染 感染为少尿期的主要死亡原因，护士应注意以下几点。

（1）病室保持清洁，定期用紫外线消毒。

（2）协助患者定时翻身拍背，保持皮肤清洁，限制探视患者。

（3）各种操作严格按照无菌规程进行，口腔护理每日 2～4 次。

（4）观察患者有无出现皮肤、泌尿系统、呼吸系统等感染征象。

（三）心理护理

急性肾衰竭患者病情危重，监测项目多，应多与患者沟通，解释治疗护理措施的必要性，让患者树立信心，参与治疗，共同度过危险期。

【健康教育】

1. 向患者及其家属讲述急性肾衰的概念、病因、治疗、护理意义和注意事项，使之积极配合。

2. 指导患者及家属合理饮食，教会出入液量的计算方法，严格控制出入量。

3. 指导患者出院后应摄取营养丰富的饮食。感冒、发热、腹痛、腹泻等疾病，不要自行服药，应到正规医院就诊，在医生指导下进行治疗。对接触毒性物质的作业人员，要有安全可靠的防护措施。

4. 指导患者病情重时卧床休息，缓解后适当活动，出院后注意劳逸结合、预防感冒，如有感染、创伤等要及时就医。

5. 急性肾衰竭恢复之后，建议每年定期行肾功能和尿液检查，监测血压，这是因为有部分患者会遗留慢性的肾脏损害。

二、急性膀胱炎

急性膀胱炎主要由大肠埃希菌（常为埃希菌株）引起，而由革兰阳性需氧菌（腐物寄生葡萄球菌和肠球菌）引起者少见，感染常由尿道上行至膀胱所致。膀胱炎的发病机制和易患因素在本章已做详细的论述，女孩及妇女比男孩和成年男性更易患膀胱炎，在儿童，腺病毒感染可导致出血性膀胱炎，但成人患病毒性膀胱炎者少见。

【病因】

膀胱炎是一种常见的尿路感染性疾病，约占尿路感染总数的 50%～70%。因细菌感染而引起。其致病菌多数为大肠埃希菌，女性的尿道短，易发生感染；膀胱内结石、异物、肿瘤、膀胱颈以下的尿路梗阻、男性前列腺炎、精囊炎也可以引起膀胱感染。膀胱炎最典型的症状是即尿频、尿急、尿痛甚至有急迫性尿失禁，可以有血尿和脓尿。

黏膜弥漫性充血、水肿，呈深红色。黏膜下层有多发性点状出血或瘀血，偶见表浅溃疡，表面有时附着脓液或坏死组织，肌层很少受侵犯，病变以膀胱三角区为最明显。镜下所见除黏膜水肿外，还有黏膜脱落，毛细血管明显扩张，白细胞浸润可延伸至肌层。

【发病机制】

因细菌感染而引起，其致病菌多数为大肠埃希菌。通常多发生于女性，因为女性的尿道比男性短，又接近肛门，大肠埃希菌易侵入。

【临床表现】

急性膀胱炎可突然发生或缓慢发生，排尿时尿道有烧灼痛、尿频，往往伴尿急，严重时类似尿失禁，尿频尿急常特别明显，每小时可达 5～6 次以上，每次尿量不多，甚至只有几滴，排尿终末可有下腹部疼痛。尿液浑浊，有腐败臭味，有脓细胞，有时出现血尿，常在终末期明显。耻骨上膀胱区有轻度压痛。部分患者可见轻度腰痛。炎症病变局限于膀胱黏膜时，常无发热及血中白细胞增多，全身症状轻微或缺如，部分患者有疲乏感。急性膀胱炎病程较短，如及时治疗，症状多在 1 周左右消失。

有明显的膀胱刺激征：尿频、尿急、夜尿增多，排尿烧灼感或尿痛。常有腰骶部或耻骨上区疼痛不适，并常见排尿中断和血尿，发热少见，妇女性交后常引起发作（蜜月性膀胱炎）。中药利尿消炎丸以其独特的治疗优势，不仅有同类中药的迅速抗菌消炎的能力和抗生素所不能达到的利尿清理膀胱内环境的作用，还能滋补被抗生素刺激和伤害的肝肾，增强患者自身免疫力。因此中药利尿消炎丸成为治疗膀胱炎的最佳用药。

耻骨上有时有压痛，但缺乏特异性体征。有关的可能致病因素都应详细检查，如阴道、尿道口、尿道异常（如尿道憩室）、阴道分泌物、尿道分泌物、肿痛的前列腺或附睾等。

【辅助检查】

1. 实验室检查 血象正常或有白细胞轻度升高。尿液分析常有脓尿或菌尿，有时可发现肉眼血尿或镜下血尿。尿培养可发现致病菌。如没有其他泌尿系疾病，血清肌酐和血尿素氮均正常。

2. X线检查 如果怀疑有肾脏感染或其他泌尿生殖道异常，这时须做X线检查。对变形杆菌感染的患者，如治疗效果差或根本无疗效者，应做X线检查，确定是否合并有尿路结石。

3. 器械检查 出血明显时，须做膀胱镜检查，但必须在感染急性期后或在感染得到充分治疗后进行。

【鉴别诊断】

急性肾盂肾炎需与急性膀胱炎区别，前者除有膀胱刺激症状外，还有寒战、高热和肾区叩痛。结核性膀胱炎发展缓慢，呈慢性膀胱炎症状，对药物治疗的反应不佳，尿液中可找到抗酸杆菌，尿路造影显示患侧肾有结核病变。膀胱炎与间质性膀胱炎的区别，后者尿液清澈，极少见脓细胞，无细菌，膀胱充盈时有剧痛，耻骨上膀胱区可触及饱满而有压痛的膀胱。嗜酸性膀胱炎的临床表现与一般膀胱炎相似，区别在于前者尿中有嗜酸粒细胞，并大量浸润膀胱黏膜。膀胱炎与腺性膀胱炎的鉴别诊断，主要依靠膀胱镜检查和活体组织检查。

非感染性膀胱炎的症状与细菌性膀胱炎相似，如抗肿瘤治疗（放疗、化疗）引起的膀胱炎、间质性膀胱炎、嗜酸粒细胞增多性膀胱炎，膀胱肿瘤等均须一一作出鉴别。

膀胱炎的病因很多，但大多数为化脓菌的感染。诱因有结石、异物、肿瘤或阻塞性病变，包括由于神经系统疾产生的排尿功能障碍等。膀胱炎的急性炎症的病理变化有黏膜充血、水肿、出血和溃疡形成，并有脓液或坏死组织。慢性炎症主要有黏膜增生或萎缩，肉芽组织形成，并有纤维组织增生，膀胱容量减少或并发阻塞所引起膀胱肌肉肥大、膀胱容量增大甚至有憩室形成等改变。还有一种特殊的炎症变化是坏疽性膀胱炎，为梭形杆菌、产气荚膜杆菌等引起的严重膀胱炎症。

【救治要点】

根据致病菌属，选用合适的抗菌药物。在药敏结果之前，可选用复方磺胺甲噁唑、头孢菌素类、喹诺酮类药物。经治疗后，病情一般可迅速好转，尿中脓细胞消失，细胞培养转阴。应尽量采用短程的 3 天疗法，避免不必要的长期用药，以免产生耐药性或增加不良反应，但要加强预防复发的措施。若症状不消失，尿脓细胞继续存在，培养仍为阳性，应考虑细菌耐药和有感染诱因，要及时调整更合适的抗菌药物，延长应用时间以期达到彻底治愈。

绝经期后妇女经常会发生尿路感染，并易重新感染。雌激素的缺乏引起阴道内乳酸杆菌减少和致病菌的繁殖增加是感染的重要因素。雌激素替代疗法以维持正常的阴道内环境，增加乳酸杆菌并清除致病菌，可减少尿路感染的发生。

首先需要卧床休息，多饮水，避免刺激性食物，热水坐浴可改善会阴部血液循环，减轻症状。碳酸氢钠或枸橼酸钾等碱性药物，能降低尿液酸度，缓解膀胱痉挛，黄酮哌酯盐（泌尿灵）可解除痉挛，减轻尿路刺激症状。传统的 10 ~ 14 日的抗菌疗法对无并发症的膀胱炎并无必要，国内外提倡单次大剂量或 3 日短疗程治疗。

【主要护理问题】

1. **舒适的改变** 与疼痛、膀胱刺激症状有关。

2. **焦虑** 与膀胱刺激症状、血尿、疾病知识缺乏有关。

3. **潜在并发症** 继发急性肾盂肾炎、尿脓毒血症。

【护理措施】

1. 多喝水，保持每日尿量在 2000 ~ 3000ml，可预防甚至治疗感染的状况。

2. 洗热水浴，湿热敷膀胱区，可减轻局部的疼痛。

3. 必要时可遵医嘱给予解痉镇痛药物。

4. 服用维生素 C，可以酸化尿液，干扰细菌生长。

5. 排便后，由前向后擦拭肛门，可预防感染复发。

6. 避免刺激性强的食物，进食营养丰富、易消化的食物，如鱼肉、牛奶等。

【健康宣教】

对急性膀胱炎反复发作的患者，须仔细检查各种可能增强易感染的致病因素，并及时矫正，如果没有发现明显的致病因素，则必须使用预防性抗生素治疗。

急性膀胱炎患者需要注意的事项如下。

（1）勤换内裤，常清洗，最好在阳光下暴晒。

（2）不要长时间憋尿，每次排尿宜排尽，不让膀胱有残余尿。每次性生活后宜排尿一次。

（3）注意经期卫生，有反复膀胱炎病史的妇女在经期可服用药物以预防。

三、急性肾盂肾炎

急性肾盂肾炎是细菌侵犯肾盂、肾盏及肾实质所引起的急性化脓性炎症。病程不超过 6 个月。感染途径有两种：①上行性感染，细菌由输尿管进入肾盂，再侵入肾实质。70% 的急性肾盂肾炎是源于此途径。②血行性感染，细菌由血流进入肾小管，从肾小管侵入肾盂，约占 30%，多为葡萄球菌感染。尿路梗阻和尿流停滞是急性肾盂肾炎最常见的原因，单纯的肾盂肾炎很少见。

【病因】

致病菌以肠道细菌为最多，占 90% 以上，其中以大肠埃希菌为多见，其次为副大肠埃希菌、变形杆菌、葡萄球菌、粪链球菌、克雷伯杆菌，少数为铜绿假单胞菌，偶有真菌、原虫和病毒等。

【发病机制】

（一）感染途径

1. 上行感染　为最常见的感染途径，约占 95%。正常情况下尿道口及其周围有细菌寄生，一般不引起感染。当机体抵抗力下降或尿道黏膜有轻微损伤（如尿液过度浓缩、月经期、性生活后等）或入侵细菌的毒力大，黏附尿道黏膜和上行传播的能力强时，容易侵袭膀胱和肾脏，导致肾盂肾炎。由于女性的尿道远较男性者短而宽，且尿道口离肛门又近而常被粪便细菌污染，故更易致病。细菌沿尿路上行首先进入肾盂肾盏引起炎症，然后经肾盏、乳头部、肾小管上行到肾实质。

2. 血行感染　较少见。以金黄色葡萄球菌感染多见。在机体免疫功能低下或某些促发因素影响下，体内感染病灶细菌可侵入血流到达肾脏引起肾盂肾炎。

3. 淋巴管感染　更为少见。

（二）易感因素

1. 尿流不畅和尿路梗阻　是最主要的易感因素，如尿道狭窄、尿道异物、尿路结石等。尿路梗阻引起尿流不畅使细菌在尿流淤积处大量繁殖，加上梗阻以上部位所受压力增加降低了黏膜的抵抗力，而易发生感染。

2. 尿路畸形或功能缺陷　如肾发育不良、畸形、多囊肾等。均可因肾内防卫功能不良而易致细菌感染。

3. 机体免疫功能降低　多见于慢性全身性疾病以及长期应用免疫抑制剂等。

4. 其他因素　尿道内或尿道口附近有感染性病变，导尿和尿路器械检查也易促发尿路感染。

【临床表现】

1. 全身感染症状　多为急性起病，常有寒战、高热，体温达 39℃ 以上，伴有头痛、全身痛以及恶心、呕吐，甚至腹胀、腹痛、腹泻等。热型类似脓毒症，大汗淋漓后体温下降，以后又可上升，持续 1 周左右。

2. 泌尿系统表现　多有尿频、尿急、尿痛等尿路刺激症状，每次尿量少，有尿道烧灼感，尿液外观浑浊，可见脓尿或血尿，大多伴腰痛或肾区不适，肾区有压痛或叩击痛，腹部上输尿管点、中输尿管点和耻骨上膀胱区有压痛。

尿显微镜检查有白（脓）细胞、红细胞、上皮细胞，可见到白细胞管型。尿蛋白阴性或微量。

【辅助检查】

1. 尿液检查

（1）尿常规：白细胞数增多≥5 个/HP，急性者可见大量白细胞，尿液外观多浑浊，可呈脓尿。白细胞管型对诊断有重要意义。可伴镜下血尿，甚至肉眼血尿。尿蛋白多在（+）左右，定量不大于 1.5g/d。近年来认为应用 ELISA 法测定白细胞内乳铁蛋白代谢产物筛选白细胞尿是一种较为肯定的方法。

（2）尿细菌学检查：尿细菌培养和菌落计数对确定诊断有决定性意义。尿内菌落数≥10^5/ml，为有意义的细菌尿，有诊断意义；未经离心的尿液直接涂片镜检，若平均每个高倍视野≥1 个细菌，则提示菌落计数≥10^5/ml，也有诊断意义。此外，膀胱穿刺尿细菌培养，如有细菌生长，即有诊断意义。

2. 肾功能检查　急性者肾功能多无改变。慢性者随病情发展，可出现尿比重及渗透压下降，尿钠、尿钾排出增多，出现代谢性酸中毒；尿少时血钾可增高，晚期出现肾小球滤过功能障碍，血清尿素氮及肌酐增高，内生肌酐清除率下降。

3. 其他实验室检查　尿溶菌酶、β_2 微球蛋白和 N – 乙酰 – β – 氨基葡萄糖苷酶（NAG）增高。尿抗体包裹细菌检查可呈阳性。急性者常有外周血白细胞数增加、核左移及 C – 反应蛋白增加。

4. 肾脏 B 超、静脉肾盂造影、CT 等检查　可了解尿路系统有无结石、梗阻、畸形、肿瘤、肾下垂等复杂情况，如发现双肾不对称体积缩小、肾皮质有局灶性粗糙的瘢痕形成及肾盂肾盏变形，对诊断慢性肾盂肾炎有决定性意义。

【救治要点】

1. **全身治疗**　卧床休息，输液，饮水，维持每天尿量达 1500ml 以上。注意饮食，多摄入易消化富含热量和维生素的食物。

2. **抗感染治疗**　首先做细菌培养和药物敏感试验，在未获结果之前，选择应用肾毒性小的广谱抗生素。可选用药物如下。

(1) 喹诺酮类药物：抗菌谱广、作用强、毒性小，临床广泛应用，但不能用于儿童及孕妇。

(2) 青霉素类药物。

(3) 第 1、2 代头孢菌素可用于产酶葡萄球菌感染。第 2、3 代头孢菌素对革兰阴性杆菌作用显著，与氨基糖苷类药物合用有协同作用。

(4) 去甲万古霉素适用于耐甲氧西林的葡萄球菌、多重耐药的肠球菌感染及对青霉素过敏的革兰阳性球菌感染。亚胺培南 – 西司他丁钠（泰能）抗菌谱广，对革兰阴性杆菌杀菌活性好。这两种药物尤其适用于难治性院内感染及免疫缺陷合并肾盂肾炎者。

以上治疗宜个体化，疗程 7～14 天，静脉用药者可在体温正常，临床症状改善，尿细菌培养阴性后改口服维持 1～2 周。

3. **对症治疗**　应用碱性药物如碳酸氢钠、枸橼酸钾，降低酸性尿液对膀胱的刺激，缓解膀胱刺激症状。钙离子通道阻滞药维拉帕米（异搏定）或盐酸黄酮哌酯（泌尿灵）可解除膀胱痉挛和缓解刺激症状。

4. **对原发病的处理**　如治疗尿路梗阻、结石、膀胱输尿管反流等。

【主要护理问题】

1. **体温升高**　与泌尿道感染有关。

2. **疼痛**　与泌尿道感染有关。

3. **急迫性尿失禁**　与泌尿道感染有关。

4. **焦虑**　与担心预后有关。

【护理措施】

（一）一般护理

1. 急性期可卧床休息。

2. 进食清淡并富含维生素的食物。

3. 多饮水，一般饮水量要在 2500ml 以上，督促患者每 2 小时排尿 1 次，以增加尿量，冲洗尿路，减少炎症对膀胱和尿道的刺激。

4. 出现焦虑紧张等情绪，护士要了解其焦虑紧张的原因，进行心理疏导及健康指导。

5. 尽量避免使用尿路器械，应严格无菌操作。

（二）特殊护理

1. 高热的护理　按高热护理常规执行。应卧床休息，体温超过 39℃ 时可采用冰敷、乙醇擦浴等措施进行物理降温。

2. 尿路刺激征的护理

（1）多饮水，每日饮水量在 3000ml 以上。

（2）遵医嘱合理使用抗生素。

（3）指导患者注意个人卫生，保持外阴清洁干燥。

（4）留取清洁中段尿培养和药敏试验。

3. 肾区疼痛的护理　卧床休息，采用屈膝位，尽量不要站立或坐立。

（三）病情观察

1. 尿频、尿急、尿痛的程度、体温及尿液变化。

2. 有无肾区疼痛。

【健康宣教】

1. 教育患者注意个人卫生，每天清洗外阴部，不穿紧身裤，局部有炎症时要及时诊治。

2. 指导患者坚持适量饮水预防尿路感染，即每天摄水量不得少于 2500ml，保持尿量在 2000～2500ml/d，每 2～3 小时排尿一次。

3. 避免过度劳累，增强机体免疫力，多饮水，少憋尿是简单有效的预防措施。

4. 女性患者要注意经期、婚后及孕期卫生。

5. 嘱咐患者遵医嘱按时、按量按疗程服药，保重疗效，定期门诊复查。

四、尿石症

尿路结石又称尿石症，是泌尿外科最常见的疾病之一，是指某些因素造成尿中部分晶体物质浓度升高或溶解度降低，呈过饱和状态，析出结晶，并在有机基质参与下在肾脏、膀胱等部位的异常聚集，其发病率和复发率都很高，其中肾结石在 5 年内约有 1/3 的患者会复发，是影响健康的一个主要疾病，包括肾结石、输尿管结石、膀胱结石及尿道结石。按尿路结石所在部位，分为上尿路结石和下尿路结石，上尿路结石是指肾和输尿管结石，下尿路结石包括膀胱结石和尿道结石，以上尿路结石多见。

【病因】

形成尿结石的原因复杂，病因尚不明确，一般认为与以下因素有关。

1. **尿路感染**　感染使尿路上皮受到损伤并脱落，促使结石核心的形成，尤其与磷酸铵镁和硫酸钙结石的形成有关

2. **肝功能下降**　因肝脏缺乏氨和尿酸转化酶发生尿酸盐结石。

3. **代谢紊乱**

4. **饮水不足**　特别在炎热季节，大量出汗引起尿液浓缩，盐类和有机物质的浓度过高而促进结石的形成。

5. **长期尿潴留**　尿中尿素分解而生成氨，使尿变为碱性，碱性尿能析出大量不易或不能溶解的盐类化合物，使盐类结晶如磷酸盐、碳酸盐等沉淀，也能促进尿结石形成。此外，尿潴留时，尿中有机物质增多，也有助于尿结石的形成。

6. **维生素 A 缺乏和雌激素过多**　促使上皮细胞的脱落形成尿结石的核心。

【发病机制】

正常尿内晶体饱和度和晶体聚合抑制因子的活性两者处于平衡状态，一旦由于某种因素破坏了这种平衡，不管是前者饱和度过高或是后者活性降低，均可引起尿内晶体聚合，导致尿石形成。

【临床表现】

1. **上尿路结石**

（1）疼痛　主要表现为与活动有关的肾区疼痛，是上尿路结石的特征症状，其程度与结石的部位、大小、活动与否及有无损伤、感染、梗阻等有关。

（2）血尿　患者常在剧痛后出现有肉眼或镜下血尿。

（3）并发症　可引起急性肾盂肾炎、肾积水、肾积脓等并发症。双侧上尿路完全梗阻时可导致无尿，甚至出现尿毒症。

2. **下尿路结石**

（1）膀胱结石　主要是膀胱刺激症状和排尿困难，典型的症状为排尿突然中断，疼痛放射至远段尿道及阴茎头部。

（2）尿道结石　典型症状为排尿困难、点滴状排尿及尿痛，重者可发生急

性尿潴留及会阴部剧痛。

【辅助检查】

1. **实验室检查**　尿常规检查可见镜下血尿，镜下血尿是本病的重要线索，有时可见较多白细胞或结晶。对反复发生结石的患者，应测定血及尿的钙、磷、尿酸、草酸、pH 等，此外应做肾功能检查。

2. **影像学检查**

（1）X 线检查：是诊断尿石症的重要依据，确定结石的存在及特点，可了解结石的大小、形状、数目、部位等。

（2）CT：能发现 X 线检查不能显示的或较小的输尿管中、下段结石，对阴性结石等有重要意义。

（3）B 超：能显示结石的特殊声影，可发现平片不能显示的小结石和透 X 线结石，还能显示肾积水和肾结构改变的情况。同时有助于与囊性、占位性病变的鉴别，也可用于指引经皮介入肾造口术或经皮肾镜诊断和治疗的路径。

3. **内镜检查**　包括肾镜、输尿管镜和膀胱镜检查，通常用于平片未显示的结石以及排泄物尿路造影有充盈缺损而不能确诊时，借助内镜可明确诊断和进行治疗。

【救治要点】

一、肾结石的治疗

根据结石大小、数目、位置、有无肾积水、肾功能及全身情况来选择治疗方案，肾绞痛急性发作时应先解除痛苦，对症治疗。症状缓解后再进行对结石的治疗。

1. **一般非手术治疗**

（1）肾绞痛的治疗：肌内注射阿托品、654 - 2 和哌替啶，对缓解急性疼痛具有良好的效果。

（2）中西医结合排石治疗。

（3）控制感染。

2. **体外冲击波碎石治疗**（SEWL）

（1）体外冲击波碎石治疗的禁忌证：①结石远端尿路存在器质性梗阻；②全身出血性疾患；③急性尿路感染；④妊娠；⑤严重心、肾功能不全。如果结石粉碎不彻底，应在 1 周后再行碎石治疗。

（2）ESWL 术后并发症的预防和处理：①血尿和肾绞痛，一般采用对症处理；②发热和感染；③"石街"形成，是体外冲击波碎石术后常见且较严重的并发症之一，可配合输尿管镜取石或碎石解决，术前放置双 J 管是防止"石街"引起输尿管梗阻的最有效方法；④ESWL 术后如出现肾周血肿形成，应卧床休息、止血及预防感染治疗。

3. **经皮肾镜取石或碎石术**（PCNL） 在复杂肾结石的治疗中，经皮肾镜与 ESWL 结合应用可明显地缩短疗程并且获得良好的效果，目前被认为是治疗复杂肾结石最为理想的方法之一。

（1）适应证：经皮肾镜取石术应用非常广泛，主要集中在治疗体积较大的鹿角状肾结石，同时可以联合应用 ESWL 技术。

（2）禁忌证：全身出血性疾病、结石远端的尿路狭窄、尿路急性炎症是绝对禁忌证；过度肥胖、脊柱侧弯、肝脾大、肾内型肾盂、心肺功能不全为相对禁忌证。

4. **开放手术方法** 目前 ESWL 和经皮肾镜是肾结石治疗的主流方向，绝大多数的患者都能得到良好的治疗效果，只有很少的病例需要开放手术进行治疗。结石直径大于 1cm，经非手术治疗无效者，同时结石造成梗阻，伴有肾积水者，应选择开放手术方法进行治疗。

根据肾结石的具体情况选择相应的手术方式：

（1）肾盂切开取石术。

（2）肾窦肾盂切开取石术。

（3）肾实质切开取石术。

（4）肾部分切除术。

（5）肾切除术。

二、输尿管结石的治疗

根据结石大小、数目、位置、肾功能及全身情况，确定治疗方案。

1. **一般非手术治疗** 输尿管结石引起急性绞痛的治疗与肾结石的治疗相同。结石小于 0.6cm，光滑、无尿路梗阻和感染，应先用保守疗法，采用与肾结石相同的中西医结合排石疗法。

2. **体外冲击波碎石**

3. **非开放手术治疗**

（1）经膀胱镜或输尿管镜套石术经膀胱镜或输尿管镜插入套石篮或环状输

尿管插管套取结石，此法适用于<0.8 cm的中、下段输尿管结石。

（2）经输尿管镜取石；或碎石术经输尿管镜在直视下取出结石；或用超声、气压弹道、液电和激光等方法粉碎并取出结石。

4. 开放手术方法

手术指征：

（1）结石直径>1cm，经非手术治疗无效者。

（2）结石直径虽<1cm，但经保守治疗3个月仍无效果，并出现肾盂积水者。

（3）合并较重的泌尿系感染，且经治疗无效者。

（4）结石合并肾功能不全时，如术前有急性感染，可先用抗菌药物，如有严重梗阻和感染，并且全身情况较差时，可先行肾造口术，待病情稳定后，再酌情治疗。

三、膀胱结石的治疗

治疗采用手术治疗。膀胱感染严重时，应用抗菌药物，若有排尿困难，则应先留置导尿管，以利于引流尿液及控制感染。

（1）直径<1 cm的结石，可经尿道放入碎石钳行碎石术。

（2）较大的膀胱结石直径>1 cm者，可通过膀胱镜用弹道、超声和液电冲击波碎石方法粉碎结石，并将碎石取出。

（3）如膀胱结石过硬，上述方法不能有效地治疗，可行耻骨上膀胱切开取石术。

（4）对膀胱结石的病因应积极治疗，防止结石的复发。

（5）体外冲击波碎石效率比较低，不如经膀胱镜直接碎石效果好，临床很少采用。

四、尿道结石的治疗

（1）前尿道结石，可在尿道黏膜麻醉下经尿道注入润滑油，然后用血管钳夹取结石。操作时应尽量轻避免损伤尿道。

（2）嵌顿于后尿道的结石，应在麻醉下用尿道探条将结石轻轻地推入膀胱，再按膀胱结石处理。尿道结石尽量不作尿道切开取石，以免尿道狭窄。

【主要护理问题】

1. 疼痛 与结石刺激引起的尿路感染、梗阻、损伤及平滑肌痉挛等因素有关。

2. 知识缺乏 与该疾病知识不了解有关。

3. 潜在并发症 出血、感染、"石街"形成。

4. 排尿形态异常 与结石引起的尿路梗阻和留置导尿管有关。

5. 焦虑 与担心疾病预后有关。

【护理措施】

（一）非手术治疗的护理

1. 缓解疼痛 嘱患者卧床休息，局部热敷，指导患者做深呼吸、放松减轻疼痛。遵医嘱使用止痛药，并观察效果。

2. 鼓励患者大量饮水多活动 可做一些跳跃运动经常变化体位，有助结石排出。

3. 病情观察 观察尿液的颜色与性状、体温及尿检结果，及早发现感染征象。

4. 体外冲击波碎石前 3 日 忌食产气食物，术前 1 日口服缓泻药。

5. 体外冲击波碎石术后

（1）卧床休息 6 小时；鼓励多饮水。

（2）采取有效运动和体位：①结石位于中肾盏、肾盂、输尿管上段者取头高脚低位；②结石位于下盏者取头低位；③肾结石取健侧卧位；④巨大肾结石取患侧卧位。

6. 并发症的观察与护理 ①血尿；②发热；③疼痛；④"石街"形成，是ESWL 常见较严重的并发症之一。

（二）手术治疗的护理

1. 术前护理

（1）心理护理：向患者及家人解释手术的方法优点，配合方法，解除患者顾虑，使其更好配合手术与护理。

（2）术前准备：①协助做好术前检查；②体位训练，术前指导患者做俯卧位练习；③术前一日备皮、配血，术前晚行肠道清洁。

2. 术后护理

（1）病情观察：观察患者生命体征，尿颜色和性状。

（2）体位：术后常规平卧 6 小时，次日早取半卧位。

（3）饮食：术后禁食 8 小时无恶心呕吐者可进流食，逐渐过渡到普食，术后

3 天避免进产气食物，应用食清淡、易消化高纤维食物，预防腹胀、便秘。

（4）引流管的护理

①肾造瘘管：经皮肾镜取石术后常规留置肾造瘘，目的是引流尿液及残余碎石渣。护理：a. 妥善固定。b. 引流管位置不得高于造瘘口，防止逆行感染。c. 保持引流管通畅。d. 观察引流液的量、颜色和性状，并做好记录。e. 术后 3～5 日引流液转清、体温正常可考虑拔管，拔管前先夹闭 24～48 小时，拔管后 3～4 日内督促患者每 2～4 小时排尿 1 次。

②双"J"管的护理：a. 指导患者尽早取半卧位，多饮水勤排尿；b. 鼓励患者早期下床活动，避免剧烈活动；c. 一般 4～6 周，经 B 超检查无结石残留可在膀胱镜下取出双"J"管。

（5）并发症的观察与护理：①出血。PCNL 术后早期，肾造瘘引流液为血性，一般 1～3 日转清。若短时间引出大量红色血性液体，须警惕大出血。②感染：密切观察患者体温变化，遵医嘱使用抗生素，嘱多饮水，保持各引流管通畅。

【健康教育】

尿石症的预防如下。

1. 嘱患者大量饮水

2. 饮食指导 根据结石成分调节饮食，适当减少牛奶、奶制品、豆制品、巧克力、坚果等含钙量高的食物；草酸盐结石者，限制浓茶、菠菜、番茄、芦笋、花生等食物。尿酸结石不宜食用含嘌呤高的饮食，禁食动物内脏、豆制品、啤酒。

3. 药物预防 根据结石性质使用抗结石药物。

4. 特殊性预防 伴甲状旁腺功能亢进者，必须摘除腺瘤或增生组织。鼓励长期卧床者多活动，防止骨脱钙减少尿钙排出。尽早解除尿路梗阻、感染、异物等因素。

第五节 血液系统疾病急救及护理

一、特发性血小板减少性紫癜

特发性血小板减少性紫癜（idiopathic thrombocytopenic purpura，ITP）是一种以血小板减少和皮肤黏膜出血为特征的自身免疫病，血小板减少机制是由于抗血

小板抗体引起单核 – 吞噬细胞系统吞噬破坏血小板所致，因而亦称为自身免疫性血小板减少性紫癜（autoimmune thrombocytopenic purpura，AITP）。

【分型】

1. **急性型** 病例见于婴幼儿，紫癜出现前 1~3 周常有上呼吸道感染。起病急骤，常伴发热、皮肤紫癜、胃肠道、泌尿道黏膜出血和内脏出血等，少数患儿可发生颅内出血。病程呈自限性，多数患儿在半年内自愈，骨髓以幼稚巨核细胞为主。

2. **慢性型** 多数见于青壮年，以女性为多见。常无诱发因素，起病缓慢，出血以皮肤、黏膜和月经量过多为主，脾不大或稍大，病程长，1 年至数年，且有反复发作的倾向，骨髓以颗粒型非产板巨核细胞为主。

【诊断和鉴别诊断】

1. **临床表现**

（1）急性型 小儿常见（约占 70%~90%），好发于 2~8 岁，其特点是病程在 6 个月以内，发病前 1~6 周多有先驱的急性病毒感染史。起病急，以自发性皮肤与黏膜出血为主要症状，多为散在针头大的皮内或皮下出血点，亦可见瘀斑，分布不均匀，以四肢较多，严重者见全身性出血斑或血肿。有些病例可见大量鼻出血或齿龈出血，偶有呕血、便血、肉眼血尿。约 1% 患儿在其病早期发生颅内出血，表现为头痛、嗜睡、昏迷、抽搐或麻痹等症状。

（2）慢性型 病程在 6 个月以上，多无明显诱因。发病多为 10 岁以上儿童。起病缓慢，出血症状较轻，常以外伤后发现出血或瘀斑为主诉。青春期女性常以月经过多为最早出现的症状。出血症状可呈持续性，亦可反复发作，偶有发生难以控制的出血，甚至发生颅内出血。经过长期追踪，观察此型于 4 年内自然痊愈的约达 50%。

2. **实验室检查**

（1）血象：血小板计数减少，急性型常 $< 20 \times 10^9/L$，慢性型一般为（30~80）$\times 10^9/L$。慢性型血小板形态大且颗粒减少，染色较淡。出血不严重时，多无红、白细胞的改变。如急性出血或反复多次出血之后，红细胞及血红蛋白常减少，网织红细胞于大出血后可增高。

（2）出血时间延长，凝血时间正常，血块收缩不良。

（3）毛细血管脆性试验阳性。

（4）血小板表面相关抗体 PAIgG 增加，增加的程度与血小板数目呈负相关。

（5）骨髓象：巨核细胞数增多或正常，急性型巨核细胞形态较小，幼巨核细胞比例增加。慢性型成熟未释放血小板的巨核细胞显著增多，释放血小板的巨核细胞极少。

3. 鉴别诊断

（1）急性感染：如败血症、DIC、流行性脑脊髓膜炎，其皮疹、出血很易与ITP混淆，但此类患者多有严重的全身症状；另外，病毒感染急性期亦可致血小板减少，骨髓巨核细胞受抑制，但病毒感染多有全身中毒症状，血小板减少与感染严重程度相关。

（2）再生障碍性贫血：贫血较重，白细胞总数及中性粒细胞减少，网织红细胞不高，骨髓红、粒细胞系统减低，巨核细胞减少或极难查到。

（3）血小板无力症：是一种常染色体隐性遗传的疾病。自幼发病，有出血倾向，出血程度随年龄增长而减轻。血小板计数不减少，出血时间延长，血块收缩不良，血小板聚集试验反应减低。

（4）脾功能亢进症：脾大，血小板减少程度不严重，可伴有红细胞、白细胞减少，骨髓巨核细胞增多，成熟障碍。并可查到引起脾功能亢进症的原发病。

（5）自身免疫病：约3%的儿童ITP为自身免疫病的前驱症状，经数月或数年后发生Evans综合征、SLE、甲状腺功能亢进症、类风湿病和肾病。可做抗核抗体检测和抗人球蛋白试验以排除Evans综合征和SLE。

（6）微血管病性血小板减少：见于溶血尿毒症综合征、血栓性血小板减少性紫癜、海绵状血管瘤。

【救治要点】

1. 一般治疗

（1）适当限制活动，重者卧床休息，避免外伤，注意预防鼻黏膜干燥出血。

（2）忌用影响血小板功能的药物，如阿司匹林、抗组胺药等。

（3）有出血倾向者，可给予大量维生素C、芦丁、卡巴克洛、酚磺乙胺等止血药。

（4）局部出血者压迫止血。

（5）治疗及预防感染。

（6）对严重出血者给予输新鲜全血或浓缩血小板悬液。

（7）注意饮食，应给予软而少渣的易消化食物，以防消化道出血。对已发生消化道出血的患儿应给予流质，必要时应禁食。

2. 肾上腺皮质激素 中度以上患者应给予激素治疗，泼尼松 $60mg/m^2$，每日 $2mg/kg$，清晨顿服或分 3 次服。出血严重者，泼尼松可用至每日 $120mg/m^2$ 口服，或用氢化可的松每日 $400mg/m^2$，或地塞米松每日 $10 \sim 15mg/m^2$ 静脉滴注，待出血好转后改为泼尼松每天 $60mg/m^2$。一般用药 $24 \sim 48h$ 显效，$2 \sim 3$ 周出血消失（无须待血小板恢复正常）即可停药。最长不超过 4 周，用药 2 周者可停药。危重出血患儿宜将氢化可的松每日 $10 \sim 20mg/kg$，分 $2 \sim 3$ 次静脉滴注，待症状好转后改泼尼松口服。慢性患儿常需要足量用药 3 周后才见血小板上升。待出血停止，血小板升至 $50 \times 10^9/L$ 以上才渐减量、停药。长期或大剂量应用激素可抑制血小板生成及产生其他不良反应，因此切忌长期使用激素。

3. 大剂量丙种球蛋白 对出血症状的控制效果明显。用量每日 $0.4g/kg$ 溶于生理盐水中静脉滴注，连用 5 日。约80%的患儿于 $5 \sim 7$ 日内血小板上升，出血停止。适用于重度以上、早期颅内出血或应用激素、切脾、免疫抑制剂等无效者。

4. 免疫抑制剂 急性期一般不用，多用于：①激素治疗无效。② 2 岁以下严重出血不适于切脾者。③脾切除后复发的病例。可选用以下药物。

（1）大剂量甲泼尼龙：为强免疫抑制剂，一般多采用静脉点滴，方法是第 $1 \sim 3$ 日每日 $30mg/kg$，加入葡萄糖注射液或生理盐水中 1 小时内滴入，第 $4 \sim 7$ 日每日用 $20mg/kg$，第 $8 \sim 11$ 日每日 $10mg/kg$，第 $12 \sim 15$ 日每日 $5mg/kg$，继之口服泼尼松维持。

（2）长春新碱（VCR）：每次 $1.5 \sim 2mg/m^2$（最大剂量 $<2mg/$次）静脉注射，或每次 $0.5 \sim 1mg/m^2$ 加生理盐水 250ml 缓慢静脉滴注，每周 1 次，或小剂量（每次 $0.02mg/kg$）长时间给药法（$6 \sim 8h$ 缓慢滴注，每周 $1 \sim 2$ 次，连用 $4 \sim 6$ 周，1 疗程）。

（3）环磷酰胺（Cyclophosphamide）：每日 $2 \sim 3mg/kg$ 口服或每次 $300 \sim 600mg/m^2$ 静脉滴注，每周一次。8 周无效停药。有效者以每日 $50 \sim 75mg$ 持续 $6 \sim 12$ 周。

（4）硫唑嘌呤（Immurin）：每日 $1 \sim 3mg/kg$，用药一至数月可显效。上述药物可与激素合用或多种药物联合治疗（如 CVP 方案）。

5. 大剂量维生素 C 为近年来治疗该病的新方法。具体用法是每次 $200mg/kg$ 加入葡萄糖注射液 $100 \sim 150ml$ 中静脉滴注，每日 1 次，20 日为 1 疗程。第 1 疗程后血小板上升不明显者，可间歇 $7 \sim 10$ 日再用第 2 疗程，以后改为每日 $100 \sim 200mg/kg$ 口服，连服 $1 \sim 2$ 月。

6. **氨肽素**　含多种氨基酸和多种微量元素,具有促进巨核细胞成熟及释放血小板作用。0.9g/次,每日3次,30日为1疗程,1~2周可显效,6~8周达高峰,有效率40%。无不良反应,适用于对激素无效、切脾后复发及骨髓巨核细胞减少者。

7. **脾切除**　指征为:①危及生命的严重出血或外科急需的大手术,不受病程和年龄限制可做紧急切脾。②长期或间断处于重度出血,应用上述各种药物治疗无效或需长期大量激素维持,病程>1年以上、年龄>5岁,骨髓中巨核细胞增多。③中度出血、病程3年以上、年龄>10岁、应用保守治疗无效者。切脾缓解率60%~90%。

8. **输新鲜血或血小板**　由于患儿血中存在PAIg,输入血小板很快被破坏,因此,输血仅适用于急性大量出血的患者及切脾术前准备。输血或血小板只能暂时起到止血作用。

【**护理问题**】

1. **有受伤的危险**　与血小板减少有关。

2. **有感染的危险**　与糖皮质激素及免疫抑制剂治疗有关。

3. **恐惧**　与血小板过低有关。

4. **潜在并发症**　颅内出血。

【**护理措施**】

1. 出血情况的监测。

2. 预防或避免加重出血。

3. 用药护理;正确执行医嘱,注意药物不良反应的观察和预防。

4. 成分输血的护理。

【**健康宣教**】

1. **疾病知识指导**　使患者及家属了解疾病的成因、主要表现及治疗方法以及如何主动配合治疗与护理,避免人为损伤而诱发或加重出血,不应服用可能引起血小板减少或抑制其功能的药物,特别是非甾体类抗炎药,如阿司匹林。

2. **用药指导**　服用糖皮质激素者,应告知必须按医嘱、按时、按剂量、按疗程用药,不可自行减量或停药,以免加重病情。定期复查血象,以了解血小板数目的变化,指导疗效的判断和治疗方案的调整。

3. **病情监测指导**　皮肤黏膜出血情况及内脏出血的表现,应及时就医。

二、弥散性血管内凝血

弥散性血管内凝血（DIC）又称消耗性凝血病，去纤维蛋白综合征。DIC 是一种影响中枢神经系统最为常见和严重的凝血疾病。

【病因】

1. 妊娠并发症　羊水栓塞、胎盘早剥、死胎滞留、流产感染宫内引产和先兆子宫破裂等。

2. 感染　流行性出血热、出疹性病毒感染（天花、水痘、麻疹）、传染性单核细胞增多症、巨细胞病毒感染、斑疹伤寒、固紫色阴性杆菌感染（胆管感染，伤寒，暴发性细胞性痢疾，败血症等）、固紫色阳性球菌感染（溶血性链球菌引起的暴发性紫癜，金黄色葡萄球菌败血症等）、流行性脑脊髓膜炎的华佛综合征和恶性疟疾等。

3. 大量组织损伤与手术　大面积烧伤，严重的复合性外伤，体外循环，胸部、盆腔及前列腺手术等。

4. 肿瘤及血液病　前列腺癌、肺癌、消化道各种黏液腺癌（尤其是广泛转移的晚期肿瘤）、各种急性白血病（尤其是早幼粒细胞白血病）、血栓性血小板减少性紫癜及溶血性贫血。

5. 心、肺、肾、肝等内脏疾患　肺源性心脏病、发绀型先天性心脏病、严重的心力衰竭、肝硬化、急性或亚急性肝坏死、急进性肾小球肾炎、溶血尿毒症综合征、出血坏死性小肠炎、出血坏死性胰腺炎、糖尿病酸中毒、系统性红斑狼疮、结节性动脉周围炎等结缔组织病。

6. 其他　各种原因引起的休克、输血及输液反应、中暑、肾移植后排斥反应、毒蛇咬伤、巨大血管瘤、药物反应及中毒等。

【诊断和鉴别诊断】

1. 临床表现

（1）存在易引起 DIC 的基础疾病。

（2）有下列 2 项以上的临床表现。

①严重或多发性出血倾向：全身不同部位出血，皮肤表现为出血点、瘀斑、穿刺针孔处大片出血；黏膜出血主要表现为呕吐、便血、血尿；子宫出血表现为手术部位创面出血和广泛性渗血。

②不能用原发病解释的微循环衰竭或休克：休克程度常和出血量不呈正比，表现为低血压或休克、肢体湿冷、少尿、呼吸困难、发绀及神志改变。

③多发性微血管栓塞的症状和体征：如皮肤、皮下、黏膜栓塞性坏死及早期出现的肾、肺、脑等脏器功能不全。

④微血管病溶血：表现为进行性贫血，贫血程度和出血量不呈比例，可以出现黄疸、血红蛋白尿，一般黄疸较轻微，外周血检查可见畸形或破碎红细胞。

2. 辅助检查　主要诊断标准同时有以下 3 项以上异常。

①血小板 $< 100 \times 10^9/L <$ 和（或）进行性下降，白血病及肝病患者血小板 $< 50 \times 10^9/L$。

②血浆纤维蛋白原含量 $< 1.5g/L$ 或进行性下降，或 $> 4g/L$；白血病及其他恶性肿瘤 $< 1.8g/L$；肝病 $< 1g/L$。

③凝血酶原时间（PT）缩短或延长 3s 以上或呈动态变化，肝病时凝血酶原时间延长 5s 以上或活化部分凝血活酶时间（APTT）缩短或延长 10s 以上。

（2）疑难病例有下列 1 项以上异常

①纤溶酶原抗原含量及活性降低。

②含 AT 含量活性及 vWF 水平降低（不适用于肝病）。

③血浆凝血因子Ⅷ活性 $< 50\%$（肝病必须具备）。

④血浆纤溶酶 – 纤溶酶抑制物复合物浓度升高。

⑤血尿纤维蛋白肽 A 水平增高。

3. 鉴别诊断

（1）重症肝病：因有多发性出血、黄疸、意识障碍、肾衰竭、血小板和纤维蛋白原下降，凝血酶原时间延长，易与 DIC 混淆，但肝病无血栓表现，3P 试验阴性，FDP 和优球蛋白溶解时间正常。

（2）血栓性血小板减少性紫癜：本病是在毛细血管广泛形成微血栓，具有微血管病性溶血、血小板减少性紫癜、肾脏及神经系统损害，极似 DIC。但本病具有特征性透明血栓，血栓中无红、白细胞，不涉及消耗性凝血，故凝血酶原时间及纤维蛋白原一般正常，有时亦可异常，病理活检可以确诊。

（3）原发性纤溶亢进症：本病极罕见。本病和 DIC 极难鉴别，这是因为：①两者可由同一病因同时诱发；②两者均有纤溶特点，却出血、FDP 升高。两者区别主要是纤溶部位，DIC 继发纤溶是对血栓形成生理性反应，典型部位局限于微循环；原发纤溶是在大血管，内皮细胞释放致活因子。

【救治要点】

积极治疗原发病及替代治疗，是治疗 DIC 的最基本原则。

1. 治疗基础疾病和去除诱因　控制感染，治疗肿瘤，病理产科的积极处理如清除子宫内死胎、胎盘等，外伤处理，纠正缺血、缺氧及酸中毒，纠正血容量不足、低血压、休克以及加强器官功能支持治疗等。

2. **抗凝治疗**　应在处理基础疾病的前提下，与凝血因子补充同步进行。

（1）肝素：治疗 DIC 的主要抗凝药物，常用普通肝素或低分子肝素。

肝素使用指征：

①DIC 早期（高凝期）。

②血小板及凝血因子进行性下降，微血管栓塞表现（如器官衰竭）明显。

③消耗性低凝期但病因短期内不能去除者，在补充凝血因子情况下使用。

肝素慎用指征：

①手术或损伤创面未经良好的止血。

②近期有严重出血，如咯血、颅内出血、消化道出血等。

③蛇毒所致 DIC。

④DIC 晚期，患者有多种凝血因子缺乏及明显纤溶亢进。

（2）其他抗凝及抗血小板药物：复方丹参注射液、低分子右旋糖酐、噻氯匹定、双嘧达莫、重组人活化蛋白 C 等可以使用。

（3）补充血小板和凝血因子 F。

（4）纤溶抑制药物。

（5）溶栓治疗。

【护理问题】

1. **有受伤的危险出血**　与 DIC 所致的凝血因子减少有关。

2. **潜在并发症**　休克、多发性微血管栓塞。

3. **气体交换受损**　与肺栓塞有关。

4. **潜在并发症**　呼吸衰竭、急性肾衰竭、多器官功能衰竭。

【护理措施】

1. **出血的患者护理**

（1）按本系统疾病患者护理的出血患者护理惯例。

（2）按医嘱给予抗凝剂，补充凝血因子，成分输血或抗纤溶中医药治疗。按时给药，严格控制用药剂量，周密观察治疗综合疗效，监测凝血时间等实验室各项指标，随时按医嘱调整剂量，预防患者护理不良反应。

2. **微循环衰竭的患者护理**

（1）意识障碍者要履行安全保护方法。

（2）保持呼吸道通畅，氧气吸入，改良缺氧症状。

（3）定时量体温、脉搏、呼吸、血压，观察尿量、尿色变化。

（4）建立静脉通道，按医嘱给药，纠正酸中毒，保持水、电解质平衡，保持血压稳定。

（5）做好各项基础护理，预防护理并发症的发生。

（6）周密观察病情变化，若有主要脏器功能衰竭，应做相关患者护理，及时记录。

3. 一般患者护理

（1）按原发性疾病患者护理惯例。

（2）卧床休息，保持病室环境安静干净。

（3）给予高营养、易消化的食品，应根据原发疾病调剂食品的营养成分和品种。

（4）采集血标本，协助实验室临床诊断检查以断定病情变化和治疗综合疗效。

【健康宣教】

向患者及家属，尤其是家属解释疾病的可能成因、主要表现、临床诊断和治疗配合、预后等，特别要解释反复进行实验室检查的重要性和必要性和特殊治疗的目的、意义、不良反应。劝导家属多关怀和支持患者，缓解患者的不良情绪，提高战胜疾病的信心，主动配合治疗。保证充足的休息和睡眠，根据患者的饮食习惯，提供可口、易消化、易吸收的食物，少食多餐，循序渐进地增加运动，促进身体的康复。

第六节 内分泌系统疾病急救及护理

一、甲状腺危象

甲状腺危象简称甲亢危象，是甲状腺病情极度加重，危及患者生命的的严重并发症，此种情况不常见，一旦发生其死亡率很高。引起甲状腺危象的诱因常见的有上呼吸道、胃肠及泌尿道的感染；精神、环境因素及伴有其他疾病的应激；不适当地停用抗甲状腺药物和甲状腺本身的外伤；手术或身体其他部位的急症手术等。

【病因】

是由感染、情绪激动、疲劳、外伤、输液反应等所致，或因治疗中过早停用碘剂或抗甲状腺药物而引起。可发生在甲亢病程中任何时候，多见于未及时治疗的重症患者。

【发病机制】

1. 大量甲状腺激素释放入血。

2. 血中游离甲状腺激素增加。

3. 机体对甲状腺激素反应的改变。

4. 肾上腺素能活力增加。

5. 甲状腺素在肝中清除减少和其他的非甲状腺疾病的存在，均引起 T_4 清除减少。

【临床表现】

起病很急。早期体温升高，脉快，烦躁，嗜睡，纳差，恶心，大便次数增多；继而高热，心率超过 160 次/分，脉压增宽，大汗，谵妄，昏迷，呕吐，腹泻，腹痛，肝、脾肿大伴黄疸。白细胞计数增多，肝功能受损，血清蛋白结合碘显著增高。少数患者表现为体温低、心率慢、脉压小、表情淡漠、软弱无力、反射减弱，最后昏迷死亡，即所谓淡漠型甲状腺危象。当甲亢患者出现体温升至 38℃ 以上、脉率 120 次以上、烦躁、纳差、恶心等时，即可诊断为早期危象。有的诱发疾病如感染，也可能有类似表现，应仔细鉴别，遇有困难时，应按危象处理。

【辅助检查】

1. 基础代谢率测定。

2. 清蛋白结合碘试验。

3. 甲状腺摄[131]I 测定。

【诊断要点】

1. 体温升高　本症均有体温急骤升高，高热常在 39℃ 以上，大汗淋漓，皮肤潮红，继而可汗闭、皮肤苍白和脱水。高热是甲状腺危象的特征表现，是与重症甲亢的重要鉴别点。

2. 中枢神经系统　精神变态、焦虑很常见，也可有震颤、极度烦躁不安、谵妄、嗜睡，最后陷入昏迷。

3. 循环系统　窦性或异源性心动过速，常达 160 次/分以上，与体温升高程度不成比例，可出现心律失常，也可以发生肺水肿或充血性心力衰竭。最终血压下降，陷入休克。一般来说，伴有甲亢性心脏病的患者，容易发生甲状腺危象，当发生危象以后，促使心脏功能进一步恶化。

4. 消化系统　食欲极差，恶心、呕吐频繁，腹痛、腹泻明显，恶心、呕吐及腹痛可发生在病的早期，病后体重锐减，肝脏可大，肝功能不正常，随病情的进展，肝细胞功能衰竭，常出现黄疸，黄疸的出现则预示病情预后不良。

5. 电解质紊乱　由于进食差、吐、泻以及大量出汗，最终出现电解质紊乱，约半数患者有低钾血症，1/5 的患者血钠减低。临床上，有很少一部分患者的临床症状和体征很不典型，突出的特点是表情淡漠、木僵、嗜睡、反射降低、低热、明显乏力、心率慢、脉压小及恶病质，甲状腺常仅轻度肿大，最后陷入昏迷，甚而死亡。这种类型临床上称为"淡漠型甲状腺危象"，这种情况非常少见。

【救治原则】

1. 抑制 TH 合成。

2. 抑制 TH 释放。

3. 抑制组织 T_4 转化和 T_3（或）抑制 T_3 与细胞体结合。

4. 降低血 TH 浓度。

5. 支持治疗。

6. 对症质量。

7. 待危象控制后，因根据具体病情，选择适当的甲状腺功能亢经症治疗方案，并防止危象再次发生。

【救治要点】

1. 一般治疗　绝对卧床休息，吸氧，给予高蛋白、高热量、高维生素饮食，多饮水。

2. 退热　常用乙醇浴、冰袋及对乙酰氨基酚，但禁用水杨酸类药物。

3. 补液　常用 5%～10% 葡萄糖液，3～5L/d，并注意 B 族维生素及电解质的补充。

4. 抗甲状腺药物　常用丙硫氧密啶（PTU），600～1000mg，口服，首剂负荷后，改为 200～250mg，每 4 小时 1 次。不能口服者，应从胃管内注入，在应用该药 1 小时左右，给予口服 Lugol 液 8 滴，每 6 小时 1 次。

5. 抗甲状腺素外周作用　常用普萘洛尔 60～80mg，每 4 小时 1 次，口服，或 0.5～1mg 静脉推注后，再予 2～3mg 静脉滴注。使用中应注意监测血压、心率，有哮喘、心力衰竭、低血糖者不宜应用。

6. 肾上腺皮质激素　常用氢化可的松 300mg 加入液体中静脉滴注，以后 100mg，8 小时 1 次维持；或用地塞米松 2mg，每 6 小时 1 次，口服；与 PTU 和碘剂联合可在 24～48 小时恢复 T_3 正常血浓度。

7. **治疗心力衰竭**　常用毒毛花苷 K 和呋塞米稀释后缓慢静脉注射。

8. **诱因治疗**　如积极治疗感染、酸中毒及其他疾病。

【主要护理问题】

1. **焦虑或恐惧**　与甲状腺激素分泌过多、对术前准备、手术治疗和预后等缺乏了解有关。

2. **营养失调**　低于需要量，与高代谢状态有关。

3. **潜在并发症**　呼吸困难和窒息、喉返神经损伤、喉上神经损伤、手足抽搐和甲状腺危象等。

【护理措施】

1. **快速抑制 TT_3、TT_4 合成**　因 PTU 兼有抑制 T_4 向 T_3 转化，故首选 PTU，首剂 600mg，口服或由胃灌入，如无 PTU 可用 MM 60mg；以后每次 PTU 200mg，MM 20mg、每日 3 次，口服，待危象消除后改用常规剂量。

2. **阻止 TH 释放**　服用抗甲状腺药 1~2 小时后，用碘/碘化钾，首剂 30~60 滴，以后 5~10 滴，每 8 小时 1 次，口服或由胃管灌入；或碘化钠 0.5~1.0g 加于 5% 葡萄糖盐水 500ml 中，缓慢静脉滴注 12~24 小时，视病情好转后逐渐减量，危象消除即可停用。

3. **降低周围组织对 TH 反应**　应用肾上腺素能阻滞药普萘洛尔。若无心功能不全，40~80mg，每 6~8 小时口服 1 次；或 2~3mg 加于 5% 葡萄糖盐水 250ml 中缓慢静脉滴注，同时密切注意心率、血压变化。一旦危象解除改用常规剂量。

4. **拮抗应激**　可用氢化可的松 100mg 或相应剂量的地塞米松加入 5% 葡萄糖盐水 500ml 中静脉滴注，每天可用 2~3 次。危象解除后可停用或改用泼尼松（强的松）小剂量口服，维持数日。

5. **抗感染、监护各重要器官功能和防治各种并发症**

6. **支持和对症治疗**

（1）吸氧：视病情需要给氧。

（2）镇静药的应用：可选用或交替使用地西泮（安定）10mg，肌内注射或静脉注射；或苯巴比妥钠 0.1g 肌内注射；10% 水合氯醛 10~15ml 灌肠；必要时可用人工冬眠Ⅱ号，半量或全量肌内注射。

（3）积极物理降温：冰袋、乙醇擦澡、冷生理盐水保留灌肠、输入低温液体等。

（4）纠正水电解质紊乱：一般输 5% 葡萄糖盐水，24 小时内可输入 2000~

3000m1，根据血钾、尿量合理补钾。

【健康宣教】

1. 指导患者摄取适当的饮食，对于妊娠、哺乳、青春期发育者，多摄取含碘高的食物。避免摄入大量抑制甲状腺激素合成的物质。在地方性甲状腺流行地区的居住的居民增加碘的摄入可预防治疗本病。妊娠妇女在妊娠前或妊娠初期补充足够碘可预防地方性呆小症的发生。

2. 生理性甲状腺肿大属暂时的生理现象不需治疗。用甲状腺制剂治疗的患者应坚持长期用药，以免停药后复发，学会观察药物不良反应，一旦出现，及时与医师联系。出现压迫症状、突然疼痛与甲状腺腺体急骤肿大等，应立即就诊。

二、糖尿病酮症酸中毒

酮症酸中毒主要是指糖尿病患者在多种诱因作用下，由于胰岛素缺乏、升糖激素绝对或相对增多，导致糖代谢紊乱、体内脂肪分解加速、酮体产生过多并在血中堆积、酸碱平衡失调而发生的代谢性酸中毒。患者因渗透性利尿、厌食、呕吐而出现严重脱水及电解质代谢紊乱。此外，可有多脏器病变，如脑水肿、肾功能不全，严重者表现为休克、昏迷。

【病因】

主要为感染、饮食或治疗不当及各种应激因素。

【发病机制】

当糖尿病患者体内有效胰岛素严重缺乏时，由于碳水化合物、蛋白质及脂肪代谢紊乱，体内有机酸和酮体聚积的急性代谢性综合征。不论有各种诱因而使糖尿病加重时，由于严重的胰岛素缺乏，与胰岛素作用相反的激素如胰高血糖素、儿茶酚胺、生长激素、肾上腺皮质激素对代谢的影响就更加显著。使脂肪分解加速，脂肪酸在肝脏内经 β 氧化产生的酮体大量增加。由于糖元异生加强，三羧酸循环停滞，血糖升高，酮体聚积。当酮体生成大于组织利用和肾脏排泄加强，三羧酸循环停滞，血糖升高，酮体聚积。当酮体生成大于组织利用和肾脏排泄时，可以使血酮体浓度达 50～300mg/dl（正常值为 1.0mg/dl）。正常人每日尿酮体总量为 100mg，糖尿病患者约 1g/d，酮症酸中毒时最多可排出 40g/d。在合并肾功能障碍时，酮体不能由尿排出，故虽然发生酮症酸中毒，但尿酮体阴性或仅微量。由于大量有机酸聚积消耗了体内碱贮备，并超过体液缓冲系统和呼吸代偿能力，即发生酸中毒，使动脉血 pH 值低于 7.0。由于尿渗透压升高，大量水分、钠、钾、氯丢失，可达体液总量 10%～15%。

【临床表现】

临床特点 DKA 按其程度可分为轻度、中度及重度。轻度是指仅有酮症而无酸中毒；酮症伴轻度酸中毒者为中度；重度则是指酮症酸中毒伴昏迷，或虽无昏迷但是二氧化碳结合力低于 10mmol/L 者。典型重症 DKA 表现如下。

1. **严重脱水** 脱水进行性加重，患者口渴、多饮、多尿症状更加明显，伴乏力、体重减轻。当脱水达到体重 5% 时，患者可出现脱水体征，表现为皮肤黏膜干燥，弹性降低，舌干而红，眼球及脸颊凹陷。脱水量超过 15% 时，则可有循环衰竭，包括出现心率加快、脉搏细弱、心音减弱、体温下降等，可出现休克及中枢神经系统功能障碍，如头痛、神志淡漠、恍惚甚至昏迷，严重者导致死亡。

2. **酸中毒** 可呈深而快的 Kussmaul 呼吸，呼出气体呈酮味（烂苹果味），但患者常无呼吸困难感，少数患者可并发呼吸窘迫综合征。酸中毒可导致心收缩力下降，诱发心力衰竭。

3. **电解质紊乱** 早期低钾血症常因病情发展而进一步加重，可出现胃肠胀气、腱反射消失和四肢发麻，甚至有麻痹性肠梗阻的表现。当同时合并肾功能损害或因酸中毒致使细胞内大量钾进入细胞外液时，血钾也可增高。

4. **胃肠道症状** 厌食、纳差、恶心、呕吐。少数患者可有急性腹痛、腹肌紧张并压痛，酷似急性胰腺炎或外科急腹症，胰淀粉酶亦可升高，但非胰腺炎所致。其原因不明，可能与严重脱水、糖代谢紊乱有关。如因 DKA 所致，纠正代谢紊乱后腹痛即可缓解。

5. **意识障碍** 轻者可有精神萎靡、头痛、乏力，重者出现烦躁、嗜睡甚至昏迷。严重脱水、血浆渗透压升高、酸中毒和脑组织缺氧是造成脑功能障碍的主要原因。

6. **其他** 肾衰时少尿或无尿，尿检出现蛋白尿与管型。部分患者可有发热，病情严重者体温下降，甚至降到 35℃ 以下，这可能与酸血症血管扩张和循环衰竭有关；尚有少数患者可因 6 - 磷酸葡萄糖脱氢酶缺乏而产生溶血性贫血或黄疸。

【辅助检查】

1. **血糖** DKA 患者血糖一般在 16.7~33.3mmol/L，若血糖超过 33.3mmol/L，则多伴有高渗状态或肾功能受损。由于大量饮水和胰岛素的使用，部分患者血糖可不高，合并高二酰甘油血症的患者血糖也可正常。

2. **尿常规** 尿糖定性多为 2 + ~4 +，当肾糖阈升高时，尿糖也可为阴性。

蛋白尿、管型尿也可出现，如合并泌尿系统感染，也可见白细胞和红细胞。尿酮体阳性，每日尿中酮体量在20mg左右。

3. **血酮** 正常人血酮 <10mg/dl，DKA患者血酮可增高超过100倍。其中β–羟丁酸占60%~75%，其次是乙酰乙酸，丙酮少于10%。

4. **电解质** 由于血液浓缩，血钠、氯、钾可以正常或升高，但总量是减少的。治疗以后，血钾开始降低，甚至出现低钾血症。

5. **尿素氮** 多升高，是由于血容量下降、肾脏灌注不足、蛋白分解增加所致。

【诊断要点】

糖尿病酮症酸中毒昏迷经大剂量胰岛素治疗，有时难以鉴别患儿是酮症酸中毒昏迷的继续，还是由于胰岛素过量引起的低血糖昏迷，若经检验血糖、血酮体、CO_2CP等，一旦疑似低血糖昏迷，就应立即静脉注射高张糖，以鉴别是否为低血糖，并达到抢救目的。糖尿病高渗性非酮症性昏迷在小儿少见，其特点为血糖>33.3mmol/L（600mg%），血酮体正常或稍高，血CO_2CP正常或稍低，血pH值一般正常，血钠145mmol/L（145mEq/L），血渗透压>350mOsm/L，有时继发于糖尿病酮症酸中毒或二者并存，诊断前必须给予足够注意。严重感染、缺氧、各种休克、肝肾衰竭、白血病或口服降压灵的糖尿病患儿，可在短期内因乳酸积累而出现快而深的呼吸，陷入昏迷，此时血浆渗透压正常，血糖稍高或正常。血乳酸>2mmol/L（2mEq/L）时，酮症很轻，而酸中毒很严重的患者应考虑为乳酸性酸中毒。

【救治原则】

（1）补充钾及碱性药物。

（2）胰岛素的使用。

（3）抗生素的使用。

（4）补液。

（5）其他：对症处理及消除诱因。

【救治要点】

1. **一般治疗** 卧床休息，暂禁食，建立静脉通道2条。

2. **胰岛素治疗** 常用微量输液泵，以均衡的速度，每小时注入胰岛素5~10U，或用持续均衡速度静脉滴注，一般每小时5U左右，加入生理盐水中静脉滴注，待血糖降至<13.9mmol/L时，可改用5%葡萄糖液加入胰岛素静脉滴注。胰岛素也可改为皮下注射，剂量参照尿糖定性。也可按3~4g糖加1U胰岛素静

脉滴注，直至患者能进餐或酮体转阴，方可改为胰岛素为皮下注射。

3. **补液** 最初 3～4h 应快速静脉滴注生理盐水或复方氯化钠 2000ml 左右，24 小时内，年轻患者可用至 6000ml 左右，老年患者及心血管功能差者不应超过 4000ml，但在最初 24h 内，补液总量不应超过体重的 10%。

4. **补钾** 因补液及应用胰岛素，可使血钾排出增多或向细胞内转移，加之酸中毒，可使血钾骤然下降，因此，应注意补钾。一般认为尿量在 1500ml/d 以上时，24h 用氯化钾 7.5～15g，以后至少继续补钾 1 周。如用碳酸氢钠注射液时，可加速钾向细胞内转移，所以有人主张，每 100ml 碳酸氢钠注射液中加氯化钾 1～1.5g，缓慢静脉滴注，每小时补钾 1g 以上者，应注意心电监护。

5. **纠正酸中毒** 一般认为二氧化碳结合力低于 6.7mmol/L 或血 pH < 7.1 者，才需纠正。常用 5% 碳酸氢钠用生理盐水稀释成约 1.4% 浓度，以 2g/h 的速度静脉滴注，若二氧化碳结合力达 11mmol/L 时，应停用。不可应用乳酸钠，这是因为酮症酸中毒时乳酸已处于较高水平。

6. **其他治疗** 如祛除诱因、处理循环衰竭及其他并发症、使用人工胰岛素等。

【主要护理问题】

1. **潜在并发症** 酮症酸中毒。

2. **焦虑**

3. **知识缺乏** 与缺乏糖尿病相关知识有关。

【护理措施】

1. 绝对卧床休息，使机体能量消耗降至最低水平，以减少脂肪、蛋白质分解。

2. 准确迅速地执行医嘱，严格掌握输液速度，保证 24 小时液体入量。

3. 密切注意神志变化，监测呼吸、血压、心率的改变，做好各种记录，如出入水量、特殊药物的应用及反应等。

4. 及时准确地收集血、尿标本，协助医生做好各项检查。

【健康宣教】

（1）向患者讲解糖尿病的病因、临床表现、并发症、预防、酮症酸中毒的诱因及先兆症状，一旦出现病情应及时就诊。经济条件好的患者购买快速血糖仪，教会患者自测血糖，使其早发现、早预防、早治疗。

（2）指导患者正确用药，不得私自停药、减药、盲目乱服，指导胰岛素的正确使用方法。

（3）注意休息，适当运动，增强机体免疫力，根据病情不同，可从轻到中等强度运动。切忌剧烈运动，切勿空腹运动。

（4）预防感染，教育患者注意预防各种感染，注意冷热适宜，预防感冒。不宜穿过紧的鞋子，预防糖尿病足，避免各种外伤。

（5）指导患者定期复诊：一般 2～3 月复检。如原有血脂异常，每 1～2 个月监测一次；体重每 1～3 个月测一次，以了解病情控制情况，及时调整用药剂量；每 3～6 个月门诊定期复查；每年全身检查一次，以便尽早防治其他慢性并发症。

（6）预防意外发生：外出时随身携带识别卡，以便发生紧急情况时及时处理。

三、糖尿病非酮症性高渗综合征

糖尿病非酮症性高渗综合征（diabetic nonketotic hyperosmolar syndrome, DNHS）是指伴有高血糖、高血钠、高渗透压，无酮症性糖尿病的急性代谢紊乱。多发生于老年人，死亡率较高，可达 50% 以上，故要积极预防，早期诊断，及时治疗。

【病因】

胰岛素相对不足或胰岛素抵抗是 DNHS 的基本病因。

【发病机制】

本症发病机制复杂，未完全阐明。

DNHS 发病的基础是糖代谢障碍，在某些诱因作用下，患者血糖升高更加明显。

由于胰岛细胞对糖刺激的反应降低，胰岛素分泌减少，结果组织对糖的利用减少，肝糖原分解增加，因而出现严重的高血糖，后者又可诱发多尿，进而使血浆浓缩，产生高钠血症。血液浓缩使肾素血管紧张醛固酮系统活跃，促使肾脏保钠、排钾，由此导致高血糖、高血钠症和高渗透压状态。渗透压升高则引起神经细胞脱水，导致神经功能紊乱。严重脱水可导致末梢循环衰竭甚至休克，严重者诱发急性肾功能不全。

【临床表现】

本症起病一般比糖尿病酮症酸中毒缓慢，病情缓慢加重，并且早期症状常被各种诱发疾病所掩盖，很容易被忽视，易导致漏诊或误诊，贻误治疗时机。

早期表现为糖尿病的症状加重，可有烦渴、多饮、多尿、倦怠无力、头昏、头晕、食欲不振、恶心、呕吐以及表情淡漠、反应迟钝等。早期表现可持续数日至十余日，若在早期能考虑到本症并及时处理，将大大降低其病死率。如果任其发展，则失水更明显，体重减轻，皮肤、黏膜干燥，眼球下陷，血压下降，心率加快。

此外，神经系统表现突出，患者逐渐进入嗜睡、木僵、昏迷状态。有的患者在进入昏迷前，可有定向力障碍、幻觉、烦躁。少数患者在昏迷前，可出现偏瘫、癫痫样发作、失语等，出现病理性神经反射。

查体可见眼窝下陷、舌质发红、皮肤干燥缺乏弹性、心率增快、Babinski 征可阳性。当患者出现明显脱水后，则尿量减少甚至无尿，血压继续下降，出现四肢厥冷、休克等。因严重脱水，血液浓缩，血黏稠度增加，易发生血栓，尤以脑血栓形成最为严重，也是影响预后的重要因素。

【辅助检查】

1. **血糖**　大多数患者血糖大于 33.3mmol/L，尿糖 3 + ~4 +。

2. **血钠**　常大于 155mmol/L。

3. **血浆有效渗透压**　常 >350mOsm/L。与脱水、高血糖、高钠血症有关。

4. **缺乏显著的酮症**　糖尿病非酮症高渗性综合征常发生于尚有一定分泌胰岛素功能的 2 型糖尿病中，所分泌的胰岛素量足够抑制脂肪分解和酮体生成，故本症尿酮为阴性 ~2 +，但不能抑制诱因作用下的血糖升高。

【诊断要点】

以下情况时应警惕糖尿病非酮症高渗性综合征的可能。

（1）中年以上患者，有不明原因的进行性意识障碍。

（2）有明显脱水表现，意识障碍合并局灶性或刺激性中枢神经系统体征。

（3）中度脱水而尿量并无明显减少，脑脊液葡萄糖升高而压力较低。

（4）有脑动脉硬化、脑梗死、尿毒症或感染中毒性脑病。

（5）意识障碍、明显脱水患者，血钠、血氯升高。

（6）意识障碍或昏迷患者，必须急诊化验血糖和尿糖。

【救治原则】

1. 适当的补液是 DNHS 的治疗关键。

2. 胰岛素治疗。

3. 纠正电解质紊乱。

【救治要点】

1. 一般治疗

（1）吸氧。

（2）建立静脉输液通道。

（3）意识障碍者留置尿管，记液体出入量。

（4）监测生命体征。

（5）监测血糖、血电解质及血浆渗透压。

（6）消除诱因，积极抗感染。

2. 补液

（1）胃肠道补液：鼓励患者饮水，意识障碍者插胃管分次注水，每小时 200～400ml。

（2）静脉补液：先输生理盐水 1000～2000ml，有休克者间断输入胶体溶液，输入生理盐水后血浆渗透压仍 > 350mOsm/L，血钠 > 155mmol/L 者，可输入 0.45%～0.6% 氯化钠溶液，至血浆渗透压降至 330mOsm/L 后改为等渗液，液体总入量约为体重 12%。

3. 胰岛素治疗

（1）以中性速效胰岛素 0.1U/（kg·h）加入生理盐水持续静脉滴注，同时监测血糖，避免血糖下降过快，以防出现脑水肿。如血糖下降速度 > 11.1mmol/（L·h），胰岛素输入速度减缓。

（2）血糖下降 < 16.7mmol/L，改为 5% 葡萄糖液，按糖胰比例 4g:1U 加入胰岛素，同时监测血糖，维持血糖在 11.1 mmol/L 上下。

4. **补钾** 除高钾血症、无尿者暂缓补钾外，治疗开始即应予静脉补钾。

5. **防治脑水肿、心衰、肾衰等并发症** 对高龄、有心脑血管病变者注意控制输液速度；有脑水肿者可予补充白蛋白与呋塞米联合脱水治疗；积极补液 4h 尚无尿者，应予利尿剂。

【主要护理问题】

1. 急性意识障碍。

2. 有感染的危险。

3. 潜在的并发症：酮症酸中毒。

4. 潜在的并发症：低血糖。

5. 焦虑、恐惧。

6. 知识缺乏。

【护理措施】

1. **病房环境**　尽可能将每个患者安置在单独的病房，并保持病房内空气流通、周围安静、舒适，适度减少探视和不良因素对患者的刺激。

2. **严密观察病情**　进行多功能心电监护，每隔 1 小时测脉搏、血压、呼吸，并做记录，准确记录 24 小时的出入量，用以了解血容量是否充足，并为补液和补钾提供可靠的参考，仔细观察患者的神志、瞳孔大小及对光反射，定期监测血糖，如果是处于早期，则 2 小时测 1 次，血糖正常后，立即通知医生减少胰岛素的用量，严防低血糖现象。

3. **呼吸道的管理**　时刻保持呼吸道的通畅，以防发生窒息和吸入性肺炎。吸氧：一般给予 3 L/min 左右，以纠正组织性的缺氧，防止脑损伤。

4. **补液护理**　高渗性患者脱水较为严重，应根据病情的需要，合理安排输液量和输液速度，根据患者的年龄、心脑血管的情况、血糖以及血压、血浆渗透压、电解质、尿量等随时调整补液量的多少及速度。

5. **基础护理**

（1）加强安全防护：根据患者的实际情况及时使用床栏和约束带，防止发生坠床等意外。

（2）加强口腔护理：对有意识障碍的患者每天可用生理盐水溶液棉球擦洗口腔 2 次，对于清醒的患者则鼓励漱口，以防真菌的生长及溃疡，本组病例经护理均无口腔感染现象发生。

（3）皮肤护理：糖尿病的患者皮肤易受感染，因此患者在卧床休息时一定要注意保暖，而且每隔 2h 给患者更换体位 1 次，并按摩受压部位并坚持数分钟，保持床单的清洁、干燥。

（4）会阴护理：每天给患者清洗会阴，留置尿管者应加强护理，可用碘伏清洁，以防泌尿道感染。

【健康宣教】

糖尿病一旦患病，基本难以根治，长期的服药过程在给患者造成严重的经济负担的同时，也给患者带来巨大的精神压力，尤其是病情严重的患者和家属都长期承担着巨大的心理负担，容易导致悲观情绪的产生。针对此类情况，在给予同情和安慰的同时应大力宣传预防、治疗糖尿病的相关知识，增强其战胜疾病的信心和勇气。健康教育是提高糖尿病患者自我管理能力的良好方法，针对饮食和用药不当的诱因做针对性的卫生宣传和教育，让患者及家属明确饮食治疗的重要性和糖尿病饮食的控制，告知按时服药或注射胰岛素、教会家属和患者注射胰岛素的方法以及保持皮肤清洁和预防感染的方法，叮嘱患者随身佩戴糖尿病的保健卡，在发生意外时便于抢救。糖尿病非酮症高渗性综合征的患者，病情较为危急时，护理人员给患者治疗时应合理输液，正确使用胰岛素，增强责任心，仔细巡视，适时观察病情的变化，积极主动地配合医生提高治愈率，减少并发症的发生。

第七节　神经系统急症及护理

一、脑卒中

脑卒中，又称脑血管意外。它包括脑血管破裂出血（如脑出血、蛛网膜下隙出血）和脑出血不定期阻塞所致的缺血性脑血管疾病（如脑栓塞和脑血栓）两大类。脑卒中的特点是发病急，病势严重。引起脑卒中的主要原因是高血压、脑动脉硬化。由于动脉壁纤维组织增生和脂质沉积而增厚、变更、变脆，失去弹性。因此，当血压升高时，已经发生了动脉硬化的脑血管壁就可能耐受不住这一压力冲击而破裂，这就是脑出血。

脑动脉硬化后，由于脂质的沉积而造成动脉血管壁凹凸不平、粗糙、狭窄、弯曲，以致血管内的阻力增加，血流缓慢，流量减少，从而引起供血不足或者发生血液凝固造成血栓形成，堵塞血管，这就是脑血栓。如果动脉壁上的血块脱落而进入血流就成为栓子，一旦栓子堵塞了脑血管，就会发生脑栓塞。

【诊断】

1. 临床表现

（1）先兆：脑卒中是突然发生的急剧病变，但是仔细观察，在发病前数分钟、数小时或数天内往往可发现一些先兆，预示脑卒中将要发生。主要表现如下：①一侧面部或上、下肢突然感到麻木，软弱乏力，嘴歪，流口水；②突然出现说话困难或听不懂别人的话；③突然感到眩晕，摇晃不稳；④短暂的意识不清或嗜睡；⑤出现难以忍受的头痛，并且头痛由间断性的变为持续性或伴有恶心、呕吐。

（2）脑出血：脑出血多在白天情绪激动、过度兴奋、使劲大便、过度用力或进行紧张的脑力活动时发病。少数患者可在休息甚至睡眠时发病。脑出血发病急剧，来势凶猛。一般在剧烈头痛后出现频繁呕吐，很快昏迷不醒；血压升高，面色潮红，呼吸深沉，有鼾声，脉搏慢而有力，大小便失禁，有时发生抽搐。病情严重的可发生胃肠道出血，呕吐物呈咖啡样。如果出现呼吸不规则或潮式呼吸（呼吸加快加深，继而变慢变浅以至呼吸暂停，随后又开始如上呼吸者），脉搏由慢变快，体温升高，血压下降，瞳孔散大，对光反射消失，则是凶险的征兆。另外，脑出血患者可因脑压增高而引起脑疝，如果脑疝压迫心跳、呼吸等生命中枢时，可导致呼吸、心跳停止而死亡。

（3）脑血栓：脑血栓常发生在睡眠时或安静状态下，因为这时血压较平时低。多数患者是在早晨起床时发现自己的半边身体不能动弹。病前患者多数无头痛、呕吐，也很少出现昏迷，发病年龄多在 60 岁以上。如果医生给患者进行腰穿时，可发现脑脊液正常，这是与脑出血的重要区别。急性期过后，多留有程度不同的偏瘫。

（4）脑栓塞：除高血压、脑动脉硬化能导致脑栓塞外，肺部感染、长骨骨折、下肢静脉血栓形成、风湿性心脏病、慢性心房纤颤、细菌性心内膜炎等都可导致脑栓塞。

发病突然，常无先驱症状。可出现头痛、恶心、呕吐，多有肢体瘫痪，一侧身体感觉减退、失语，且伴有身体其他部位动脉栓塞的表现，严重者可出现惊厥、昏迷。

2. 辅助检查

（1）血常规。

（2）高凝状态测定：抗凝血酶Ⅲ、蛋白 S、蛋白 C、G20210A 凝血酶原基因、抗磷脂抗体（抗心磷脂抗体和狼疮抗凝物）、凝血因子 V 等。

（3）大便潜血。

（4）妊娠试验：对于所有生育期的女性都应进行相关检查以明确是否怀孕，阳性结果将影响头颅影像检查的选择（CT 还是 MRI）和是否能静脉溶栓。因为对于怀孕的患者，应避免进行 CT 检查和静脉溶栓。

（5）尿常规。

（6）血培养（怀疑心内膜炎时）。

（7）腰椎穿刺（头颅影像检查，无论是 CT 还是 MRI，都有可能遗漏一些小的蛛网膜下隙出血。因此，对高度怀疑蛛网膜下隙出血的患者，应在超急性期进行腰椎穿刺以明确或排除蛛网膜下隙出血）。

（8）CT 及 MRI。

（9）血管成像。

【救治要点】

1. 脑卒中先兆

（1）休息：一旦发现先兆症状时，应立即嘱患者卧床休息。头取自然平直位置，不能左右转动或前屈后仰。

（2）吸氧：如有氧气袋时，应及时给患者吸氧，以改善脑缺氧的状态。

密切观察和调整血压：如果血压高者，不能在短时间内降得过低，只用一般的降压药即可。如选用复方降压片、利尿平或降压灵内服；血压低者，可取头低脚高位。并用哌甲酯（利他林）10mg 内服，必要时用镇静剂（如地西泮 2.5mg）1 日 3 次内服。

（3）扩张血管药：可选用阿司匹林 0.3 克，每日 1~2 次口服；双嘧达莫 50mg，每日 3 次口服，地巴唑 20mg，每日 3 次口服。

2. 脑出血

（1）保持呼吸道通畅：要给患者解开衣领，除去假牙，以免压迫和阻塞呼吸道。对于昏迷的患者，首先要清除口腔呕吐物或分泌物，可用一橡皮管套于空针管上将其吸出，以免吸入气管导致肺炎。

（2）吸氧：有氧气袋者，应及时给患者吸氧。

（3）防止继续出血：急性期应使患者保持绝对安静，尽可能减少搬动，应在就地抢救的同时请附近的医生来诊治。对躁动不安者，为防止血压增高而引起再次出血，可适当给予镇静剂，如地西泮 10mg 一次肌内注射；或异丙嗪（非那根）25mg 一次肌内注射。禁止使用抑制呼吸的药物。

（4）降低颅内压：对于神志清楚，偏瘫、头痛、呕吐不重者，不必使用脱水药。对较重的患者，由于出血和水肿，可造成颅内压增高，导致脑疝和脑干受压，甚至引起脑干出血，这是脑出血急性期死亡的直接原因，故必须等医生到来后，及时采取降低颅内压的措施：①地塞米松，每次 10~20mg，加入 10% 葡萄糖或 5% 糖盐水 500ml 内、静脉滴入；②20% 甘露醇 250ml 快速静脉滴注，酌情 4~6 次/h，地塞米松和甘露醇可联合应用；③5% 甘油盐水，每次 50ml，每次 3~4 次口服；④如当时无以上药物时，可用 50% 葡萄糖 40~60ml 静脉推注，每次 4~6 次/h。高渗糖可以减轻脑水肿、降低颅内压，同时还可以改善脑部营养，加强脑组织对氧的利用等作用。

（5）控制高血压：适当降低血压，是止血和防止再出血的有力措施。通常将血压维持在 160/100mmHg 左右为宜。对舒张压过低、脉压过大者不宜用降压药。控制血压，应在医生到来后进行。常用降压方法是：①利血平 0.5～1.0mg，肌内注射，必要时 6～8 小时重复使用一次；② 25% 硫酸镁 10 毫升肌内注射或呋塞米 20mg 肌内注射，这两种药必要时可配合利血平使用，以加强其降压效果。

（6）止血药的应用：止血药的使用目前还有争论，但习惯上仍在使用，尤其是合并消化道出血时，医生常用卡巴克洛（安络血）给患者肌内注射，可注射酚磺乙胺；对于神志清醒无呕吐的患者，可口服白及粉或云南白药。

（7）降温：应及早进行降温，这样可以防止脑缺氧，降低脑代谢，缓解脑水肿。要求肛温控制在 31～33℃ 之间。以头部降温为主，结合体表降温。方法是：用冰袋或用塑料袋装上小冰块，放于患者头部两侧或枕头下。若还达不到降温目的时，可在颈部、腋下和腹股沟等处放置冰袋。

（8）防止感染：为防止感染，医生常采用肌内注射青霉素 80 万 U，每日 2 次和链霉素 0.75g，每日 1 次。

（9）加强护理：由于患者处于昏迷状态，抵抗力低下很容易感染其他疾病。患者往往在床上大小便，因此，要注意保持患者身体及床单被褥的清洁。常给患者翻身，以防发生压疮，并注意勤吸痰和保持口腔清洁。

（10）严密观察病情：要注意患者的意识，是完全不省人事，还是喊他一声时有一点反应（半昏迷），还是处于蒙眬状态。注意患者瞳孔的大小；定时测体温、脉搏、血压、呼吸，并做记录，以供医生参考。

（11）保持营养：在起病的头一两天，对有昏迷的患者应禁食。2 天后，如果患者意识转入清醒，没有吞咽困难，可试着给他吃些流食，如牛奶、蛋汤等。本着少吃多餐的原则，供给患者所需营养。如患者仍神志不清或吞咽困难，应送医院治疗或请医生进行鼻饲。

3. 脑血栓的急救方法

（1）绝对卧床：采取头稍低的体位，以利于脑部血液供应。

（2）吸氧：如有氧气袋，可给患者立即吸氧，以改善脑缺氧的状态。

（3）调整血压：血压过高时，可先用比较缓和的降压药，如利血平 0.25mg 或降压灵 8mg，一日 3 次口服。

（4）控制脑水肿：地塞米松 10～15mg，加维生素 C 1～2g，再加低分子右旋糖酐 500ml 静脉滴注，以改善脑循环，治疗脑水肿。必要时可选用 50% 葡萄糖或甘露醇等高渗脱水剂。

（5）抗凝治疗：抗凝治疗对缺血性脑血管病有一定疗效，但不良反应较大，容易导致出血,故应严格掌握适应证和禁忌证。应由医生掌握使用,不可道听途说自己滥用,以免加重病情,使患者造成生命危险。常用抗凝药物有:①醋硝香豆素(新抗凝片)首次 10mg,第二天 8 ~ 10mg,以后维持量为 2 ~ 8mg/d,分2 ~ 3 次内服。②双香豆素乙酯(新双香豆素)第一天 0.9g,分 2 ~ 3 次内服;第二天 0.6g,维持量为 0.3g/d,分 2 ~ 3 次内服。③近年来有人用复方肝素注射液治疗缺血性脑血管病后遗症,疗效较好,安全可靠,总有效率 90% 以上。方法是:用肝素 1000 ~ 2000U、烟酸 40 ~ 200mg、双嘧达莫 10 ~ 20mg,加 10% 葡萄糖20ml 静脉缓慢推注。药量先从小量开始,在 5 ~ 7 天内加到上述最大剂量,每 2周为一疗程,休息 1 周后可进行第二疗程,根据病情可用 4 ~ 6 个疗程。

(6)注意早期活动:对于瘫痪患者,一般在发病 24h 后,应由别人帮着活动关节,做伸、屈等活动。几天后,应嘱患者进行主动锻炼,瘫痪肢体的功能锻炼既能防止肌肉萎缩,防止肢体发生畸形,又能促进肢体的生理活动和血液循环,有助于功能恢复。开始锻炼时活动量要小些,以后逐渐增加。锻炼方式,除了做各关节的伸屈运动外,还要做旋前、旋后、外展、内收等运动。要求患者尽早坐起、站立和步行。

4. 脑栓塞的急救方法

(1)积极治疗原发病。

(2)急救原则及方法同脑血栓的急救原则及方法。

(3)如属气栓塞者必须采用头低位和左侧卧位,抬高下肢,避免让更多的栓子进入头部和左心室。

【护理问题】

1. **有受伤的危险** 与脑出血导致脑功能损害、意识障碍有关。

2. **潜在并发症** 脑疝。

3. **潜在并发症** 上消化道出血。

4. **自理缺陷** 与长期卧床有关。

5. **有失用综合征的危险** 与意识障碍、偏瘫所致长期卧床有关。

6. **躯体活动障碍** 与运动中枢损害致肢体瘫痪有关。

7. **语言沟通障碍** 与语言中枢损害有关。

【护理措施】

1. **血压观察** 高血压常使动脉粥样硬化的发展加速加重,造成脑组织供血不足,引起局部脑组织坏死,导致一系列的临床症状。指导患者保持情绪稳定,按时服用降压药,以保持血压平稳。

2. **抗凝治疗** 对于有血小板异常的患者可口服阿司匹林、双嘧达莫等药物。同时注意有无出血倾向，定期查血小板计数和凝血功能。

3. **降低血液黏滞度及扩张血管治疗** 应用血管扩张剂、低分子右旋糖酐时，应注意若血压下降或原有症状加重，应及时停药并通知医生。

4. **心理疏导** 术后出现肢体瘫痪、活动障碍或生活不能自理的患者，顾虑多且思想负担重。护理人员应随时了解患者的心理活动，缓解患者的心理负担。让患者及家属了解肢体锻炼的重要性。指导患者做肢体活动，取得患者的配合，使疾病早日康复。

【健康宣教】

1. 遵医嘱按时服用抗凝药，定期复查凝血酶原时间和活度。注意观察有无出血倾向。

2. 遵医嘱按时服用药物，保持血压稳定，每日测量并记录。

3. 禁止饮酒、吸烟。

4. 养成良好的饮食习惯和生活规律，膳食摄入平衡，避免高脂肪食物的摄入。

5. 定期门诊复查，如有不适，及时到医院就诊。

二、重症肌无力

重症肌无力（myasthenia gravis，MG）是一种神经 - 肌肉接头传递功能障碍的获得性自身免疫病。主要由于神经 - 肌肉接头突触后膜上乙酰胆碱受体（acetylcholine receptor，AChR）受损引起。临床主要表现为部分或全身骨骼肌无力和极易疲劳，活动后症状加重，经休息和胆碱酯酶抑制剂（cholinesterase inhibitors，ChEI）治疗后症状减轻。

【分型】

1. **成年型**（Osserman 分型）

I 眼肌型（15% ~ 20%）：病变仅限于眼外肌，出现上睑下垂和复视。

ⅡA 轻度全身型（30%）：可累及眼、面、四肢肌肉，生活多可自理，无明显咽喉肌受累。

ⅡB 中度全身型（25%）：四肢肌群受累明显，除伴有眼外肌麻痹外，还有较明显的咽喉肌无力症状，如说话含糊不清、吞咽困难、饮水呛咳、咀嚼无力，但呼吸肌受累不明显。

Ⅲ急性重症型（15%）：急性起病，常在数周内累及延髓肌、肢带肌、躯干肌和呼吸肌，肌无力严重，有重症肌无力危象，需做气管切开，死亡率较高。

Ⅳ迟发重症型（10%）：病程达 2 年以上，常由Ⅰ、ⅡA、ⅡB 型发展而来，症状同Ⅲ型，常合并胸腺瘤，预后较差。

Ⅴ肌萎缩型：少数患者肌无力伴肌萎缩。

2. **儿童型**　约占我国重症肌无力患者的 10%，大多数病例仅限于眼外肌麻痹，双眼睑下垂可交替出现呈拉锯状。约 1/4 病例可自然缓解，仅少数病例累及全身骨骼肌。

（1）新生儿型：母亲患 MG，约有 10% 可将 AChR 抗体 IgG 经胎盘传给新生婴儿而使之产生肌无力。患儿出生后即哭声低、吸吮无力、肌张力低、动作减少。经治疗多在 1 周至 3 个月缓解。

（2）先天性肌无力综合征：出生后短期内出现持续的眼外肌麻痹，常有阳性家族史，但其母亲未患 MG。

（3）少年型：多在 10 岁后发病，多为单纯眼外肌麻痹，部分伴吞咽困难及四肢无力。

【诊断和鉴别诊断】

1. **临床表现**

（1）受累骨骼肌病态疲劳：肌肉连续收缩后出现严重无力甚至瘫痪，休息后症状可减轻。肌无力于下午或傍晚劳累后加重，晨起或休息后减轻，此种波动现象称之为"晨轻暮重"。

（2）受累肌的分布和表现：全身骨骼肌均可受累，多以脑神经支配的肌肉最先受累。肌无力常从一组肌群开始，范围逐步扩大。首发症状常为一侧或双侧眼外肌麻痹，如上睑下垂、斜视和复视，重者眼球运动明显受限，甚至眼球固定，但瞳孔括约肌不受累。面部肌肉和口咽肌受累时出现表情淡漠、苦笑面容；连续咀嚼无力、饮水呛咳、吞咽困难；说话带鼻音、发音障碍。累及胸锁乳突肌和斜方肌时则表现为颈软，抬头困难，转颈、耸肩无力。四肢肌肉受累以近端无力为重，表现为抬肩、梳头、上楼梯困难，腱反射通常不受影响，感觉正常。

（3）重症肌无力现象：指呼吸肌受累时出现咳嗽无力甚至呼吸困难，需用呼吸机辅助通气，是致死的主要原因。口咽肌无力和呼吸肌乏力者易发生危象，诱发因素包括呼吸道感染、手术（包括胸腺切除术）、精神紧张、全身疾病等。心肌偶可受累，可引起突然死亡。大约 10% 的重症肌无力出现危象。

2. 辅助检查

（1）血、尿、脑脊液检查　正常。常规肌电图检查基本正常。神经传导速度正常。

（2）重复神经电刺激　为常用的具有确诊价值的检查方法。应在停用新斯的明 17 小时后进行，否则可出现假阴性。方法为以低频（3～5Hz）和高频（10Hz 以上）重复刺激尺神经、正中神经和副神经等运动神经。MG 典型改变为动作电位波幅第 5 波比第 1 波在低频刺激时递减 10% 以上或高频刺激时递减 30% 以上。90% 的重症肌无力患者低频刺激时为阳性，且与病情轻重相关。

（3）单纤维肌电图　通过特殊的单纤维针电极测量并判断同一运动单位内的肌纤维产生动作电位的时间是否延长来反映神经－肌肉接头处的功能，此病表现为间隔时间延长。

（4）AChR 抗体滴度的检测　对重症肌无力的诊断具有特征性意义。85% 以上全身型重症肌无力患者的血清中 AChR 抗体滴度明显升高，但眼肌型患者的 AChR 抗体升高可不明显，且抗体滴度的高低与临床症状的严重程度并不完全一致。

（5）胸腺 CT、MRI 检查　可发现胸腺增生和肥大。

（6）其他检查　5% 重症肌无力患者有甲状腺功能亢进症，表现为 T_3、T_4 升高。部分患者抗核抗体和甲状腺抗体阳性。

3. 诊断

根据病变主要侵犯骨骼肌、症状波动性及晨轻暮重的特点诊断不难下述检查有助于确诊。

（1）疲劳试验（JoHy 试验）：受累肌肉重复活动后肌无力明显加重。

（2）高滴度 AChR－Ab 支持 MG 的诊断，但正常滴度不能排除诊断。其特异性可达 99% 以上，敏感性为 88%。

（3）神经重复频率刺激检查：常规检查分别用低频（2～3Hz 和 5Hz）和高频（10Hz 以上）重复刺激尺神经、腋神经或面神经，如出现动作电位波幅递减 10% 以上为阳性。约 80% MG 患者于低频刺激时出现阳性反应。应在停用新斯的明 24h 后检查，否则可出现假阴性

（4）抗胆碱酯酶药物试验：①新斯的明试验。新斯的明 1～2mg 肌内注射，20min 后肌力改善为阳性，可持续 2h，因其所需时间较长，主要用于对肢体、呼吸肌的评估；可同时肌内注射阿托品 0.4mg 以对抗新斯的明的毒蕈碱样反应。

②腾喜龙（Tensilon）试验。腾喜龙 10mg 用注射用水稀释至 1ml，起始量 2mg 静脉注射，以后 15s 加 3mg，另 15s 加 5mg 至总量 10mg。30s 内观察肌力的改善，并持续数分钟，症状迅速缓解为阳性。由于见效快，该药主要用于眼肌和其他头部肌肉的评估。

4. 鉴别诊断

（1）伴有口咽、肢体肌无力的疾病，如进行性肌营养不良、肌萎缩侧索硬化、神经症或甲亢引起的肌无力；其他原因引起的眼肌麻痹；眼肌痉挛偶见伴有轻度眼肌无力，但其眼睑闭合力弱涉及上、下睑。

（2）Lambert - Eaton 综合征。

（3）肉毒杆菌中毒、有机磷农药中毒、蛇咬伤所引起的神经 - 肌肉传递障碍。

【救治要点】

1. 药物治疗

（1）胆碱酯酶抑制剂

①溴吡斯的明（Pyridostigminebromide）：成人每次口服 60～120mg，3～4 次/日。应在饭前 30～40 分钟服用，口服 2 小时达高峰，作用时间为 6～8 小时，作用温和、平稳，不良反应小。

②溴新斯的明（Neostigminebromide）：成人每次口服 15～30mg，3～4 次/日。可在餐前 15～30 分钟服用，释放快，30～60 分钟达高峰，作用时间为 3～4 小时，不良反应为毒草蕈碱样反应，可用阿托品对抗。

辅助药如氯化钾、麻黄碱可加强胆碱酯酶抑制剂的作用。

（2）肾上腺皮质激素：适用于各种类型的 MG。

①冲击疗法：适用于住院危重病例、已用气管插管或呼吸机者。甲泼尼龙（Methylprednisolone，MPL）1000mg 静脉滴注，1 次/日．连用 3～5 日，随后地塞米松 10～20mg 静脉滴注，1 次/日，连用 7～10 日。临床症状稳定改善后，停用地塞米松，改为泼尼松 60～100mg 隔日顿服。当症状基本消失后，逐渐减量至 5～15mg 长期维持，至少 1 年以上。若病情波动，则需随时调整剂量。也可一开始就口服泼尼松每天 60～80mg，2 周后症状逐渐缓解，常于数月后疗效达高峰，然后逐渐减量。大剂量类固醇激素治疗初期可使病情加重，甚至出现危象，应予注意。

②小剂量递增法：从小剂量开始，隔日每晨顿服泼尼松 20mg，每周递增

10mg，直至隔日每晨顿服 60~80mg，待症状稳定改善 4~5 日后，逐渐减量至隔日 5~15mg 维持数年。此法可避免用药初期病情加重。

长期应用激素者应注意激素的不良反应如：胃溃疡出血、血糖升高、库欣综合征、股骨头坏死、骨质疏松等。

（3）免疫抑制剂：适用于对肾上腺糖皮质激素疗效不佳或不能耐受，或因有高血压、糖尿病、溃疡病而不能用肾上腺糖皮质激素者。

①环磷酰胺：成人口服每次 50mg，2~3 次／日，或 200mg，每周 2~3 次静脉注射。儿童口服 3~5mg/（kg·d）。

②硫唑嘌呤：口服每次 25~100mg，2 次／日，用于类固醇激素治疗不佳者。

③环孢素 A（cyclosporineA）：对细胞免疫和体液免疫均有抑制作用，减少 AChR 抗体生成。口服 6mg/（kg·d），疗程 12 个月。不良反应有肾小球局部缺血坏死、恶心、心悸等。

2. 血浆置换

通过正常人血浆或血浆代用品置换患者血浆，能清除 MG 患者血浆中 AChR 抗体、补体及免疫复合物。每次交换量为 2000ml 左右，每周 1~3 次，连用 3~8 次。起效快，但疗效持续时间短，仅维持 1 周至 2 个月，随抗体水平增高而症状复发且不良反应大，仅适用于危象和难治性重症肌无力。

3. 大剂量静脉注射免疫球蛋白

外源性 IgG 可以干扰 AChR 抗体与 AChR 的结合从而保护 AChR 不被抗体阻断。IgG 0.4g/（kg·d）静脉滴注，5 日为一疗程，作为辅助治疗缓解病情。

4. 危象的处理

危象指 MG 患者在某种因素作用下突然发生严重呼吸困难，甚至危及生命。须紧急抢救。危象分三种类型。

（1）肌无力危象（myastheniccrisis）：为最常见的危象，疾病本身发展所致，多由于抗胆碱酯酶药量不足，如注射依酚氯铵或新斯的明后症状减轻则可诊断。

（2）胆碱能危象（cholinergiccrisis）：非常少见，是由于抗胆碱酯酶药物过量引起。患者肌无力加重，并且出现明显胆碱酯酶抑制剂的不良反应如肌束颤动及毒蕈碱样反应。可静脉注射依酚氯铵 2mg，如症状加重则应立即停用抗胆碱酯酶药物，待药物排除后可重新调整剂量。

（3）反拗危象（brittlecrisis）：由于对抗胆碱酯酶药物不敏感而出现严重的呼吸困难，腾喜龙试验无反应，此时应停止抗胆碱酯酶药，对做气管插管或切开的患者可采用大剂量类固醇激素治疗，待运动终板功能恢复后再重新调整抗胆碱酯酶药物剂量。

危象是重症肌无力患者最危急的状态，病死率曾为 15.4% ~50%，随治疗进展病死率已明显下降。不论何种危象，均应注意确保呼吸道通畅，当经早期处理病情无好转时，应立即进行气管插管或气管切开，应用人工呼吸器辅助呼吸；停用抗胆碱酯酶药物以减少气管内的分泌物；选用有效、足量和对神经－肌肉接头无阻滞作用的抗生素积极控制肺部感染；给予静脉药物治疗如皮质类固醇激素或大剂量丙种球蛋白；必要时采用血浆置换。

【护理问题】

1. **自理缺陷**　与全身肌无力致运动、语言等障碍有关。

1. **潜在并发症**　重症肌无力危象。

2. **营养失调**　低于机体需要量。

3. **恐惧**　与呼吸肌麻痹有关。

4. **潜在并发症**　呼吸衰竭、吸入性肺炎、

【护理措施】

1. **活动无耐力**

（1）在急性期，鼓励患者充分卧床休息。

（2）将患者经常使用的日常生活用品（如：卫生纸、茶杯等）放在患者容易拿取的地方。

（3）根据病情或患者的需要协助其日常生活活动，以减少能量消耗。

（4）将便器放在床旁，以方便患者拿取。

（5）鼓励患者树立信心，尽可能进行日常生活自理。

（6）指导患者使用床栏、扶手、浴室椅等辅助设施，以节省体力和避免摔伤。

（7）鼓励患者在能耐受的活动范围内，坚持身体活动。

2. **废用综合征**

（1）与患者和家属共同制订护理计划，取得他们的积极配合。

（2）给患者和家属讲解活动的重要性，指导患者和家属对受累肌肉进行按摩和被动（主动）运动，防止肌肉萎缩。

（3）用温水擦洗受累肌肉或肢体，刺激受累肌肉，防止肌肉萎缩。

（4）患者活动时，注意保持周围环境安全，无障碍物，以防跌倒，路面防

滑，防止滑倒。

3. 吞咽障碍

（1）选择软饭或半流质，避免粗糙干硬、辛辣等刺激性食物。

（2）吃饭或饮水时保持端坐、头稍微前倾的姿势。

（3）给患者提供充足的进餐时间：喂饭速度要慢，每次喂食量要少，交替喂液体和固体食物，让患者充分咀嚼、吞咽后再继续喂。

（4）在进餐前提供适当的休息。

（5）注意保持进餐环境安静、舒适；进餐时，避免进行护理活动。

（6）减少进餐时环境中会分散注意力的干扰因素，如电视、收音机。

（7）在床旁备吸引器，必要时吸引。

（8）鼓励能吞咽的患者进食，少量多餐。

（9）告诉患者在吃东西时不要讲话。

（10）如果有食物滞留，鼓励患者把头转向健侧，并控制舌头向受累的一侧清除残留的食物或喂食数口汤，让食物咽下。

（11）把药片碾碎后制成糊状再喂药。

（12）患者不能由口进食时，遵医嘱给予营养支持或鼻饲。

（13）如果误吸液体，让患者上身稍前倾，头稍微低于胸口，便于分泌物引流，并擦去分泌物。

（14）如果发生呕吐、误吸、反呛时，注意及时用温水擦洗，协助漱口。

4. 低效型呼吸型态

（1）评估患者的文化程度，学习的能力。

（2）针对患者的具体情况，与患者共同制订学习计划。

（3）为患者提供安静没有干扰的学习环境，如床边、示教室。

（4）合理安排患者的学习时间。讲述的内容要深入浅出，从熟悉具体的知识到不太熟悉或抽象的概念过渡。一次讲授一个概念或一个观点，避免内容太多，以免患者疲劳。

（5）对患者取得的成绩应及时给予肯定和鼓励。

（6）耐心给患者讲解疾病的名称，病情的现状、进展及转归。

（7）仔细向患者解释治疗药物的名称、药物的用法、作用和不良反应。

（8）鼓励患者提出问题，耐心给予解答

5. 营养不足：低于机体需要量

（1）根据患者需要，给患者和家属讲解饮食营养的重要性，取得他们的积极配合。

（2）协助医师积极治疗原发病，改善吞咽困难。

（3）根据患者需要供给高蛋白、高热量、高维生素饮食。

（4）保证食物的色、香、味，以刺激患者食欲。

（5）选择容易吞食的流质、半流质或软饭，避免干硬、粗糙和辛、辣、酸、咸等刺激性食物。

（6）给患者提供充足的进餐时间，喂饭速度要慢，先喂少许汤，然后再送干食及菜，每次喂食量要少，让患者充分咀嚼，吞咽后再继续喂。

（7）必要时，遵医嘱给予鼻饲。

（8）鼻饲患者每天口腔护理 2 次，每周更换鼻导管 1 次。

（9）每周称体重，观察体重是否增加。

6. 恐惧

（1）对患者的恐惧表示理解，鼓励患者表达自己的感受，并耐心倾听患者说出恐惧的原因。

（2）耐心向患者解释疾病的过程、治疗和预后、鼓励患者树立战胜疾病的信心。

（3）耐心指导患者改善呼吸的方法，减轻患者的濒死感。

（4）在配合医师行气管切开术前，给患者做好解释工作，消除患者的恐慌与害怕心理。

（5）指导患者使用的放松技术，如缓慢的深呼吸、全身肌肉放松、听轻音乐等。

（6）尽量避免患者接触抢救或危重患者。

（7）家庭成员参与共同努力缓解患者的恐惧心情，如陪伴，转移注意力的交谈，适当的按摩等。

（8）对患者的进步及时给予肯定的鼓励。

【健康宣教】

1. 疾病知识指导　帮助患者认识疾病，指导患者建立健康的生活方式，规律生活，保证充分休息和睡眠，避免精神创伤、外伤，保持情绪稳定，勿受凉感冒。告知患者良好的心理状态和情绪对疾病治疗的重要性，保持乐观的生活态度。育龄女性应避孕。

2. 用药指导与病情监测　向患者和家属说明本病的临床过程和治疗要求，教会患者和家属观察病情和护理的方法。介绍所用药物的名称、剂量和常见不良反应等，指导患者遵医嘱正确服用抗胆碱酯药物，避免漏服、自行停服和更改药量，防止因用药不足或过量导致危象发生或加重病情。因其他疾病就诊时应主动告知患有本病，以避免误用药物而加重病情。

3. 饮食指导　应给予高蛋白、高热量、高维生素、富含钾、钙的饮食。告知患者和家属避免摄入干硬、粗糙食物，进餐时尽量取坐位，进餐前充分休息或在服药感到咀嚼无力，应适应休息后再继续进食。指导患者掌握正确的进食方法，当咽喉、软腭和舌部肌群受累出现吞咽困难、饮水呛咳时，不能强行服药和进食，以免导致窒息或吸入性肺炎。教会患者和家属自我观察营养状况的方法，出现食物摄入明显减少、体重减轻或消瘦、精神不振、皮肤弹性减退等营养不良表现时，及时就诊。

三、癫痫持续状态

癫痫持续状态（status epilepticus，SE）或称癫痫状态，传统定义认为癫痫持续状态指"癫痫连续发作之间意识尚未完全恢复又频繁再发，或癫痫发作持续30分钟以上未自行停止。"目前观点认为，如果患者出现全面强直阵挛性发作（generalized tonic - clonic seizure，GTCS）持续5分钟以上即有可能发生神经元损伤，对于 GTCS 的患者若发作持续时间超过5分钟就该考虑癫痫持续状态的诊断，并须用抗癫痫药物紧急处理。癫痫状态是内科常见急症，若不及时治疗可因高热、循环衰竭、电解质紊乱或神经元兴奋毒性损伤导致永久性脑损害，致残率和病死率均很高。任何类型的癫痫均可出现癫痫状态，其中全面强直阵挛发作最常见，危害性也最大。

【临床表现】

1. 全面性发作持续状态　①全面性强直阵挛发作持续状态：是最常见、最严重的持续状态类型。是以反复发生强直 – 阵挛性抽搐为特征，2 次发作间歇患者意识不恢复，处于昏迷状态。患者同时伴有心动过速、呼吸加快、血压改变、发热、酸中毒、腺体分泌增多（可致呼吸道梗死）等全身改变。②强直性发作状态：主要见于 Lennox – Gastaut 综合征患儿，表现为不同程度意识障碍（昏迷较少），间有强直性发作或其他类型发作，如肌阵挛、非典型失神、失张力发作等。EEG 出现持续性较慢的棘慢或尖慢波放电。③阵挛性发作持续状态：阵挛性发作持续状态时间较长时可出现意识模糊甚至昏迷。④肌阵挛发作持续状态：特发性肌阵挛发作患者很少出现癫痫持续状态，严重器质性脑病晚期如亚急性硬化性全脑炎、家族性进行性肌阵挛癫痫较常见。⑤失神发作持续状态：主要表现为意识水平降低，甚至只表现为反应性低下，学习成绩下降，EEG 可见持续性棘慢波放电，频率较慢（＜3Hz）。

2. 部分性发作持续状态 ①单纯部分性发作持续状态：临床表现以反复的局部颜面或躯体持续抽搐为特征或以持续的躯体局部感觉异常为特点，发作时意识清楚，EEG 上有相应脑区局限性放电。②边缘叶性癫痫持续状态：常表现为意识障碍和精神症状，又称精神运动性癫痫状态，常见于颞叶癫痫。③偏侧抽搐状态伴偏侧轻瘫：多发生于幼儿，表现为一侧抽搐，伴发作后一过性或永久性同侧肢体瘫痪。

【病因及发病机制】

癫痫状态最常见的原因是不恰当地停用抗癫痫药物或因急性脑病、脑卒中、脑炎、外伤、肿瘤和药物中毒等引起，个别患者原因不明。不规范抗癫痫药物治疗、感染、精神因素、过度疲劳、孕产和饮酒等均可诱发。

【辅助检查】

1. 脑电图（EEG） 是诊断癫痫最重要的辅助检查方法。EEG 对发作性症状的诊断有很大价值，有助于明确癫痫的诊断及分型和确定特殊综合征。

2. 神经影像学检查 包括 CT 和 MRI，可确定脑结构异常或病变，，对癫痫及癫痫综合征诊断和分类颇有帮助，有时可做出病因诊新，如颅内肿瘤、灰质异位等。

【诊断要点】

1. 典型的临床表现 常表现为持续的肢体强直性或阵挛性抽搐，伴有意识完全丧失，可出现尿失禁和舌咬伤，常伴有瞳孔散大、对光反射消失、角膜反射消失，可出现病理反射。

2. 诊断注意事项

（1）癫痫诊断的确立：癫痫是发作障碍性疾病，但很多发作障碍性疾病并不是癫痫，如睡眠障碍性疾病中的夜游症，常需与复杂部分性癫痫发作鉴别。短暂性脑缺血发作、晕厥、偏头痛、眩晕及癔症等均为发作性疾病。因此应通过详细的病史及有关的实验室检查，与上述等疾病鉴别，确立或排除癫痫的诊断。需强调的是，诊断癫病发作最重要的依据是患者的病史，如先兆症状、发作时状态及发作后意识模糊等，而不是依靠神经系统检查和实验室检查。患者发作后意识模糊状态高度提示癫痫发作，躯体抽动和尿失禁并不一定提示癫痫，因也可能发生血管迷走性晕厥及其他原因的晕厥。

（2）病因诊断：对继发性癫痫要查明原因。详细的病史，常可提供病因的线索（如产伤、头部外伤、脑膜炎、脑炎、脑卒中等）；疑有脑寄生虫病患者，应进行大便寄生虫卵、绦虫节片及血液、脑脊液的囊虫补体或血凝试验；疑是颅内占位病变、先天发育异常或原因不明者，应进行头部 X 线平片、头颅 CT 及 MRI 检查；怀疑有脑血管畸形的患者，需做 MRA 或脑血管造影；不要忽视全身性疾病的因素，如低钙血症、低血糖、肾衰竭等全身代谢障碍及系统性红斑狼疮等全身疾病引起的脑损害。

【救治要点】

癫痫持续状态的治疗目的为：保持稳定的生命体征和进行心肺功能支持；终止呈持续状态的癫痫发作，减少癫痫发作对脑部神经元的损害，寻找并尽可能根除病因及诱因，处理并发症。

1. 控制发作　是治疗的关键，否则危及生命。①首选地西泮，静脉注射。适用于成人或儿童各型持续状态。地西泮偶尔可抑制呼吸，则停止注射，必要时使用呼吸兴奋药对症处理。②异戊巴比妥钠，静脉注射至控制发作为止。③10% 水合氯醛，根据成人及儿童用量加等量植物油，保留灌肠。④苯妥英钠，溶于生理盐水静脉注射，速度适宜。

2. 其他治疗　①保持呼吸道通畅，给予鼻导管或面罩吸氧，必要时行气管切开；进行心电、血压、呼吸、血氧饱和度监护，定时做血气、血生化分析。②治疗诱发因素。③牙关禁闭者放置牙垫、防止舌咬伤。④给予 20% 甘露醇快速静脉滴注，也可用地塞米松 10 ~ 20mg 静脉注射，防治脑水肿。⑤控制感染或预防性应用抗生素，防治并发症。⑥高热者给予物理降温，纠正代谢紊乱，维持水电解质平衡，给予营养支持。

3. 药物选择　理想的抗癫痫持续状态的药物应有以下特点：①能静脉给药；②可快速进入脑内，阻止癫痫发作；③无难以接受的不良反应，在脑内存在足够长的时间以防止再次发作。控制癫痫持续状态的药物都应静脉给药，难以静脉给药的患者如新生儿和儿童，可以直肠内给药。因此，药物的选择应基于特定的癫痫持续状态类型及它们的药代动力学特点和易使用性。常用药物有地西泮、苯妥英钠、10% 水合氯醛。

【护理问题】

1. 有窒息的危险　与癫痫发作时意识障碍、喉头痉挛及气道分泌物增多有关。

2. 有受伤的危险　与癫痫发作时肌肉抽搐和意识障碍有关。

3. 长期性低自尊　与抽搐、跌伤、尿失禁等有碍自身形象有关。

4. 潜在并发症　脑水肿、酸中毒、水电解质紊乱。

【护理措施】

1. 一般护理

（1）休息与活动：保证充足睡眠、避免过度劳累。病情允许者，适当参加体力和脑力活动，劳逸结合，做力所能及的事，保持愉悦心情。若有发作先兆应立即卧床休息。

（2）环境：保持环境安静，温湿度适宜，避免强光、惊吓等刺激，居住环境光线柔和。

（3）饮食护理：给予清淡、富营养、易消化饮食，避免暴饮暴食、辛辣刺激性食物，戒烟酒。保持良好饮食习惯。

2. 病情观察　严密观察生命体征、神志及瞳孔变化；观察发作类型，发作过程中有无心率加快、血压升高、呼吸减慢或暂停、瞳孔散大、牙关紧闭及大小便失禁等表现；观察并记录发作频繁、持续时间及意识恢复时间，在意识恢复过程中，注意有无自动症、头痛、疲乏及行为异常等表现。

3. 发作时护理

（1）防止受伤：出现发作先兆时，立即平卧，或发作时陪伴者迅速抱住患者缓慢就地平放，避免摔伤；取下眼镜和义齿，将手边的柔软物垫在患者头下；将牙垫或厚纱布垫在上下臼齿之间，以防咬伤舌、口唇及颊部，但不可强行塞入。抽搐发作时，适度扶住患者手脚，以防自伤及碰伤，切不可用力按压肢体，以免造成骨折、肌肉撕裂及关节脱位。大小便失禁时，及时处理。少数患者抽搐停止、意识恢复过程中有兴奋躁动，应专人守护，放置保护性床档，必要时使用约束带。

（2）保持呼吸道通畅：使患者取平卧、头偏向一侧或侧卧位，使呼吸道分泌物由口角流出；解开衣领、衣扣和裤带，以免过紧影响呼吸；防止舌后坠阻塞呼吸道，必要时使用舌钳吸氧，预防缺氧所致脑水肿，尤其是癫痫持续状态者；准备吸引器、气管切开包等，及时清除口鼻腔分泌物；不可强行喂食，防止窒息。

4. 心理护理　帮助患者正确对待疾病，理解患者，耐心倾听，鼓励患者说出自己的内心感受，指导患者做好自我调节，维持良好的心理状态；鼓励患者积极参与各种社交活动，承担力所能及的社会工作；鼓励家属关爱、理解和帮助患者，减轻患者的精神负担，给予患者全身心照顾。

【健康宣教】

1. **疾病知识指导**　向患者和家属介绍疾病及其治疗的相关知识和自我护理的方法。患者应充分休息，环境安静适宜，养成良好的生活习惯，注意劳逸结合。给予清淡饮食，少量多餐，避免辛辣刺激性食物，戒烟酒。告知患者避免劳累、睡眠不足、饥饿、饮酒、便秘、情绪激动、妊娠与分娩、强烈的声光刺激、惊吓、心算、阅读、书写、下棋、外耳道刺激、长时间看电视、沐浴等诱发因素。

2. **用药指导与病情监测**　告知患者遵医嘱坚持长期、规律用药，切忌突然停药、减药、漏服药及自行换药，尤其应防止在服药控制发作后不久自行停药。如药物减量后病情有反复或加重的迹象，应尽快就诊。告知患者坚持定期复查，首次服药后5~7天查抗癫痫药物的血药浓度，每3个月至半年复查1次；每月检查血常规和每季检查肝、肾功能，以动态观察抗癫痫药物的血药浓度和药物不良反应。当患者癫痫发作频繁或症状控制不理想或出现发热、皮疹时应及时就诊。

3. **安全与婚育**　告知患者外出时随身携带写有姓名、年龄、所患疾病、住址、家人联系方式的信息卡。在病情未得到良好控制时，室外活动或外出就诊时应有家属陪伴，佩戴安全帽。患者不应从事攀高、游泳、驾驶等再发作时有可能危及自身和他人生命的工作。特发性癫痫且有家族史的女性患者，婚后不宜生育，双方均有癫痫或一方有癫痫，另一方有家族史者不宜结婚。

第八节　妇产科疾病急救及护理

一、妊娠高血压综合征

妊娠期高血压疾病是妊娠期特有的疾病。本病多发生在妊娠20周后至产后1周内孕妇出现的高血压，并于分娩后10日至3个月内血压恢复到孕前状态。目前妊娠期高血压疾病仍然是孕、产妇和胎、婴儿死亡的主要原因之一。国内曾称为妊娠中毒症、妊娠期高血压综合征（简称为妊高征），现统称为子痫前期、子痫。妊娠期高血压疾病的病因与发病机制至今尚未完全明了，一般认为子宫胎盘缺血和免疫反应与其发病有关。

【病因】

多年来，妊娠期高血压疾病的病因和发病机制尚未完全阐明，但随着分子生物学的发展，其病因研究有了许多新的进展，其高危因素可分为以下四个方面。

1. **本次妊娠相关因素** 染色体异常、葡萄胎、多胎妊娠、胎儿水肿、接受赠卵或供精者受精。

2. **母体因素** 初产妇、年龄 >35 岁或 <20 岁、黑种人、有高血压特别是妊娠期高血压疾病家族史者、既往妊娠有子痫前期史、合并可能导致微血管病变的疾病（糖尿病、慢性高血压、血管和结缔组织病、肾病）、体型矮胖者 ［即体重指数，体重（kg）/身高（cm）$^2 \times 100 > 0.24$ 者］、营养不良（中至重度贫血、低蛋白血症者）、精神紧张、运动过度者。

3. **与胎儿的父亲有关的因素** 父亲既往配偶妊娠期患子痫前期。

4. **环境因素** 寒冷季节或气温变化过大，特别是气压升高时。

【发病机制】

目前认为，导致妊娠期高血压疾病的病因主要有四种学说。

1. **免疫学说** 正常妊娠维持有赖于母体和胎儿间免疫平衡的建立与稳定，妊娠期高血压疾病可能与其免疫耐受异常有关，其原因有：①精子抗原低暴露，如初孕疾病和初父亲疾病；②同种异体抗原超负荷；③滋养细胞 HLA - G 表达异常；④T 淋巴细胞亚型的改变：CD4/CD8 增加及 TS 细胞数量和功能下降，TH1/TH2 比率向 TH1 偏移。

2. **胎盘或滋养细胞缺血学说——胎盘浅着床** 滋养细胞浸润能力下降导致胎盘或滋养细胞缺血，其原因在于子宫螺旋小动脉生理重铸过程障碍，表现为螺旋小动脉重铸的数量明显减少，并且重铸的深度大部分仅限于蜕膜段螺旋小动脉，因此这些病理现象也称"胎盘浅着床"。

3. **血管内皮细胞损伤与氧化应激学说** 氧化应激是指体内氧化与抗氧化作用失衡，氧化应激的毒性效应最终可导致中性粒细胞炎性浸润和释放多种物质，如 O_2^-、OH^-、H_2O_2 等，引起脂质过氧化反应而导致血管内皮细胞损伤。

4. **遗传因素学说** 妊娠期高血压疾病存在家族遗传倾向，主要表现为母系遗传，其遗传规律尚有争议，目前倾向于多基因遗传。其易感基因有：免疫调节基因（THF - α、HLA - DR4）、脂类代谢（脂蛋白脂肪酶基因、载脂蛋白基因）、凝血功能（凝血酶原基因多态性、凝血酶原调节蛋白）、血管活性因子、血管紧张素原基因和氧化呼吸链（线粒体基因）相关的基因。

目前，比较公认的妊娠期高血压疾病的主要发病机制倾向于内皮细胞激活和损伤的一元化学说。

【临床表现】

1. 妊娠高血压

（1）血压≥140/90mmHg：以往认为与基础血压相比，收缩压升高≥30mmHg或舒张压升高≥15mmHg可诊断妊娠期高血压疾病，目前这一观点已被摒弃，因为这一部分患者并未表现出不良的妊娠结局。作为预兆，舒张压可能比收缩压更为可靠。另外，如测得孕妇血压异常升高，需嘱其休息30分钟后复测，这样能较正确地反映血压。

（2）无尿蛋白：虽然无尿蛋白出现，但这并不是说对母体及胎儿无危害，只要有血压升高，即可能对母体及胎儿有损害。因此尿蛋白仅仅是高血压加重的征象，它的出现提示母体和胎儿的危险性增加。

（3）其他症状：妊娠高血压可以出现类似于先兆子痫的症状，如头痛、上腹部疼痛和血小板减少等，则需按先兆子痫监测。

2. 先兆子痫

先兆子痫是继发于血管痉挛和内皮激活妊娠特异的综合征，表现为各器官灌注减少。

（1）轻度先兆子痫：妊娠20周以后血压≥140/90mmHg，间隔6小时，并有尿蛋白，尿蛋白≥300mg/24小时或随意尿≥+（30mg/dL），间隔4小时再测一次，最好以24小时尿蛋白作为诊断标准。尿蛋白是先兆子痫最重要的一个标志。

（2）重度先兆子痫：如果存在以下一条或更多的标准就可以诊断为重度的先兆子痫。①血压≥160/110mmHg；②尿蛋白2.0g/24小时或≥2+，并可伴有肾小球滤过率下降及血浆肌酐升高；③持续上腹部疼痛，多提示肝细胞坏死、缺血、水肿，常伴有肝酶升高，要注意是否存在肝被膜下出血或血肿，最严重者可出现肝破裂，但极少见；④血小板$< 10 \times 10^{10}/L$，血小板减少是先兆子痫病情加重的特征改变，主要由于血小板凝集、毛细胞血管内溶血；⑤其他，合并有其他脏器功能异常如肺水肿、心功能衰竭等。

【辅助检查】

1. 血液检查　血细胞比容、血浆黏度的测定：以了解有无血液浓缩。正常妊娠晚期血球压积应<35%，血浆黏度<3.6，如等于或超出上述数值，提示有不同程度的血液浓缩。

2. 肾功能生化指标　尿酸，在重度妊娠期高血压疾病时由于肝脏、肾脏受累、肝脏破坏尿酸及肾脏排泄尿酸的功能降低，所以血浆尿酸均有不同程度的升高，其他如肌酐、尿素氮的测定均可了解肾脏功能的情况。

3. 肝功能测定　谷丙氨基转移酶（ALT）视病情严重程度均有不同程度的升；高乳酸脱氢酶（LDH）为敏感指标，能较早预示溶血及肝功能异常。

4. 眼底检查　眼底视网膜小动脉变化是反映妊娠期高血压疾病严重程度的一项重要参考指标，轻症者可无变化，重症者视网膜小动静脉比例可由正常的2:3变为1:2或1:3，可伴有视网膜水肿、渗出甚至视网膜脱离。

5. 心电图检查　妊娠期高血压疾病患者特别是重症患者还应进行 EKG 检查，以了解有无心肌损害或传导异常，并可发现高钾血症或低钾血症的波形变化。

【诊断要点】

除全身及产科检查外，还需以下检查。

1. 一般检查　通过常规检查，判断体重增加情况及高血压及水肿程度，并作尿蛋白测定。

2. 眼底检查　视网膜小动脉可以反映主要器官的小动脉情况。如有棉絮状渗血、出血，则应考虑终止妊娠。

3. 血液检查　测血红蛋白含量、血液黏度、血细胞压积及水、电解质、二氧化碳结合率等。

4. 肝、肾功能测定　主要测定肌纤、血尿素氮、尿酸等。

5. 其他　如 B 超、心电图、羊膜镜检查、胎盘功能及胎儿成熟度检查等。

【救治原则】

1. 每 1～2 周做一次产检。

2. 卧床休息。

3. 控制饮食，应低盐、高蛋白等。

【救治要点】

1. 一般治疗　绝对卧床休息，左侧卧位，保持环境安静，避免声、光及一切不良刺激。

2. 正确饮食　进食含高蛋白、高钙、高钾及低钠营养丰富的食物。适当减少水及汤类食物的摄入量。

3. 监护病情变化　如持续心电监护及胎心监护，留置导尿，记录出入量，严密观察病情变化。

4. 给氧吸入　若出现缺氧症状时，应及时给氧吸入。

5. 控制血压　根据临床具体情况选用下列药物：

（1）肼屈嗪：12.5～25mg加入5%葡萄糖250～500ml中静脉滴注，每分钟20～30滴，使血压维持在140/90mmHg。

（2）柳胺苄心啶：50～100mg加入5%葡萄糖250～500ml中静脉滴注，每分钟20～40滴，使血压维持在140/90mmHg，5天为1个疗程。血压稳定后改100mg，经口，3次/日。

（3）其他药物：也可根据情况选用硝苯地平、卡托普利（巯甲丙脯酸）、硝普钠等。

6. **解痉治疗**　目前认为硫酸镁仍为治疗妊娠高血压综合征的首选药物。主要用于先兆子痫或子痫的治疗。一般情况下首次剂量为25%硫酸镁10ml加50%葡萄糖液20ml静脉缓慢注射，或用硫酸镁5g加入5%葡萄糖液100～200ml于1小时内静脉滴注，以后可再用硫酸镁60ml加右旋糖酐或葡萄糖液1000ml，以每小时1.5～2g的速度静脉滴注。根据病情及血清镁浓度，在严密观察下可继续使用之病情缓解。使用硫酸镁时需注意以下事项。

（1）重度妊高征患者特别是较长时期的低盐或无盐饮食，可并发低钠血症，治疗过程中可有呕吐，可致钠盐的进一步丢失和酸中毒，临床表现为呼吸深而慢，肌无力，膝腱反射减弱或消失，尿量减少，胎心率减慢，易被误认为镁中毒。在此情况下，既不可再盲目大剂量使用硫酸镁，也不得单纯临床观察，需立即测血清镁及常规的电解质，并进行心电图监测，决定进一步处理。

（2）注意尿量、膝反射和呼吸，此3项为观察镁中毒的首要指标。

（3）在硫酸镁作用高峰时，慎用呼吸抑制药物，若必须使用时需减少剂量，以免抑制呼吸。

（4）若合并心肌病时，必须慎用硫酸镁，因可引起低排高阻性心力衰竭或心脏停搏。对于有瓣膜病变的心脏病患者伴有妊高征时，虽不禁用硫酸镁，但必须注意静脉滴注速度和补液量。

（5）硫酸镁静脉滴注优于推注，后者需稀释硫酸镁浓度至5%～8%，推注时必须缓慢，因单位时间浓度过高可引起镁中毒。

（6）必须注意体重与剂量的关系与流向速度。凡体重较轻者，不可在短时间内使用大剂量硫酸镁，以免中毒。

（7）凡使用大剂量硫酸镁静脉及肌内注射者，必须定时测定血清镁，根据血清镁浓度，决定是否应用。

（8）在重复或持续静脉滴注硫酸镁时，除监护膝反射外，应精确监测尿量，至少100ml/4h，即≥25ml/h。若尿量少时，应暂停应用。

（9）连续静脉滴注硫酸镁时，患者常感胎动减弱或消失。遇有此现象应当停药 1 ~ 2 天进行观察。如属硫酸镁所致，则在停药后胎动可恢复；反之则应考虑为胎儿胎盘功能不全所致。在出现胎动减弱时，应测脐动脉血流量，以助判断胎儿宫内缺氧情况。

7. **扩充血容量**　在重度妊娠高血压综合征患者中，均存在低血容量情况。因此，扩充血容量可降低血液黏稠度，防止血液浓缩。在应用硫酸镁解痉后，可给予低分子或中分子右旋糖酐、白蛋白及血浆，加 5% 葡萄糖和平衡液等，静脉应用。有利于改善组织灌注，增加脑血流量，改善脑缺氧症状，防止弥散性血管内凝血的发生，增加胎盘血流灌注，防止胎儿宫内缺氧，有利于降低胎儿的死亡率。临床上扩容治疗应遵循以下指征和禁忌证。

（1）单纯采用扩容疗法的指征　凡血细胞比容 > 0.35，全血黏度比值 > 3.6，血浆黏度比值 > 1.6 ~ 1.7 者，均应予以扩容治疗。

（2）扩容治疗的禁忌证　有肺水肿或心功能衰竭先兆者或肾功能不全者均属禁忌。另外，在未了解血细胞比容及尿比重之前，忌快速扩容治疗。

8. **纠正水、电解质及酸碱失衡**　根据实验室检查结果及血气分析，及时调整水、电解质及碳酸氢钠的入量，特别应注意钾、钠、钙、镁的血清浓度，及时进行监测。

9. **应用脱水药**　扩容后若有脑水肿表现者，如剧烈头痛、恶心、呕吐等，或视网膜水肿，或伴渗出物者，应给予脱水药，一般采用 25% 甘露醇 250ml 快速静脉滴注，每 6 ~ 8 小时 1 次。若每小时尿量为 25 ~ 30ml，需鉴别肾功能情况；如尿量增加，提示血容量不足，而非肾功能不全或肾衰竭，可继续给予扩容治疗，补足血容量。如尿量仍不增加，提示肾功能不全，则应严格限制入水量，需按肾衰竭治疗。

10. **防治心力衰竭**　若发生心力衰竭及肺水肿时，应给予毛花苷 C 0.2 ~ 0.4mg 加 5% 葡萄糖 20 ~ 40ml 静脉缓慢注射。必要时加用利尿药。

11. **镇静**　对于先兆子痫肌肉紧张有发生抽搐危险或已出现抽搐者，应给予地西泮 10 ~ 20mg 加入 25% 葡萄糖液 20 ~ 40ml，缓慢静脉推注，5 ~ 10min 注毕，可迅速控制抽搐。如已用硫酸镁静脉注射者，则用地西泮 10mg 静脉注射为宜。对中度妊高征患者，可给地西泮 2.5mg，每日 3 次口服。也可根据情况选用吗啡、阿米妥钠、苯巴比妥及巴妥钠等。

12. **利尿药的应用**　妊娠高血压综合征的患者应慎用利尿药，但有下列情况时，可在严密观察下谨慎应用。①合并心力衰竭及肺水肿者；②全身性水肿者；

③血容量过高，重度贫血者。利尿药常用呋塞米 20～40mg 加 50% 葡萄糖液 20～40ml，静脉注射，并可根据病情予以重复使用。可与洋地黄类药物合用，疗效较好。也可根据情况选用 20% 甘露醇联合，也可选用心钠素、氢氯噻嗪等。

13. 对症处理 如纠正酸碱失衡、防治急性肾衰竭、脑血管意外、弥散性血管内凝血、胎盘早剥等。

14. 适时终止妊娠 子痫发作时往往自然临产，如无产兆，应在控制抽搐 24～48h 根据胎龄、骨盆、宫颈条件及胎儿成熟度选择分娩方式。因为妊娠终止后病情可自行好转，故适时终止妊娠也是一种有效的治疗方法。

【主要护理问题】

（1）潜在并发症：眩晕、头痛、水肿。

（2）焦虑、恐惧。

（3）知识缺乏：与缺乏妊娠高血压综合征相关知识有关。

【护理措施】

1. 轻度症状孕妇的护理

（1）加强产前检查次数，密切注意病情变化。

（2）适当减轻工作，保证充足的睡眠和休息，多采取左侧卧位。

（3）指导摄入足够蛋白质、维生素、富含钙、铁等食物。

（4）加强心理护理。

2. 中、重度症状孕妇的护理 确诊后，需住院治疗，积极处理，防止子痫发生。除采取以上护理措施尚包括以下内容。

（1）保持病室安静，避免各种刺激。

（2）密切监测血压、脉搏、胎心音、胎动情况；记录液体出入量；并随时观察和询问孕妇有无头痛、目眩等主诉。

（3）按医嘱给予解痉、镇静、降压、扩容、利尿等治疗，严密观察药物不良反应，确保准确安全用药。解痉药物首选硫酸镁，应用该药时须注意：①密切监测患者血压变化及主诉；②观察膝腱反射存在情况；③观察呼吸 >16 次/分；④24h 尿量 >400ml；⑤备 10% 葡萄糖酸钙急救。宜在 3min 内推完，必要时每小时重复 1 次，直至呼吸、排尿和神经抑制恢复正常，但 24h 内不得超过 8 次。⑥协助进行各项辅助检查。⑦对于重度妊娠期高血压疾病者，应备好急救物品与药品以及做好终止妊娠的准备。⑧加强心理护理。

【健康宣教】

1. 指导产妇左侧卧位，保持充足的睡眠，进食高蛋白、高维生素、低盐饮食（每日不超过 4~5g）。

2. 药物治疗前告知使用药物后可能出现的不良反应。

3. 指导产妇自测胎动的方法。

4. 指导产后母乳喂养的技巧与新生儿护理知识。

5. 指导出院后定时门诊复查。

6. 加强家属的健康教育，促进孕产妇康复及新生儿护理。

二、异位妊娠

受精卵着床发育在子宫体腔外称异位妊娠。发生部位有输卵管、卵巢、子宫颈、子宫角、子宫残角和腹腔等，其中以输卵管妊娠最常见，约占 95% 以上，输卵管妊娠破裂是妇产科常见急腹症之一。

【病因】

1. **输卵管炎症**　淋菌、沙眼衣原体等感染常引起输卵管内膜炎；而流产或分娩后感染易致输卵管周围炎。两者为输卵管妊娠的常见病因。输卵管内膜炎使输卵管黏膜破坏、纤毛缺损、黏膜粘连，导致输卵管通而不畅甚至完全堵塞；输卵管周围炎累及输卵管浆膜层或浆肌层，使输卵管周围粘连、扭曲、管腔狭窄、管壁肌蠕动减弱。两种情况均可造成受精卵运行受阻。

2. **输卵管手术**　如输卵管复通术后、异位妊娠保守手术后，管腔狭窄，孕卵运行受阻，可发生输卵管妊娠。

3. **输卵管发育不良或功能异常**　输卵管过长、过细、肌层发育不全、黏膜纤毛缺如、输卵管蠕动和上皮细胞分泌功能异常，将影响受精卵运送和着床。

4. **受精卵游走**　卵子在一侧输卵管受精，受精卵经宫腔或腹腔进入对侧输卵管称受精卵游走。因移行时间过长，受精卵发育增大，即可在对侧输卵管内着床形成输卵管妊娠。

5. **其他**　盆腔肿瘤（如卵巢肿瘤、子宫肌瘤）压迫输卵管而造成受精卵运行受阻。此外，实施辅助生育技术、安置宫内节育器时异位妊娠发生率也较正常为高。

【发病机制】

1. **输卵管妊娠流产**　多见于输卵管壶腹部妊娠，发病多在妊娠 8 周以后。受精卵种植在输卵管黏膜皱襞内，由于输卵管妊娠时管壁蜕膜形成不完整，常易发生流产。若形成输卵管完全流产，出血一般不多；若形成输卵管不全流产，导致反复出血，形成输卵管血肿或输卵管周围血肿或盆腔积血，量多时流入腹腔。

2. 输卵管妊娠破裂　多见于输卵管峡部妊娠，发病多在妊娠6周左右。短期内可发生大量腹腔内出血使患者陷于休克，亦可反复出血，在盆腔内与腹腔内形成血肿。输卵管间质部妊娠虽少见，但后果严重，其结局几乎全为输卵管妊娠破裂。由于此处血运丰富，其破裂犹如子宫破裂，症状极为严重，往往在短时期内发生大量的腹腔内出血。

输卵管妊娠流产或破裂，若内出血停止，病情稳定，胚胎死亡可逐渐吸收。但反复内出血所形成的盆腔血肿不能及时消散，血肿机化变硬并与周围组织粘连，则形成陈旧性宫外孕。

3. 继发性腹腔妊娠　输卵管妊娠流产或破裂，一般囊胚从输卵管排出到腹腔内，多数死亡，但偶尔也有存活者，若存活的胚胎绒毛组织排至腹腔后重新种植而获得营养，可继续生长发育，继发腹腔妊娠。

4. 子宫的变化　输卵管妊娠和正常妊娠一样，滋养细胞产生的 hCG 维持黄体生长，使甾体激素分泌增加，因此，月经停止来潮，子宫增大变软，子宫内膜出现蜕膜反应。若胚胎死亡，滋养细胞活力消失，蜕膜自宫壁剥离而发生阴道流血或阴道排出蜕膜管型；子宫内膜的形态学改变呈多样性，除内膜呈蜕膜改变外，若胚胎死亡已久，内膜可呈增生期改变，有时可见 A－S 反应，这种子宫内膜超常增生和分泌的反应可能为甾体激素过度刺激所引起，虽对诊断有一定价值，但并非输卵管妊娠时所特有。此外，胚胎死亡后，部分深入肌层的绒毛仍存活，黄体退化迟缓，内膜仍可呈分泌反应。

【临床表现】

1. 急性宫外孕　指输卵管妊娠破裂或流产后的急性出血期，起病急。

（1）停经：多有6~8周的停经史，但约25%的患者无明显停经史。

（2）腹痛：急性发病时常有突然一侧下腹痛，伴有恶心、呕吐及肛门坠胀感。如内出血多，刺激膈肌，疼痛可放射至肩胛部。

（3）阴道流血：有时被误认为是月经，出血量较少，点滴状，可有蜕膜碎片或管型排出。

（4）晕厥与休克：由于急性腹腔内出血，血容量减少，轻者晕厥，重者大量内出血，表现为面色苍白、四肢湿冷、脉搏快、血压下降，甚至发生休克。

（5）腹部检查：下腹部有明显的压痛、反跳痛，以患侧为重。肌紧张不明显，出血多时叩诊有移动性浊音。

（6）盆腔检查：阴道后穹窿饱满、触痛。宫颈着色，有举痛。子宫稍大、软，内出血多时子宫有漂浮感。有时患侧触及包块，质似面团，边界不清，为积聚的血块，压痛明显。间质部妊娠，子宫大小与停经月份相符，轮廓不对称，宫角部突出，破裂的体征与子宫破裂相似。

2. 陈旧性宫外孕　输卵管妊娠流产或破裂后，孕卵已死亡，绒毛退化，病侧输卵管内出血未完全吸收，形成血肿，机化、变硬。患者可有低热、阵发性腹痛及不规则阴道流血，附件区可触及肿物。

【辅助检查】

1. 血 hCG 测定　宫外孕者血 hCG 值增高，但低于正常宫内妊娠相同孕龄的 hCG 水平。

2. 后穹窿穿刺　为一种简单可靠的诊断方法，适用于疑有腹腔内出血者。如能抽出暗红不凝血，可诊断为腹腔内出血，内出血多时，亦可直接腹腔穿刺。

3. B 超检查　异位妊娠破裂或流产时，可见一侧附件区有包块，甚至胎囊和胎心搏动。

4. 诊断性刮宫　一般少用，仅用于不能排除宫内孕者。刮出物有绒毛组织可确诊为宫内孕，但仍需注意宫内、宫外同时妊娠的情况。

5. 腹腔镜检查　腹腔镜检查有助于提高异位妊娠的诊断准确性，并适用于与原因不明的急腹症鉴别，同时还可于腹腔镜下治疗。

【诊断要点】

1. 症状

（1）停经：除输卵管间质部妊娠停经时间较长外，多有 6～8 周停经。约有 20%～30% 患者无明显停经史或月经仅过期 2～3 日。

（2）阴道出血：胚胎死亡后，常有不规则阴道出血，色黯红，量少，一般不超过月经量，少数患者阴道流血量较多，类似月经，阴道流血可伴有蜕膜碎片排出。

（3）晕厥与休克：由于腹腔急性内出血及剧烈腹痛，轻者出现晕厥，严重者出现失血性休克。出血量越多越快，症状出现也越迅速越严重，但与阴道流血量不成正比。

2. 体征

（1）一般情况：腹腔内出血较多时，呈贫血样。大量出血时，患者可出现面色苍白、脉快而细弱、血压下降等休克表现。体温一般正常，出现休克时体温略低，腹腔内血液吸收时体温略升高，但不超过38℃。

（2）腹部检查：有明显内出血时，下腹有压痛及反跳痛，尤以患侧为著，但腹肌紧张轻微，出血较多时，叩诊有移动性浊音。若反复出血并积聚粘连包裹，可形成包块并不断增大、变硬，下腹部可触及包块。

（3）妇科检查：输卵管妊娠未发生流产或破裂者，除子宫略大较软外，可能触及胀大的输卵管并有轻度压痛。输卵管妊娠流产或破裂者，阴道后穹窿饱满有触痛，宫颈举痛或摇摆痛明显，子宫稍大而软，内出血多时，检查子宫有漂浮感。子宫一侧或其后方可触及形状不规则肿块，边界不清楚，触痛明显。病变持续较久时，肿块机化变硬。输卵管间质妊娠时，子宫大小与停经月份基本符合，但子宫不对称，一侧角部突出，破裂所致内出血征象极为严重。

3. 辅助检查 hCG 测定，是目前早期诊断异位妊娠的重要方法。

（1）孕酮测定：异位妊娠的血清 P 水平偏低，但在孕 5~10 周时相对稳定，单次测定即有较大的诊断价值，尽管正常和异常妊娠血清 P 水平存在交叉重叠，难以确定它们之间的绝对临界值，但血清 P 水平低于 10ng/ml（放免测定），常提示异常妊娠，其准确率在 90% 左右。

（2）超声诊断：B 型超声检查对异位妊娠的诊断尤为常用，阴道 B 超检查较腹部 B 超检查准确性更高。

（3）诊断性刮宫：在不能排除异位妊娠时，可行诊断性刮宫术，获取子宫内膜进行病理检查，但异位妊娠的子宫内膜变化并无特征性，可表现为蜕膜组织高度分泌相（伴有或不伴 A－S 反应）、分泌相及增生相多种。子宫内膜变化与患者有无阴道流血及阴道流血时间长短有关。因而单靠诊断性刮宫对异位妊娠的诊断有很大的局限性。

（4）后穹窿穿刺：后宫窿穿刺辅助诊断异位妊娠被广泛采用，常可抽出血液放置后不凝固，其中有小凝血块。若未抽出液体，也不能排除异位妊娠的诊断。

（5）腹腔镜检查：大多情况下，异位妊娠患者经病史、妇科检查、血 β－hCG 测定，B 超检查后即可对早期异位妊娠做出诊断，但对部分诊断比较困难的病例，在腹腔镜直视下进行检查，可及时明确诊断，并可同时手术治疗。

（6）其他生化标记：Grosskinsky 等报道异位妊娠者血清 AFP 水平升高，E_2 水平低下，两者与血清 hCG、孕酮联合测定，在异位妊娠检测中优于单项测定。

近年来还有将检测血清 CA125 与 β－hCG 结合，发现血清 CA125 水平有随

着 β － hCG 水平降低而升高的趋势，可用于异位妊娠有无流产、胚胎是否死亡的鉴别。

【救治原则】

1. **一般治疗** 对于怀疑异位妊娠的患者，一般建议住院观察并进行进一步的检查，住院期间要注意观察患者的腹痛及阴道流血情况有无加剧。

2. **手术治疗** 可选择切除患侧输卵管或保留患侧输卵管手术（保守性手术）。手术治疗可以采用经典的经腹手术，有条件时建议采用腹腔镜手术，其优点是手术时间短，创伤小，患者恢复时间快。

【救治要点】

1. **一般治疗** 绝对卧床休息，减少活动，防止瘤体活动。

2. **建立静脉通道** 维持水、电解质及酸碱平衡。

3. **手术治疗** 一经确诊，应迅速准备手术。手术时应注意，须在扭转部位以下的根部钳夹，并切断瘤蒂，但夹前不可回复扭转，以免引起栓塞。

（1）输卵管切除术：对输卵管妊娠，特别是出血量多并发休克的患者，一般采用输卵管切除的方法。对于输卵管间质部妊娠，一般主张及早手术，以避免危及生命的出血。将患侧宫角与输卵管切除，严重者可能会需要切除子宫。自体输血是抢救严重出血伴休克的有效措施之一，回收腹腔血液应符合以下条件：<12 周、胎膜未破、出血时间 < 24 小时、血液未受污染、镜下红细胞破坏率 <30%。

（2）输卵管保留手术：一般用于有生育要求的年轻妇女。对于输卵管伞部妊娠，可以将妊娠物挤压出来；对于壶腹部妊娠，可以切开壶腹部将妊娠物取出；峡部妊娠可以将病变部位切除，然后行输卵管断端吻合。

【主要护理问题】

（1）潜在并发症：内出血。

（2）紧张、恐惧。

（3）知识缺乏：与缺乏妇女保健相关知识有关。

【护理措施】

1. 绝对卧床休息，避免腹压增加导致妊娠破裂引起腹腔内大出血。

2. 应密切观察患者的一般情况、生命体征，并重视患者的主诉，切忌以阴道出血量推测腹腔出血情况。遇患者诉腹痛加重、有肛门坠胀时或生命体征异常改变时，立即报告医生进行相关检查和处理。

3. 加强口腔护理，每日口腔护理含漱液漱口至少 3 次，预防药物性口炎的发生。

4. 积极预防便秘，必要时口服缓泻剂。

5. 指导患者摄取足够的营养，尤其是含铁的食物，如猪肝、鱼类、豆类、绿叶蔬菜以及黑木耳等。

6. 协助患者正确留取血标本，以监测治疗效果。

7. 由于药疗效果的显现与患者的期望值难以同步，患者常常出现烦躁、抵触情绪，从而患者的依从性降低，导致药物治疗难以成功，因此，有针对性的健康宣教和心理护理尤其重要。

8. 加强疾病知识宣教和心理疏导，使患者能以平静的心态接受此次妊娠失败的现实，消除因恐而产生的抵触妊娠的不良情绪。

【健康宣教】

1. 教育患者保持良好的卫生习惯，发生盆腔炎后须立即彻底治疗。

2. 未正常月经前禁性生活，1月后未行月经应到医院随访。

3. 由于此病有一定的再发生率和较高的不孕率，故下次妊娠应及时就医，如正常妊娠不宜轻易中止。

三、子痫

子痫是妊娠 20 周以后"妊娠期高血压疾病"的特殊表现，包括水肿、高血压和蛋白尿，特别于妊娠后期发展呈最严重而紧急情况时，以抽搐及昏迷为特点，可并发 HELLP 综合征、肾衰竭、心力衰竭、肺水肿、颅内出血、胎盘早期剥离等。本病严重威胁母婴健康，是引起孕、产妇和围生儿死亡的主要原因之一。

【病因】

1. 年龄　年轻初孕妇及高龄初产妇。

2. 家族中有高血压或肾炎、糖尿病病史者。

3. 初次产检时体重指数≥35kg/㎡。

4. 多胎妊娠、羊水过多、葡萄胎患者。

5. 经济条件差、营养不良和重度贫血者。

6. 对妊娠恐惧，精神过分紧张或受刺激者。

7. 寒冷季节、气压升高时发病增多。

【发病机制】

与子痫前期发病相关的重要机制包括：血管痉挛、内皮细胞激活、升压反应增加、前列腺素、一氧化氮、内皮素和血管生成和抗血管生成的蛋白质。

1. 血管痉挛　血管痉挛性收缩导致血管阻力增加和高血压，血流量减少，导致组织缺血坏死、出血和其他器官损害表现。

2. 内皮细胞激活　是子痫前期发病的核心机制。激活或受损的血管内皮细胞产生较少的一氧化氮，分泌促凝血物质，并对血管加压因子的灵敏度提高，最终导致子痫前期。

3. 升压反应增加　子痫前期患者在发病前即对注入去甲肾上腺素和血管紧张素 II 的血管反应性增加。

4. 前列腺素　是子痫前期病理生理改变的中心环节。子痫前期内皮细胞比正常妊娠的内皮细胞前列环素（PGI_2）的产生降低，血小板分泌的血栓素 A_2 增加，前列环素/血栓素 A_2 比值降低，最终导致血管痉挛收缩。

5. 一氧化氮　子痫前期与内皮型一氧化氮合酶表达下降导致的一氧化氮失活增加有关。可导致平均动脉压的增加，并对血管加压因子反应性增加。

6. 内皮素（ET）　子痫前期的孕妇 ET-1 水平异常升高，可导致血管痉挛收缩。

7. 血管生成和抗血管生成物质　子痫前期的孕妇抗血管生成物质产生过多，如可溶性 fms-样酪氨酸激酶 1（SFlt-1）和可溶性内皮因子（sEng），可导致血管内皮功能障碍和内皮细胞一氧化氮依赖性血管舒张的减弱。

【临床表现】

在上述各严重症状（头晕、头痛、视觉障碍、上腹不适、胸闷、恶心、呕吐）的基础上，抽搐发作或伴有昏迷。患者病情进展迅速，子痫前期症状可不显著，而骤然发生抽搐，发生时间多在晚孕期及临产前，少数在产时，更少的还可在产后 24h 内发生。

子痫发作：先是眼球固定，瞳孔散大，口角及面部肌肉震动，数秒钟后发展为全身肌肉强直，头扭向一例，颈项强直，两手紧握，两臂屈曲，两腿内旋，全身肌肉强烈抽搐。抽搐时牙关紧闭，呼吸暂停，面色青紫。抽搐约持续 1min 后，抽搐暂停，患者深吸气并发出鼾声，恢复呼吸，全身肌肉松弛，患者处于昏迷状态。轻者抽搐后逐渐苏醒，抽搐间隔期长，发作减少；重者抽搐频繁发作，持续时间长，可陷入深昏迷状态。抽搐次数越多，昏迷时间越长，预后越差。子痫发作时易发生坠伤、唇舌咬伤，因吸入呕吐物窒息或吸入性肺炎等。抽搐发生在分娩以前者称为产前子痫，发生在分娩过程中者称产时子痫，发生于分娩以后的称为产后子痫。

【辅助检查】

1. 血液检查 由于血液浓缩，血细胞容积及血红蛋白常偏高，如合并贫血则表现为正常及降低。血小板计数正常或减少。出、凝血时间正常或延长。白细胞计数偏高。周围血涂片有时可见形态不规则的红细胞或碎片。

2. 尿液检查 24 小时尿蛋白定量检查，并行尿比重、尿常规及尿肌酐测定。

3. 肝、肾功能及电解质检查 血尿酸、肌酐、尿素氮在肾功有损害时可以升高，二氧化碳结合力下降，说明有酸中毒情况。肝氨基转移酶及胆红素可以轻度上升，表明肝细胞受损可能有病理性溶血情况。肝脏受损时血糖常偏低。白、球蛋白比例常倒置，由于大量血浆蛋白自尿中漏出，白蛋白及总蛋白减少测血 K^+、Na^+、Cl^- 以备补液参考。

4. 血气分析 了解缺氧及酸中毒情况。

5. 眼底检查 可见视网膜小动脉痉挛，视网膜水肿、絮状渗血或出血，严重时可发生视网膜脱离，患者可出现视物模糊或失明。

6. 胎儿电子监护 了解胎儿宫内缺氧是否存在，如 NST（非应力试验）、OCT（缩宫素负荷试验）。注意 NST 无反应型及基线平直，心动过缓，晚期减速等预示胎儿缺氧表现。

7. B 超 了解胎儿双顶径及腹围、股骨长度，计算胎儿体重，估计胎儿宫内生长的情况。了解胎盘成熟度及羊水量以便适时终止妊娠。

8. 测定 24 小时尿或血清雌三醇及 hPL（人胎盘生乳素） 估计胎盘、胎儿情况。

【诊断要点】

需要与子痫患者进行鉴别诊断主要是与抽搐、昏迷有关的疾患，如常见的癫痫、脑炎、脑出血、糖尿病昏迷、癔症等。

1. 癫痫发作 癫痫患者过去多有发作史，发作前常有先兆，发作时间短，继之神志丧失，跌倒，全身痉挛 1~2min，亦可咬破舌头，大小便失禁，但抽搐后多数立即清醒，即使有短暂昏迷或神志模糊，于短时内可恢复正常。无高血压、水肿及蛋白尿。眼底无妊娠高血压疾病变化。患者于抽搐后来急诊时注意询问有关病史，及时检查尿蛋白，测血压以利于迅速诊断。

2. 高血压脑病及脑出血 患者妊娠前应有慢性高血压病史，常无浮肿及蛋白尿。突然出现昏迷，意识丧失，软性偏瘫，病理反射阳性，瞳孔多不对称。脑出血时脑脊液有特殊改变，即可诊断。

3. **脑炎**　发病有季节性，乙型脑炎见于夏秋季，流行性脑炎多见于春季。起病虽然急，但先有发热、头痛、颈项不适，随即高热、恶心、呕吐、烦躁、昏迷，亦可发生谵妄、惊厥。子痫患者并无发热，无颈项强直及脑膜刺激征，亦无病理反射。脑炎患者无高血压、水肿、蛋白尿，脑脊液检查有典型炎症改变。

4. **糖尿病昏迷**　糖尿病高渗性昏迷或低血糖昏迷。

【救治原则】

专人守护，防止受伤，抽搐一旦发作，应立即用药物控制，首选硫酸镁，必要时加镇静剂，血压过高时，需控制血压，预防感染。同时严密观察生命体征变化，及早发现和处理脑出血、心衰、肺水肿、急性肾衰和胎盘早期剥离等并发症。必要时适时终止妊娠，一般抽搐控制 12h，即可终止妊娠。

【救治要点】

1. **一般治疗**　绝对卧床休息，左侧卧位，保持环境安静，持续心电监护，吸氧，保持呼吸道通畅，留置导尿管等。

2. **解痉及控制抽搐**

（1）硫酸镁：常用肌内注射加静脉滴注，首次剂量 10g，以后 1~2g/h，24h 总量为 30~35g，血清镁浓度可达 2.5~3mmol/L。

禁忌证及注意事项：①有房室传导阻滞，心肌劳损者忌用；②肾功能受损者慎用；③硫酸镁高峰时必须慎用巴比妥、麻醉药或其他呼吸抑制药；④用药前或用药过程中每 1~2 小时常规观察膝反射、尿量、呼吸，膝反射必须正常，尿量 25~30ml/h，呼吸每分钟 >16 次；⑤观察心律及心率。

（2）异戊巴比妥钠：常用 0.25~0.5g，静脉注射在 3min 以上，与硫酸镁同时应用时，剂量不宜超过 0.25g。

（3）β 受体兴奋药：常用沙丁胺醇 2~4mg，每天 4 次，口服。

3. **补充血容量**

（1）原则：必须在解痉的基础上补容，在补容的基础上脱水。

（2）适应证与禁忌证：①血细胞比容 >0.35，全血黏度比值 3.6~3.7，血浆黏度比值 1.6~1.7；②脑水肿、视网膜水肿时慎用，补容后脱水；③补容后每小时尿量少于 25~30ml，须鉴别肾功能有无衰竭；④心脏负担过重、肺水肿、全身性水肿或肾功能不全者均为禁忌。

（3）补容药的选择：①胶体溶液，清蛋白及血浆适用于低血浆蛋白及间质水肿，全血适用于低血浆蛋白合并贫血，右旋糖酐-40 适用于血浆蛋白正常，尿比重≥1.020，尿少，血细胞比容>0.35，血钠正常；②晶体溶液，平衡液适用于低钠血症，尿比重正常或低下≤1.008，血细胞比容>0.35，碳酸氢钠适用于酸中毒患者。

4. 降压 常用肼屈嗪25mg加入5%葡萄糖250ml中静脉滴注，开始每分钟20滴，以后根据血压调整。也可用酚妥拉明20mg加入5%葡萄糖250ml静脉滴注，以0.1mg/min开始，逐渐增至0.2~0.3mg/min，每5分钟测血压1次，直至舒张压维持在12kpa。

5. 利尿

（1）适应证：全身水肿，肺水肿，心力衰竭，脑水肿，妊娠合并慢性高血压、慢性肾炎及妊高征伴高血容量者。

（2）利尿药：常用呋塞米20~40mg，加入25%葡萄糖20ml中静脉推注。有脑水肿存在者，也可用20%甘露醇250ml，快速静脉滴注。

6. 镇静 常用在预防或制止抽搐时，给予地西泮10mg肌内注射或加入25%葡萄糖20ml内缓慢静脉注射。也可用冬眠合剂缓慢静脉滴注。

7. 终止妊娠

（1）指征：①子痫控制2~12h，应终止妊娠；②重度妊高征在积极治疗24~48h后，无明显好转者；③经治疗病情尚有好转，但胎儿已成熟者。

（2）方式：低浓度缩宫素引产，对病情控制较好，宫颈条件良好者，可用此法。剖宫产、病情危重、治疗无效或引产失败者，应尽快进行剖宫产。

【主要护理问题】

1. **有受伤的危险** 与发生抽搐有关。

2. **有感染力的危险** 与失血后抵抗力降低及分娩等因素有关。

3. **潜在并发症** 出血性休克。

4. **知识缺乏** 缺乏妊高征及其相关方面的知识。

【护理措施】

1. 安置患者单人单室，光线暗淡，各种治疗护理相对集中，减少刺激。

2. 取头低侧卧位，暂禁饮食，及时吸出口鼻内的分泌物和痰液，防止误吸。

3. 设专人护理，做好危重患者的特护记录。

4. 患者发生抽搐时，给予大流量氧气吸入，整理并将开口器或包裹纱布的压舌板置于上下白齿之间，防止舌咬伤，并随时准备使用舌钳，防止舌后坠，加床档防止患者坠床。

5. 根据医嘱给患者行持续导尿，观察尿量、颜色、性质，并记录。

6. 根据医嘱应用硫酸镁，观察用药后的反应，防止镁中毒。

7. 应用解痉、镇静、降压、利尿药物，观察药物的疗效及患者的反应情况。

8. 密切监测患者的胎心、胎动，协助医生做好各项化验检查。

9. 子痫控制 6 ~ 12h 后，考虑终止妊娠。

【健康宣教】

1. 主动关心孕妇及其家属，耐心解答提问，解除患者及家属焦虑心理，取得患者及家属的积极配合。

2. 患者应卧床休息，提供清洁与安静的环境，室内光线宜暗淡，以保证患者休息和足够的睡眠。

3. 指导进食高蛋白、高维生素饮食。

4. 患者病情稳定后，指导母乳喂养。

5. 告知患者应待重要器官功能恢复后方可出院。

四、产后出血

产后出血（postpartum haemorrhage，PPH）是指胎儿娩出后 24h 内出血量 ≥ 500ml。发生在产后 24h 后至产后 6 周内，称为晚期 PPH。PPH 是一个助产士必须高度引起重视的疾病，特别是在分娩后立即出现的严重的 PPH。这种疾病往往让产妇惧怕，丧失信心，从而长期影响产妇的康复。现今产妇死亡率在发展中国家还是很高，其中最主要的死亡原因是 PPH 所导致，在我国，PPH 是导致孕、产妇死亡的首要原因。绝大多数 PPH 所导致的孕、产妇死亡是可避免或创造条件可避免的，其关键在于早期诊断和正确处理。一旦出现 PPH，助产士是最先和专业的能够进行紧急处理的人，有效和及时的处理极为关键，可以大大降低产妇的发病率甚至是死亡率。

【病因】

PPH 四大原因包括宫缩乏力（70% ~ 90%）、产道损伤（20%）、胎盘因素（10%）和凝血功能障碍（1%）。四大原因可以合并存在，也可以互为因果，每种原因又包括各种病因和高危因素。所有产妇都有发生 PPH 的可能，但有一种或多种高危因素者更易发生。

【发病机制】

1. 子宫、胎盘面的肌层组织

（1）受收缩和缩复功能差的影响，无法压迫止血，从而导致失血。

（2）当胎盘残留时，子宫出血可能达到 500～800ml/min。

（3）一旦胎盘剥离，子宫肌层组织有效而迅速地收缩和缩复，从而减少出血。

2. 完全性胎盘粘连于子宫壁

（1）因胎盘未剥离而无出血。

（2）一旦胎盘开始剥离，母体血窦开放出血，部分胎盘组织未剥离，导致子宫收缩不良，产后出血。

3. 产程延长　尤其是活跃期延长，导致子宫肌层过久伸展，影响子宫收缩。

4. 急产　因子宫收缩力过强、过频，分娩在短时间内结束，子宫肌层无法及时缩复。

5. 第 3 产程处理不当等　均是引起产后出血的常见原因，但这些因素导致的产后出血的结局往往是比较好的，只要处理得当，如按压子宫底部等，即可使子宫有节律地收缩。

【临床表现】

出血。有两个主要特征，即阴道流血和产妇虚脱；次要特征有面色苍白、脉搏加快、血压下降、产妇意识的改变（如嗜睡或昏迷），无明显阴道流血者，但子宫增大、子宫变软可能是因为内含血液及血凝块，要引起重视。

【辅助检查】

1. **血常规**　了解贫血和感染情况。

2. **超声检查**　了解子宫大小、宫腔有无残留物及子宫切口愈合情况。

3. **病原菌和药物敏感性试验**　选择有效广谱抗生素。

4. **血 β-hCG 测定**　有助于排除胎盘残留及绒毛膜癌。

5. **病理检查**　宫腔刮出物或切除子宫标本，送病理检查。

【诊断要点】

产后血瘀除从出血量进行诊断外，还应对病因做出明确的诊断，才能做出及时和正确的处理。

1. **宫缩乏力**　应警惕有时胎盘虽已排出，子宫松弛，较多量的血液积聚于宫腔中，而阴道出血仅少量，产妇出现失血过多症状，故产后除密切注意阴道流血量外，还应注意子宫收缩情况。阴道流血量目测估计远少于实际失血量，故必须用弯盘收集测量。分娩前有宫缩乏力表现，胎盘娩出过程和娩出后出血过多，诊断当无困难，但要警惕隐性产后出血及可能与产道裂伤或胎盘因素同时存在。

2. 软产道裂伤　宫颈裂伤多在两侧，也可能呈花瓣样。若裂伤较重，波及宫颈血管时，则会产生多量出血。宫颈裂伤个别可裂至子宫下段。阴道裂伤多在阴道侧壁、后壁和会阴部，多呈不规则裂伤。若阴道裂伤波及深层组织，由于血运丰富，可引起严重出血。此时宫缩良好。阴道检查可明确裂伤的部位及裂伤的严重程度。按会阴裂伤的程度可分为三度。Ⅰ度系指会阴皮肤及阴道入口黏膜撕裂，未达肌层，一般出血不多；Ⅱ度系指裂伤已达会阴体肌层，累及阴道后壁黏膜，甚至阴道后壁两侧沟向上撕裂，裂伤可不规则，使原解剖组织不易辨认，出血较多；Ⅲ度系指肛门外括约肌已断裂，甚至阴道直肠隔及部分直肠前壁有裂伤，此情况虽严重，但出血量不一定很多。

【救治原则】

1. 控制出血。

2. 预防治疗并发症。

【救治要点】

1. 抗休克　积极治疗休克是抢救成功的关键。临床上常用休克指数（SI）估计失血量。休克指数（SI）＝脉率/收缩压，正常时 SI＝0.5。若 SI＝1.0 时，则血容量丢失 20%～30%，失血量为 1000～1200ml；若 SI＞1.0 时，则丢失 30%～50%，失血量为 1800～2000ml。

2. 止血　针对不同原因采取相应的措施。

（1）子宫收缩乏力：①子宫收缩药，立即给予缩宫素 10U 或麦角新碱 0.2mg 肌内注射，同时将缩宫素 10～20U 加入 5% 葡萄糖 500ml 内静脉滴注。也可用前列腺素 $F_{2\alpha}$ 0.5～1.0mg 经腹腔壁注入子宫肌层内，一般注入 30～60s 后出血即可停止，切记不能注入血管内，以免发生意外。②子宫按摩，用左手在耻骨联合上方按压子宫下段，并将宫体上托，右手置于宫底部，拇指在子宫前壁，其余 4 指在子宫后壁做均匀而有节奏的按摩，可刺激子宫收缩，促使血窦闭合而止血。③用纱布块蘸乙醚涂阴道以反射性刺激宫缩。④按压腹主动脉，用拳或布卷经腹壁将腹主动脉压向脊柱，以减少出血。⑤宫腔填塞纱布条，经以上治疗无效时，可将无菌纱布用生理盐水浸湿并挤干，用卵圆钳将纱布填入宫腔，自宫底依次向下填紧，24h 取出，取出前应先用子宫收缩药。⑥子宫动脉结扎或子宫次全切除，在上述措施无效时，可在抗休克的同时进行。

（2）胎盘因素：①胎盘已剥离而尚未排出者，可肌内注射子宫收缩药后，协助胎盘娩出；②胎盘部分粘连或娩出的胎盘有缺损，应行人工剥离胎盘术；③胎盘嵌顿，可在乙醚麻醉下使狭窄环松弛，并用手指扩张，取出胎盘；④植入性胎盘，切忌用手勉强剥离，最安全的方法是行子宫次全切除术。

（3）软产道损伤应立即给予缝合止血。

（4）凝血功能障碍：可根据病因选用肝素、凝血因子Ⅰ或纤溶抑制药。

3. 预防感染 除早期应用广谱抗生素外，在抢救过程中，严格无菌操作。

【主要护理问题】

1. 潜在并发症：出血量过多，血压下降，心率加快。

2. 疼痛。

3. 心理护理。

【护理措施】

1. 建立静脉双通道 为输血、补液、给药做准备。

2. 留取血标本 查全血细胞计数、凝血酶原时间、凝血活酶时间、纤维蛋白原时间、血型并进行交叉配血。

3. 保暖、给氧、留置尿管

4. 心电监护、监测生命体征、观察尿量

5. 遵医嘱进行对症处理

（1）子宫收缩乏力：①按摩子宫；②应用宫缩剂；③宫腔纱条填塞。

（2）胎盘因素：疑有胎盘滞留时应立即做阴道及宫腔检查。①若胎盘已剥离则应立即取出胎盘；②若为胎盘粘连，行徒手人工剥离胎盘；③若剥离困难疑有胎盘植入，切忌强行剥离，待综合评估后决策，以手术切除子宫为宜。

（3）软产道损伤：缝合修复。

（4）凝血功能障碍：输液、输新鲜血和凝血因子、药物治疗。

6. 遵医嘱使用抗生素 预防感染。

7. 动态观察病情变化 特级护理直至病情稳定。

【健康宣教】

1. 耐心地给产妇及家属讲解产后出血原因，鼓励产妇说出心理感受，进行个性化心理疏导。

2. 产妇宜卧床休息，以利体力恢复。体力恢复良好者可下床活动，但不可操之过急，活动应循序渐进，第一次下床前应先在床边端坐 20～30 分钟后方可下床活动，以避免体位性低血压的发生。

3. 针对产妇的具体情况，有效地纠正贫血，加强营养，饮食应提供营养丰富、高蛋白、高热量、高铁、高维生素的热汤类食物。

4. 注意个人卫生、勤洗、勤换内衣裤；注意保暖、以防感冒；产褥期禁止盆浴及性生活。

5. 指导产妇及家属喂养、护理新生儿。

五、前置胎盘

胎盘在正常情况下附着于子宫体部的后壁、前壁或侧壁。妊娠 28 周后若胎盘附着于子宫下段，甚至胎盘下缘达到或覆盖宫颈内口，其位置低于胎儿先露部，称前置胎盘（placenta previa）。前置胎盘是妊娠晚期出血的主要原因之一，是妊娠期严重并发症，处理不当能危及母儿生命。其发生率国外报道 0.5%，国内报道 0.24% ~ 1.57%。

【病因】

前置胎盘发生原因尚不清楚，可能与下列因素有关。

1. **子宫内膜病变与损伤** 如产褥感染、多产、人工流产、引产、刮宫、剖宫产等，引起子宫内膜炎或子宫内膜受损，使子宫蜕膜生长不全，当受精卵着床后，血液供给不足，为摄取足够营养，胎盘伸展到子宫下段。前次剖宫产手术瘢痕可妨碍胎盘在妊娠后期向上迁移，前置胎盘的风险增加。

2. **胎盘面积过大** 如双胎胎盘较单胎胎盘大而伸展到子宫下段。双胎前置胎盘发生率较单胎高一倍。

3. **胎盘异常** 如副胎盘，主要胎盘虽在宫体部，而副胎盘则可位于子宫下段接近宫颈内口处。膜状胎盘大而薄，能扩展到子宫下段。

4. **受精卵滋养层发育迟缓** 位于宫腔的受精卵尚未发育到能着床的阶段而继续下移至子宫下段，并在该处生长发育形成前置胎盘。

【发病机制】

1. 多次妊娠、多次人工流产、多次刮宫操作及剖宫产手术等，均可以引起子宫内膜受损，当受精卵植入子宫蜕膜时，因血液供给不足，为了摄取足够营养而胎盘面积扩大，甚至伸展到子宫下段。

2. 当受精卵抵达子宫腔时，其滋养层发育迟缓，尚未发育到能着床的阶段而继续下移植入子宫下段，并在该处生长发育形成前置胎盘。

3. 有学者提出吸烟及毒品影响子宫胎盘供血，胎盘为获取更多的氧供应而扩大面积，有可能覆盖子宫颈内口，形成前置胎盘。

4. 多胎妊娠由于胎盘面积大，延伸至子宫下段甚至达到宫颈内口。

【临床表现】

1. **症状** 妊娠后期或临产时，发生无诱因、无痛性反复阴道流血是前置胎盘的主要症状。出血是由于妊娠后期或临产后子宫下段逐渐伸展，位于宫颈内口的胎盘不能相应的伸展，导致前置部分的胎盘自附着处剥离，血窦破裂出血。初次流血量通常不多，剥离处血液凝固后，出血可暂时停止，偶尔也有第 1 次出血量多的病例。随着子宫下段不断伸展，出血往往反复发生，且出血量越来越多。阴道流血发生时间早晚、反复发生次数、出血量多少与前置胎盘类型关系密切。完全性前置胎盘初次出血时间早，多在妊娠 28 周左右，反复出血，次数频繁，量较多，有时一次大量出血使患者陷入休克状态；边缘性前置胎盘初次出血发生晚，出血量也较少；部分性前置胎盘初次出血时间和出血量介于上述两者之间。部分性或边缘性前置胎盘患者，破膜有利于胎先露部对胎盘的压迫，破膜后胎先露部若能迅速下降直接压迫胎盘，出血可以停止。

2. **体征** 患者一般状况随出血量而定，大量出血呈现面色苍白、脉搏微弱、血压下降等休克征象。腹部检查：子宫软，无压痛，大小与停经周数相符，因子宫下段有胎盘占据，影响胎先露部入盆，故先露部高浮，易并发胎位异常，臀先露多见。临产时检查宫缩为阵发性，间歇期子宫完全放松。有时可在耻骨联合上方听到胎盘杂音。由于反复多次或大量阴道流血，可导致胎儿缺氧、窘迫，甚至胎死宫内。

【辅助检查】

超声检查可清楚看到子宫壁、胎先露部、胎盘和宫颈的位置，并根据胎盘边缘与宫颈内口的关系进一步明确前置胎盘类型。近年国内外均已广泛应用。B 超诊断前置胎盘时须注意妊娠周数。妊娠中期胎盘占据宫壁一半面积，因此胎盘贴近或覆盖宫颈内口的机会较多；妊娠后期胎盘占据宫壁面积减少到 1/3 或 1/4。子宫下段形成及伸展增加了宫颈内口与胎盘边缘之间的距离，故原似在子宫下段的胎盘可随宫体上移而改变成正常位置胎盘。所以许多学者认为，妊娠中期超声检查发现胎盘前置者，不宜诊断为前置胎盘，而应称胎盘前置状态。

【诊断要点】

1. 妊娠后期或临产时突然发生无诱因、无痛性反复阴道流血，应考虑为前置胎盘，若出血早、量多，则完全性前置胎盘的可能性大。

2. 根据失血量而不同，多次出血呈贫血貌，急性大量出血可致休克。除胎先露部有时高浮外，腹部检查与正常妊娠相同。失血过多可使胎儿宫内缺氧，严重者胎死宫内。

3. 结合辅助检查结果。

4. **产后检查胎盘及胎膜**对产前出血患者，产后应仔细检查娩出的胎盘。前置部位的胎盘可有黑紫色陈旧血块附着。若胎膜破口距胎盘边缘距离 <7cm 则为前置胎盘。若行剖宫产，术中能直接了解胎盘位置。

【救治原则】

1. 一旦诊断明确或者高度可疑，应立即住院，在确保母亲安全的前提下，期待胎儿生存，降低婴儿死亡率。

2. 给予补血、止血，及时做好输血及手术准备。

3. 期待疗法。

4. 终止妊娠。

【救治要点】

1. **一般治疗**　绝对卧床休息，左侧卧位，吸氧，保暖，保持环境安静。

2. **镇静**　可给予镇静药，如苯巴比妥钠 0.03g，或氯氮利眠宁 10mg，或地西泮 5mg，口服，一日 3 次。

3. **抑制宫缩**　可给予沙丁胺醇（舒喘灵）2.4～4.8mg，口服，每 4～6 小时 1 次，宫缩停止后改为维持量。

4. **止血药物**　可选用氨基己酸 4～6g，或氨甲环酸 0.25～0.5g 溶于 5% 葡萄糖液 100～200ml 内，静脉滴注。

5. **纠正贫血**　常给予硫酸亚铁 0.3g，口服，每天 3 次，也可选用其他含铁药物。

6. **抗生素预防感染**　可选用青霉素、头孢菌素等静脉应用。

7. **肾上腺皮质激素**　可选用地塞米松 10mg，肌内注射或静脉给药，每天 1 次，连续 3 天，有利于促进胎肺成熟。

8. **纠正休克**　若 1 次出血量大，或短时间内反复出血量较大时，均可发生休克。因此，应密切观察血压的变化，发现血压下降或测不到时，结合其他症状，确认休克时，应迅速给予抗休克治疗。对就诊时已发生休克的患者，应立即建立静脉通道，迅速扩充血容量，纠正休克。

9. **输新鲜血**　对于反复出血量较多或一次出血量较大时，应及时输入新鲜血液，以纠正贫血，及时补充凝血因子。

10. **期待疗法**　妊娠不足 36 周，胎儿体重 <2300g，阴道出血量不多，孕妇全身情况好，胎儿存活者，可采取期待疗法。

11. **适时终止妊娠**　对于入院时大出血休克，前置胎盘期待疗法中又发生大出血休克，或近预产期反复出血，或临产后出血较多，都需要采取积极措施终止妊娠。

12. 减少产后出血 产后及时给予缩宫药，并适当压迫子宫下段，以减少产后出血。

【主要护理问题】

1. 有感染的危险。

2. 焦虑、恐惧。

3. 潜在并发症 休克。

【护理措施】

1. 做好入室评估、健康宣教，认真做好护理记录。

2. 严密监测生命体征、子宫收缩及阴道出血的情况，发现异常及时报告医生处理。

3. 妊娠 < 34 周、胎儿体重 < 2000g、胎儿存活、阴道流血量不多、一般情况良好的孕妇，采取期待疗法。

（1）取侧卧位，绝对卧床休息，止血后方可轻微活动。

（2）禁止性生活、阴道检查及肛查，以减少出血机会。

（3）密切观察阴道流血量。

（4）一般不采用阴道 B 型超声检查。

（5）胎儿电子监护仪监护胎儿宫内情况，包括胎心率、胎动计数等。

（6）为提高胎儿血氧供应，间断吸氧，每日 3 次，每次 30 分钟。

（7）纠正孕妇贫血，补充铁剂，维持正常血容量，血红蛋白低于 80g/L 以下，或白细胞比容低于 30%，或心率 > 110 次/分，或收缩压下降 15～20 mmHg 时，应输血。

4. 加强巡视，遵医嘱使用药物治疗。

（1）必要时给予地西泮等镇静剂。

（2）在保证孕妇安全的前提下尽可能延长孕周，抑制宫缩，以提高围生儿存活率。

（3）出血时间久，应用广谱抗生素预防感染。

（4）估计孕妇近日需终止妊娠，若胎龄 < 34 周，促胎肺成熟。

5. 妊娠 35 周以后，可适时终止妊娠，做好随时剖宫产及抢救产妇和新生儿的准备。

6. 保持会阴清洁、干燥，防止逆行感染及压疮的发生。

7. 提供心理支持，鼓励亲属陪伴。

8. 紧急转运，如患者阴道流血多，怀疑凶险性前置胎盘，当地无医疗条件处理，应建立静脉通道，输血、输液、止血，抑制宫缩，由有经验的医师护送，迅速转诊到上级医疗机构。

【健康指导】

1. 讲解前置胎盘相关疾病知识及注意事项。

2. 嘱孕妇绝对卧床休息，以左侧卧位为好，阴道出血停止后可轻微活动。

3. 加强营养，增加蔬菜水果的摄入，养成定时排便的习惯，避免便秘等增加腹压的活动，以防诱发宫缩。

4. 保持外阴清洁，勤换内裤及会阴垫，预防感染。

5. 指导产妇自测胎动的方法，定期间断低流量吸氧。

6. 指导产妇观察阴道出血量，大于月经量须立即报告医护人员。

六、胎盘早期剥离

妊娠 20 周后或分娩期，正常位置的胎盘在胎儿娩出前，部分或全部从子宫壁剥离，称胎盘早期剥离（placental abruption）。胎盘早期剥离是妊娠中、晚期严重并发症，往往起病急、进展快，如果处理不及时，可危及母儿生命。国内报道其发病率为 0.46% ~2.1%，国外为 1% ~2%。

【病因】

胎盘早期剥离发病机制尚不完全清楚，其发病可能与以下因素有关。

1. 血管病变　孕妇并发妊娠期高血压疾病、慢性高血压、慢性肾脏疾病、全身血管病变者，发生胎盘早期剥离概率增高。上述疾病可使底蜕膜螺旋小动脉痉挛或硬化，引起远端毛细血管缺血坏死以致破裂出血，血液流至底蜕膜层与胎盘之间，形成血肿，导致胎盘自子宫壁剥离。

2. 机械性因素　外伤（特别是腹部直接受撞击）、外转胎位术矫正胎位、脐带过短或脐带绕颈、绕体而相对过短时，分娩中胎儿下降牵拉脐带可能引起胎盘早期剥离。羊膜穿刺时刺破胎盘血管，在蜕膜层和子宫肌壁间形成血肿，导致胎盘早期剥离。

3. 子宫腔内压力骤减　双胎妊娠第 1 个胎儿娩出后、羊水过多破膜时羊水流出过快，均使子宫体积骤然缩小、子宫内压骤然降低，胎盘附着部位与子宫壁错位而剥离。

4. 子宫静脉压突然升高　妊娠后期或临产后，孕、产妇长时间取仰卧位，巨大妊娠子宫压迫下腔静脉，子宫静脉淤血，静脉压升高，导致蜕膜静脉床淤血或破裂，而发生胎盘剥离。

5. **其他**　孕妇高龄、吸烟、滥用药物、孕妇有血栓形成趋向等均与胎盘早期剥离发生有关。

【发病机制】

胎盘早期剥离的发病机制尚未完全阐明，过去通常认为与血管病变，机械性因素，子宫静脉压突然升高等因素有关。

胎盘早期剥离的主要病理变化是底蜕膜出血，形成血肿，使胎盘自附着处剥离。若剥离面积小，出血停止后血液很快凝固，临床多无症状，只是凝血块压迫胎盘，在胎盘母体上遗留一压迹，往往于产后检查胎盘时方发现；若剥离面积大，继续出血形成胎盘后血肿，使胎盘剥离部分不断扩大此时因胎儿尚未娩出，子宫不能收缩，故不能起止血作用，出血不断增多，可冲破胎盘边缘，沿胎膜于子宫壁之间经宫颈管向外流出，即为显性剥离或外出血。若胎盘边缘仍附着于子宫壁上，或胎膜于子宫壁未分离，或胎头固定于骨盆入口，都能使胎盘后血液不能外流，胎盘后血肿逐渐增大，胎盘剥离面也随之扩大，宫底不断升高，即为隐形剥离或内出血。当隐形出血积聚过多时，血液仍可冲开胎盘边缘与胎膜而外流，形成混合型出血。有时出血可透过羊膜进入羊水中成为血性羊水。隐形胎盘早期剥离，血液不能外流，出血逐渐增多而形成胎盘后血肿，因之压力增加，使血液侵入子宫肌层，引起肌纤维分离、断裂、变性，血液侵入甚至可达浆膜层子宫表面呈紫色瘀斑，严重时整个子宫呈紫铜色，尤以胎盘附着处为著称子宫胎盘卒中，此时肌纤维受血液浸渍，收缩力减弱，有可能发生产后大出血，有时血液还可渗入腹腔，也可浸润至阔韧带、输卵管等处。

严重的胎盘早期剥离，尤其胎死宫内病例可以发生凝血功能障碍，剥离处的坏死胎盘绒毛和蜕膜组织，释放大量组织凝血活酶进入母体循环激活凝血系统导致 DIC。肺肾等脏器的毛细血管内均可有微血栓形成，引起脏器损害。血小板及纤维蛋白原等凝血因子大量损耗，最终激活纤维蛋白溶解系统，产生大量纤维蛋白降解产物（FDP），继而引发纤溶亢进，加剧凝血功能障碍。

【临床表现】

国外多采用 Sher（1985）分类法，将胎盘早期剥离分为三度。

1. **I 度**　多见于分娩期，胎盘剥离面积小，患者常无腹痛或腹痛轻微，贫血体征不明显。腹部检查：子宫软，宫缩有间歇，子宫大小与妊娠周数相符，胎位清楚，胎心率正常。产后检查胎盘母体面有凝血块及压迹。

2. **Ⅱ度**　胎盘剥离面为胎盘面积的 1/3 左右。主要症状是突然发生的持续性腹痛、腰酸、腰背痛，疼痛程度与胎盘后积血量呈正相关。无阴道流血或流血量不多，贫血程度与阴道流血量不符。腹部检查：子宫比妊娠周数大，宫底随胎盘后血肿增大而增高。胎盘附着处压痛明显，宫缩有间歇，胎位可扪及，胎儿存活。

3. **Ⅲ度**　剥离面积超过胎盘面积的 1/2。临床表现比Ⅱ度重。患者可出现恶心、呕吐、面色苍白、出汗、脉弱、血压下降等休克征象。贫血和休克程度与阴道出血量不相符。腹部检查：子宫硬如板状，子宫多处于高张状态，子宫收缩间歇时不能松弛，胎位扪不清，胎心消失。

【辅助检查】

1. **超声检查**　胎盘与子宫壁之间有血肿时，在胎盘与子宫壁之间出现边界不清的液性低回声区，并见胎盘增厚。当胎盘后血肿较大时，可见胎盘胎儿面凸向羊膜腔。若血液渗入羊水中，见羊水回声增强、增多，系羊水浑浊所致。重型胎盘早期剥离时可见胎心、胎动消失。B 型超声诊断胎盘早期剥离有一定的局限性，检查阴性时不能完全排除胎盘早期剥离。

2. **实验室检查**　主要了解贫血程度与凝血功能。重型胎盘早期剥离患者还应检查肾功能与二氧化碳结合力。并做 DIC 筛选试验（血小板计数、凝血酶原时间、纤维蛋白原测定），结果可疑者，行纤溶确诊试验（凝血酶时间、优球蛋白溶解时间和血浆鱼精蛋白副凝试验）。

【诊断要点】

依据病史、临床表现与超声检查不难确诊。

【救治原则】

纠正休克、及时终止妊娠、防止并发症是处理胎盘早剥的原则。终止妊娠的方法根据胎动、早剥的严重程度、胎儿宫内状况及宫口开大等情况而定。此外，对并发症如凝血功能障碍、产后出血和急性肾衰竭的处理原则。

【救治要点】

1. **一般治疗**　绝对卧床休息、吸氧、保暖、避免精神紧张。

2. **监护病情**　持续心电监护、持续胎心监护，严密观察病情变化。

3. **扩充血容量**　迅速给予低分子右旋糖酐、平衡液、5% 葡萄糖液等，静脉滴注。

4. **纠正休克**　在补充血容量的同时，应准备新鲜血，输血后使血细胞比容达 30% 以上，尿量在 30ml/h 以上。输新鲜血尚可补充凝血因子，有利于减少出血量。

5. 测量中心静脉压 在抢救休克时，应在中心静脉压的指导下进行补液，以防引起心力衰竭及肺水肿。

6. 适时终止妊娠 根据胎盘早期剥离的程度，选择分娩方式。如胎动、胎心音良好，无明显休克症状，可选择人工破膜，待宫口开全后，采取阴道助产的方式结束分娩。当患者出现休克症状或胎动、胎心音减弱时，应在抗休克治疗的同时，迅速采取剖宫产的方式结束分娩，因剖宫产是快速终止妊娠，抢救母儿生命的有效措施。若出现下列情况之一者，应立即行剖宫产术：①重型胎盘早期剥离，特别是初产妇，不能在短时间内结束分娩者；②轻型胎盘早期剥离，出现胎儿窘迫征象，须抢救胎儿者；③重型胎盘早期剥离，孕妇病情恶化，使胎死宫内者；④破膜后产程无进展者。

7. 防治弥散性血管内凝血（DIC）

（1）首先应补充凝血因子：及时、足量输入新鲜血是补充血容量及凝血因子的有效措施，若在短时间内无法得到新鲜血时，可选用新鲜冰冻血浆应急，同时还可输注冷凝沉淀物、凝血酶原复合物等。如血纤维蛋白原低于 2g/L，应输入纤维蛋白原，每输入 4g 纤维蛋白原可提高血纤维蛋白原 1g/L，常用量为 3~6g。

（2）纤溶抑制药：若妊娠已终止而 DIC 由高凝阶段转入纤溶亢进阶段出血不止，可应用抗纤溶药物以抑制纤维蛋白溶酶原激活因子，使纤维蛋白溶酶原不能转变为纤维蛋白溶酶，常选用氨基己酸 4~6g，或氨甲环酸 0.25~0.5g，或酚苄明 0.1~0.2g 溶于 5% 葡萄糖液 100ml 内静脉滴注。

（3）肝素应用：应用肝素治疗虽有很大争议，但多主张在 DIC 的高凝阶段应用。

8. 防治产后大出血 胎盘早期剥离常发生严重的产后出血。分娩后及时应用子宫收缩药，如缩宫素、马来酸麦角新碱、米索前列醇、卡前列甲酯等，持续按摩子宫；若仍有不能控制的出血，应即时考虑行子宫切除；若大量出血且无血凝块，应考虑凝血功能障碍，立即行必要的实验室检查，同时按凝血功能障碍处理。

9. 防治其他并发症 如纠正水、电解质及酸碱失衡，防治感染，防治急性肾衰竭，心力衰竭及肺水肿等。

【主要护理问题】

1. 潜在并发症 羊水栓塞、产后出血。

2. **知识缺乏**　与缺乏妊娠相关知识有关。

3. **心理护理**

【护理措施】

1. 做好入室评估、健康宣教、认真做好护理记录。

2. 严密观察产妇生命体征变化，观察阴道流血量、腹痛情况及伴随症状，重点注意宫底高度、子宫压痛、子宫壁紧张度及在宫缩间歇期能否放松。

3. 密切监测胎儿宫内状况，勤听胎心、数胎动，有条件进行持续胎心电子监护。

4. 做好急救、手术和新生儿复苏准备，包括交叉配血、开放静脉通道等，以便随时进行抢救、急诊手术、分娩配合和新生儿复苏。

5. **纠正休克**

（1）建立静脉通道，迅速补充血容量和凝血因子改善血液循环。

（2）密切观察凝血功能，准确估计出血量，遵医嘱积极纠正休克，防止发生 DIC。

（3）插尿管，密切观察尿量，若出现少尿或无尿症状时，应及时报告医师进行相应处理。

6. **及时终止妊娠**　胎儿娩出前胎盘剥离可能继续加重，一旦确诊Ⅱ、Ⅲ度胎盘早剥应及时终止妊娠。根据孕妇病情轻重、胎儿宫内状况、产程进展、胎产式等，决定终止妊娠的方式。

（1）阴道分娩：Ⅰ度患者，一般情况良好，病情较轻，以外出血为主，宫口已扩张，估计短时间内可结束分娩者，应经阴道分娩。①人工破膜；②腹部包裹腹带压迫胎盘；③必要时静脉滴注缩宫素缩短第二产程。

（2）剖宫产：①Ⅱ度胎盘早剥不能在短时间内结束分娩者；②Ⅰ度胎盘早剥出现胎儿窘迫征象者；③Ⅲ度胎盘早剥，产妇病情恶化，胎儿已死，不能立即分娩者；④破膜后产程无进展者。

7. **阴道分娩或剖宫产术取出胎儿与胎盘后**　立即注射宫缩剂，并按摩子宫促进子宫收缩。

8. **发现有子宫胎盘卒中时**　在按摩子宫同时，可以用热盐水纱垫湿热敷子宫，多数子宫收缩转佳，若发生难以控制的大量出血，应快速输入新鲜血、凝血因子，并行子宫切除术。

9. **并发症处理**

（1）产后出血：胎儿娩出后立即给予子宫收缩药物；胎儿娩出后人工剥离

胎盘，持续子宫按摩等；若仍有不能控制的子宫出血或血不凝、凝血块较软，应按凝血功能障碍处理。

（2）凝血功能障碍：迅速终止妊娠、阻断促凝物质继续进入母血循环，纠正凝血机制障碍。①补充血容量和凝血因子。②肝素的应用，及早应用肝素，可阻断 DIC 的发展，但禁止在有显著出血倾向或纤溶亢进阶段应用。③抗纤溶治疗，当 DIC 处于血液不凝固而出血不止的纤溶阶段时，可在肝素化和补充凝血因子的基础上应用抗纤溶药物。常用药物有氨基己酸、氨甲环酸、氨甲苯酸、抑肽酶等。

（3）肾衰竭　若患者尿量 <30ml/h，提示血容量不足，应及时补充血容量。若血容量已补足，而尿量 <17ml/h，可给予呋塞米 20～40mg 静脉推注，必要时重复给药。若短期内尿量不增且血中尿素氮、肌酐、血钾进行性增高，二氧化碳结合力下降，提示肾衰竭。出现尿毒症时，应及时进行血液透析治疗。

10. 做好母乳喂养指导及新生儿护理

11. 提供心理支持　特别是有不良妊娠结局者（产妇子宫切除、新生儿窒息或死亡），应给予人文关怀。

12. 加强产褥期营养　纠正贫血，增强抵抗力。

【健康指导】

1. 绝对卧床休息，左侧卧位，加强营养，进食高蛋白、高维生素、含铁丰富的食物。

2. 指导产妇遵医嘱定期定量服用补血药，纠正贫血，增强抵抗力。

3. 注意休息，保持良好的卫生习惯和适当的活动，调整心情，促进康复。

4. 坚持母乳喂养。

5. 指导采取合适的避孕措施，告知产后 42 天复查。

第九节　儿科急诊常见症状急救与护理

一、小儿高热

发热是多种疾病的常见症状。临床上按体温高低分为四类热型（均以腋下体温为标准）：①低热，为 37.5～38℃。②中热，38.1～39℃。③高热，39.1～41℃。④超高热，>41℃。发热时间超过 2 周为长期发热。若高热持续过久，使体内调节功能失常，威胁患儿的健康，部分超高热者如不及时处理甚至有生命危险，因此，对高热应适时采取及时、恰当的处理。

【病因】

1. 急性高热

（1）感染性疾病：急性传染病早期，各系统急性感染性疾病。

（2）非感染疾病：暑热症、新生儿脱水热、颅内损伤、惊厥及癫痫大发作等。

（3）变态反应：过敏，异体血清，疫苗接种反应，输液、输血反应等。

2. 长期高热　如败血症、沙门菌属感染、结核、风湿热、幼年类风湿症、恶性肿瘤等。

【发病机制】

1. 致热原机制　引起发热的机制主要是由于外源性致热原和内源性致热原。内源性致热原是由外源性致热原刺激产生的，即当外源性致热原（包括各种病原体、炎性渗出物和无菌性坏死组织等）作用于粒细胞（中性和嗜酸性）和单核－吞噬细胞系统后，经过一系列反应，则产生内源性致热原如白细胞介素－1（IL－1）和干扰素等，当它们作用于体温调节中枢后，经交感神经使皮肤血管收缩，散热减少，经运动神经使骨骼肌周期性收缩，发生寒战，使产热增加，结果使体温上升。

2. 非致热原机制　非致热原性发热是由于：①体温调节中枢损伤，直接引起发热。②产热过多或散热障碍疾病所致发热。

【临床表现】

1. 详细准确采集病史

（1）年龄：新生儿可有脱水热，婴幼儿于南方夏季酷热时可发生暑热症。

（2）发病季节：冬春季以呼吸道感染、流脑、麻疹等多见；夏秋季以急性肠炎、菌痢、乙型脑炎、伤寒等较多见。

（3）流行病史：传染病常有流行病学史、接触史等。

（4）起病缓急及病程：小儿呼吸道感染、急性传染病等常起病较急，病程较短。结核病、伤寒、血液病、风湿热、细菌性心内膜炎等起病稍缓，病程较长，常超过2周。

（5）热型：在尚未应用抗生素、皮质激素等特殊药物治疗时，对发热的诊断非常重要，败血症、急性粟粒性肺结核、深部脓肿等呈弛张热；伤寒、副伤寒、斑疹伤寒为稽留热；疟疾多为间歇热；白血病、结缔组织病、恶性肿瘤等，热型不一，无一定规律。热型对小婴儿、新生儿诊断价值较小。

（6）伴随的主要症状：询问发热的同时要询问各系统的特异性临床表现。如呼吸道感染常有咳嗽、气急；消化道感染常有恶心、腹痛、腹泻；泌尿系统感染有尿路刺激症状等；中枢神经疾病，多有呕吐、惊厥等；发热伴黄疸常见肝脏炎症；伴多汗者常见于结缔组织病、败血症等；伴寒战者多为细菌感染如败血症、深部脓肿等。

2. 体格检查

（1）口腔病理改变：如扁桃体炎可见扁桃体红肿或有脓性分泌性；疱疹性咽炎在咽部等处可见疱疹及溃疡；麻疹早期颊黏膜有科氏斑等。

（2）皮疹：金黄色葡萄球菌、链球菌感染常见有猩红热样的皮疹；血液病、流脑、流行性出血热等皮肤可有出血点；风湿热可见环形红斑；病毒感染、结缔组织病、败血症、川崎病等疾病及许多药物都可出现皮疹，形态和出现规律各异。

（3）精神状态：良好者，常提示轻度感染；嗜睡，精神萎靡，神志不清，伴有脑膜刺激征者，提示颅内感染；婴儿颅内感染早期，脑膜刺激征常不明显，如表现神志淡漠、烦躁不安、囟门紧张或饱满等，须警惕颅内感染。

（4）肝脾及淋巴结改变：肝、脾大常见于白血病、结缔组织病、伤寒、败血症等；周身淋巴结肿大可见于血液病、传染性单核细胞增多症、支原体感染、川崎病等；局部淋巴结肿大、压痛，多提示邻近部位有炎性病灶。

【辅助检查】

实验室检查先做一般检查，根据一般性筛选结果，再决定进一步检查项目。

1. 血、尿、粪常规检查　为筛选的首选项目，根据筛查结果选择下一步的检查项目，如疑败血症、肠道及泌尿道感染，分别送血、粪、尿培养。

2. 按病情需要必要时行以下检查　长期发热进一步检查伤寒杆菌抗原、嗜异性凝集试验、冷凝集试验等；疑风湿热检查抗链球菌溶血素 O、血沉；疑病毒感染行免疫学方面检查；反复感染者可做有关免疫因子测定；血液病行骨髓象检查；疑结核病做 PPD 试验。

3. X 线及其他检查　胸部 X 线检查有助于肺与胸部疾病的诊断。其他如恶性肿瘤，可根据部位做 CT、核磁共振、血管造影、B 型超声波、活体组织等检查，也属必要。

【诊断要点】

1. 病史　注意起病缓急、发热日期、时间，有何伴随症状，有无受凉或传染病接触史，不洁饮食史，禽畜接触史，是否曾行预防接种，有无气温过高或多汗，饮水不足等情况。

2. **体检**　注意有无前囟隆起、搏动有力，皮肤黄染，皮疹或出血点，浅表淋巴结大，肝、脾肿大，颈项强直及神经系统异常体征；详查心肺及腹部情况；长期发热者还应注意体重、精神状况与出汗情况。

3. **检验**　查血常规、血沉，必要时送血培养、血涂片找异常血细胞或疟原虫，检查尿、便常规及培养病原菌、咽分泌物培养。疑有脑膜炎者，腰椎穿刺取脑脊液检查，必要时取血、尿、便或局部分泌物做病毒分离。

4. **胸部 X 线检查**　必要时做超声波检查。

【救治原则】

1. 不到高热不用药。

2. 退热药副作用大，非万不得已不用。

3. 降低室温（夏季）、脱去过多的衣服、确保患儿处于凉爽（但不寒冷）通风环境中。

【救治要点】

1. **治疗原发病**　发热是疾病的一种表现，而不是一种独立的疾病。因此，对小儿发热不能单纯地着眼于退热，而应该积极寻找发热的原因，治疗原发病。

2. **退热治疗**　高热持续不退的患儿，为避免引起脑细胞损伤和由于体温过度升高而可能造成的不良影响，需要适当的降温措施。尤其对既往有高热惊厥史的患儿和高热伴极度烦躁的患儿，及时采取降温措施很有必要。发热小儿出现以下情况需警惕或紧急处理：出现热性惊厥；3 个月内婴儿发热；发热持续超过 5 天；发热 >40℃且通过对乙酰氨基酚或布洛芬不能在 2 小时内有效降温；小儿行为明显改变，如不爱玩耍、没有食欲、很少说话、对周围事物漠不关心或突然出现以前从没有过的特殊表现；尿少，提示脱水，如婴儿每天尿湿尿布少于 3 块或大一些儿童 8 ~ 12 小时没有小便。

3. **常用的降温措施有**

（1）**物理降温**　温水擦浴，用不漏水的塑料袋盛冰块外裹干毛巾敷头、颈，还可加敷腋窝和腹股沟等处，不提倡用冷水或乙醇等擦浴。

（2）**药物降温**　常用对乙酰氨基酚（>3 个月小儿）或布洛芬（>6 个月小儿）口服或直肠给药，每 4 ~ 6 小时可用药一次，小儿应慎用阿司匹林（可导致瑞士综合征），一般不主张单用激素退热。新生儿发热不宜采用药物降温，因为新生儿体温调节功能尚未发育完善。

（3）**中医药降温**　针灸、中药口服、外敷或灌肠、推拿。

（4）**人工冬眠疗法**　是以药物（氯丙嗪和异丙嗪两种药物等量混合）和物理降温相结合的一种降温方法。人工冬眠具有强有力的中枢神经保护性抑制作用，能使机体沉睡、降温、代谢率降低、耗氧量减少，主要适用于重症感染所致的持续高热不退或伴惊厥者，如中毒型细菌性痢疾、病毒性脑炎、化脓性脑膜炎等。

4. 其他对症支持治疗

（1）提供舒适的降温环境，将患儿置放于环境安静、阴凉、空气流通处，衣着要凉爽透气，切忌采用捂被子发汗。

（2）及时补充水分和电解质，保持大小便通畅。

（3）给患儿营养丰富、清淡、易消化食物。

【主要护理问题】

1. 体温过高与体温调定点升高等有关。

2. 情绪焦虑与体温上升期患者突然寒战、发冷等有关。

3. 疲乏与高热致体能消耗过多、摄入不足及水、电解质和酸碱平衡失常等有关。

4. 体液不足与高热时出汗过多、摄入水量少等有关。

5. 营养失调与进食过少及消耗增加有关。

6. 有坠床的危险与体温升高、患儿烦躁有关。

【护理措施】

1. **卧床休息**　高热患儿应绝对卧床休息，室内环境安静、温度适中、通风良好，并保持室内空气清新，温、湿度适宜。

2. **降温疗法**　高热者先用物理降温，如头部冷敷、头置冰袋（小婴儿用冷水袋）、温水擦浴等。效果不佳时，遵医嘱给退热药，同时多喂开水，防止因大量出汗而虚脱，经降温处理后，半小时测量体温并记录、绘制在体温单上。

3. **营养支持**　供给高热量、高维生素、易消化的流质或半流质饮食，保证足够的营养和水分，少量多次喂水，不能进食者可鼻饲或静脉补液。

4. **密切观察病情变化**　每4小时测量体温一次，必要时随时测量并记录。同时，观察热型以及发热时伴随症状，如有无寒战、头痛、呕吐、腹痛、腹泻、便血、皮疹等，以寻找病因，协助诊断。

5. **备好抢救药品、设备**　发热寒战，四肢发凉，应给热水袋双下肢保暖，以改善周围血循环。观察患儿精神状态，有无嗜睡、惊厥、昏迷等，随时通知医生，并备好氧气、吸引器、监护仪及抢救药品，协助进行抢救。

6. 口腔护理 加强口腔护理，2～3 次/日，口唇干裂涂以润滑油。

7. 皮肤护理 注意皮肤护理，有汗时用毛巾擦干，保持衣被、床单、尿布平整干燥清洁，经常变换体位，避免压伤。

8. 高热伴呕吐者 取头高侧卧位，头偏向一侧，以防呕吐物吸入气管造成窒息。

【健康宣教】

1. 针对患儿发热原因，讲解有关疾病知识，加强感染性疾病预防知识的宣传，增强体质及免疫力。

2. 指导患儿发热期注意休息、睡眠、口腔护理、皮肤护理、合理喂养，鼓励患儿多饮水。

3. 不能自行滥用退热药及抗生素，需要时应该由医师指导。

二、小儿惊厥

惊厥是全身或局部骨骼肌群突然发生不自主收缩，常伴意识障碍。这种神经系统功能暂时紊乱、神经细胞异常放电的现象，大多由于过量的中枢神经性冲动引起，亦可由于末梢神经肌肉刺激阈的降低，如血中游离钙过低引起的低钙惊厥。小儿惊厥的发生率是成人的 10～15 倍，惊厥是儿科常见而危重的急症。

【病因】

1. 颅内疾病

（1）缺氧缺血性脑病：占惊厥病因的 60%～70%，惊厥多见于生后 24 小时内。

（2）缺氧性及产伤性颅内出血：惊厥多见于生后 2～3 天。

（3）脑梗死：多为大脑中动脉梗死、惊厥多见于生后 1～4 天。

2. 感染 见于脑膜炎、脑炎、脑脓肿、败血症、破伤风等，以化脓性脑膜炎和败血症为多。宫内感染者，惊厥见于生后 3 天内，生后感染者则多见于生后 1 周后。新生儿高热惊厥罕见。

3. 代谢异常

（1）低血糖：多发生于生后 3 天内。

（2）低钙血症：包括惊厥发生于生后 1～3 天的早发型及生后 1～2 周的迟发型。

（3）低镁血症：常与迟发型低钙血症并存。

（4）高钙或低钠血症。

（5）维生素 B_6 缺乏症：惊厥见于生后数小时到 2 周，镇静剂无效。

（6）胆红素脑病。

（7）氨基酸代谢异常：苯丙酮尿症、高甘氨酸血症等。

4. 药物

（1）药物过量或中毒：如兴奋剂、氨茶碱、有机磷等。

（2）撤药综合征：孕母用麻醉药、苯巴比妥类药物，能透过胎盘进入胎儿，分娩后药物供应突然中断，常于生后 6 小时内发生惊厥，24～48 小时恢复正常。

5. 先天性中枢性神经系统畸形　脑积水、脑发育不全、小头畸形等。

6. 家族性良性惊厥　为自限性疾病，惊厥发生于生后 3 天以内，发作频繁但一般情况良好，87% 于数周至数月后自愈，13% 发展为癫痫。

7. 其他　包括红细胞增多症、半乳糖血症、高血压脑病等，或原因不明。

【发病机制】

1. 年龄

（1）新生儿：应考虑缺氧缺血性脑病、颅内出血、颅脑畸形、低血糖、低钙血症、低镁血症、低钠血症、高钠血症、高胆红素血症、脑膜炎和破伤风等。

（2）1 岁以内：低钙血症、化脓性脑膜炎、高热惊厥（6 个月后）、颅脑畸形、脑损伤后遗症和婴儿痉挛等。

（3）1～3 岁：高热惊厥、颅内感染、中毒性脑病、低血糖和头部跌伤等。

（4）3 岁以上：癫痫、颅内肿瘤、急性肾炎、各种中毒、头部外伤、颅内感染、中毒性脑病和头部外伤等。

2. 季节　传染病所致惊厥者多发生在流行季节。夏、秋季应多考虑菌痢和肠道病毒感染；冬春季应多考虑流行性脑膜炎（2～4 月）等呼吸道传染病；乙型脑炎的季节性最强（7～9 月）。维生素 D 缺乏引起的低钙惊厥在冬春多见；低血糖则在夏秋季清晨多见。

3. 病史　根据不同年龄询问病史非常重要。

（1）有热惊厥：大多为感染所致，但应注意非感染性惊厥有时亦可发热，如持续性癫痫、白果中毒、胆红素脑病等。有发热时应详细询问传染病接触史。

（2）无热惊厥：大多为非感染性，但反应差的小儿在严重感染时可无发热。新生儿感染尤其是早产儿常无发热，反而表现为体温不升，故对新生儿无热惊厥应询问有无缺氧、产伤、胎膜早破、产程延长史；在婴儿应注意喂养史，有无新生儿窒息史，家中有无类似患者；在年龄较大者应询问过去有无类似发作，有无误服毒物及颅脑外伤史。

4. 体检　惊厥发作时应注意是全身性或局限性；是强直性或阵挛性；注意患儿心脏有无停搏和心率特慢或特快现象。待惊厥停止后必须进行全面体检，神经系统尤应重点检查。要反复观察患儿的神态变化，如精神萎靡、嗜睡常提示病情较重，精神良好常提示病情较轻。检查有无颅内压增高征（前囟是否紧张、饱满，骨缝有无增宽）及眼部异常，有发热者，应仔细寻找有无瘀点、皮疹，有无脑膜刺激征或阳性神经征，不能除外颅内感染时均应作腰穿。发热者注意有无局部感染灶（咽部疱疹，最好能查鼓膜）。诊断不明时应测血压，排除高血压脑病。

【临床表现】

惊厥发作前少数可有先兆，极度烦躁或不时"惊跳"，精神紧张；神情惊恐，四肢肌张力突然增加；呼吸突然急促，暂停或不规律；体温骤升，面色剧变；瞳孔大小不等，边缘不齐。典型表现为突然起病，意识丧失，头向后仰，眼球固定上翻或斜视，口吐白沫，牙关紧闭，面部或四肢肌肉呈阵挛或强直性抽搐，严重者可出现颈项强直、角弓反张、呼吸不整、青紫或大小便失禁，惊厥持续时间数秒至数分或更长，继而转入嗜睡或昏迷状态，在发作时或发作后不久检查，可见瞳孔散大，对光反射迟钝，病理反射阳性等体征，发作停止后不久意识恢复。低钙血症抽搐时，患儿可意识清楚，若意识尚未恢复前再次抽搐或抽搐反复发作呈持续状态者，提示病情严重，可因脑水肿、呼吸衰竭而死亡。如抽搐部位局限且恒定，常有定位意义，新生儿惊厥常表现为无定型多变的各种各样的异常动作，如呼吸暂停、不规则呼吸、两眼凝视、阵发性苍白或发绀；婴幼儿惊厥有时仅表现口角、眼角抽动，一侧肢体抽动或双侧肢体交替抽动；新生儿惊厥表现为全身性抽动者不多，常表现为呼吸节律不整或暂停，阵发性青紫或苍白，两眼凝视，眼球震颤，眨眼动作或吸吮、咀嚼动作等。

【辅助检查】

1. 三大常规　2～7岁病因不明的感染性惊厥，尤其在夏、秋季，必须做冷盐水灌肠取粪便，镜检排除中毒型菌痢。小儿惊厥时白细胞计数可增高，故据此鉴别病毒性或细菌性感染的价值不大，但血中嗜酸粒细胞显著增高常提示脑型寄生虫病。婴幼儿病因不明的感染性惊厥，应检查尿液排除尿路感染。

2. 血生化检查　如查血糖、血钙、血镁、血钠、血尿素氮、血肌酐等。

3. 脑脊液检查　病儿精神萎靡、嗜睡、颅内感染不能排除时，均应做脑脊液检查。高热惊厥与中毒性脑病时脑脊液常规正常，颅内感染时脑脊液化验大多异常。

4. 其他检查 根据以上检查结果仍不能做出诊断时，可选择以下检查。

（1）眼底检查：新生儿先天性感染可能有视网膜脉络膜炎；广泛视网膜下出血提示颅内出血；臀位小儿只要有视网膜下出血即提示颅内出血；视盘水肿提示颅内占位性病变。

（2）硬脑膜下穿刺：对硬脑膜下出血、积液、积脓可立即肯定诊断，做涂片、培养还可明确病原。

（3）脑电图：80%~90%癫痫患儿经诱发试验和反复检查的脑电图都有癫痫波形可见（棘波、尖波、棘慢波、尖慢波、高幅阵发性慢波等）；婴儿痉挛则有特征性的高峰节律紊乱。随访检查脑电图有助于对新生儿惊厥的预后推测。

（4）头颅X线平片：颅内钙化灶常提示先天性感染，如脑室周围钙化提示巨细胞病毒感染。

（5）脑B超：适用于前囟未闭患儿，对脑室内出血、脑积水等诊断极为有用，并可在床旁检查、随访。

（6）脑CT：对蛛网膜下隙出血等颅内出血、各种占位性病变和颅脑畸形等均很有价值。

（7）磁共振成像（MRI）：比CT更精确，尤其对脑内细小病变的诊断更精确。

【诊断要点】

决定新生儿尤其是早产儿是否惊厥有时很难，可为一过性现象或细微的抽动，反复性、周期性出现，尤其伴有眼球上翻或活动异常又有惊厥的原因时，应考虑是惊厥发作，惊厥应与下列现象鉴别。

1. 新生儿惊跳 为幅度较大，频率较高，有节奏的肢体抖动或阵挛样动作，将肢体被动屈曲或变换体位可以消除，不伴眼球运动或口颊运动，常见于正常新生儿由睡眠转为清醒时，受到外界刺激时或饥饿时，而惊厥为无节奏抽动，幅度大小不一，不受刺激或屈曲肢体影响，按压抽动的肢体试图制止发作仍感到肌肉收缩，常伴有异常眼、口颊运动。

2. 非惊厥性呼吸暂停 此发作于足月儿为10~15秒/次，早产儿为10~20秒/次，伴心率减慢40%以上，而惊厥性呼吸暂停发作，足月儿15秒/次，早产儿20秒/次，不伴心率改变，但伴有其他部位抽搐及脑电图改变。

3. 快速动眼运动睡眠相 有眼部颤动、短暂呼吸暂停、有节奏咀动、面部怪异表情、微笑、身体扭动等，但清醒后即消失。

【救治原则】

1. 首选地西泮遵医嘱缓慢静脉注射。

2. 在直肠或静脉地西泮后可肌内注射苯巴比妥钠，5～10mg/（kg·次）。

3. 对于以上措施不能奏效者，主张以地西泮持续静脉滴注，0.25～1.0mg/kg 缓慢静脉注射至抽搐停止，以后以 5～10μg/（kg·min）的速度维持静脉滴注，以患儿在轻度刺激下不发生抽搐，肌张力轻度下降而呼吸平稳为最佳用药速度。

4. 对于抽搐发作 10 分钟以上者，应常规给予 20% 甘露醇 0.5～1g/kg 快速静脉滴注，以降低颅内压防止水肿的发生，抽搐时间更长的可配合利尿剂增强脱水作用。尿素 0.5～1mg/（kg·次），15～25 分钟时利尿，2 小时作用最强，维持 6～8 小时。

5. 及早应用糖皮质激素，地塞米松 0.2～0.4mg/（kg·次），可增强患儿应急能力，增强脱水剂的疗效，对高热患儿有降温退热的作用。

6. 对于热性惊厥者，抽搐惊厥可致体温更高，脑组织耗氧量增高，脑缺氧加重，导致脑水肿和神经细胞损害。可用头部冰帽和冰敷，降低头部温度保护脑组织。

7. 维持水电解平衡，补液 60～80ml/（kg·d）。

8. 治疗原发病。

【救治要点】

1. **保持呼吸道通畅**　立即取平卧位，头偏向一侧，将牙垫放于上、下臼齿之间，防止舌咬伤。

2. **针刺**　立即针刺人中、百会、合谷穴，行强刺激，抽搐停止即可拔针。

3. **止惊**

（1）地西泮：0.25～0.5mg/kg，缓慢静脉注射。

（2）10% 水合氯醛：50mg/kg，保留灌肠。适用于 1 岁以内的小儿。

（3）苯巴比妥钠：5～10mg/kg，肌内注射。适用于 1 岁以上的小儿，新生儿应用时应减少剂量，以免引起呼吸抑制。

（4）其他：也可根据情况选用氯丙嗪、异丙嗪等。

4. **吸氧**　抽搐停止后，应立即给予氧气吸入，以避免引起脑缺氧、脑水肿。

5. **降温**

（1）温水擦浴：用温水行全身擦浴，特别是颈部、腋窝、腹股沟、手心、四肢等应反复擦拭。

（2）冷生理盐水灌肠：婴儿每次 100 ~ 300ml，其他小儿每次可用 300 ~ 500ml。

（3）冰袋或冷水袋冷敷：将冰袋或冷水袋放于患儿前额部、腹股沟处，以协助降温。

（4）药物降温：可根据本地情况选用解热镇痛类药物，如对乙酰氨基酚、泰诺等，也可用中成药口服或肌内注射。一般情况下，3 个月以内的婴儿不用药物降温。

（5）推拿：对于婴儿可选用经络推拿，常可起到降温作用。

6. 防治脑水肿　对于反复发作的抽搐且每次持续时间较长者，应注意及时应用20% 甘露醇、呋塞米、地塞米松等，及时防治脑水肿。

7. 维持水、 电解质及酸碱平衡　对于高热、抽搐时间较长或因腹泻引起脱水者，应及时给予静脉补充水、电解质及碱性药物，纠正水、电解质及酸碱失衡。

8. 抗生素及激素　如经实验室检查及胸部 X 线检查，发现有感染者，应及时给予抗生素及激素治疗，以迅速控制感染。

9. 对症治疗　如积极处理意外伤害、镇痛、止吐，积极查找引起高热的诱因，并给予对症或对因治疗。

【主要护理问题】

1. 有窒息的危险　与惊厥时发生喉肌痉挛或意识障碍不能及时清理呼吸道分泌物或造成误吸而发生窒息有关。

2. 体温过高　与感染有关。

3. 有外伤的危险与突然意识丧失　可发生摔伤或抽搐时损伤。

4. 恐惧　与家长缺乏惊厥的急救护理及预防知识有关。

5. 潜在并发症　脑水肿、惊厥发作时间长造成脑组织缺氧而引起脑水肿。

【护理措施】

1. 让小儿侧卧位，松解患儿的衣服及领扣，按压人中穴，有助于使惊厥停止。

2. 清除口鼻分泌物和呕吐物，防止吸入呼吸道，保持呼吸道通畅。

3. 有条件的可给氧气吸入，缓解体内缺氧、脑缺氧。

4. 可用纱布缠成卷状垫在磨牙处，防止舌咬伤。若牙关紧闭不可强行撬开，以免损伤牙齿。

5. 惊厥停止后，让小儿安静地入睡，不要呼唤，因为惊厥后，小儿体力有很大的消耗，需要睡眠来恢复。

6. 观察小儿的体温、脉搏、呼吸、面色、尿量、肢体温度等情况，可采取对症处理措施。如高热患儿给予降温措施，采用头枕冰袋、乙醇擦浴、温水擦浴、口服降温药物等；肢体凉者可用温热水袋复温；呼吸、脉搏减慢或过快要急送医院抢救。

【健康宣教】

1. 根据患儿及家长的接受能力，选择适当的方式向他们解释惊厥的基本护理知识，如保持安静的重要性等，介绍患儿预后的估计及影响因素，给予他们心理支持，使之能与医务员配合。

2. 患儿出院时向家长讲解惊厥的预防及急救处理原则，如高热惊厥的患儿日后发热仍有可能出现惊厥，应告知家长，并介绍物理降温的方法，以预防惊厥发作。

3. 同时讲解惊厥发作时的急救方法，如发作时要就地抢救，针刺人中穴，保持安静，不能摇晃，大声喊叫或抱着患儿往医院跑，以免加重惊厥或造成机体损伤。

4. 发作缓解时迅速将患儿送往医院查明原因，防止再发作。

三、手足口病

手足口病是由柯萨奇 A 组病毒、肠道病毒 71 型感染引起的传染病。由柯萨奇 A 组病毒引起的病情较轻，多表现为发热、口腔疱疹，手心、足底、臀部可见丘疹、疱疹；由肠道病毒 71 型（EV71）引起的病情较重，是以无菌性脑膜炎、脑炎、急性弛缓性麻痹、呼吸道感染和心肌炎等为特征的婴幼儿重症传染病。

【病因】

有数种病毒可引起手足口病。最常见的是柯萨奇病毒 A16 型，此外柯萨奇病毒 A 的其他株或肠道病毒 71 型也可引起手足口病。柯萨奇病毒是肠道病毒的一种，肠道病毒包括脊髓灰质炎病毒、柯萨奇病毒和埃可病毒，其感染部位是包括口腔在内的整个消化道，可通过污染的食物、饮料、水果等经口进入体内，并在肠道增殖。

手足口病主要发生在 4 岁以下的儿童，但成人也有可能得病，因此可以说每个人都是易感的。感染后只获得该型别病毒的免疫力，对其他型别病毒再感染无交叉免疫，即患手足口病后还可能因感染其他型别病毒而再次患手足口病。

【发病机制】

引起重症手足口病最常见于 CoxA16 及 EV71 型病毒感染，导致手足口病肺出血死亡的病毒主要是 EV71 型。

（1）细胞内的氧化还原反应加快细胞病变和病毒复制。

（2）清道夫受体 B2（scARB2）介导病毒进入靶细胞。

（3）促炎因子的作用。

（4）推测 Ev71 致 CNS 损伤的机制主要为病毒逆行性感染。

（5）Ev71 感染导致肺水肿的机制为神经源性。

【临床表现】

1. 一般表现 手足口病潜伏期一般 3~7 天，可无明显前驱症状，多数患者突然起病，约半数于发病前 1~2 天或发病同时有发热（38℃左右）。手、足、口、臀等部位出现斑丘疹和疱疹，具有不痛、不痒、不结痂、不结疤的"四不"特征。部分患者初期有轻度上感症状，如咳嗽、流涕、恶心、呕吐等，患儿可因口腔溃疡疼痛流涎拒食。口腔黏膜疹出现较早，起初为粟米样斑丘疹或水疱，周围红晕，位于舌及两颊，唇齿侧亦常发生。手、足等远端部位出现或平或凸的斑丘疹或疱疹，皮疹不痒，斑丘疹 5 天左右由红变暗逐渐消退；疱疹呈圆形或椭圆形扁平凸起，内有浑浊液体，长径与皮纹走向一致，大小如黄豆，一般无疼痛及痒感，愈后不留疤痕。手、足、口病损不一定在同一患者全部出现。水疱和皮疹通常 1 周内消退，无后遗症。

2. 重症表现 少数病例（尤其是≤3 岁者）可出现脑炎、脑脊髓炎、脑膜炎、肺水肿、循环衰竭等。主要见于 EV71 型感染。

（1）神经系统：包括病毒性脑脊髓膜炎和（或）脑脊髓炎。临床表现为精神差、嗜睡、头痛、呕吐、易惊、肢体抖动、无力或瘫痪；查体可见颈抵抗、腱反射减弱或消失；危重病例可表现为频繁抽搐、昏迷、脑水肿和脑疝。

（2）呼吸系统：主要包括病毒性肺炎和肺水肿。神经源性肺水肿表现为起病第 1~3 天内突然发生心动过速、呼吸窘迫、发绀和休克，胸片示双侧对称性非心源性肺水肿，90% 于发病后 12h 内死亡，高血糖、白细胞升高与急性弛缓性瘫痪是发生神经源性肺水肿的高危因素。

（3）循环系统：主要包括病毒性心包炎和（或）心肌炎。常见窦性心动过速或过缓、期前收缩、异位心动过速、房室传导阻滞和 ST–T 异常等心电图改变，心肌酶升高临床表现为心率增快或缓慢，脉搏浅速、减弱甚至消失。

【辅助检查】

1. 血液常规检查　一般白细胞计数正常，重症者可明显升高。

2. 病毒分离　是确定手足口病病原的金标准。主要方法为收集疱疹液、咽拭子或粪便标本，制备标本悬液接种于 RD 细胞或 Hep－2 细胞进行培养。当出现细胞病变时收获，利用荧光标记的特异性单克隆抗体对细胞培养病毒进行鉴定。但该过程需 5～10 天，无法在流行期间同时处理大量标本。RT－PCR 技术克服了以上缺点，是快速诊断的重要手段。Tsao 等设计两套分别针对 EV71 和 CoxA16 型的特异引物可进行鉴别诊断。

3. 血清学检查　是目前手足口病病原诊断的常用方法。取发病早期和恢复期双份血清行中和试验，若血清特异性抗体有 4 倍及以上增长，则有诊断意义；亦可检测其特异性 IgM 抗体（常用 ELISA 法）。Shih 等发现，采用 EV71 原核表达的 VP1 蛋白作为检测抗原，既可检测急性感染期患儿血清中的 IgM，又可检测曾感染 EV71 患者血清中的 IgG，且与 CoxA16 抗血清无交叉免疫反应。

4. 核酸检验　近年来基因芯片技术用于微生物感染诊断。有学者设计 2 对分别基于 5′UTR 和 VP2 的特异寡核苷酸探针，对 100 个临床样品（细胞培养方法证实为肠道病毒，其中 67 个样品为 EV71）进行检测，结果表明该法灵敏度为 89.6%，特异度为 90.9%，检测 1 个样品耗时仅为 6h。

【诊断要点】

1. 临床诊断

（1）一般病例：急性起病，发热，手掌或脚掌部出现斑丘疹和疱疹，臀部或膝盖也可出现皮疹。皮疹周围有炎性红晕，疱内液体较少；口腔黏膜出现散在疱疹，疼痛明显，部分患儿可伴有咳嗽、流涕、食欲不振、恶心、呕吐和头痛等症状。

（2）重症病例：有手足口病临床表现同时伴有肌阵挛或脑炎、急性迟缓性麻痹、心肺衰竭、肺水肿等；部分患儿可无典型表现，但处于流行地区有发热伴肌阵挛或脑炎、急性弛缓性麻痹、心肺衰竭、肺水肿等表现者应考虑本病。

2. 实验室诊断

临床诊断病例符合下列条件之一，即为实验室诊断病例。

（1）病毒分离：自咽拭子或咽喉洗液、粪便或肛拭子、脑脊液或疱疹液以及脑、肺、脾、淋巴结等组织中分离到肠道病毒。

（2）血清学检查：血清中特异性 IgM 抗体阳性，或急性期与恢复期血清 IgG

抗体有 4 倍以上升高。

（3）核酸检验：自患者血清、脑脊液、咽拭子、咽喉洗液、粪便、肛拭子、脑脊液或疱疹液以及脑、肺、脾、淋巴结等组织标本中检测。

3. 诊断标准

参照卫生部 2008 年 5 月 6 日公布的手足口病防治指南，手足口病诊断标准如下。

疑似病例，年龄≤5 周岁，近 3 天内有发热病史，并有以下任意两项表现者：

（1）有咳嗽、呕吐等症状。

（2）出现精神差、易激惹、肢体无力及抽搐等神经系统表现。

（3）手、足、口腔、肛周疱疹或溃疡。

（4）X 线胸片异常。

（5）有上述类似病例接触史。

重症病例，疑似病例伴有下列表现之一者：

①持续高热不退。

②肌无力、肢体抖动、抽搐等加重，意识障碍、腱反射减弱或消失、脑膜刺激征阳性。

③面色苍白、心率增快、末梢循环不良、血压异常。

④呼吸困难或节律不整、发绀、肺部湿啰音增多或出现肺实变体征。

⑤外周血白细胞计数明显增高（ $>15 \times 10^9/L$ ）或显著降低（ $<2 \times 10^9/L$ ）。

⑥血糖明显升高（ $>9\,mmol/L$ ）。

⑦胸片异常在短期内明显加重。

【救治原则】

1. 接触者应注意消毒隔离，避免交叉感染。

2. 密切监测病情变化，尤其是脑、肺、心等重要脏器功能；危重患者特别注意监测血压、血气分析、血糖及胸片。

3. 加强对症支持治疗，做好口腔护理。

4. 注意维持水、电解质、酸碱平衡及对重要脏器的保护。

5. 有颅内压增高者可给予甘露醇等脱水治疗，重症病例可酌情给予甲泼尼龙、静脉用丙种球蛋白等药物。

6. 出现低氧血症、呼吸困难等呼吸衰竭征象者，宜及早进行机械通气治疗。

7. 维持血压稳定，必要时适当给予血管活性药物。

8. **其他重症处理**　如出现 DIC、肺水肿、心力衰竭等，应给予相应处理。

【救治要点】

1. **一般治疗**　卧床休息，注意呼吸道、消化道及密切接触隔离，高热时给予物理降温，呼吸困难时给氧吸入，注意加强口腔、皮肤的护理，进食清淡、易消化、营养丰富的无刺激性饮食。

2. **注意防护**　有意识障碍者或抽搐时应加床档，防止意外损伤。

3. **保持呼吸道通畅**　有呼吸障碍时应及早给予正压机械通气，以维持有效的气体交换。

4. **维持水、电解质及酸碱平衡**　静脉补液，重症患者开通两条静脉通道，根据实验室检查结果，调整水、电解质及酸碱性液体的入量。

5. **糖皮质激素**　常用甲泼尼龙 $1 \sim 2mg/$（$kg \cdot d$）；或氢化可的松 $3 \sim 5mg/$（$kg \cdot d$）；或地塞米松 $0.2 \sim 0.5mg/$（$kg \cdot d$）。病情稳定后，尽早减量或停用。个别病例进展快、病情凶险可考虑加大剂量，以控制症状。

6. **控制颅内高压**　限制液体入量，积极给予20%甘露醇，每次 $0.5 \sim 1.0g/kg$，每 $4 \sim 8$ 小时 1 次，$20 \sim 30min$ 快速静脉滴注或静脉注射。根据病情调整给药间隔时间及剂量，必要时加用呋塞米。

7. **抗休克治疗**　根据血压、循环的变化可选用米力农、多巴胺、多巴酚丁胺等药物，以维持血压在正常范围。根据心、肾功能情况，酌情应用利尿药物。

8. **抗生素**　为防治继发感染，可根据病情酌情应用抗生素。

9. **免疫球蛋白**　为了增强机体的抗病能力，可酌情静脉注射免疫球蛋白，总量一般 $2g/kg$，分 $2 \sim 5$ 天给予。

10. **洋地黄类药物**　若出现呼吸困难、发绀、血性泡沫痰、肺部啰音等急性左心衰竭时，可给予毒毛花苷 K，一般用 $0.005 \sim 0.012mg/kg$，稀释后静脉缓慢注射。也可选用毛花苷 C、地高辛等。

11. **镇静、止惊**　若出现烦躁、抽搐时，根据病情选用10%水合氯醛保留灌肠，或给予苯巴比妥钠，肌内注射。

12. **呼吸机应用**　呼吸功能障碍时，及时气管插管使用正压机械通气，建议呼吸机初调参数：吸入氧浓度80% ~ 100%，PIP $20 \sim 30cmH_2O$，PEEP $4 \sim 8cmH_2O$，每分钟 $20 \sim 40$ 次，潮气量 $6 \sim 8ml/kg$。根据血气、X 线胸片结果随时调整呼吸机参数。适当给予镇静、镇痛药物。如有肺水肿、肺出血表现，应增加 PEEP，不宜进行频繁吸痰等降低呼吸道压力的护理操作。

13. **对症处理**　如有出血倾向时应用止血药物；严重高血糖时可应用胰岛

素；必要时应用抑制胃酸分泌药物，保护胃黏膜等。

【主要护理问题】

1. 恐惧、焦躁。

2. 知识缺乏　与缺乏手足口疾病相关知识有关。

3. 皮肤护理。

【护理措施】

1. **消毒隔离**　一旦发现感染了手足口病，应避免与外界接触，一般需要隔离2周，患儿用过的物品要彻底消毒，可用含氯的消毒液浸泡，不宜浸泡的物品可放在日光下暴晒。患儿的房间要定期开窗通风，保持空气新鲜、流通，温度适宜。有条件的家庭每天可用乳酸熏蒸进行空气消毒。减少人员进出患儿房间，禁止吸烟，防止空气污浊，避免继发感染。

2. **饮食营养**　如果在夏季得病，患儿容易引起脱水和电解质紊乱，需要适当补水和营养。患儿宜卧床休息1周，多喝温开水。患儿因发热和口腔疱疹，胃口较差，不愿进食。宜给患儿吃清淡、温性、可口、易消化、柔软的流质或半流质，禁食冰冷、辛辣、过咸等刺激性食物。

3. **口腔护理**　患儿会因口腔疼痛而拒食、流涎、哭闹不眠等，要保持患儿口腔清洁，饭前饭后用生理盐水漱口，对不会漱口的患儿，可以用棉棒蘸生理盐水轻轻地清洁口腔。可将维生素 B_2 粉剂直接涂于口腔糜烂部位或涂鱼肝油，亦可口服维生素 B_2、维生素 C，辅以超声雾化吸入，以减轻疼痛，促使糜烂早日愈合，预防细菌继发感染。

4. **皮疹护理**　患儿衣服、被褥要清洁，衣着要舒适、柔软，经常更换。剪短患儿的指甲，必要时包裹患儿双手，防止抓破皮疹。臀部有皮疹的患儿，应随时清理其大小便，保持臀部清洁干燥。手足部皮疹初期可涂炉甘石洗剂，待有疱疹形成或疱疹破溃时可涂0.5%碘伏。注意保持皮肤清洁，防止感染。小儿手足口病一般为低热或中度发热，无须特殊处理，可让患儿多喝水。体温在37.5℃～38.5℃之间的患儿，给予散热、多喝温水、洗温水浴等物理降温。

【健康宣教】

1. 针对患儿疾病原因，讲解有关疾病知识，加强感染性疾病预防知识的宣传，增强体质及免疫力。

2. 指导患儿发病期注意休息、睡眠、口腔护理、皮肤护理、合理喂养，鼓励患儿多饮水。

3. 不能自行滥用退热药及抗生素，需要时应该由医师指导。

第四章　急性创伤的急救及护理

第一节　头部创伤急救与护理

头部创伤分为头皮损伤、颅骨骨折及脑损伤，三者可单独发生，也可合并存在。

按病变的部位分类如下。

1. 头皮损伤　分为头皮裂伤、头皮下血肿和头皮大面积撕脱伤等。

2. 颅骨骨折　按其部位分为颅盖骨折与颅底骨折；按骨折形态分为线形骨折和凹陷骨折；依骨折部位是否与外界相通分为闭合性骨折和开放性骨折。颅骨骨折的严重性并不在于骨折的本身，而在于可能同时存在颅内血肿和脑的损伤而危及生命。

3. 脑损伤　是指脑膜、脑组织、脑血管以及脑神经的损伤。根据脑损伤发生的时间和机制分为原发性脑损伤和继发性脑损伤。前者指暴力作用于头部时立即发生的脑损伤，如脑震荡、脑挫裂伤；后者指受伤一定时间后，因脑水肿和颅内血肿压迫脑组织引起的损伤。按伤后脑组织与外界是否相通，分为闭合性脑损伤和开放性脑损伤两类。

【病因与发病机制】

头部创伤是因外界暴力作用于头部而引起，平时常因坠落、交通事故、跌倒、锐器或钝器打击头部致伤。钝器常造成头皮挫伤、不规则裂伤或血肿；锐器大多造成整齐的裂伤；发辫卷入机器则可引起撕脱伤。单纯头皮损伤一般不会引起严重后果，但头皮血供丰富，伤后极易失血，可因此导致休克。颅骨骨折的发生是暴力作用于头部产生反作用力的结果。外力作用于头部瞬间，颅骨产生弯曲变形，外力作用消失后，颅骨又立即弹回，如外力较大，使颅骨的变形超过其弹性限度，即发生骨折。脑损伤的发病机制比较复杂。一般认为，造成脑损伤的基本因素有两种：①外力作用于头部，由于颅骨内陷和迅速回弹或骨折引起脑损伤，常发生在着力部位。②头部遭受外力后的瞬间，脑与颅骨之间相对运动造成脑损伤，既可发生在着力部位，称为冲击伤；也可发生在着力部位的对侧，即对冲伤。这两种因素在加速性损伤和减速性损伤中所起的作用不尽相同。在加速性损伤中主要是第一种因素起作用，在减速性损伤中，上述两种因素均起作用，脑组织常因受压、牵张、滑动或负压吸附而损伤。

【临床表现】

（一）颅骨骨折

1. **颅盖骨折** 线形骨折常合并有头皮损伤，凹陷范围较大的骨折，软组织出血不多时，触诊多可确定，但小的凹陷性骨折需经 X 线摄片才能发现。凹陷骨折的骨片陷入颅内，可使局部脑组织受压或合并有颅内血肿。

2. **颅底骨折** 颅底骨折多为强烈间接暴力引起，常伴有硬脑膜撕裂引起脑脊液外漏或颅内积气，一般视为开放性骨折。依骨折的部位不同可分为颅前窝、颅中窝、颅后窝骨折，主要表现为皮下或黏膜下瘀斑、脑脊液外漏和脑神经损伤三个方面。三种颅底骨折的临床表现（表 4-1）。

表 4-1　三种颅底骨折的鉴别表

骨折部位	皮下或黏膜下瘀斑	脑脊液漏	脑神经损伤
颅前窝	眶周、球结膜下（熊猫眼征）	鼻漏	嗅神经、视神经
颅中窝	耳后乳突区咽黏膜下	鼻漏和耳漏	面神经、听神经
颅后窝	耳后及枕下区	无	第 9~12 对

（二）脑损伤

1. **脑震荡** 伤后立即出现短暂的意识丧失，一般持续时间不会超过 30 分钟，同时伴有面色苍白、出冷汗、血压下降、脉缓、呼吸浅慢，瞳孔改变等自主神经和脑干功能紊乱的表现。意识恢复后对受伤时甚至受伤前一段时间内的情况不能回忆，而对往事记忆清楚，此称为逆行性健忘。清醒后常有头痛、头晕、恶心呕吐、失眠、情绪不稳定、记忆力减退等症状，一般可持续数日或数周。

2. **脑挫裂伤** 脑挫裂伤患者的临床表现可因损伤部位、范围、程度不同而相差悬殊。轻者仅有轻微症状，重者深昏迷，甚至迅速死亡。

（1）意识障碍：是脑挫裂伤最突出的症状，伤后立即出现昏迷，昏迷时间超过 30 分钟，可长达数小时、数日至数月不等，严重者长期持续昏迷。

（2）头痛、呕吐：是脑挫裂伤最常见的症状，在伤后 1~2 周内最明显，以后逐渐减轻，可能与蛛网膜下隙出血、颅内压增高或脑血管运动功能障碍有关。

（3）局灶症状与体征：脑皮质功能区受损时，受伤后立即出现相应的神经功能障碍症状或体征，如语言中枢损伤出现失语，运动区受损伤出现对侧瘫痪等。

（4）生命体征改变：轻度和中度脑挫裂伤患者的血压、脉搏、呼吸多无明显改变。严重脑挫裂伤，由于脑水肿和颅内出血引起颅内压增高，可出现血压升高、脉搏缓慢、呼吸深而慢，严重者呼吸、循环功能衰竭。伴有下丘脑损伤者，可出现持续高热。

3. 颅内血肿　主要表现为头部外伤后，若有原发性脑损伤者，先出现脑震荡或脑挫裂伤的症状，当颅内血肿形成后压迫脑组织，可出现颅内压增高和脑疝的表现，不同部位的血肿有其各自的特点。

（1）硬脑膜外血肿：常因颞侧颅骨骨折致脑膜中动脉破裂所致，多属于急性型。患者的意识障碍有三种类型：①典型的意识障碍是伤后昏迷有"中间清醒期"，即受伤后原发性脑损伤的意识障碍清醒后，在一段时间内颅内血肿形成，因颅内压增高导致患者再度出现昏迷；②原发性脑损伤严重，受伤后昏迷持续并进行性加重，血肿的症状被原发性脑损伤所掩盖；③原发性脑损伤轻，受伤后无原发性昏迷，至血肿形成后开始出现继发性昏迷，患者在昏迷前或中间清醒期常有头痛、呕吐等颅内压增高症状，幕上血肿大多有典型的小脑幕切迹疝表现。

（2）硬膜下血肿：①急性或亚急性硬膜下血肿，因多数与脑挫裂伤和脑水肿同时存在，故表现为伤后持续昏迷或昏迷进行性加重，少有"中间清醒期"，较早出现颅内压增高和脑疝症状。②慢性硬脑膜下血肿，较少见，好发于老年人，病程较长。临床表现差异很大，多有轻微头部外伤史，主要表现为慢性颅内压增高症状，也可有间歇性神经定位体征，有时可有智力下降、记忆力减退、精神失常等智力和精神症状。③脑内血肿，常与硬脑膜下血肿同时存在，临床表现与脑挫裂伤和急性硬膜下血肿的症状很相似。表现以进行性加重的意识障碍为主。

【辅助检查】

（一）影像学检查

CT能清楚地显示脑挫裂伤的部位、范围和程度，是目前最常应用最有价值的检查手段。此外，根据CT检查，还可了解脑室受压、中线结构移位等情况。MRI检查一般很少用于急性颅脑损伤的诊断。但对较轻的脑挫伤灶的显示，MRI优于CT。X线检查虽然不能提示脑挫裂伤，但可了解有无骨折，对着力部位、致伤机制、伤情判断有一定意义。

（二）腰椎穿刺

腰椎穿刺检查脑脊液是否含血，可与脑震荡鉴别。同时可测定颅内压或引流血性脑脊液以减轻症状，但对颅内压明显增高者，禁用腰椎穿刺。

【诊断要点】

头部创伤应从以下几个方面判断伤情：意识状态、生命体征、眼部征象、运动障碍、感觉障碍、小脑体征、头部检查、脑脊液漏合并损伤，另外还要考虑影响判断的因素，如酒后受伤、服用镇静药物、强力脱水后、休克等。头部创伤早期诊断除了根据患者的致伤机制和临床征象之外，还要选择快速、准确的检查方法，首选 CT 扫描。

【救治原则】

了解重点伤情，系统、简要地检查伤者全身情况，立即处理危及生命的病症，迅速脱离现场。对严重头部外伤患者来讲，伤后 1 小时是抢救治疗的黄金时间。首先处理窒息和出血，然后进行神经外科的专科处理。严密观察患者的神志、瞳孔等生命体征变化并给患者做头颅 CT 检查，以确定颅脑受伤的情况，立即进行相应的治疗护理，最大限度地保证脑功能恢复，出现脑疝的要立即做术前准备。

【救治要点】

（一）急救处理

（1）迅速、扼要、准确地判断伤情。

（2）处理紧急情况：首先是保持呼吸道通畅，保证有效通气，积极行抗休克治疗，有大量外出血者及时加压包扎止血，对有脊髓损伤、大的骨折者，进行必要的简易固定。

（二）非手术治疗

（1）伤情较轻，原发意识障碍不超过 20 分钟，醒后仅有轻微头痛、头晕、恶心、呕吐，神经系统无阳性征，生命体征平稳，头颅平片无骨折。如有条件做 CT，无阳性改变，可留急诊室短期观察至少 6 小时，定时检查生命体征和神经体征。

（2）颅脑损伤较重，原发意识障碍超过 20 分钟，不超过 6 小时，神经系统有阳性表现，生命体征有轻度改变，有颅骨尤其有颅底骨折，但无明显颅内压增高征象，CT 扫描有阳性表现，但尚不需行急救手术者可收住院密切观察，依据具体伤情给予必要的非手术治疗。

（3）伤后病情发展迅速，持续昏迷或迅速出现再昏迷，有明显脑疝体征或有脑干损伤症状，生命体征明显改变者，应积极抢救，立即气管插管，机械通气，应用大剂量激素，脱水减压，有休克者积极抗休克，尽快纠正低血压。同时尽快做必要的辅助检查，需手术者尽快手术，术后送 ICU 病房积极救治。

（三）手术治疗

1. 开放性脑损伤清创术

应尽早进行，最迟不应超过伤后 72 小时。其原则为由浅入深，在直视下清除一切异物、血块和失活肌组织，彻底止血，变污染创口为清洁创口。

2. 急性颅内血肿的手术治疗

要强调手术时机，尽早诊断，及时手术。

3. 外减压的应用

对严重脑损伤伴颅内高压，术前已发生脑疝，引起继发性脑干损害，清除血肿后肿胀或水肿较重、张力大、脑搏动恢复欠佳者，均应行去除骨瓣减压。

【主要护理问题】

1. **清理呼吸道无效**　与脑损伤后意识障碍有关。

2. **意识障碍**　与脑损伤、颅内压增高有关。

3. **营养失调，低于机体需要量**　与脑损伤后高代谢、呕吐、高热等有关。

4. **躯体移动障碍**　与脑损伤后意识和肢体功能障碍及长期卧床有关。

5. **潜在并发症**　颅内压增高、脑疝。

【护理措施】

（一）急救护理

头部创伤救护时应做到保持呼吸道通畅，患者平卧，头部抬高，注意保暖，禁用吗啡止痛。开放性脑损伤有脑组织从伤口膨出时，在外露的脑组织周围用消毒纱布卷保护，再用纱布架空包扎，避免脑组织受压，记录受伤经过和检查发现的阳性体征、急救措施及使用的药物。

（二）一般护理

1. **体位**　意识清醒着采取斜坡卧位，有利于颅内静脉回流。昏迷患者或吞咽功能障碍者宜取侧卧位或侧俯卧位，以免呕吐物和分泌物误吸。

2. **营养支持**　昏迷患者需禁食，应采用胃肠外营养。每天输液量在 1500～2000ml，其中含钠电解质 500ml，输液速度不可过快。受伤后 3 天仍不能进食者，可经鼻胃管补充营养，应控制盐和水的摄入量。患者意识好转后出现吞咽反射时，可耐心地经口试喂蒸蛋、藕粉等食物。

3. 降低体温 高热使机体代谢增高，加重脑组织缺氧，应及时处理。应采取物理降温，遵医嘱给予解热药等降温措施。

4. 躁动的护理 引起躁动的原因很多，如头痛、呼吸道不通畅、尿潴留、便秘、被服被大小便浸湿、肢体受压等，应查明原因及时排除，慎用镇静剂，以免影响病情观察。对躁动患者不可强加约束，避免因过分挣扎使颅内压进一步增高。

（三）保持呼吸道通畅

意识障碍者容易发生误吸或因下颌松弛导致舌根后坠等原因引起呼吸道梗阻。必须及时清除咽部的血块和呕吐物，注意吸痰，舌根后坠者放置口咽通气管，必要时气管内插管或气管切开。保持有效的吸氧，呼吸换气量仍明显下降者，应采用机械辅助呼吸。

（四）病情观察

根据病情，观察生命体征、意识、瞳孔、神经系统体征等情况，观察有无剧烈头痛、频繁呕吐等颅内压增高的症状。

1. 意识状态 反映大脑皮质和脑干的功能状态，评估时，采用相同的语言和痛刺激，对患者的反应进行动态分析以判断有无意识障碍及其程度。一般伤后立即昏迷是原发性脑损伤；伤后清醒后昏迷或意识障碍不断加深，是颅内压增高形成脑疝的表现；躁动患者突然昏睡应怀疑病情恶化。目前通用格拉斯哥昏迷评分法对患者进行评分，用量化方法来反映意识障碍程度。

2. 生命体征 观察生命体征时为了避免患者躁动影响准确性，应先测呼吸再测脉搏，最后测量血压。受伤后生命体征出现"两慢一高"，同时有进行性意识障碍，是颅内压增高所致的代偿性生命体征改变；下丘脑或脑干损伤常出现中枢性高热；受伤后数日出现高热常提示有继发感染。

3. 瞳孔变化 注意对比两侧瞳孔的形状、大小和对光反射。受伤后立即出现一侧瞳孔散大，是原发性动眼神经损伤所致；受伤后瞳孔正常，以后一侧瞳孔先缩小继之进行性散大，并且对光反射减弱或消失，是小脑幕切迹疝的眼征；如双侧瞳孔时大时小，变化不定，对光反射消失，伴眼球运动障碍，常是脑干损伤的表现；双侧瞳孔散大，对光反射消失，眼球固定伴深昏迷或去大脑强直，多为临终前表现。另外，要注意伤后使用某些药物会影响瞳孔的观察，如使用阿托品、麻黄碱使瞳孔散大，吗啡、氯丙嗪使瞳孔缩小。

4. 神经系统体征　原发性脑损伤引起的偏瘫等局灶症状，在受伤当时已出现，且不再继续加重；伤后一段时间出现或继续加重的肢体偏瘫，同时伴有意识障碍和瞳孔变化，多是小脑幕切迹疝压迫中脑的大脑脚，损害其中的锥体束纤维所致。

5. 其他　剧烈头痛、频繁呕吐是颅内压增高的主要表现，尤其是躁动时无脉搏增快，应警惕脑疝的形成。

（五）减轻脑水肿，降低颅内压

应用高渗脱水剂、利尿药、肾上腺皮质激素等药物是减轻脑水肿、降低颅内压的重要环节。观察用药后的病情变化，是调整应用脱水药间隔时间的依据。要避免使颅内压骤然升高的因素。

（六）预防并发症

昏迷患者生理反应减弱或消失，全身抵抗力下降易发生多种并发症，如压疮、关节僵硬、肌肉挛缩、呼吸道和泌尿系感染。

（七）手术前后护理

除继续做好上述护理外，应做好紧急手术前常规准备，手术前2小时内剃净头发，洗净头皮，待术中再次消毒。手术后搬动患者前后应观察呼吸、脉搏和血压的变化。小脑幕上开颅术后，取健侧或仰卧位，避免切口受压；小脑幕下开颅术后，应取侧卧或侧俯卧位。严密观察并及时发现手术后颅内出血、感染、癫痫以及应激性溃疡等并发症。手术中常放置引流管，如脑室引流、创腔引流、硬脑膜下引流等，护理时严格注意无菌操作，预防颅内逆行感染，妥善固定，保持引流通畅，观察并记录引流液的颜色、性质和量。

【健康宣教】

1. 康复训练　对存在失语、肢体功能障碍或生活不能自理的患者，当病情稳定后即可开始康复锻炼。要耐心指导患者功能锻炼，制订经过努力容易达到的目标，一旦康复有进步，患者会产生成功感，树立起坚持锻炼和重新生活的信心。

2. 控制癫痫　有外伤性癫痫的患者，应按时服药控制症状发作，在医生指导下逐渐减量直至停药。不做登高、游泳等有危险的活动，以防发生意外。

3. 生活指导　对重度残疾者的各种后遗症采取适当的治疗，应鼓励患者树立正确的人生观，指导其部分生活自理，并指导家属生活护理方法及注意事项。

第二节 颈部创伤急救与护理

颈部包含颈椎、咽、喉、气管、食管及重要血管和神经，有下颌骨、胸骨、锁骨、肩、颈椎等给予支撑保护，但其开放性损伤及闭合性损伤仍不少见。颈部开放性损伤常可致喉气管、咽食管等部分或完全断裂，并引发颈部气肿、气胸、血胸甚至心包压塞和大出血休克等。

【病因与发病机制】

导致颈部开放性损伤的因素多为切割伤和穿入伤。平时多为锐器所伤（自伤和他伤），战时多为火器所伤（弹伤和弹片伤等）。导致颈部闭合性损伤主要来自于外来暴力的直接打击，如拳击、钝器打击或压迫性损伤如自缢等。损伤部位不同，病理改变亦有区别，常见病理改变如下。

1. **颈部钝挫伤** 一般指没有组织裂口的颈部暴力性损伤。

2. **颈部血管伤** 颈部血管密集，颈总动脉在该区走行，并分为颈内、外动脉，分别支配大脑和面颈部的血供。这些分支口径粗大，血流压力较大，损伤后出血较凶猛，处理不可时可导致失血性休克或死亡。颈内静脉破裂除导致出血外，还可因血管内的负压而发生空气栓塞。

3. **假性动脉瘤** 钝物打击可造成功能脉壁的间接损伤。高速投射物贯穿颈部软组织时，可形成瞬时空腔反复膨胀、萎陷，牵拉损伤动脉外膜和动脉壁，使弹力纤维断裂，导致血管强度减弱甚至破裂，在动脉周围组织中形成血肿，血肿机化后动脉内皮细胞形成内膜，形成与动脉腔相通的搏动性肿物，即假性动脉瘤。

【临床表现】

1. **颈部钝挫伤**

（1）颈部钝挫伤是最大的特点是皮肤没有裂口，深部组织的损伤较为广泛，有时不能直接判断损伤的程度。

（2）受伤部位早期可能有瘀血、水肿，深部组织可能形成血肿，组织高度肿胀，一侧颈部肿胀可能导致气管受压而向健侧移位。

（3）协脉血管壁的裂伤可能形成假性动脉瘤，其表现为颈部高度肿胀，皮肤由于水肿可形成溃烂，合并感染，肿胀区可随颈动脉的搏动而搏动，还可形成颈动脉瘤和动、静脉瘘，这些情况一旦破裂可随时危及生命。

（4）颈部钝锉伤还可导致颈椎骨折、错位或颈部脊髓的损伤。

2. 颈部血管伤

（1）颈部常有开放性伤口，如刀砍伤、玻璃割伤，伤口出血凶猛，一般方法不易止住。

（2）因失血较多，患者常伴有血压下降、脉搏细速甚至休克等症状。大血管泄裂患者常短时间内死亡。

3. 假性动脉瘤

颈部无开放性伤口，但局部肿胀迅速，可摸到动脉传导性搏动，应警惕假性动脉瘤形成，有时可误诊为颈部血肿。

【辅助检查】

（1）颈椎 X 线片：可以协助排除有否颈椎移位和骨折等情况。

（2）可疑大血管损伤时，B 超的鉴别作用非常重要，B 超也是诊断假性动脉瘤的良好手段。

（3）必要时做颈部血管造影。

【诊断要点】

1. 病史　有颈部外伤史。

2. 临床表现　轻度颈部钝挫伤仅表现为皮肤皮下组织的淤血、肿胀；颈部血管伤表现为颈部开放性伤口，出血凶猛常伴有血压下降或休克；假性动脉瘤在颈部肿物表面可闻及动脉收缩期杂，压迫动脉的近心端时，肿物可以缩小搏动消失。

3. 辅助检查诊断

【救治原则】

保持气道通畅；止血、抗休克，维持生命体征；尽早重建咽、喉和气管的呼吸通道，尽可能保全其功能。

【救治要点】

1. 急救处理　颈部开放性损伤的主要危险为出血、休克、窒息、截瘫及昏迷等。急救处理应执行创伤复苏的 ABC 原则，即首要注意气道出血和循环状况，挽救生命，减轻病残。

（1）止血：颈部开放性损伤常伤及颈部大血管，出血快而多是颈部损伤最重要的致死原因。

①指压止血法：用于颈总动脉紧急止血。以拇指在胸锁乳突肌的前缘，齐环状软骨平面，向第 6 颈椎横突施压，可闭合颈总动脉，亦可将手指伸入伤口内紧

压出血血管。

②臂颈加压包扎止血法：用于单侧小血管出血。将健侧上肢举起贴于头侧，以举起的手臂为支柱将举起的手臂和颈一起加压包扎，此法不致压迫呼吸道，有压迫止血作用。加压包扎止血时切不可单独将绷带围绕颈部加压包扎，以免压迫呼吸道，造成呼吸困难。小血管出血，亦可采用填塞止血法。

③加压包扎法：颈部大静脉破损时，应立即加压包扎。因为颈部大静脉与筋膜密切相连，静脉破裂后，破口不能闭合反而张开，当吸气时胸腔负压可将空气吸入静脉破口中，可发生空气栓塞；故伤后应立即加压包扎，严密观察患者的呼吸情况。

④手术探查：初步处理无效，须立即手术进行气管插管术及颈部切开探查术止血。

（2）抗休克：紧急止血是抗休克最重要的前提。

①出血虽已止住，但因失血过多，出现或即将出现休克时应立即测量血压。收缩压低于 90mmHg，脉搏高于 100 次/分应考虑休克的存在，应迅速双侧静脉输液。给予乳酸林格液 2000ml，一般可使丢失 10%~20% 血容量的成年人恢复血容量。

②严重血容量不足或中等血容量不足，而有继续出血者，必须加输全血，使血红蛋白达到 100g/L 以上，以维持正常血容量及重要器官的生理功能。然后继续输入平衡电解质溶液。

③其他：如给予吸氧、镇痛、镇静、保暖和头低位等。

（3）解除呼吸困难：颈部开放性损伤时必须密切观察呼吸情况。呼吸困难时立即采取有效通畅措施。

①排除气道异物：用吸引器或注射器抽吸口腔、喉咽或喉气管破口内的血液和分泌物等，如发现异物，应立即取出。

②防止舌后坠：舌后坠者，应用舌钳将舌体牵出口外，或托起下颌骨，或插入通气导管，以解除呼吸困难。

③气管插管与断端缝合：喉气管破裂时，可经破口处暂时插入气管套管或适宜的塑料管和橡皮管等，如喉气管断离应立即将向下退缩的气管向上拉起，并做暂时缝合固定，在断口内暂时置入适当的管子，以维持呼吸道通畅。

④环甲膜切开：在紧急情况下也可做环甲膜切开术，插入气管套管或塑料管橡皮管等，以暂时解除患者呼吸困难，待情况稳定后，再行低位气管切开术。

⑤气管切开：喉插管或气管镜，如能迅速插入，可有效解除呼吸困难，但有些颈部开放性损伤的喉腔黏膜或颈部软组织高度肿胀或颈部有大血肿，无法仰

头，致不易插管，此时须立即施行紧急气管切开术或环甲膜切开术。气管切开的作用：解除呼吸困难，创造抢救和进一步诊断治疗的机会避免死亡；若发生突然窒息（如血液或血块进入呼吸道）时，易行紧急处理，减少上呼吸道无效腔；易于呼吸道分泌物经短路（气管套管）无阻碍地咳出；经气管套管抽吸，减少颈部感染和气肿发生的概率；方便有效地给氧；减轻咳嗽时的气道内压力，减小伤口的缝合张力，促进伤口愈合，防止破裂；促进伤喉的休息和功能的恢复。

（4）头部制动：如有颈椎疼痛、压痛、血肿或畸形应想到颈椎损伤（骨折和移位）的可能性。若患者高位截瘫，说明脊髓受到损伤，急救时切忌伸屈和扭转头颈；搬运时用双手托起肩部和头部；静卧时应去枕平卧或俯卧，头部两侧应置沙袋等。

（5）昏迷的处理：昏迷提示合并有颅脑损伤或失血过多应立即急救。

2. 一般手术处理

（1）清创缝合术：未伤及颈部重要结构者，应行清创缝合术。①清创止血；②取出异物；③创口缝合。

（2）颈内重要结构损伤的处理：颈部大血管、重要神经、喉气管和咽食管等重要结构的损伤，常发生危险的并发症，使病死率增加因此必须及时予以恰当的处理。

诊断明确后的喉气管损伤及早在全麻下（必要时采用喉气管插管麻醉）进行清创缝合。

（3）胸导管损伤的手术处理：颈部伤口有乳糜液漏出时，提示有胸导管损伤，须立即加压包扎并清创缝合。

3. 手术后处理

（1）术后观察：术后应严密观察颈部伤口内腔和全身情况，注意其伤口有无红肿、压痛等感染现象，有无积液或血肿体征。

（2）伤口处理：伤口无感染或积液情况，可术后24h取除引流条；如有感染，需每12～24h换引流条一次直到感染消退为止。

（3）加强营养：颈部开放性损伤患者多用鼻胃管或输液维持其营养。

（4）气管套管的拔除：视气道通畅况和颈部开放性损伤愈合的情况而定。如气道已恢复通畅，伤口情况良好，应及时按常规拔管。

【主要护理问题】

1. **体液不足** 与失血过多有关。

2. **舒适的改变**　与疼痛、声音嘶哑、呼吸不畅有关。

3. **焦虑、恐惧**　与突发损伤及呼吸困难有关。

4. **呼吸形态改变**　与气道堵塞及喉软骨、神经损伤有关。

5. **急性疼痛**　与外伤有关。

6. **潜在的感染**　与颈部开放性伤口有关。

【护理措施】

一、急救护理

1. **止血、抗休克、防止气栓形成**

（1）观察颈部伤口出血的部位以及出血的性质和量，减少颈部活动。

（2）压迫止血或填塞止血：用大块无菌纱布压迫出血处。

（3）有较大血管损伤者，为防止形成空气栓塞，应以手指封闭裂口，然后钳夹止血或在其近端予以结扎血管。

（4）立即建立静脉双通道，快速补液、扩容。

2. **密切观察病情变化，监测生命体征**　神志、血压、心率、瞳孔及血氧饱和度的情况。

3. **保持呼吸道通畅及氧气吸入**　密切观察患者的呼吸，及时吸出气道内的凝血块和分泌物；备好负压装置和吸痰盘，配合医生行气管插管和气管切开术；积极行术前准备。

4. **心理护理**　对于自杀伤的患者，要关爱患者，耐心倾听患者的诉说，避免对患者再刺激，使患者树立生活的勇气。提醒患者家属，防范患者再次自伤。

二、术后护理

1. **病情观察**

（1）生命体征的观察：持续吸氧和心电监护，注意有无呼吸困难、咯血、皮下气肿及纵隔气肿等情况。

（2）严密观察伤口渗血情况和气管套管内分泌物的颜色、性状和量，减少颈部活动。

2. **管道护理**

（1）气管套管护理：颈部创伤的患者，根据颈部伤口的程度，术后通常留置气管导管，做好气管切开护理，观察气管导管是否通畅；及时吸出气管内分泌物；观察气管导管固定是否牢靠，防范脱管的危险；观察有无出血、皮下气肿、纵隔气肿等气管切开术后并发症；做好气道管理及气道湿化工作。

（2）留置鼻饲胃管者，做好鼻饲管的护理。

（3）对于颈部置引流管者，保持引流通畅，观察引流液的性状和量并做好记录。

【健康宣教】

1. 减少颈部活动。

2. 保持口腔清洁，忌食辛辣、刺激性食物。

3. 鼓励患者早日下床活动，以利于肺深部分泌物排出，减少肺部感染。

4. 加强宣传劳动保护、安全生产、遵守交通规则等知识，避免损伤的发生。

第三节　胸部创伤急救与护理

胸部由胸壁、胸膜和胸腔内脏器官三部分组成。正常胸腔是一个由胸椎、胸骨和肋骨构成的骨性胸廓的支撑，以及内脏、壁胸膜包绕的密闭腔隙环境，包括心脏和心包、大血管、食管和气管等重要器官。根据损伤是否造成胸膜腔与外界相通胸部创伤分为开放性胸部损伤和闭合性胸部损伤两大类，开放性胸部创伤以胸膜屏障完整性为标准又分为穿透伤与非穿透伤。

【病因与发病机制】

1. 闭合性胸部损伤　指胸部损伤未造成胸膜腔与外界相通，多因暴力挤压、冲撞或钝器碰击等钝性伤所致。损伤机制较复杂，轻者仅有胸壁软组织挫伤和（或）单纯肋骨骨折，重者可损伤胸腔内脏器或血管，导致气胸、血胸，甚至心肌挫伤、裂伤及心包腔内出血。若暴力挤压胸部的同时向静脉传导，可使静脉压骤升，导致头、颈、肩和胸部毛细血管破裂，引起创伤性窒息。多数闭合性损伤患者不需要开胸手术治疗。

2. 开放性胸部损伤　损伤机制较清楚，损伤范围直接与伤道有关，早期诊断较容易，重者可伤及胸腔内器官或血管，导致气胸、血胸，甚者导致呼吸和循环功能衰竭而死亡。相当一部分穿透性胸部损伤患者需要开胸手术治疗。

【临床表现】

胸部损伤后的主要症状是胸痛，其次是呼吸困难。疼痛常位于受伤处并伴有压痛且呼吸时加剧，尤其以肋骨骨折者为甚。疼痛可使胸廓活动受限，呼吸浅快，导致缺氧和二氧化碳潴留。如果有多根、多处肋骨骨折，会出现胸壁软化，影响正常呼吸运动，出现胸廓反常呼吸活动、气促、端坐呼吸、发绀、烦躁不安等。大量积气特别是张力性气胸，除影响肺功能外尚可阻碍静脉血液回流。心包腔内出血则引起心脏压塞。这些可使患者陷入休克状态。因此，当胸部损伤后，临床表现呈多样性。如胸部外伤后，患者呼吸时感到剧痛，可能提示是肋骨骨折；出现严重的呼吸困难，可能已造成血胸或气胸；出现呼吸困难、咳嗽、咯血时，就应考虑可能是肺部受到损伤。

【辅助检查】

1. **实验室检查** 血常规提示血红蛋白和血细胞比容下降，若继发感染，白细胞计数增高。

2. **影像学检查** 胸部 X 线可确定有无肋骨骨折及其骨折部位性质，有无气胸、血胸或肺萎缩等病变。

3. **诊断性穿刺** 行胸腔或心包腔诊断性穿刺，可判断有无气胸、血胸或心包腔积血。

【诊断要点】

对于危重患者，诊治需分清主次，不必做过多的辅助检查以致延误抢救。应根据外伤史结合临床表现辅以 X 线胸部平片，必要时辅以 CT、B 超检查，一般不难做出初步诊断。对疑有气胸、血胸、心包腔积血的患者，在危急情况下，可先行诊断性穿刺，以明确诊断和缓解症状。胸部 X 线检查，可以判定有无肋骨骨折、骨折部位和性质，确定胸膜腔内有无积血和其容量，并明确肺有无萎缩和其他病变。如果患者就诊时无阳性体征，仍需警惕延迟性血气胸的发生，可嘱患者在伤后 1 周内复查胸部 X 片。

【救治原则】

处理胸部创伤，以抢救生命为首要原则，其次是修复损伤的组织器官及恢复生理功能。

【救治要点】

一、急救

包括基本生命支持与严重胸部损伤的紧急处理。基本生命支持包括保持呼吸道通畅、给氧，伤口止血包扎，建立静脉通路、补充血容量、良好的镇痛和妥善固定及安全转运。对于严重胸部创伤的患者，应以维持呼吸循环系统稳定为第一原则。张力性气胸或严重的气胸，立即做胸腔穿刺，尽快抽出胸内积气，为进一步行胸腔闭式引流争取时间；对胸壁的开放伤，需立即用棉垫纱布或大块油纱布封闭并紧密固定，加压包扎；对出现连枷胸并伴有严重呼吸困难者，应立即给予人工辅助呼吸。

二、院内处理

1. 非手术治疗　保持呼吸道通畅，及时清除呼吸道分泌物和呕吐物，根据损伤部位、范围和性质给予相应处理。对于一般的轻症胸部创伤，只需给予必要的镇痛治疗和固定胸廓；有气胸、血胸且叩诊呈实音者，需做胸膜腔引流术或做胸腔穿刺抽出积血；对呼吸已经停止者立即行气管插管。

胸部创伤常见有几种情况。

（1）多根、多处肋骨骨折：相邻的 3 根或 3 根以上的肋骨双处骨折，多根肋骨骨折的同时又有肋骨与肋软骨交界分离，或多根肋骨骨折合并胸骨骨折时，该部胸壁软化，发生浮动，呼吸时出现与正常胸壁呼吸运动相反的运动，此种伤称"浮动胸壁伤"，或称连枷胸，此种呼吸称为"反常呼吸"，反常呼吸时纵隔随呼吸摆动，称"纵隔摆动"。对连枷胸伤员应作紧急处理，主要是止痛，固定浮动胸壁，纠正呼吸、循环功能障碍，预防及治疗肺部并发症。

（2）气胸

①单纯闭合性气胸：如肺压缩在 15% 以下，可卧床休息，严密观察；中等量以上（肺压缩 15% ~ 60%）做胸腔穿刺抽气或闭式引流；大量气胸应立即做闭式引流。

②张力性气胸：急救时用粗针头（18 号注射针头）在第 2 肋间锁骨中线外方穿刺排气减压，有条件时立即在第 2 前肋间放置闭式引流，并观察有无支气管、食管伤。

③开放性气胸：应立即封闭伤口，使开放性气胸变为闭合性气胸。立即气管内插管，人工通气，全麻下清创，放置胸腔引流管，应用抗生素预防感染。

④血胸：血液积聚在胸膜腔内称血胸，是胸外伤常见并发症，血胸同时伴气胸者称血气胸。大量血胸则引起血容量降低，伤侧肺受压，纵隔受压，影响气体交换，甚至导致休克。治疗首先是补充血容量，少量血胸行穿刺抽除，中量以上血胸应放置胸腔闭式引流，进行性血胸应剖胸探查止血。

2. 手术治疗　行剖胸探查，并根据损伤部位及程度给予相应处理。急诊剖胸探查的手术指征包括：①心脏或大血管损伤；②严重的气管、支气管损伤或肺裂伤；③胸腔内进行性出血；④食管破裂；⑤胸腹联合伤；⑥大面积胸壁缺损；⑦胸内存留较大异物。

【主要护理问题】

1. **气体交换障碍** 与胸部损伤、疼痛、胸廓活动受限或肺萎陷有关。

2. **急性疼痛** 与组织损伤有关。

3. **潜在并发症** 胸腔或肺部感染。

【护理措施】

一、 非手术治疗的护理或术前护理

现场急救：患者如出现危及生命的征象时，护士应协同医师施以急救：对于严重肋骨骨折，尤其是胸壁软化范围扩大、出现反常呼吸且危及生命的连枷胸患者应妥善固定胸壁；出现开放性气胸立即用敷料封闭胸壁伤口，使之成为闭合性气胸；如果是闭合性或张力性气胸，积气量多者，应立即协助医师行胸腔穿刺抽气或胸腔闭式引流。

1. **保持呼吸道通畅** 呼吸困难和发绀者，及时给予吸氧，及时清理口腔、呼吸道内的呕吐物、分泌物、血液及痰液等，保持呼吸道通畅。痰液黏稠不易咳出者，应用祛痰药物，超声雾化吸入；对气管插管或切开以及应用呼吸机辅助呼吸者，应加强呼吸道护理，主要包括湿化气道、吸痰及保持管道通畅等。

2. **减轻疼痛** 包括妥善固定胸部，遵医嘱使用镇痛药物，患者咳嗽、咳痰时，协助或指导其用双手按压患侧胸壁，以减轻疼痛。

3. **病情观察** 动态观察患者的生命体征和意识等变化：重点观察患者呼吸的频率、节律和幅度；有无缺氧症状；有无气管移位或皮下气肿的情况；有无活动性出血及低血容量休克的情况。

4. **静脉补液** 建立静脉通路，积极补充血容量和抗休克治疗；遵医嘱合理安排输注晶体和胶体溶液，根据血压和心肺功能状态等控制补液的量与速度。

5. **预防感染** 有开放性伤口者，遵医嘱使用破伤风抗毒素及抗生素。

6. **术前准备** 做好血型及交叉配血试验、手术区域备皮等术前准备。

二、术后护理

1. **病情观察** 患者术后返回病房，密切观察其生命体征的变化，给予心电监测，并详细记录。妥善安放、固定各种管路并保持通畅。

2. **基础护理** 由于切口疼痛及留置有各种管道，患者自理能力下降，根据患者病情和需要做好基础护理和生活护理，如口腔护理、皮肤护理、会阴护理等；鼓励并协助患者早期下床活动，促进疾病康复。

3. **呼吸道管理**　①密切观察呼吸型态、频率及呼吸音变化；②根据病情给予吸氧，观察血氧饱和度变化；③若生命体征平稳，可取半卧位，以利呼吸；④协助患者叩背、咳痰，教会其深呼吸和有效咳嗽的方法，以清除呼吸道分泌物。⑤实施气管插管、气管切开呼吸机辅助呼吸者，做好呼吸道护理，主要包括气道的湿化、吸痰及保持管道通畅等，以维持有效气体交换。

4. **胸腔闭式引流的护理**

（1）保持管道密闭：①用凡士林纱布严密覆盖胸壁引流管周围；②水封瓶始终保持直立，长管没入水中 3～4cm；③更换引流瓶或搬动患者时，先用止血钳双向夹闭引流管，防止空气进入；④放松止血钳时，先将引流瓶安置低于胸壁引流口平面的 位置；⑤随时检查引流装置是否密闭，防止引流管脱落。

（2）严格无菌操作：①保持引流装置无菌，并严格遵守无菌技术操作原则；②保持胸壁引流口处敷料清洁、干燥，一旦渗湿，及时更换；③引流瓶位置低于胸壁引流口平面 60～100cm，依靠重力引流，以防瓶内液体逆流入胸腔，造成逆行感染。

（3）保持引流通畅：定时挤压引流管，防止引流管受压、扭曲和阻塞。患者取半坐卧位，经常改变体位，鼓励患者咳嗽和深呼吸，以利胸膜腔内液体的排出，促进肺复张。

（4）观察记录引流：①密切观察并记录引流液的颜色、性状和量；②密切注意水封瓶长管中水柱波动的情况，以判断引流管是否通畅。水柱波动的幅度能反映呼吸道无效腔的大小及胸腔内负压的情况，一般水柱上下波动的范围约为 4～6cm。若引流管内的水柱随呼吸上下移动或在深呼吸或咳嗽时有气泡逸出或液体流出，则表明管道通畅；若停止了波动可能提示患者肺组织复张或胸腔引流管被阻塞；如出现气胸或张力性气胸的早期症状，首先应怀疑引流管被血块阻塞，设法捏挤引流管使其通畅，并立即报告医师处理。

（5）处理意外事件：①若引流管从胸腔滑脱，立即用手捏闭胸壁伤口处皮肤，消毒处理后，以凡士林纱布封闭伤口，并协助医师进一步处理；②若引流瓶损坏或引流管从胸壁引流管与引流装置连接处脱落，立即用双钳夹闭胸壁引流管，并更换引流装置。

5. **并发症的护理**　常见并发症为感染，其护理措施包括：①遵医嘱使用抗生素；②密切观察体温、局部伤口和全身情况的变化；③鼓励患者咳嗽、咳痰，保持呼吸道通畅，预防肺部并发症的发生；④在进行胸腔闭式引流护理过程中，严格遵循无菌操作原则，保持引流通畅，以防胸腔继发感染。

【健康宣教】

1. **合理饮食** 进食清淡且富含营养的食物，多食水果、蔬菜，保持大便通畅；忌食辛辣刺激、生冷、油腻食物，多饮水。

2. **呼吸功能锻炼** 指导患者腹式呼吸及有效咳嗽的方法，教会其咳嗽时用双手按压侧胸壁，以免切口疼痛。

3. **休息与活动** 保证充足睡眠，骨折已临床愈合者可逐渐练习床边站立、床边活动、室内步行等活动；开展循序渐进的患侧肩关节功能锻炼，促进功能恢复，但在气胸痊愈1个月内，不宜参加剧烈的体育活动。

4. **用药指导** 遵医嘱按时服用药物，服药时防止剧烈呛咳呕吐，影响伤处愈合。

5. **定期复诊** 出现呼吸困难、高热等不适及时就诊；伴有肋骨骨折术后3个月应复查胸部X线，以了解骨折愈合情况。

第四节　腹部创伤急救与护理

腹部损伤无论在平时或战时都较常见，可由多种致伤因素造成，导致伤情各异。可分为以下两大类：①单纯性腹壁损伤。指损伤仅限于腹壁组织。依据腹壁有无开放性伤口，又分为单纯性闭合性腹壁损伤和单纯性开放性腹壁损伤。②腹部脏器损伤。指已涉及腹腔内脏器的损伤。依据腹膜腔是否通过伤口与外界空气相通，又分为闭合性腹部脏器伤和开放性腹部脏器伤。单纯腹壁伤一般病情较轻，也无特殊处理，合并腹腔内脏器损伤时病情严重，常需紧急手术治疗。因此评估腹部损伤的关键是确定有无腹腔内脏器的损伤。

【病因与发病机制】

开放性损伤多由枪弹、刀刺等引起，闭合性损伤常为高处坠落、碰撞、挤压等钝性暴力或化学性、放射性损伤所致。腹部损伤的范围及严重程度，取决于暴力的强度、速度、着力部位和作用力方向等因素，也受解剖特点、内脏原有病理情况和功能状态等内在因素影响。肝、脾及肾的组织机构脆弱、血供丰富、位置比较固定，受到暴力打击后容易破裂；上腹受到碰撞、挤压时，胃窦、十二指肠水平部或胰腺可被压在脊柱上而断裂；上段空肠、末段回肠等肠道比较固定，比活动部分容易受损；空腔脏器在充盈时比排空时更易破裂。

【临床表现】

由于致伤原因、受伤器官及伤情的不同，临床表现可有很大的差异。轻者可无明显症状和体征或仅表现为受伤部位肿胀、疼痛等；重者可出现腹腔内大出血和腹膜炎，导致休克甚至处于濒死状态。

一、单纯性腹壁损伤

1. **腹壁挫伤** 腹壁皮肤肿胀、皮下淤血、血肿形成、局部压痛或胀痛，经过休息和对症治疗后可逐渐缓解。

2. **腹直肌血肿或断裂** 伤后即刻出现局部疼痛、呕吐，腹直肌僵直、压痛，局部出现痛性包块，随腹肌收缩而疼痛加剧。

3. **腹壁裂伤** 腹壁出血、疼痛、局部肿胀、腹式呼吸弱。

4. **腹壁缺损** 广泛的腹壁缺损可形成不规则伤口、出血甚至腹腔脏器外露；患者感到剧烈疼痛、呼吸急促、血压下降甚至休克。

二、腹部脏器损伤

实质性脏器损伤以内出血为主要表现，而空腔脏器损伤以腹膜炎为主要表现。如果两类脏器同时破裂，则出血性表现和腹膜炎可同时存在。肝、脾、胰、肾等实质性脏器或大血管损伤时，主要临床表现是腹腔内出血，患者面色苍白、脉搏加快，严重时脉搏细弱、血压下降，甚至休克；腹痛多呈持续性，不很剧烈，腹膜刺激征不严重，但肝破裂伴有肝内胆管断裂或胰腺损伤伴有胰管断裂时，可因胆汁或胰液溢入腹腔而出现明显的腹痛和腹膜刺激征，肾脏损伤时可出现血尿。

胃肠道、胆管、膀胱等空腔脏器破裂时，主要临床表现是弥漫性腹膜炎。除恶心、呕吐、呕血、便血等消化道症状及之后出现的全身性感染症状外，以腹膜刺激征最为突出，其程度因空腔脏器内容物不同而异。通常胃液、胆汁或胰液对腹膜的刺激最强，肠液次之，血液最轻，有时可有气腹征，随后因肠麻痹出现腹胀，严重者发生感染性休克。

【辅助检查】

1. **实验室检查** 红细胞、血红蛋白、血细胞比容等数值明显下降，表示腹腔内有大量失血。空腔脏器破裂时，白细胞计数和中性粒细胞比例明显上升。胰腺损伤时多有血、尿淀粉酶值升高。血尿提示有泌尿系统损伤。

2. **影像学检查** B超检查主要用于肝、脾、胰、肾等实质性脏器损伤的诊断，对内脏的外形和大小、腹腔内积液、肝包膜下出血的检查有一定帮助。X线检查可了解有无气胸、腹腔内游离气体、腹膜后积气、腹腔内积液以及某些脏器的大小、形态和位置的改变，必要时进行 CT 和 MRI 检查和选择性动脉造影等。

3. 诊断性腹腔穿刺和腹腔灌洗术 对判断腹腔内脏有无损伤和哪一类脏器损伤有很大帮助。

4. 其他检查 对高度怀疑有腹腔内脏器损伤，但上述未证实者，可做腹腔镜检查或剖腹探查术。

【诊断要点】

1. 判断有无内脏损伤 详细了解受伤史（时间、地点、伤情等）；观察生命体征；全面重点的体格检查（腹痛的部位、程度及范围）；必要的化验检查。

2. 哪类脏器损伤 实质器官损伤以内出血为主；空腔脏器损伤以腹膜炎为主。

3. 是否有多发性损伤

【救治原则】

边治疗，边诊断，迅速地进行全身检查和伤情的评估，首先处理对生命威胁最大的损伤，积极进行心肺复苏。其次要控制明显的外出血，处理开放性气胸或张力性气胸，迅速恢复循环血量，控制休克和进展迅速的脑损伤，如无上述情况，则立即处理腹部创伤。

【救治要点】

1. 非手术治疗 适应于轻度的单纯性实质性脏器损伤或一时不能确定有无内脏损伤且生命体征平稳者。治疗方法包括：禁食、胃肠减压、补充血容量、应用抗生素、不随便搬动伤者、禁用镇痛药，需严密观察病情变化。

2. 手术治疗 对确认腹腔内脏器损伤者，或非手术治疗者在观察期间出现以下情况时，应终止观察，及时进行手术探查。①腹痛和腹膜刺激征有进行性加重或范围扩大者；②肠鸣音逐渐减弱、消失或出现腹胀明显者；③全身情况有恶化趋势，出现口渴、烦躁、脉率增快或体温及白细胞计数上升者；④红细胞计数进行性下降者；⑤血压由稳定转为不稳定甚至下降者；⑥胃肠道出血不易控制者；⑦膈下有游离气体，或腹腔穿刺出不凝固血液或胃肠道内容物；⑧经积极抗休克治疗情况不见好转反而继续恶化者。手术方法为剖腹探查术，待查明损伤部位和器官后再作针对性处理。

【主要护理问题】

1. 焦虑或恐惧 与下列因素有关：①创伤的意外刺激；②伤口、出血及内脏脱出的视觉刺激；③急症手术及对预后的顾虑。

2. 腹痛 与腹部损伤有关。

3. **有感染的危险**　伤口感染、腹腔感染等与腹内脏器破裂或穿孔等有关。

4. **潜在的并发症**　急性腹膜炎、失血性休克等。

5. **其他**　低效性呼吸型态、体液不足、体温过高、营养失调——低于机体需要量等。

【护理措施】

一、急救护理

腹部损伤导致心脏停搏、窒息或合并开放性或张力性气胸、严重的骨折致大出血者，应立即实施急救护理，首先抢救生命，迅速进行心肺复苏，协助建立人工气道，安置胸腔闭式引流、保持呼吸道通畅、快速建立静脉通道，输液输血、纠正休克，严重骨折大出血时应立即包扎固定。如部分肠管脱出，可用消毒或清洁的敷料、碗、盆等器皿覆盖保护，以免更多的肠管脱出后因受压而缺血坏死，切忌现场还纳入腹腔，以免加重腹腔污染；如大量肠管脱出，则先将其还纳后暂行包扎，避免腹部伤口收缩导致肠管受压缺血或因肠系膜过度牵拉而加重休克。

二、非手术治疗护理

1. **休息与体位**　患者绝对卧床休息 10～14 天，不能随意搬动患者或下床大小便，避免因强烈的体位变动使肝包膜或脾包膜下积血突然破裂而大出血休克。对血压不稳定者，可防止直立性低血压所致的跌倒，生命体征平稳后可采取半坐卧位。

2. **禁食与胃肠减压**　腹部损伤可能存在胃肠破裂或肠麻痹，嘱患者禁食，遵医嘱安置胃肠减压，以减少胃肠内容物外，减轻腹部污染，缓解腹痛腹胀。待胃肠功能恢复、肛门排气后方可进食。

3. **补液与预防感染**　禁食期间遵医嘱经静脉途径补充水、电解质、糖和蛋白质，使用广谱抗生素，以纠正水、电解质和酸碱平衡失调，防治腹腔感染。

4. **镇静止痛**　非手术治疗期间，切忌盲目应用止痛剂，以免掩盖病情贻误治疗。如诊断明确、病情稳定、疼痛剧烈者给予镇静解痉药物，同时应加强病情观察。

三、手术治疗患者的护理

1. **术前准备**　腹部损伤常常需急症手术，故一旦决定手术，应立即进行皮肤准备，交叉配血，留置胃管、尿管，进行药物过敏试验等术前准备。对已出现休克的患者,在快速输液、输血,补充血容量的同时尽快完成必要的术前准备,避免因反复检查或进行一些不必要的准备而延误手术时间。

2. 术后护理

(1)监测生命体征:如仍然存在血液不稳定、面色苍白、血常规提示有贫血征象时,应遵医嘱继续输血、输液、补充血容量,纠正贫血。

(2)采取合适的体位:麻醉清醒,血压平稳后取半坐卧位,使腹腔的渗血渗液引流到盆腔,阻止形成膈下脓肿。

(3)胃肠减压:继续胃肠减压,待肛门排气后拔出胃管。

(4)引流管护理:保持腹腔引流管通畅,定时挤压引流管,观察记录引流液的性质和量,及早发现腹腔内出血等并发症。

(5)防止腹腔感染:密切观察体温、脉搏和腹部体征。遵医嘱应用抗生素,防止腹腔感染。

【健康宣教】

1. 加强宣传劳动保护、安全生产、遵守交通规则等知识,避免损伤的发生。

2. 普及各种急救知识,在发生意外事故时,能进行简单的急救或自救。

3. 无论腹部损伤的轻重,都应经专业医务人员检查,以免贻误诊治。

4. 指导康复期患者进食高热量、高蛋白、高维生素、易消化的饮食,多饮水,多吃新鲜蔬菜、水果,禁烟、酒及刺激性食物。

5. 出院后要保持心情愉快、情绪稳定;适当锻炼;增加营养,促进康复;若有腹痛、腹胀、肛门停止排气排便、伤口红肿热痛等不适,应及时就诊。

第五节　脊柱和脊髓创伤急救与护理

脊柱脊髓损伤是较为严重的创伤性疾病,脊柱骨折以胸腰段最多见。脊柱骨折可以并发脊髓或马尾神经损伤,特别是颈椎骨折 – 脱位合并有脊髓损伤者,往往能严重致残甚至致命。脊柱损伤的分类如下。

1. 按损伤的受力机制　分屈曲压缩、屈曲分离损伤、垂直压缩、旋转及侧屈、伸展损伤,以屈曲压缩最常见。上述损伤暴力亦可分为复合的,如屈曲并垂直压缩。

2. 按骨折形态　为临床最常采用的分类,大致分为压缩骨折、爆裂骨折、Chance 骨折、骨折脱位。在颈椎还有寰椎前后弓骨折、枢椎齿状突骨折、枢椎峡部骨折、棘突骨折;腰椎有横突骨折、峡部骨折等。

3. 按骨折稳定性　分为稳定性骨折和不稳定性骨折。棘突骨折、横突骨折、单纯压缩骨折属于稳定骨折，伴有后柱损伤的爆裂骨折为不稳定性骨折，无后方结构损伤的爆裂骨折为稳定性骨折。

【病因与发病机制】

脊髓损伤的原因有五类：挫伤、压迫、缺血、火器伤、锐器切割伤等。在脊柱骨折脱位时可同时存在几种损伤因素，严重者可将脊髓切断；一般的骨折脱位当时可挫伤脊髓，移位的骨折片可持续压迫骨髓，特别在下胸段可致脊髓血供障碍发生缺血性损伤。脊髓损伤的病理由重到轻可分为三级。

1. 完全性脊髓损伤　脊髓实质完全性横贯性损伤。脊髓内的病变呈进行性加重，从中心出血至全脊髓水肿，从中心坏死到大范围脊髓坏死。晚期脊髓为胶质组织所代替。

2. 不完全性脊髓损伤　由于不完全性脊髓损伤的程度有轻重差别，重者可出现坏死软化灶，轻者仅有中心小坏死灶，因此，不完全性脊髓损伤可保留部分或大部分神经纤维，脊髓功能可获得部分或大部分恢复。

3. 脊髓震荡　与脑震荡相似，脊髓震荡是最轻微的脊髓损伤。脊髓受到强烈震荡后发生超限抑制，脊髓功能处于生理停滞状态。在组织形态学上并无病理变化，只是暂时性功能抑制。

【临床表现】

1. 脊柱骨折局部表现　局部疼痛；压痛、叩击痛；椎旁肌紧张；腰椎活动受限，不能翻身起立；受损部位棘突后凸或出现成角畸形。颈部骨折患者可出现头部前倾张口受限，吞咽困难，颈部不稳用手托头。

2. 全身症状　如合并脊髓损伤，可出现以下情况。

（1）损伤呼吸中枢，患者在损伤现场死亡。

（2）脊髓损伤平面以下的感觉、运动、反射、括约肌和自主神经功能均出现障碍。而脊髓损伤的部位与所造成的残障程度有着密切的关系。如第3颈椎和第4颈椎损伤后表现为四肢瘫痪，会影响到呼吸功能而导致死亡。腰骶椎的损伤可造成马尾神经的受压、挫伤或断裂，表现为下肢的弛缓性瘫痪、感觉丧失及会阴区括约肌功能障碍。

（3）损伤后一过性神经损伤，表现为短暂肢体瘫痪或肢体无力，但能迅速好转。

3. 胸腰椎骨折所致的后腹膜血肿　刺激腹腔神经丛引起腹肌反射性紧张或痉挛，可出现腹胀、腹痛等腹膜刺激症状。

【辅助检查】

1. X 线检查　有助于明确骨折的部位、类型和移位情况。

2. CT　凡有中柱损伤或有神经症状者均须做 CT 检查，可以显示出椎体的骨折情况、椎管内有无出血和碎骨片。

3. MRI　有助于观察和确定骨髓、神经及椎间盘损伤的程度和范围。

【诊断要点】

1. 有严重外伤史：高处坠落史，颈腰背撞击等。

2. 主要症状可有局部疼痛，站立及翻身困难。腹膜后血肿刺激腹腔神经节，使肠蠕动减弱，出现腹胀、腹痛等。如有瘫痪，表现为运动和感觉障碍。

3. 检查时详细询问病史，受伤方式，姿势，感觉和运动情况。

4. 注意有无颅脑、胸、腹等的合并伤，首先处理紧急情况。

5. 检查脊柱时应充分暴露，两侧对比，有无局部肿胀、疼痛、畸形等。并再详细检查有无脊髓及马尾神经损伤。

6. 影像学检查有助于明确诊断，确定部位、类型和移位情况。

【救治原则】

1. 早期治疗。

2. 稳定脊柱。

3. 预防及治疗并发症。

4. 功能重建与康复。

5. 解除压迫。

【救治要点】

1. **急救处理**　脊柱损伤患者伴有颅脑、胸、腹腔脏器损伤或并发休克时首先处理紧急问题，抢救生命。待病情稳定后再处理脊柱骨折。

2. **卧硬板床**　胸腰椎单纯压缩性骨折时应卧硬板床，骨折部位垫厚枕，使脊柱处于过伸位。

3. **保守治疗**　适用于单纯压缩性骨折，椎体高度 <50%、单纯棘突或横突骨折、稳定性骨折无神经损伤者，可卧床 8 周或支具固定 8 周。

4. **手术治疗**　目的是解除脊髓神经压迫，纠正畸形并恢复脊柱稳定性。对骨折脱位不稳定者需切开复位与固定。颈椎骨折脱位用颅骨牵引、枕颌带牵引或手术复位固定并植骨，术后颈托固定 3 个月。对骨折不稳定者应行前路内固定并植骨融合，后路枕颈融合或寰枢融合。胸椎骨折脱位可手术后路切开复位固定，对合并有脊髓损伤者应行前方或侧前方减压手术。

5. 合并脊髓损伤的药物治疗　伤后 6 小时内为药物治疗的黄金时间，24 小时内为急性期。

（1）皮质激素：损伤 8 小时内应用可明显改善完全性和不完全性脊髓神经损伤的功能。临床上常大剂量应用甲泼尼龙，首次剂量可达 30mg/kg 体重，15 分钟内静脉滴注完毕，隔 45 分钟后继续用 5.4mg/kg 体重，静脉滴注，维持 24 小时。

（2）渗透性利尿：可排除脊髓损伤后细胞外水肿。常用 20% 甘露醇或 50% 葡萄糖。

（3）神经节苷酯：在脊髓损伤 48～72 小时给予 100mg/d，持续 3～4 周。对中枢神经的发育和再生有重要作用。

【主要护理问题】

1. 低效性呼吸形态　与脊髓损伤、呼吸肌无力、呼吸道分泌物排出不畅有关。

2. 体温过高或体温过低　与脊髓损伤、自主神经功能紊乱有关。

3. 尿潴留　与脊髓损伤、逼尿肌无力有关。

4. 便秘　与脊髓神经损伤、液体摄入不足、饮食和活动受限有关。

5. 有皮肤完整性受损的危险　与肢体感觉及活动障碍有关。

6. 身体意象紊乱　与受伤后躯体运动障碍或肢体萎缩变形有关。

【护理措施】

1. 急救搬运　对疑有脊椎骨折者应尽量避免移动。如确实需要搬运，可采用平托法或滚动法移至硬担架上。前者是将患者平托至担架上，后者是使患者身体保持一条直线的状态，整体滚动至担架上。无论采用何种搬运方法，都应让患者保持脊柱中立位。颈椎损伤者需有专人托扶头部并沿纵轴向上略加牵引，搬运后用沙袋或折好的衣服放在颈部两侧以固定头颈部。

2. 心理护理　帮助患者掌握正确的应对技巧，提高其自我护理能力，发挥其最大潜能。家庭成员和医护人员应相信并认真倾听患者的诉说。可让患者和家属参与制订护理计划，帮助患者建立有效的社会支持系统，包括家庭成员、亲属、朋友、医务人员和同事等。

3. 牵引治疗护理

（1）牵引前宣教：宣教内容包括：牵引的必要性和重要性，操作方法及有关配合、注意事项。

（2）保持有效牵引：护士每班检查牵引的体位、重量是否正确；牵引绳的松紧，是否在轴线上；了解患者四肢感觉、运动功能和反射情况。

（3）预防感染：颈椎骨折脱位行颅骨牵引者局部穿针处应用乙醇滴入，每日2次；观察有无渗液、红肿、如有痂皮形成不可自行去除以免感染。

（4）皮肤护理：骶尾部和后枕部是主要着力点，也是牵引后易出现皮肤问题的部位。护理中要注意保持床单平整清洁；枕后可垫波浪形水枕，定时放松枕颌带；对脊髓损伤合并瘫痪的患者，定时协助翻身和被动锻炼，保持皮肤的清洁完整，预防压疮的发生。

4. 手术前护理　除术前常规护理外，还应进行术前相关功能锻炼包括气管食管推移训练、呼吸功能训练和俯卧位等训练。

5. 手术后护理

（1）生命体征监测：术后持续心电监护72小时，监测血压、心率、心律、呼吸和血氧饱和度。

（2）脊髓神经功能观察：术后要重视观察患者截瘫平面、四肢感觉、运动及肌力情况，评估手术减压效果。如发现有麻木加重、活动障碍及时通知医生。

（3）切口与引流管的护理：严密观察切口有无红肿、渗液、渗血情况，保持负压引流有效，防止堵管及逆行感染。记录引流物量、颜色和性状。

（4）并发症的观察与护理：

①中枢性高热的护理：颈脊髓损伤后，自主神经功能紊乱影响出汗散热，故可发生中枢性高热，常在伤后1周内出现，体温高达39℃以上。保持病室通风，调节室温在20~23℃，鼓励多饮水，补充足够的水、电解质。物理降温为主，注意观察病情变化及降温效果。

②呼吸道梗阻和感染：是截瘫患者早期死亡的主要原因。颈髓损伤患者因呼吸肌麻痹，长期卧床，呼吸道分泌物不易排出，而易发生肺部感染。需要保持室内空气新鲜，温、湿度适宜。鼓励患者进行有效的深呼吸、咳嗽、咳痰，每2小时协助患者翻身拍背，以助排痰。

③应激性溃疡：密切观察有无腹痛、恶心、呕吐及大便的颜色、量、性状的变化，及早发现出血症状，及时处理。

④深静脉血栓形成：注意观察双下肢有无色泽皮温改变、水肿、浅静脉怒张，必要时测量比较两下肢周径。

⑤泌尿系感染与结石：鼓励患者多饮水，不输液的患者每日饮水应达3000~4000ml，严格执行无菌操作，按时更换集尿袋和导尿管。定时开放导尿管，训练膀胱括约肌舒缩功能，开始间歇时间可为2~3小时，逐渐延长至每4~6小时开

放 1 次。观察记录尿液的性质、量及颜色。

⑥压疮：截瘫患者由于全身抵抗力下降，皮肤弹性降低，局部组织长期受压缺血缺氧而易发生骨突处皮肤压疮。翻身是预防压疮的根本措施，保持皮肤清洁干燥，同时给予高蛋白、高热量、高维生素饮食，增加机体免疫力。

【健康宣教】

1. **功能锻炼**　主要针对有脊髓损伤患者功能重建及康复教育，主要为上肢和手的功能恢复。向家属与患者宣教早期功能锻炼的重要性。术后 24 小时开始进行四肢各关节的主动运动，截瘫患者行双下肢被动运动。并进行肌肉按摩，由远端到近端，促进血液循环，预防关节僵硬、肌肉萎缩、深静脉血栓形成，并能通过消耗体能来促进食欲。每日 3~4 次，每次 20~30 分钟，循序渐进，以能耐受为度。

2. **出院指导**　颈椎骨折手术后患者应告知出院后 3 个月内起床活动时需佩戴颈托或穿戴支具，避免颈部前屈、左右旋转。平卧睡眠时头颈两侧仍需要用 2kg 沙袋或米袋制动，以防内固定松动，为保证内固定的稳定性，胸腰椎手术患者 3 个月内起床下地活动时必须穿戴支具，站立行走时间不宜过长。对于患者均应在术后 1 个月、3 个月、6 个月、12 个月拍片复查随访。

第六节　骨盆和四肢创伤急救与护理

现代社会工业、交通高速发展，生活节奏大大加快，骨关节损伤日趋复杂，发生率也较高，发生骨及关节损伤的患者大多数有严重的骨折、脱位和软组织损伤。骨折，不论发生于骨、骨骺板或关节，都是指结构连续性的中断。这包括明显的皮质骨断裂，也包括骨小梁的中断。骨折一般均伴有软组织——骨周围的骨膜、韧带、肌腱、肌肉、血管、神经、关节囊等的损伤。关节骨折的特性是关节的密合性遭到破坏，同时也损伤滑膜、关节软骨、韧带、关节囊和关节周围的肌腱与肌肉。

【病因与发病机制】

骨盆和四肢的创伤可由直接暴力作用于局部骨骼使受伤部位发生骨折或由间接暴力通过传导、杠杆、旋转和肌肉收缩等方式使受力点以外的骨骼部位发生骨折。从生物力学观点来看，骨折可受 5 个因素的影响，3 个属负荷特性，2 个属骨本身的特性。①负荷类别。有 4 种方式：拉张、积压、弯曲和扭曲；②负荷量。负荷力越大，能量也越大，组织破坏也越严重，骨折也就越趋严重和复杂。

③负荷速度。速度越快，由于能量在短时间内不能有规律散开，越容易发生许多继发性骨折和造成粉碎性骨折。④骨骼性能。认为骨质有一定的弹性和脆性，并有个体及年龄等差异。⑤骨的结构和功能。人体各骨的形态和结构不同，在致伤力的作用下，发生骨折、损伤的难易和性质也不同。如造成关节的损伤。它还涉及力学的杠杆作用、弯矩与转矩和应力与应力集中。

【临床表现】

（一）全身表现

大多数骨折只会引起局部症状，但严重骨折和多发性骨折可导致全身反应。

1. 休克　多由于出血所致，特别是骨盆骨折、股骨骨折，严重时出血量可超过2000ml。严重的开放性骨折或并发重要内脏器官损伤时可导致休克甚至死亡。

2. 发热　股骨骨折、骨盆骨折等的出血量较大，血肿吸收时可出现吸收热，但一般不会超过38℃。开放性骨折出现高热时，应考虑感染的可能。

（二）局部表现

1. 一般表现

（1）疼痛和压痛：骨折和合并伤处疼痛，移动患肢时疼痛加剧，伴明显压痛。

（2）肿胀和瘀斑：骨折处血管破裂出血形成血肿，软组织损伤导致水肿，这些都可使患肢严重肿胀，甚至出现张力性水疱和皮下瘀斑。由于血红蛋白的分解，皮肤可呈紫色、青色或黄色。

（3）功能障碍：局部肿胀和疼痛使患肢活动受限。完全骨折时受伤肢体活动功能可完全丧失。

2. 特有体征

（1）畸形：骨折段移位可使患肢外形改变，多表现为缩短、成角或旋转畸形。

（2）反常活动：正常情况下肢体非关节部位出现类似于关节部位的活动。

（3）骨擦音或骨擦感：两骨折端相互摩擦时，可产生骨擦音或骨擦感。

（三）并发症

1. 早期并发症

（1）休克：严重创伤、骨折引起大出血或重要脏器损伤可致休克。

（2）脂肪栓塞综合征：成人多见，多发生于粗大的骨干骨折，如股骨干骨折。由于骨折部位的骨髓组织被破坏，血肿张力过大，使脂肪滴经破裂的静脉窦进入血液循环，引起肺、脑、肾等部位的脂肪栓塞。通常发生在骨折后 48 小时内，典型表现有进行性呼吸困难、发绀，低氧血症可致烦躁不安、嗜睡，甚至昏迷和死亡。

（3）重要内脏器官损伤：骨折可导致肝、脾、肺、膀胱、尿道和直肠等损伤。

（4）重要周围组织损伤：骨折可导致重要血管、周围神经损伤。

（5）骨筋膜室综合征：引起骨筋膜室内压力增高的因素包括骨折的血肿和组织水肿使室内内容物体积增加，或包扎过紧、局部压迫使室内容积减小。当压力达到一定程度，供应肌肉血液的小动脉关闭，可形成缺血—水肿—缺血的恶性循环。

2. 晚期并发症

（1）坠积性肺炎：主要发生于因骨折长期卧床不起者，以老年、体弱和伴有慢性病者多见。

（2）压疮：骨突处受压时，局部血液循环障碍易形成压疮。常见部位有骶尾部、髋部、足跟部等。

（3）下肢深静脉血栓形成：多见于骨盆骨折和下肢骨折患者。

（4）感染：开放性骨折时，由于骨折断端与外界相通而存在感染的风险，严重者可能发生化脓性骨髓炎。

（5）损伤性骨化：又称骨化性肌炎。关节扭伤、脱位或关节附近骨折时，骨膜剥离形成骨膜下血肿，若血肿较大或处理不当使血肿扩大，血肿机化并在关节附近的软组织内广泛骨化，严重影响关节活动功能。

（6）创伤性关节炎：关节内骨折后若未能准确复位，骨折愈合后关节面不平整，长期磨损易引起活动时关节疼痛。

（7）关节僵硬：最常见。由于患肢长时间固定导致静脉和淋巴回流不畅，关节周围组织发生纤维粘连，并伴有关节囊和周围肌肉挛缩，致使关节活动障碍。

（8）急性骨萎缩：是损伤所致关节附近的痛性骨质疏松，又称反射性交感神经性骨营养不良。好发于手、足骨折后，典型症状是疼痛和血管舒缩紊乱。

（9）缺血性骨坏死：骨折使某一断端的血液供应被破坏，导致该骨折段缺血坏死。

（10）缺血性肌挛缩：是骨折最严重的并发症之一，是骨筋膜室综合征处理不当的严重后果。

【辅助检查】

1. 实验室检查

（1）血常规：骨折致大量出血时可见血红蛋白和血细胞比容降低。

（2）血钙、血磷：在骨折愈合阶段，血钙和血磷水平常升高。

（3）尿常规：脂肪栓塞综合征时尿液中可出现脂肪球。

2. 影像学检查

（1）X线检查：对骨折的诊断和治疗具有重要价值，是最常用的检查方法。凡是疑为骨折者都应常规进行 X 线检查，以了解骨折的部位、类型和移位等。

（2）CT 和 MRI：可发现结构复杂的骨折或常规 X 线检查难以发现的骨折。

【诊断要点】

1. 注意全身情况的评估 观察意识、面色、血压、脉搏。注意有无失血性或创伤性休克征象。骨盆骨折时应判断下腹部有无膨隆、肌紧张、压痛、反跳痛等症状。警惕腹腔脏器的损伤。

2. 局部伤口的判断 检查有无开放性伤口的存在。注意伤口的大小和出血量，判断是否有血管损伤的征象。

3. 骨盆骨折的判断 若骨盆处有较广泛的局部疼痛和肿胀，移动下肢时骨盆部疼痛加重，皮下瘀斑及压痛均较显著，骨盆挤压及分离试验阳性，应考虑骨盆骨折。注意对疑有骨盆骨折而血流动力学不稳定的患者检查要轻柔，尽量避免行骨盆分离挤压及伸屈髋关节检查，以免加重出血和疼痛。

4. 腹膜后血肿的判断 是骨盆骨折的常见并发症，可引起腹膜刺激症状，类似腹腔脏器的损伤。由于二者的处理原则根本不同，腹内脏器损伤多需立即开腹探查，而腹膜后血肿则多需保守治疗。

5. 骨折的判断 疼痛、肿胀、压痛、畸形、不稳定和捻发音，每一个体征均提示骨折。应注意判断是单纯骨折还是复合骨折，是稳定性骨折还是非稳定性骨折。

6. 闭合性骨折的观察 应警惕大量出血的可能。单侧闭合性股骨骨折失血量可达1000ml，单处骨盆骨折失血量可达500ml，且骨盆骨折通常是多处骨折。

7. X线、CT检查 对病情不稳定有大出血可能的患者应避免搬动，可行床边 X 线检查，以明确诊断。

【救治原则】

1. 挽救生命。

2. 减少出血，防治休克。

3. 保护伤口。

4. 固定骨折。

5. 防止并发症。

6. 快速转运。

【救治要点】

（一）现场急救

在现场急救时不仅要处理骨折，更要注意全身情况的处理。创伤急救的目的是用最为简单有效的方法抢救生命、保护患肢并迅速转运，以便尽快妥善处理。

（二）临床处理

原则是先处理休克和各种危及生命的合并症，再处理骨折。

1. **复位**　复位是将移位的骨折段恢复正常或接近正常的解剖关系，重建骨的支架作用，是骨折固定和功能锻炼的基础。复位方法有手法复位和切开复位两种。

2. **固定**　固定是将骨折断端维持在复位后的位置直至骨折愈合，是骨折愈合的关键。

常用方法有外固定和内固定 2 类。

（1）外固定：常用方法有小夹板、石膏绷带、外展支具、持续牵引和外固定器等。

（2）内固定：切开复位后，将骨折段固定在解剖位置。内固定物包括接骨板、螺丝钉、髓内钉和加压钢板等，但取出内固定器材多需要二次手术。

3. **功能锻炼**　功能锻炼是在不影响固定的情况下，尽快地恢复患肢肌肉、肌腱、韧带、关节囊等软组织的舒缩活动。功能锻炼是尽早恢复患肢功能和预防并发症的重要保证。

【主要护理问题】

1. **疼痛**　与骨折部位神经损伤、软组织损伤、肌肉痉挛和水肿有关。

2. **有外周神经血管功能障碍的危险**　与骨和软组织损伤、固定不当有关。

3. **躯体活动障碍**　与骨折、牵引或石膏固定有关。

4. **潜在并发症**　休克、脂肪栓塞综合征、骨筋膜室综合征、静脉血栓栓塞症等。

【护理措施】

（一）急救护理

1. 抢救生命 骨折患者，尤其是严重骨折者，往往合并其他组织和器官的损伤。应检查患者全身情况，首先处理休克、昏迷、呼吸困难、窒息和大出血等可能威胁患者生命的情况。

2. 包扎止血 绝大多数伤口出血可用加压包扎止血，大血管出血时可用止血带止血。最好使用充气止血带，并记录所用压力和时间。窗口用无菌敷料包扎，若骨折端以戳出伤口并已污染，又未压迫重要血管和神经，则不应现场复位，以免将污染物带到伤口深处。

3. 妥善固定 妥善的固定可以防止骨折断端活动，从而避免其对周围血管、神经或内脏等重要组织的损伤，减轻疼痛，并便于搬运。

4. 迅速转运

（二）非手术治疗的护理/术前护理

1. 休息和活动 骨盆骨折者卧床休息期间，髂前上、下棘撕脱骨折可取髋、膝屈曲位；坐骨结节撕脱骨折者应取大腿伸直、外旋位；骶尾骨骨折可在骶尾部垫软垫。协助患者更换体位，长期卧床者需练习深呼吸，进行肢体肌肉等长收缩训练。四肢骨折复位后，将患肢维持于固定体位，循序渐进地进行患肢功能锻炼，预防并发症的发生。其他未固定肢体可正常活动。

2. 病情观察 观察患者意识和生命体征、患肢固定和愈合情况，患肢远端感觉、运动和末梢血液循环等。骨盆骨折常伴有严重并发症，这些并发症常较骨折本身更严重，因此因进行重点观察和护理。

（1）腹膜后血肿：患者可有腹痛、腹胀等腹膜刺激征，大出血可造成失血性休克，甚至造成患者迅速死亡。护士应严密观察生命体征和意识变化，立即建立静脉输液通路，遵医嘱输血、输液，若经抗休克治疗仍不能维持血压，应配合医师及时做好术前准备。

（2）盆腔内脏损伤：注意有无血尿、无尿或急性腹膜炎等表现。

（3）神经损伤：主要是腰骶神经丛与坐骨神经损伤。观察患者是否有括约肌功能障碍、下肢某些部位感觉减退或消失、肌肉萎缩无力或瘫痪等表现。

（4）脂肪栓塞与静脉栓塞：如患者突然出现胸痛、胸闷、呼吸困难、咳嗽、咯血、烦躁不安甚至晕厥时，应警惕肺栓塞的发生。接受手术前后常规采取预防栓塞的措施：鼓励患者勤翻身、抬高患肢、按摩下肢；早期功能锻炼，下床活动；适度补液、多饮水以避免脱水；避免下肢静脉穿刺，必要时遵医嘱使用抗凝药物。一旦出现脂肪栓塞或静脉栓塞，嘱患者绝对卧床，予以高流量氧气吸入、抗凝、溶栓等处理，同时监测生命体征、意识、血氧饱和度、血气分析和出凝血时间。

3. **疼痛护理** 根据疼痛原因对因对症处理。若因创伤性骨折造成的疼痛，在现场急救中予以临时固定可缓解疼痛。疼痛较轻时可采取分散注意力、局部冷敷和抬高患肢等方法缓解疼痛，疼痛严重时可遵医嘱给予镇痛药。

4. **患肢缺血护理** 观察肢端有无剧痛、麻木、皮温降低、皮肤苍白或青紫、脉搏减弱或消失等血液灌注不足表现。

5. **加强营养** 指导患者进食高蛋白、高钙和高铁的食物，多饮水。

（三）术后护理

1. **四肢创伤患肢术后** 早期维持肢体于固定体位，鼓励患者积极进行功能锻炼，早期下床活动，及时拆除外固定，促进肿胀消退。

2. **骨盆骨折术后** 要严密观察生命体征变化；观察切口敷料；做好引流管的护理；取平卧位，双下肢抬高 30℃，外展中立位，皮牵引制动，防止患肢外旋内收；预防腹胀及并发症。

【健康宣教】

1. **安全指导** 指导患者及家属评估家居环境的安全性，妥善清理可能影响患者活动的障碍物。指导患者安全使用步行辅助器械或轮椅，行走练习需有人陪伴，以防跌倒。

2. **功能锻炼** 告知患者出院后继续功能锻炼的意义和方法。指导家属如何协助患者完成各种活动。

3. **复诊指导** 告知患者若骨折远端肢体肿胀或疼痛明显加重，肢体感觉麻木，肢端发凉，夹板、石膏或外固定器械松动等，应立即到医院复查并评估功能恢复情况。

第七节　多发伤急救与护理

多发伤是指在同一伤因的打击下，人体同时或相继有两个以上解剖部位的组织或器官受到严重创伤，其中之一即使单独存在创伤也可能危及生命。尽管目前国内外尚无统一的标准，但有下列情况的两项或两项以上者可确定为多发伤。

1. 头颅伤 颅骨骨折合并颅脑损伤（如颅内血肿、脑干挫裂伤等）。

2. 颈部伤 如颈椎损伤、大血管损伤等。

3. 胸部伤 可危及生命的损伤，如多发性多段肋骨骨折、心包损伤、血气胸、肺挫裂伤、大血管损伤、气管损伤、膈肌破裂等。

4. 腹部伤 腹腔大出血或内脏器官破裂（如肝破裂、脾破裂、肾破裂等）。

5. 骨盆等多处骨折 骨折可能导致大出血而危及生命，如骨盆骨折伴休克、四肢骨折伴休克、椎体骨折伴神经系统损伤等。

6. 软组织伤 四肢或全身广泛撕裂伤。

【病因与发病机制】

多发伤因创伤部位多，伤情严重，组织破坏广泛，生理扰乱大。尤其钝性伤往往比贯穿伤的伤情更严重而复杂。不同的致伤因素将引起不同的病理特征。

1. 致伤因素与临床特征

（1）较局限的冲击：常致腹内空腔脏器伤，如小肠撞击所致的穿孔、断裂、肠系膜血管破裂等。

（2）也有当时未发现严重创伤，但随后却出现严重情况，如肝脾延迟性破裂，胸腔、颅内延迟性出血等。

2. 机体应激反应剧烈

3. 免疫功能抑制 易继发感染。

4. 多器官功能衰竭

【临床表现】

（一）各部位的创伤具有不同表现和危险性

（1）头部创伤主要是神志变化，严重者出现昏迷。

（2）面、颈部创伤则应注意气道阻塞而导致窒息。

（3）胸部创伤85%以上是肋骨骨折引起的血气胸和肺挫伤。

（4）腹部创伤常见实质性脏器破裂引起出血和休克以及空腔脏器穿破引起腹膜炎。

（5）四肢创伤出现骨折征，长骨骨折和骨盆骨折可引起严重失血。

（二）休克发生率高

由于多发伤损伤范围广，失血量大，创伤的应激反应剧烈，易发生低血容量性休克，有时可与心源性休克同时存在。

（三）感染发生率高

创伤后机体免疫功能受到抑制、伤口污染严重、肠道细菌移位以及侵入性导管的使用，感染发生率高。据统计，创伤感染所致的死亡占全部死亡的78%。多发伤感染多为混合感染，菌群包括革兰阳性菌、革兰阴性菌及厌氧菌。

（四）严重低氧血症

多发伤早期低氧血症发生率高，可高达90%，尤其是脑外伤、胸部伤伴有休克或昏迷者，PaO_2 可降至 $30 \sim 40mmHg$。

（五）易发生多器官功能衰竭，死亡率高

多器官功能衰竭一般从一个脏器功能衰竭开始后累及其他脏器。器官衰竭发生的顺序依次是肺、肝、胃黏膜与肾。衰竭的脏器数目越多，死亡率越高。据统计，1个脏器衰竭死亡率为25%，2个脏器衰竭死亡率为50%，3个脏器衰竭死亡率为75%，4个以上脏器衰竭无一生存。

【辅助检查】

可行床边 B 超、床边 X 线及胸腹腔穿刺、留置导尿等检查，必要时胃肠减压。若患者血压稳定，收缩压在90mmHg以上，可在医生的陪同下行 CT 检查。

【诊断要点】

多发伤是可以发生在机体任何部位的一种严重创伤。对多发伤的诊断必须简捷，即不能耽误必要的抢救，又必须全面，不遗漏任何隐蔽的致命伤。

（一）迅速判断伤员有无威胁生命的征象——初步评估

（1）在抢救现场或伤员刚送到急诊室时，应首先对伤员进行快速全面的粗略检查，注意患者的神志、面色、呼吸、血压、脉搏及出血情况，排除患者有无呼吸道梗阻、休克、大出血等致命征象。心脏呼吸骤停者，应立即进行心肺复苏。

（2）应对心排血量做出估计，有时时间不允许测量血压，要注意依据脉搏、肤色、毛细血管再充盈试验来估计血压和组织灌注情况。

（3）评估脉搏强弱、部位、频率。脉搏比血压更敏感，如脉率每分钟大于120次，应考虑有血容量不足，但要除外情绪、疼痛、环境的影响。

（4）评估意识状态。

（5）评估伤者双侧瞳孔的大小、是否等大及对光的反应。

（二）进一步检查

在伤员的致命征象，如窒息、休克及大出血等得到初步控制后，需要进行进

一步检查，包括病史采集、体格检查、实验室检查及特殊检查，以获得尽可能准确的诊断，进行有效的治疗。

（三）多发伤的再估计

多发伤是一种变化多端的动态损伤。某些隐蔽的深部损伤初期未能表现出来，导致发生继发性损伤及并发症。因此，初期全身检查得出的结论是不全面的，必须进行动态观察。再估计的重点为腹膜后脏器损伤，如十二指肠破裂、胰腺损伤，隐性大出血，继发颅内、胸内、腹内出血等。

（四）多发伤伤情严重度评估

评价一个患者，特别是多发伤患者的伤情严重程度，是判断其预后和制订抢救方案极为重要的一个依据，目前比较常用的多发伤伤情严重度的评分方法是创伤严重度记分法（injury severity score，ISS）。

【救治原则】

1. 把握呼吸、血压、心率、意识和瞳孔的变化，生命体征有重要改变时须优先、及时处理，如心肺复苏、抗休克及外出血的紧急止血等。

2. 迅速评估伤情，重点询问受伤史，分析受伤情况。

3. 实施各种诊断性穿刺或必要的辅助检查。

4. 准备施行决定性治疗，如各种手术等。

【救治要点】

1. **现场急救**　现场急救人员必须迅速到达现场，除去正在威胁患者生命安全的因素。现场急救的关键是气道开放，心、肺、脑复苏，包扎止血，抗休克，骨折固定及安全运送，使患者能活着到达医院。

2. **高级生命支持**

（1）呼吸道管理：在急诊室，建立人工气道最可靠的方法是气管插管，它能完全控制气道，防止误吸，保证供氧及便于给药。疑有颈椎骨折患者，不能颈部过仰，紧急情况下可行环甲膜穿刺术，然后行气管切开术。

（2）心肺脑复苏。

（3）抗休克治疗。

3. **进一步处理**　当伤员的生命体征稳定或基本稳定后，应进一步处理各系统脏器的损伤。

4. **多发伤的手术处理顺序及一期手术治疗**　多发伤患者一般具有2个以上需要手术的部位，顺序选择合理与否是抢救成功的关键。应成立一个创伤抢救小组，由高年资急诊科医师或外科医师组织协调脑外科、心胸外科、普外科、骨科等专科医师，根据对患者生命威胁程度决定手术顺序。

5. **营养支持** 创伤后机体处于高代谢状态，能量消耗增加，大量蛋白质分解，负氮平衡，如不能及时纠正，患者易发生感染和多器官功能衰竭。因此，创伤后的营养支持是一个非常重要的问题。一般来讲，消化道功能正常者，以口服为主；昏迷患者或不能进食的患者，可用鼻饲；不能从消化道进食者，可采用短期全胃肠外营养。

6. **防止感染** 严重创伤使各种防御功能下降，创口污染严重，易发生感染。因此，早期局部创口处理要彻底，选用适当的抗生素，以预防感染发生。

7. **并发症的治疗** 多发伤患者由于休克和感染易发生多器官功能衰竭。多器官功能衰竭一旦发生，死亡率极高，关键在于预防。早期进行抗休克及防止感染可预防多器官功能衰竭的发生，发生后应积极支持已衰竭的脏器，阻断炎症介质，尽量减少衰竭脏器的数目。

【主要护理问题】

1. **清理呼吸道无效** 与气管插管、痰液不能咳出有关。

2. **气体交换受损** 与肺挫伤有关。

3. **体液不足** 与失血过多有关。

4. **有感染的危险** 与留置各种管道、外伤有关。

5. **营养失衡的危险** 与创伤后机体高代谢状态、肠功能障碍、不能进食有关。

6. **皮肤完整性受损** 与多发创伤、被动体位及卧床有关。

【护理措施】

1. **保持呼吸道通畅及充分给氧** 在开放气道的基础之上，保证患者有充足的氧气吸入，以改善气体交换，必要时上呼吸机辅助通气；吸除口腔异物，如患者呼吸频率大于每分钟 30 次或有呼吸困难，应尽快行气管内插管的准备。如气管插管后呼吸困难仍不缓解，则可能有严重气胸、血胸或血气胸，应做好胸腔穿刺的准备与配合。

2. **迅速止血**

（1）开放性出血伤口：无菌敷料敷盖，加压包扎压迫止血，变开放伤口为闭合伤口。

（2）骨盆骨折出血、软组织广泛出血，可使用抗休克方案，压迫止血，固定骨折，提高血压，提高全身血液供应。

（3）抬高伤肢，增加回心血量。

（4）体内脏器大出血，在抗休克的同时，做好术前准备。

（5）备好各种夹板，固定骨折，控制休克，防止继发性损伤（如血管损伤）。

3. 输液、输血扩充血容量及细胞外液

（1）迅速建立有效的静脉通道：迅速建立 2~3 条静脉通道，以防患者休克失代偿后血压下降，静脉萎缩而导致穿刺困难。静脉通道应选择上肢静脉、颈外静脉、锁骨下静脉等较大的静脉，以利于提高静脉输液速度。疑有骨盆骨折、腹部内脏出血损伤时不能从下肢静脉输液，不能在受伤肢体的远端输液。目前临床上多采用 16~18 号静脉套管针进行静脉穿刺，此法操作简单，穿刺速度快，容易固定，管径粗，能迅速达到补充血容量的目的。

（2）选择液体：晶体液和胶体液兼补为宜。

4. 配血　护士在静脉穿刺成功后，应立即常规采集血液标本，以便及时做交叉配血及生化、肾功能、血细胞比容等化验检查。

5. 尿管、胃管与胸腔引流管的留置

（1）抢救中一般均需留置尿管，观察尿液颜色、性质和量，目的是了解有效循环血量情况及有无泌尿系统损伤和损伤程度。

（2）疑有空腔脏器损伤需留置胃管做胃肠减压，并观察胃液的颜色、性质和量。

（3）对合并气胸患者，应及时协助医生行胸腔闭式引流术，减轻胸腔压力，改善肺气体交换功能，并严密观察引流液颜色及量。置管后要妥善固定，确保通畅。

6. 术前准备　在创伤急救中，一个关键的抢救阶段，是在伤后 1 小时内对伤员实施手术。因此，在抢救中应同时进行术前准备如皮试、备血、备皮等，以赢得时间，减少并发症及后遗症的发生。

7. 重要脏器的功能监测

（1）循环系统的监测：传统的循环动力学监测指标，如观察意识、皮肤、触摸周围的动脉搏动，测量血压及中心静脉压等，是评估心功能及循环动态的主要方法。

（2）呼吸系统的监测：包括观察呼吸的频率、节律、幅度、口唇、末梢有无发绀，连续监测血氧饱和度，定时做动脉血气分析。

（3）神经系统的监测：合并颅脑损伤时，患者意识由安静转入躁动或由躁动转入沉睡，结合瞳孔变化，多考虑有继发颅内血肿、脑疝的可能，有条件者，可连续动态监测颅内压（ICP）变化。

（4）肾功能监测：创伤后急性肾衰竭是继发于休克之后发生的肾缺血、肾血管坏死的临床综合征。可通过严密观察尿量及检测尿比重来监测。24小时尿量少于400ml或每小时尿量少于17ml，尿比重低且固定在1.010～1.020，经过补液试验，则可进一步证实。

【健康宣教】

1. **疾病概述**　向患者介绍疾病的相关知识及同种疾病的康复病例，增强患者战胜疾病的信心，减轻其顾虑。

2. **服药指导**　指导患者按时用药及配合各种治疗的意义。

3. **饮食指导**　让患者明白合理饮食对疾病康复的重要作用及鼻饲饮食的注意事项，选择高蛋白、高维生素、易消化的食物配置成鼻饲液。

4. **预防并发症**　①预防压疮：加强营养，翻身，局部按摩等。②预防肺部感染：定时翻身拍背，指导有效咳嗽和深呼吸，预防坠积性肺炎的发生。

5. **功能锻炼**　指导患者床上被动运动和主动运动的方法，运动量和频率根据病情而定，循序渐进。

第八节　挤压综合征的急救与护理

挤压综合征通常系指四肢或躯干肌肉丰富的部位，受外部重物、重力的长时间压榨或长期固定体位的自压，在解除压迫后，出现以肢体肿胀、肌红蛋白尿及高钾血症为特点的急性肾衰竭为主要特征的临床综合征。

【病因与发病机制】

四肢或躯干的肌肉受长时间挤压，在压迫解除后，伤肢的动脉主干一般都完好，被挤压的肌肉依然可以得到血液灌注，但肌肉的毛细血管及微循环遭到损伤使大量血浆样液体渗到血管外，甚至有些血管破裂，血液从血管内流出，导致肌肉突然肿胀，体积增加，但肢体的骨筋膜室容积不变，骨筋膜室压力急剧上升，形成"骨筋膜室综合征"。如未能及时对此进行正确处理，则骨筋膜室内的压力继续升高，形成肌肉组织的循环障碍，导致毛细血管压增加、小静脉回流受阻和小动脉灌注压力降低，进一步发展，形成小动脉闭塞，导致组织液大量渗出，造成骨筋膜室内的压力更加升高的恶性循环，进而发生肌肉缺血坏死，释放出大量肌红蛋白、钾离子、酸性产物等有毒物质，这些物质使血液中的pH降低，尿液发生酸性化使肌红蛋白沉淀在肾小管而发生阻塞易导致急性肾衰竭。另外肌肉坏死后，脑垂体、交感神经反射性引起肾上腺素、乳酸等血管活性物质释放，使肾脏微血管产生强烈、持续的反射性痉挛收缩，导致肾缺血、肾间质水肿、肾小球滤过率降低，肾小管中毒性阻塞也可导致急性肾衰竭。

【临床表现】

（一）局部表现

1. 受压部位肿胀　一般在外部压力解除后出现受压部位肿胀，并迅速加重，持续约4~5天。严重者可有皮肤变硬、张力增强运动失灵，远端皮肤灰白、发凉。

2. 感觉异常　受压部位可出现感觉减退或麻木，伸展可引起疼痛，周围脉搏仍可存在。

（二）全身表现

挤压综合征主要特征表现分述如下。

1. 休克　部分患者早期可不出现休克或休克期短而未发现，有些患者因挤压伤强烈的神经刺激、广泛的组织破坏和大量的血容量丢失，可迅速产生休克，而且不断加重。

2. 肌红蛋白尿　这是诊断挤压综合征的一个重要条件，伤员在伤肢解除压力后，24小时内出现褐色尿或自述血尿，应该考虑肌红蛋白尿，肌红蛋白尿在血中和尿中的浓度，在伤肢减压后3~12小时达高峰，以后逐渐下降，1~2天后可自行转清。

3. 高钾血症　因为肌肉坏死，大量的细胞内钾进入循环，加之肾衰竭排钾困难，在少尿期血钾可以每日上升2mmol/L，甚至在24小时内上升到致命水平，高钾血症同时伴有高血磷、高血镁及低钙血症，可以加重血钾对心肌的抑制和毒性作用。

4. 酸中毒及氮质血症　肌肉缺血坏死以后，大量磷酸根、硫酸根等酸性物质释出，使体液pH降低，可致代谢性酸中毒。严重创伤后组织分解代谢旺盛，大量中间代谢产物积聚体内，非蛋白氮迅速升高，临床上可出现神志不清、呼吸深大、烦躁烦渴、恶心等酸中毒、尿毒症等一系列表现，应每日记出入量，经常测尿比重，若尿比重低于1.018以下者，是诊断主要指标。

【辅助检查】

1. 血生化　测定天门冬氨酸氨基转移酶、肌酸磷酸激酶等肌肉缺血坏死所释出的酶，以了解肌肉坏死程度及其消长规律。

2. 血常规　检查血红蛋白、红细胞计数、红细胞比容，以估计失血、血浆成分的丢失以及贫血和少尿期尿潴留的程度。白细胞计数可以提示有无感染存在。

3. 凝血　测定血小板，出、凝血时间，可提示机体凝血、纤溶机制的异常。

4. 血气分析等　均有助于进一步的临床研究。

【诊断要点】

如肾缺血时间大于 4 小时，将造成不可逆损害，故早期明确诊断是防治急性肾衰竭的关键。

1. 早期诊断的依据

（1）有长时间受重物挤压的受伤史。

（2）持续少尿或无尿 48 小时以上，尿色在 24 小时内呈现红棕色、深褐色，于 12 小时达到高峰，1~2 天后自行转清，血尿与肢体肿胀程度成正比。

（3）尿中出现蛋白、红细胞、白细胞及管型。

（4）经补液及利尿排除肾前性少尿。

（5）血肌酐和尿素氮每日递增 44.2mmol/L 和 3.57mmol/L，血钾每日以 1mmol/L 上升。

2. 诊断标准

（1）有肌红蛋白尿病因。

（2）尿呈酱油色或棕红色，经显微镜检查未见红细胞而潜血试验阳性。

（3）血清肌磷酸激酶峰值升高至正常值 5 倍以上，或 >1000 U /L 。

（4）急性肾衰竭的诊断成立并常伴高钾血症、高磷血症（或伴有低钙血症）或高尿酸血症。

【救治原则】

挤压综合征是骨科急重症，应及时抢救，做到早期诊断、早期伤肢切开减张与防治肾衰。

挤压综合征的治疗除伤肢早期处理外，后期对急性肾衰竭的处理尤为重要。主要措施包括积极扩充血容量，碱化尿液，纠正水、电解质和酸碱平衡紊乱，应用血管活性药物改善微循环，使用大剂量利尿剂。对于上述治疗无效的患者需施行血液透析、连续血液滤过等肾脏替代治疗。

【救治要点】

（一）早期处理

1. 现场急救处理

（1）抢救人员应迅速进入现场，力争及早解除重物压力，减少本病发生机会。

（2）伤肢制动，减少组织分解毒素的吸收及减轻疼痛，对尚能行动的患者要说明活动的危险性。

（3）伤肢用凉水降温或暴露在凉爽的空气中。禁止按摩与热敷，以免加重组织缺氧。

（4）伤肢不应抬高，以免降低局部血压，影响血液循环。

（5）伤肢有开放伤口和活动出血者应止血，但避免应用加压包扎和止血带。

（6）凡受压伤员一律饮用碱性饮料，既可利尿，又可碱化尿液，避免肌红蛋白在肾小管中沉积。如不能进食者，可用5%碳酸氢钠150ml静脉点滴。

2. 伤肢处理

（1）早期切开减张：使筋膜间室内组织压下降，防止或减轻挤压综合征的发生。即使肌肉已坏死，通过减张引流也可以防止有害物质侵入血流，减轻机体中毒症状。同时清除失去活力的组织，减少发生感染的机会。

（2）早期切开减张的适用证：①有明显挤压伤史；②有1个以上筋膜间室受累，局部张力高，明显肿胀，有水疱及相应的运动感觉障碍者；③尿液肌红蛋白试验阳性（包括无血尿时潜血阳性）。

（3）截肢适应证：①患肢无血运或严重血运障碍，估计保留后无功能者。②全身中毒症状严重，经切开减张等处理，不见症状缓解，并危及患者生命者。③伤肢并发特异性感染，如气性坏疽等。

（二）挤压伤阶段

1. 抗休克，大量补液 应在监护下予以充分的容量复苏，早期成人每日输液量可达6L/d。

2. 碱化尿液 一般予以碳酸氢钠静脉滴注，可使尿液中的酸性正铁血红素溶解度增加，有利于排出，预防肌红蛋白在肾小管沉积，保护肾功能，预防酸中毒。

3. 利尿、脱水（甘露醇） 在充分容量复苏的基础上，利尿脱水有助于增加肾血流量，防止肾衰竭，同时可减轻筋膜间区内的压力，使部分患者避免行筋膜间区切开术。

4. 抗感染

（1）现场抢救中注意保护伤口，减轻污染，保持伤口引流通畅，必要时予切开引流，清除坏死组织。

（2）及早应用足量有效的抗生素。先选用 1 或 2 种广谱抗生素。创面、血液的细菌学检查和药敏试验结果回报后再进行调整。

（3）避免使用对肾脏功能有较大影响的药物。

（4）预防破伤风和气性坏疽。

5. 高钾血症的处理和低钙血症的治疗

（三）挤压综合征阶段

若出现急性肾衰竭，则应按急性肾衰竭处理。

1. 严格控制液体摄入量。

2. 治疗代谢性酸中毒。

3. 纠正水、电解质紊乱，尤其是高钾血症。

4. 预防及控制感染。

5. 促进肾功能恢复。

6. 加强营养。

7. 血液净化措施，包括血液透析疗法和持续血液过滤等，以挽救患者的生命。

【主要护理问题】

1. **低效型呼吸形态**　与炎症反应、膈肌抬高有关。

2. **清理呼吸道无效**　与痰液黏稠不能自主排痰有关。

3. **有皮肤完整性受损及感染的危险**　与软组织钝挫伤、营养不良、血小板减少有关。

4. **水、电解质、酸碱平衡紊乱**　与大量恶心、呕吐及创伤引起的肾脏病变有关。

5. **疼痛**　与创伤及局部炎症反应有关。

6. **体温过高**　与严重感染有关。

【护理措施】

1. 伤肢护理

（1）伤肢有效制动，早期忌按摩、热敷，禁用止血带或加压包扎止血。

（2）严密观察挤压伤部位及患肢局部肿胀情况，观察皮肤的颜色及皮温，触觉、痛觉、运动及远端动脉搏动情况，若出现患肢皮肤颜色苍白冰冷，足趾半屈位被动伸直剧烈刀割样痛、无脉、感觉迟钝、运动麻痹，这是发生"骨筋膜室高压综合征"的指征，及时报告医生行筋膜室切开减压引流术，防止肌肉神经缺血坏死造成的残废。

（3）术后出现感染坏死现象，且肌酸激酶（CK）、肌酸激酶同工酶（CK－MB）持续增高，全身中毒症状明显者，应果断截肢。

2. 少尿期护理

（1）控制摄入量，防止水中毒：准确记录 24 小时出入量，每日补液量为前一日液体排出量 +500 ml。

（2）营养支持：予高热量、高维生素、低蛋白、易消化饮食，热量 6300 ~ 8400 J。非透析时碳水化合物 100 g，蛋白质 30 ~ 40 g，透析时蛋白质应予 60 g。若饮食中热量不足，可引起蛋白质分解，加重氮质血症和高钾血症。

（3）防治高钾血症：少尿期禁用高钾食物及药物。如发生高钾血症，静脉滴注 10% 葡萄糖酸钙、5% 碳酸氢钠、50% 葡萄糖 + 胰岛素。血液透析或腹膜透析是治疗高钾血症最有效的方法。

（4）预防感染：做好口腔及皮肤护理，防止压疮的发生；减少探视，病室紫外线消毒 2 次/天，严格无菌操作。

3. 多尿期护理 护理重点为维持水、电解质和酸碱平衡，控制氮质血症，防止各种并发症。饮食中蛋白质可逐日加量。

4. 恢复期护理 注意休息，定期复查肾功能，避免使用损害肾脏的药物。

【健康宣教】

1. 正确及时的心理疏导 告诉患者急性肾功能不全在现今医疗水平下是可以治疗的，存活率和生活质量都是很高的，要以乐观饱满的情绪配合医护人员战胜疾病。

2. 改善贫血，防止感染 由于肾脏疾病本身的因素、透析时对血液的损耗均可导致贫血的发生，因此指导家属加强对患者的营养，充分透析。注意保暖，防止感染。

3. 血透期间，教会家属定时测量血压并记录 对血压控制不满意或有心动过缓等不良反应时应及时就诊。慎用肾毒性药物，注意补充微量元素及各种维生素。

第五章 常见急性中毒的急救与护理

第一节 急性乙醇中毒

急性乙醇中毒（acute、alcoholism）是指由于短时间摄入大量乙醇或含乙醇饮料后出现的中枢神经系统功能紊乱状态，多表现行为和意识异常，严重者损伤脏器功能，导致呼吸循环衰竭，进而危及生命。

【病因】

多因一次饮入过量的乙醇或酒类饮料所致，中毒量有个体差异。

【中毒机制】

摄入的乙醇80％由十二指肠及空肠吸收，已吸收的乙醇90％在肝内经酶作用氧化为乙醛，最后氧化为二氧化碳和水，仅微量由尿排出。乙醇是中枢神经系统抑制剂，初始作用于大脑，皮质功能受抑制，患者处于兴奋状态，继之影响延髓和脊髓，抑制血管运动中枢，使血管扩张，血压下降，严重中毒可引起呼吸和循环衰竭。

【临床表现】

乙醇中毒者呼出气中有浓厚的酒味，临床表现与患者的饮酒量、耐受性和血乙醇浓度有关。

成人大致可分3期，各期的界限不很分明；由前一期转为后一期的快慢因人而异。

1. **兴奋期** 眼部充血，颜面潮红或苍白，头痛，欣快感，健谈，情绪不稳定，易激怒，有时可沉默、孤僻。

2. **共济失调期** 兴奋过后、患者步态不稳、行动逐渐笨拙、语无伦次、共济失调等，易并发外伤。

3. **昏睡期** 昏睡、瞳孔正常或散大、体温降低、皮肤湿冷，心率增快、血压降低、呼吸减慢并有鼾音，或有呕吐，大小便失禁。如延髓受抑制，则可引起呼吸和血管运动中枢麻痹而发生呼吸、循环衰竭甚至死亡。

4. 大量饮酒可发生急性乙醇中毒性肌病 表现为肌肉肿胀、疼痛或伴有周围神经损害，重者进而发生肌肉坏死和蛋白尿。

【诊断】

1. 具备以下两点可以临床诊断急性乙醇中毒

（1）明确的过量乙醇或含乙醇饮料摄入史。

（2）呼出气体或呕吐物有乙醇气味并有以下之一者：①表现为易激惹、多语或沉默、语无伦次、情绪不稳、行为粗鲁或攻击行为、恶心、呕吐等；②感觉迟钝，肌肉运动不协调，躁动，步态不稳，明显共济失调，眼球震颤，复视；③出现较深的意识障碍，如昏睡、浅昏迷、深昏迷，神经反射减弱、颜面苍白、皮肤湿冷、体温降低、血压升高或降低，呼吸节律或频率异常、心率加快，二便失禁等。

2. 双硫仑反应 患者在应用某些药物过程中饮酒或饮酒后应用某些药物出现类似服用戒酒药双硫醒（Disulfiram，双硫仑、戒酒硫）后饮酒的反应。因类双硫仑反应与多种疾病特点相似，故易造成误诊，应注意鉴别诊断。

【辅助检查】

中、重度中毒应常规行血电解质、葡萄糖浓度检查，有条件者可行血气分析、血液或呼出气体乙醇浓度测定，有基础疾病或出现并发症者应针对性进行检查。一般以下情况应行头颅 CT 检查。

（1）有头部外伤史但不能详述具体情节的昏迷患者。

（2）饮酒后出现神经定位体征者。

（3）饮酒量或乙醇浓度与意识障碍不相符者。

（4）经纳洛酮促醒等常规治疗 2 小时意识状态无好转反而恶化者。

急性乙醇中毒意识不清或不能准确叙述病史者应常规查心电图，特别是既往有心脏病史或高危因素者更应注意，必要时复查。

【救治原则】

1. 将未吸收的乙醇排出体外。

2. 帮助吸收的乙醇代谢并排出。

3. 预防治疗并发症。

【救治要点】

1. 单纯急性轻度乙醇中毒 不需治疗，居家观察，有肥胖通气不良等基础疾病要嘱其保暖，侧卧位防止呕吐误吸等并发症，双硫仑反应者宜早期对症处理。

2. **洗胃**　由于乙醇吸收迅速，催吐、洗胃和活性炭不适用于单纯乙醇中毒患者。洗胃应评估病情，权衡利弊，建议仅限于以下情况之一者。

（1）饮酒后 2 小时内无呕吐，评估病情可能恶化的昏迷患者。

（2）同时存在或高度怀疑其他药物或毒物中毒。

3. **药物治疗**

（1）纳洛酮能特异性拮抗内源性吗啡样物质介导的各种效应，纳洛酮能解除乙醇中毒的中枢抑制，缩短昏迷时间。成人每次 0.4～0.8mg，可静脉注射、静脉滴注或肌内注射；必要时加量重复；或用 1.2～2mg 加 5%～10% 葡萄糖 250ml 中持续静脉滴注，本品疗效可靠，不良反应少，有人认为是治疗乙醇中毒的最佳药物。

（2）严重者用 50% 葡萄糖溶液 100ml 或 10% 葡萄糖溶液 500ml～1000ml 加入大量维生素 C、胰岛素 10～20U 静脉注射；同时肌内注射维生素 B_6 及烟酸各 100mg，以加速乙醇在体内的氧化，促进清醒，以后根据病情，可每 6～8 小时重复注射一次。

（3）急性乙醇中毒应慎重使用镇静剂，烦躁不安或过度兴奋特别有攻击行为可用地西泮，肌内注射比静脉注射安全，注意观察呼吸和血压；躁狂者首选第一代抗精神病药物如氟哌啶醇，第二代如奥氮平等也应是可行选择，口服比静脉应用更安全。避免用氯丙嗪、吗啡、苯巴比妥类镇静剂。

（4）胃黏膜 H_2 受体拮抗剂或质子泵抑制剂可常规应用于重度中毒特别是消化道症状明显的患者，质子泵抑制剂可能有更好的胃黏膜保护效果。

4. **血液净化疗法与指征**　病情危重或经常规治疗病情恶化并具备下列之一者，可行血液净化治疗。

（1）血乙醇含量超过 87mmol/L（400mg/dl）。

（2）呼吸循环严重抑制的深昏迷。

（3）酸中毒（pH≤7.2）伴休克表现。

（4）重度中毒出现急性肾功能不全。

（5）复合中毒或高度怀疑合并其他中毒并危及生命，根据毒物特点酌情选择血液净化方式。

5. **抗生素应用**　单纯急性乙醇中毒无应用抗生素的指征，除非有明确合并感染的证据，如呕吐误吸导致肺部感染。应用抗生素时注意可诱发双硫仑反应，

其中以 β – 内酰胺类中头孢菌素多见，又以头孢哌酮最常见。

6. **对症与支持治疗**　对昏睡及昏迷患者应评估其气道和通气功能，必要时气管插管。要做好患者的安全防护，躁动或激越行为者必要时给予适当的保护性约束，注意保暖，意识不清者侧卧体位，防止受凉和中暑，使用床栏，防止意外发生。维持水、电解质、酸碱平衡，纠正低血糖，脑水肿者给予脱水剂，中成药醒脑静等可以应用。

【**主要护理问题**】

1. **急性意识障碍、昏迷**　与乙醇急性中毒有关。

2. **有窒息的危险**　与清除呼吸道分泌物有关。

3. **电解质紊乱**　与呕吐有关。

4. **潜在并发症**　吸入性肺炎，胃出血等。

【**护理措施**】

1. 对中毒症状较轻的患者，嘱其卧床休息，多饮水，注意保暖。

2. 对于中毒较重者，建立静脉通路，遵医嘱静脉注射解毒剂和利尿剂，如纳洛酮、呋塞米等，加速乙醇的排除。

3. 催吐，必要时用1%碳酸氢钠洗胃（不主张），对烦躁不安或过度兴奋者，可用小剂量地西泮。

4. 保护胃黏膜，遵医嘱给予法莫替丁等保护胃黏膜的药物，同时可使用抗生素预防感染。

5. 保持呼吸道通畅，防止呕吐物吸入。

6. 做好安全护理，躁动者防坠床和颅脑损伤。

7. 对于呼吸抑制者，立即通知医生行气管插管或呼吸机辅助给氧，必要时给予呼吸兴奋剂。

8. 纠正休克，防止脑水肿、低血糖发生。

9. 严重中毒者，可用腹膜透析或血液透析促使体内乙醇排出。

10. 密切观察患者生命体征及瞳孔情况，并做好病情及出入量记录。

【**健康宣教**】

1. 给予心理疏导，加强健康宣教，运用沟通技巧，诱导患者接受、配合健康教育。

2. 强调长期过量饮酒的危害性，使患者对急性乙醇中毒、慢性乙醇中毒和戒断综合征有所认识。对患者的家人、朋友进行宣传教育，交代患者切勿空腹饮酒和饮酒过量，加强酒类管理，避免刺激诱导患者饮酒。

3. 乙醇可从皮肤吸收，故勿给高热小儿做乙醇擦浴，即使使用，也要避免用量过浓，次数过多。

4. 原有心肺肝肾疾病，消化道溃疡兼有消化不良者，禁用乙醇性饮料。

5. 孕期或孕前忌酒，是预防胎儿乙醇中毒综合征的关键措施。

第二节　急性有机磷农药中毒

急性有机磷农药中毒是指短期内大量有机磷农药进入人体，抑制了胆碱酯酶的活性，造成组织中乙酰胆碱大量积聚，出现以毒蕈碱样、烟碱样和中枢神经系统症状为主要表现的全身性疾病。

【分类】

按有机磷农药对人体的毒性可分四类。

1. **剧毒类**　如甲拌磷（3911）、对硫磷（1605）、内吸磷（1059）等。

2. **高毒类**　如敌敌畏、甲基对硫磷、氧乐果、甲胺磷等。

3. **中毒类**　如乐果、敌百虫、乙硫磷等。

4. **低毒类**　如马拉硫磷、辛硫磷等。

【中毒机制】

有机磷是羟基酯酶的强力抑制剂。包括乙酰胆碱酯酶和丁酰胆碱酯酶。有机磷以其磷酰根与酶的活性部分紧密结合，形成磷酰化胆碱酯酶而失去水解乙酰胆碱的能力，造成大量乙酰胆碱酯酶在体内积累，使中枢神经系统和胆碱能神经过度兴奋，最后可转为抑制和衰竭，表现出一系列的症状和体征。

【诊断和鉴别诊断】

【临床表现】

急性中毒的发病时间与毒物的种类、剂量和侵入途径等有关。经皮肤吸收，一般在接触2~6小时后发病，口服中毒在10分钟~2小时内出现症状。

（1）毒蕈碱样症状：又称 M 样症状。主要是副交感神经末梢兴奋，类似毒蕈碱作用，出现最早。表现为：①腺体分泌增加，流涎、流泪、流涕、多汗、咳痰，重者出现肺水肿等；②平滑肌痉挛，恶心、呕吐、腹痛、腹泻、尿频、气促或呼吸困难；③括约肌松弛，大小便失禁等，此外还有心跳减慢和瞳孔缩小。

（2）烟碱样症状：又称 N 样症状。主要是乙酰胆碱在神经－肌肉接头处、交感神经节蓄积所致。表现为：①肌纤维颤动，开始为局部如眼睑、面、舌、四肢肌纤维颤动，逐渐发展至全身肌纤维颤动，有全身紧束感、压迫感，而后发生肌力减退和瘫痪，呼吸肌麻痹引起周围性呼吸衰竭。②交感神经节后纤维释放儿茶酚胺使血管收缩引起，出现皮肤苍白、血压升高、心律失常等。

（3）中枢神经系统症状：早期有头痛、头晕、疲乏、烦躁不安、失眠、共济失调、谵妄，重者有抽搐、昏迷，可因呼吸中枢抑制而出现中枢性呼吸衰竭、死亡。

（4）局部损害：敌敌畏、对硫磷、敌百虫接触皮肤后，可引起过敏性皮炎，出现水疱和剥脱性皮炎。滴入眼内可引起结膜充血和瞳孔缩小。

（5）迟发症和并发症

①迟发性多发性神经病：个别急性中毒患者，在重度中毒症状消失后 2～3 周，主要表现为肢体末端麻木、无力，下肢瘫痪和四肢肌肉萎缩等神经系统症状。

②中间型综合征：少数患者在急性中毒症状缓解后和迟发性神经病变发生前，约在急性中毒后 24～96 小时，突然发生死亡，称中间型综合征。可能与胆碱酯酶受到长期抑制，影响神经 – 肌肉接头处突触后功能有关。死亡前可先有颈、上肢及呼吸肌麻痹。

③中毒"反跳"：表现为急性症状好转后数日至 1 周，突然再次昏迷、肺水肿或突然死亡，见于乐果、马拉硫磷口服中毒，可能与残留在皮肤、毛发和胃肠道的有机磷药物重新吸收或解毒药减量过快、停药过早有关。

【辅助检查】

（1）全血胆碱酯酶活力的测定：是较专一的辅助诊断方法，对早期诊断、中毒程度分度和指导重活化剂的使用都很有意义。

（2）血、胃内容物及可疑污染物的有机磷测定。

（3）尿中有机磷代谢产物的测定：如接触敌百虫时，尿中三氯乙醇含量增高；对硫磷等其他含有对位硝基苯的毒物中毒时，尿中可排出对位硝基酚。

（4）血液生化检查：血常规、肾功能、肝功能、心肌酶、电解质等。

（5）动脉血气分析：呼吸衰竭者应及时作动脉血气分析。

（6）肌电图：怀疑有机磷致迟发性多发性神经病变或中间型综合征时，可行肌电图检查。

【诊断要点】

（1）有机磷农药接触史。

（2）呼气、呕吐物多有大蒜味。

（3）瞳孔针尖样缩小。

（4）大汗、流涎。

（5）肌纤维颤动。

（6）重者呼吸困难，意识障碍，甚至昏迷。

（7）全血胆碱酯酶活力降低。

【鉴别诊断】

根据接触有机磷农药或误服有机磷农药的病史和临床表现特点（瞳孔缩小、大汗、流涎、恶心呕吐、肌束震颤、呼吸困难及神志改变），参考实验室检查结果（血液胆碱酯酶活性降低，呕吐物，洗胃液，血、尿检测到有机磷农药），与氨基甲酸酯类农药、拟除虫菊酯类农药、有机氮类农药中毒鉴别。除接触史和临床表现外，有机磷杀虫剂中毒者体表或呕吐物一般有蒜臭味，而其他农药则无蒜臭味。

【救治原则】

彻底清除毒物（关键），消除乙酰胆碱蓄积，恢复胆碱酯酶活力，严密监测病情，防止"反跳"，做好心理疏导工作，掌握转诊指征。

【救治要点】

1. **彻底清除毒物**　防止毒物继续吸收中毒首先要将患者立即撤离现场，脱去污染的衣服，用肥皂水清洗污染的皮肤、毛发和指甲。眼部污染可用2%碳酸氢钠溶液或生理盐水冲洗；口服中毒者用清水、2%碳酸氢钠溶液（敌百虫忌用）或1:5000高锰酸钾溶液（对硫磷忌用）反复洗胃，直至洗出的液体清澈、无异味为止。洗胃后给硫酸钠导泻，必要时灌肠，促使进入肠道的毒物尽快排出。

2. **应用特效解毒药物**　一旦诊断，应在洗胃的同时尽早、足量使用特效解毒药抗胆碱药和胆碱酯酶复活剂治疗，两者合用可取长补短，增强协同作用。

（1）抗胆碱药：应早期、足量、重复给药。临床上常选用阿托品，阿托品只阻断M受体，对缓解毒蕈碱样症状和对抗呼吸中枢抑制有效，但对缓解烟碱样症状和恢复胆碱酯酶的活力无效。阿托品化的表现为：瞳孔较前扩大、口干、皮肤干燥、颜面潮红、肺部啰音消失以及心率增快（重度中毒患者用阿托品后，肺部啰音消失，为最主要的阿托品化指征）。达阿托品化后，应"减量—维持量—停药"，以防病情反复。一般维持用药至症状、体征基本消失24小时后，病情无变化才能考虑停药观察。阿托品的持续用药时间一般为3～7日。

治疗中如出现瞳孔散大、狂躁不安、谵妄、抽搐、高热、心动过速、尿潴留等，提示阿托品中毒，应立即停用阿托品，补液、利尿，促进排泄。症状重者用毛果芸香碱 5~10mg/次，皮下注射，15~30 分钟重复；狂躁不安或抽搐者给地西泮 10~20mg 肌内注射；高热者物理降温或冬眠疗法。

（2）胆碱酯酶复活药：可恢复胆碱酯酶的活力，但对已老化的胆碱酯酶无效，中毒后应尽早（3 日内）、足量使用，可明显解除烟碱样作用。常用药物有氯磷定、碘解磷定、双复磷等。氯磷定既可静脉注射又能肌内注射，不良反应较小，1997 年 WHO 将氯磷定推荐为急性有机磷农药中毒的首选肟类复活药。用法：轻、中度中毒分别为 0.5g、0.75g，肌内注射或稀释后缓慢静脉注射，必要时 2 小时后重复给药；重度中毒 1.0~2.0g 肌内或稀释后缓慢静脉注射，以后根据病情每 1~4 小时给药一次，每天不超过 10g。氯磷定和碘解磷定对甲拌磷、对硫磷、内吸磷、甲胺磷等中毒疗效好。双复磷对敌敌畏及敌百虫中毒效果较好。

该类药物的不良反应有短暂的眩晕、视力模糊、复视、血压升高等，用量过大可引起癫痫样发作和抑制胆碱酯酶活力，注射速度过快可导致暂时性呼吸抑制。

3. 对症治疗

（1）救治过程中要经常注意清除毒物，防止毒物继续吸收。

（2）重度中毒尤其是就医较迟、洗胃不彻底、吸收毒物较多者，血液灌流或血液置换可作辅助排毒措施。

（3）保持呼吸道通畅，呼吸困难、发绀时，立即吸氧。呼吸衰竭时进行人工辅助呼吸。

（4）镇静抗惊，地西泮 10~20mg 肌内注射或静脉注射，必要时可重复。

（5）维持循环功能，防治休克，纠正心律失常。

（6）防治脑水肿，给予利尿脱水剂，常用 20% 甘露醇 250ml 快速静脉滴注，15~30 分钟滴完，每 6~8 小时一次。地塞米松大剂量短程治疗，30~60mg/d，分数次静脉给药。

（7）维持液体、电解质、酸碱平衡。

（8）防治肺部感染、保肝治疗、加强护理等。

【主要护理问题】

1. **体液不足**　电解质紊乱，与有机磷农药致严重吐泻、大汗有关。

2. **有误吸的危险**　与意识障碍、洗胃等操作有关。

3. **营养失调**　低于机体需要量。

4. **知识缺乏**　缺乏有机磷农药毒性知识。

5. **恐惧、焦虑**　与担心预后有关。

【护理措施】

1. 按内科疾病一般护理常规。

2. 服毒者应立即催吐、洗胃和导泻，用1∶5000高锰酸钾溶液或生理盐水洗胃，直至洗出液无异味为止；敌百虫中毒者忌用碱性溶液洗胃，留存胃内容物送检。

3. 经皮肤和呼吸道吸入中毒时，立即离开现场更衣，清洗皮肤及污染的头发，眼被污染时用生理盐水冲洗。

4. 高热抽搐时，给物理降温。躁动剧烈者，按医嘱给少量镇静剂。

5. 保持呼吸道通畅，呼吸困难立即给氧。按医嘱注射呼吸兴奋剂。气管内分泌物多时，给予吸痰，并备好气管切开物品。

6. 应用特效解毒剂时，应注意观察药物反应。阿托品化患者可出现口干、面色潮红、瞳孔较前扩大、烦躁、脉速等，但应注意避免过量中毒。

7. 严密观察有无肺水肿和脑水肿体征，注意体温、脉搏、呼吸、血压、瞳孔、神志的变化，如昏迷者，按昏迷患者常规护理。

8. 加强心理护理，对服毒自杀者应加强防范，防止再次自杀。

【健康宣教】

1. 加强农药的管理，建立规章制度，宣传农药的知识，要有专人保管，家中存放应妥善安置，放在高处避免儿童接触。

2. 禁止用剧毒类农药灭虱蚊、苍蝇，禁止向人体或衣物上喷洒。使用农药人员应穿长筒靴、长袖衣，戴帽子和口罩，用毕换去衣服，彻底清洗皮肤。

3. 禁用农药的包装袋放置粮食或衣物。

4. 禁止食用被农药毒死的牲畜及家禽。

5. 发现可疑中毒患者应立即送往医院救治。

6. 出院时告知患者应在家休息2~3周，按时服药不可单独外出，以防发生迟发性神经损害，急性中毒除个别出现迟发性神经损害外，一般无后遗症。

7. 因自杀中毒者出院时，患者要学会应对应激源的方法，争取社会支持十分重要。

第三节　急性一氧化碳中毒

一氧化碳（carbon monoxide，CO）是无色、无臭、无味的气体，比空气轻，易扩散。此特性使CO在空气中达到致死浓度而不易被发觉，如吸入过量的CO

可发生急性 CO 中毒。

【中毒机制】

由于一氧化碳对血红蛋白有巨大的亲和力，比氧与血红蛋白的亲和力大 230～270 倍，因而一氧化碳中毒后血液中碳氧血红蛋白急剧增加，氧合血红蛋白急剧下降，使血液运氧发生障碍，造成机体体液组织急性低氧血症。严重者可出现窒息、昏迷而死亡。碳氧血红蛋白的离解速度比氧合血红蛋白慢 3600 倍，故中毒后，碳氧血红蛋白可长时间存在于血液中。终止吸入一氧化碳后第一个小时内可呼出吸收量的 50%，但全部解离需数小时甚至 24 小时以上或更久。

【临床表现】

CO 中毒对人体的危害主要取决于血液中 COHb 浓度（正常可达 5%～10%），同时也与患者中毒前的健康状况、体力活动等有关。根据中毒表现及血液 COHb 浓度，将急性 CO 中毒分为轻、中、重三级。

1. 轻度中毒（血液中 HbCO 约 10%～20%） 主要表现为嗜睡、淡漠、眼球转动不灵、感光能力差、头痛、头晕、头胀痛、耳鸣、恶心、呕吐、心悸、无力或有短暂的晕厥。离开中毒环境、吸入新鲜空气后，症状很快消失。

2. 中度中毒（血液中 HbCO 约 30%～50%） 除上述症状加重外，主要表现有昏睡、神志不清或浅昏迷，口唇、皮肤、黏膜和指甲出现樱桃红色，尤以面颊、前胸和大腿内侧皮肤更为明显，可伴有震颤和多脏器一过性功能损害等。经积极抢救，使患者吸入新鲜空气或氧气后，可很快苏醒而恢复。

3. 重度中毒（血液中 HbCO 约在 50% 以上）

（1）除上述症状加重外，并有突发昏倒、昏迷和惊厥等。昏迷可持续数小时至数天或更长，常并发肺水肿、脑水肿或脑疝而致呼吸衰竭或呼吸中枢麻痹，可于短期内死亡。

（2）多脏器损害

①迟发性脑病：约占 50%，多在急性中毒后 1～2 周内发生。80% 的发病过程是中毒昏迷—中间清醒—迟发症，20% 左右无中间清醒期。急性痴呆占 86%，行为紊乱为首发症，可伴有精神错乱、帕金森病，少数有脑瘫、失语、假性延髓麻痹、舞蹈、癫痫、去皮质状态、听视觉障碍、缄默症和漫游症等。头颅 CT 的异常率达 87.5%，主要表现为双侧苍白球和皮质白质低密度改变。预后与年龄、中毒昏迷时间及脑 CT 所示病变的严重程度密切相关。部分有可逆性。

②心脏：虽然心肌缺氧不及脑组织敏感，但单位心肌组织的耗氧量大（每 100g 心肌组织每分钟耗氧量 8～10ml，心率增快使耗氧量亦随之增加，故循环系

统的症状出现时应高度重视，及时做心电图检查。心脏损害多表现为窦性心动过速、室上性心动过速、传导阻滞和心衰，也有急性一氧化碳中毒没有意识障碍而表现为心源性休克者的病例。一氧化碳中毒心电图异常占70.5%，心肌酶谱异常约占57.9%。

③肝脏：肝脏动脉血氧摄取率接近脑组织，在缺氧情况下大量乳酸增加，缺氧、乳酸堆积和高HbCO血症均可损害肝脏，可发生中毒性肝炎。

④肾脏：缺氧，高HbCO血症和一氧化碳共同作用于肾小球毛细血管壁上皮细胞，使其通透性增加，产生血尿、蛋白尿或血压偏高及轻度水肿等表现，出现肌红蛋白尿，甚至引起急性肾衰竭。

⑤其他：重度一氧化碳中毒者皮肤黏膜有时可不出现樱红色而显示苍白或青紫。约40%伴有红斑、水疱、血管神经性水肿和皮肤色素减退等损害；约有20%左右伴有软瘫和四肢无力等周围神经病变；偶可并发筋膜间隙综合征，表现为肢体局部肿胀、疼痛、麻木，易致肢体坏死或功能障碍；一氧化碳中毒还可并发高热、惊厥和肺炎等。

【辅助检查】

1. **血液COHh测定** 可采取简易测定方法。

（1）加碱法：取患者血液1~2滴，用蒸馏水3~4ml稀释，加10%氢氧化钠溶液1~2滴，混匀。血液中COHb增多时，加碱后血液仍保持淡红色不变，正常血液则呈绿色。本试验在COHb浓度高达50%时，才呈阳性反应。

（2）分光镜检查：取血数滴加入蒸馏水10ml，用分光镜检查可见特殊吸收带。取血标本要早，脱离现场数小时后COHb即逐渐消失。

2. **脑电图** 可见弥漫性低幅慢波，与缺氧性脑病进展相平行。

3. **头颅CT检查** 脑水肿时，可见脑部有病理性密度减低区。

【诊断要点】

有一氧化碳吸入史，如冬季关闭门窗煤炉生火取暖，同室人一齐发病等；临床表现为轻度中毒仅头晕、头痛、恶心、呕吐、胸闷等；中度中毒尚有皮肤、黏膜呈樱红色；重度中毒除上述症状外，可出现昏迷或惊厥、血压下降、呼吸困难等；测定血中碳氧血红蛋白高于10%以上。

【鉴别诊断】

急性CO中毒，应与脑血管意外、脑震荡、脑膜炎、糖尿病酮症酸中毒以及其他中毒引起的昏迷相鉴别，根据病史、体征、辅助检查可明确诊断。

【救治原则】

1. 脱离现场。

2. 纠正缺氧，防治脑水肿。

3. 对症支持治疗。

【救治要点】

CO 比空气轻，救护者应俯伏入室，立即打开门窗，迅速将患者转移到空气新鲜的地方，卧床休息，保暖，保持呼吸道通畅。

1. **纠正缺氧** 迅速纠正缺氧状态，吸入氧气可加速 COHb 解离，增加 CO 排出，吸入新鲜空气，CO 由 COHb 释放出半量约需 4 小时；吸入纯氧可缩短至 30~40 分钟；吸入约 300kPa（3 个大气压）的纯氧可缩短至 20 分钟。高压氧治疗能增加血液中的溶解氧，提高动脉血氧分压，使毛细血管内的氧容易向细胞内弥散，迅速纠正组织缺氧。呼吸停止时，应及早进行人工呼吸或用呼吸机维持呼吸；危重患者可考虑血浆置换。

2. **防治脑水肿** 严重中毒后，脑水肿可在 24~48 小时内达到高峰，脱水疗法很重要，最常用的是 20% 甘露醇 250ml，6~8 小时一次，2~3 天后颅压增高减轻。ATP、氟美松也有助于缓解脑水肿。频繁抽搐者，首选安定 10~20mg 静推，抽搐停止后，静脉滴注苯妥英钠 0.5~1g，必要时可重复应用。

3. **治疗感染和控制高热** 选择广谱抗生素，行血尿培养，根据结果调整抗生素。可用物理降温：头置冰帽，体表用冰袋，如降温过程中出现寒战或体温下降困难，可用冬眠疗法。此法适用于下列患者：昏迷 10~20 小时以上，经吸氧 6~8小时仍未苏醒或昏迷程度仍未减轻者；肛温 39℃ 以上者；呼吸每分钟 30 次以上或有呼吸衰竭表现者；循环衰竭、频繁抽搐和视网膜明显水肿者。人工冬眠对减轻脑水肿、维护脑功能也有一定作用。

4. **促进脑细胞代谢** 应用能量合剂。常用药：ATP、COA、细胞色素 C、大剂量维生素 C、吡拉西坦注射液、醒脑静。

5. **防止并发症** 保持呼吸道通畅，必要时行气管切开术，定时翻身，防止压疮和肺炎发生。注意营养、鼻饲营养物质、心肌缺血明显者，给予扩管药物。

【主要护理问题】

1. **急性意识障碍** 与急性中毒引起中枢神经损害有关。

2. **组织缺氧** 与 CO 中毒有关。

3. **颅内压增高** 与脑水肿有关。

4. **有误吸的危险** 与意识不清、呕吐有关。

5. **有受伤的危险** 与四肢抽搐、烦躁有关。

6. **恐惧、焦虑** 与突发疾病和环境陌生及预后情况有关。

7. **潜在并发症** 迟发性脑病。

【护理措施】

1. **严密观察病情变化** 一氧化碳中毒发病急，病情轻重不一，护士要严密观察患者意识、瞳孔变化、血压、脉搏、呼吸、尿量，持续血氧饱和度监测，观察缺氧情况。对频繁抽搐、脑性高热或昏迷时间过长（超过 10 小时），可给予以头部降温为主的冬眠疗法，必要时静脉推注地西泮，使其镇静，以免耗氧过多加重病情。3 ~ 5 天后，患者有较大的情绪波动、反常则应考虑是否有中毒性精神病或痴呆的发生，要及时报告医生，使患者及时得到救治。

2. **做好基础护理，预防并发症** 一氧化碳中毒患者昏迷期间，身体不能活动，肢体受自身压迫时间过长，造成受压肢体组织缺氧、水肿、坏死，护士应定时协助患者翻身，按摩受压部位，应用气垫床。患者因意识障碍出现尿失禁或不能自行排尿，需行留置导尿。对留置尿管的患者每天冲洗膀胱 1 ~ 2 次，每周更换尿管 1 次，同时注意会阴部清洁，导尿及冲洗膀胱应严格无菌操作，防止泌尿系感染，并注意尿量观察，定时监测血生化、肾功能，保证电解质平衡。

3. **心理护理** 由于一氧化碳中毒发病突然，患者及家属往往难以接受，表现为焦虑抑郁，医护人员应耐心倾听患者病情，引导患者正确认识病情，鼓励患者战胜疾病的信心。

【健康宣教】

1. **心理护理** 一氧化碳中毒多突发，患者及家属惊慌失措，对神志清醒的患者应做好心理疏导，增强抗病信心，做好功能锻炼。对蓄意自杀的患者，也应做好心理支持，同情和理解患者，防范再次自杀。

2. **卫生宣教** 进入高浓度一氧化碳场所，应戴一氧化碳防毒面具。家庭炉灶、煤气安装符合要求。室内通风，火炉装烟囱，保持空气流通。

3. **出院指导** 加强功能锻炼，促进功能恢复，必要时行康复治疗。

第四节 毒品中毒

短时间内滥用、误用或故意使用大量毒品超过个体耐受量产生相应临床表现时称为急性毒品中毒。急性毒品中毒者常死于呼吸或循环衰竭，有时发生意外死亡。本章节重点介绍常见的三种毒品。

1. **冰毒** 甲基苯丙胺又名去氧麻黄碱，其衍生物亚甲基双氧甲基苯丙胺，俗名摇头丸，此两者均是中枢神经兴奋剂，能致依赖性，长期应用毒性也随之增加。

中毒机制：甲基苯丙胺减少抑制性神经递质 5 – 羟色胺的含量，促进儿茶酚胺类神经末梢释放 NE 和 DA。直接作用于 NE 和 DA 受体，亚甲基双氧甲基苯丙胺则损害释放 5 – 羟色胺的神经，故为直接神经毒，且剂量越大，神经损伤越明显。

2. **大麻** 麦斯卡林又名仙人球毒碱。

中毒机制：致幻剂的化学作用机制目前尚不很清楚。它通过改变脑内 5 – HT 及多巴胺的活性，致中枢及周围交感神经兴奋，中毒时表现为焦虑、精神病、瞳孔扩大及高热等。

3. **阿片类** 阿片是由未成熟的罂粟蒴果浆汁风干获取的干燥物。阿片含有 20 余种生物碱，其中吗啡、可待因和罂粟碱具有药用价值，其镇痛作用与激动阿片受体有关，易产生药物依赖性或成瘾性，导致药物滥用、停药戒断综合征等。

【中毒机制】

口服易从胃肠道吸收，生物利用度约 25%，常注射给药，吸收后约 1/3 与血浆蛋白结合，游离型吗啡迅速分布于全身各组织器官，肺、肝、肾、脾等浓度最高。组织滞留时间短，用药 24 小时后组织浓度几乎监测不到，其脂溶性低，少量可通过血 – 脑屏障，但足以发挥中枢性药理作用。在肝内代谢，经肾排出，老年人及肾功能减退者易致蓄积，血浆半衰期 2~3 小时。

【中毒原因 】

绝大多数毒品中毒为过量滥用引起，滥用方式包括口服、吸入（如鼻吸、烟吸或烫吸）、注射（如皮下、肌内、静脉或动脉）或黏膜摩擦（如口腔、鼻腔或直肠）。有时误食、误用或故意大量使用也可中毒。毒品中毒也包括治疗用药过量或频繁用药超过人体耐受所致。使用毒品者伴有以下情况时更易发生中毒：①严重肝肾疾病；②严重肺部疾病；③胃排空延迟；④严重甲状腺或肾上腺皮质功能减低；⑤阿片类与乙醇或镇静催眠药同时服用更易发生中毒；⑥体质衰弱的老年人。滥用中毒绝大多数为青少年。

【诊断与鉴别诊断】

通常根据滥用相关毒品史、临床表现、实验室检查及解毒药试验诊断，但要注意同时吸食几种毒品时诊断较为困难。

麻醉类药用于治疗药中毒者病史相对清楚；非法滥用中毒者往往不易询问出病史，但查体可发现用毒品的痕迹，如经口、鼻烫吸者，常见鼻黏膜充血、鼻中隔溃疡或穿孔；经皮肤或静脉吸食者可见注射部位皮肤有多处注射痕迹。

精神药品滥用常见于经常出入特殊社交和娱乐场所的青年人。

【临床表现及救治要点】

一、冰毒中毒

一般在服药 20～60 分钟后出现，2～3 小时达高峰，持续 8～10 小时左右，24～48 小时逐渐恢复。临床表现为中枢神经系统和交感神经系统的刺激症状，即兴奋症状、血管症状、痉挛和昏迷等三大症状。轻度中毒表现为瞳孔扩大、血压升高、脉搏加快、恶心、出汗、口渴、呼吸困难、肌痛、震颤、反射亢进、头痛、兴奋躁动、感觉异常等症状。中度中毒主要出现失眠、意识障碍、精神失常、抑郁、谵妄、幻听、幻视、被害妄想等一系列精神症状。重度中毒时出现心律失常、痉挛、出血、胸痛以及心、脑、肝、肺、肾等多器官损害和代谢紊乱，甚至可致高热综合征，包括高热和代谢性酸中毒、心血管疾病、心室纤颤、DIC、横纹肌溶解、急性肾衰竭、中毒性肝炎、循环呼吸衰竭或合并多器官功能衰竭而死亡。

救治要点

（1）支持治疗，保持气道通畅，维持生命体征稳定。

（2）口服者给予活性炭，不宜催吐，因可致惊厥，必要时洗胃。

（3）惊厥可用短效巴比妥类或静脉注射苯二氮䓬类，如地西泮。

（4）兴奋躁动、行为紊乱可用氯丙嗪 25～50mg 肌内注射或使用多巴胺受体阻滞剂，如氟哌啶醇 2.5～10mg 肌内注射（可导致直立性低血压），不影响血压，但可能导致椎体外系反应。谵妄者可使用地西泮或氟哌啶醇。

（5）肌红蛋白尿者可碱化尿液，利尿补液。肾衰竭者考虑透析。

（6）昏迷患者可给予纳洛酮催醒。

（7）肺水肿者可给氧，但禁用氨茶碱。

二、大麻中毒

一次大量吸食会引起急性中毒，表现精神和行为异常，如高热性谵妄、惊恐、躁动不安、意识障碍或昏迷，有时出现短暂抑郁状态，悲观绝望，有自杀念头。检查可发现球结膜充血、心率增快和血压升高等。

救治要点

（1）对症支持治疗参见冰毒中毒。

（2）对于危险的踉跄行走或惊恐发作，应先置患者于安静、黑暗的房间内，并给予温和而没有威胁的谈话和保证，对患者非常有帮助。若患者强烈不安，可给予地西泮或氟哌啶醇等可能帮助降低惊厥阈。

（3）无特效解毒药，地西泮等可减轻焦虑，能达 4～16 小时的睡眠。

（4）口服中毒者给予活性炭，催吐可使精神病恶化。

三、阿片类中毒

此类药物严重急性中毒常发生昏迷、呼吸抑制和瞳孔缩小等改变。吗啡中毒典型表现为昏迷、瞳孔缩小（miosis）或针尖样瞳孔和呼吸抑制（每分钟仅有 2～4 次呼吸，潮气量无明显变化）"三联征"，并伴有发绀和血压下降；海洛因中毒时除具有吗啡中毒"三联征"外，还伴有严重心律失常、呼吸浅快和非心源性肺水肿，中毒病死率很高；哌替啶中毒时除血压降低、昏迷和呼吸抑制外，与吗啡不同的是心动过速、瞳孔扩大、抽搐、惊厥和谵妄等；芬太尼等常引起胸壁肌强直；美沙酮尚可出现失明、下肢瘫痪等。急性重症中毒患者，大多数 12 小时内死于呼吸衰竭，存活 48 小时以上者预后较好。

救治要点

1. **呼吸支持** 保持呼吸道通畅，呼吸困难时吸 5% 二氧化碳的氧，必要时可用呼吸兴奋剂，行气管内插管或气管造切开；应用阿托品兴奋呼吸中枢或应用中枢兴奋药安钠咖、尼可刹米；禁用士的宁或印防己毒素，因其能协同吗啡引起或加重惊厥；呼吸机辅助呼吸，同时给予高浓度吸氧、血管扩张药和利尿药，禁用氨茶碱。

2. **循环支持** 血流动力学不稳定者，取中凹位，同时予以静脉补液，必要时应用血管升压药。

3. **洗胃** 口服中毒者，胃排空延迟，不应常规洗胃。摄入致命剂量毒品时，1 小时内洗胃，先用 2%～4% 鞣酸溶液、1:5000 高锰酸钾溶液或 0.5% 药用炭混悬液洗胃，后用 50% 硫酸镁导泻，若中毒超过 6 小时，应以生理盐水高位灌肠。

4. **拮抗剂** 纳洛酮 0.4～0.8mg 静脉注射，5～10 分钟后可重复使用，直至呼吸及意识恢复；丙烯吗啡 5～10mg 静脉注射，必要时每 10～15 分钟重复，总量不超过 40mg。

5. **烦躁或惊厥** 可予以地西泮、苯巴比妥、水合氯醛等，出现中枢抑制则禁用上述药物。

6. **对症支持治疗**　补液，维持水、电解质及酸碱平衡。高热者可物理降温或用解热药，重症者可静脉滴注氢化可的松。

【主要护理问题】

1. **急性意识障碍**　与急性中毒引起中枢神经损害有关。

2. **低效型呼吸形态**　与中毒引起的呼吸抑制有关。

3. **有误吸的危险**　与意识不清、呕吐有关。

4. **清理呼吸道无效**　与患者昏迷有关。

5. **有受伤的危险**　与惊厥、烦躁有关。

6. **有皮肤完整性受损危险**　与昏迷和大小便失禁有关。

【护理措施】

1. 保持呼吸道通畅，遵医嘱给氧气吸入或面罩给氧，必要时予以机械辅助通气。

2. 建立静脉通路，遵医嘱给予药物治疗。

3. 严密监测患者呼吸、血压、心率、体温、氧饱和度、意识、皮肤瞳孔及出入量变化，并做好详细记录。

4. 如患者出现呼吸心跳停止，应立即行心肺复苏。

5. 患者苏醒后，可移至安静、人少的地方。此类患者苏醒后大都表现惊恐不安，情绪焦躁，担心被公安机关发现或被医务人员告发，强烈要求拔出针头，立即离院。所以要安慰患者，解除顾虑，劝导其继续治疗至完全恢复。

6. 根据患者精神状态改变过程，决定患者的安全需要。遵医嘱使用保护性约束，并向家属解释用约束的必要性。

7. **心理护理**　真诚对待患者，取得患者及其家属信任。根据患者的不同心理特征、不同年龄、不同家庭背景等采取不同的心理疏导方法，因势利导、因人而异地做好心理干预，消除心理障碍，应用医患沟通技巧，使患者解除恐惧与焦躁，配合治疗。

【健康宣教】

1. 患者经抢救清醒后，发现自己处在一个陌生的环境里，气管插管带来不适，同时因吸毒是一种违法行为，会感到恐惧不安，不配合或拒绝治疗。针对这些情况，护理人员要深入细致地进行思想工作，耐心开导患者，向患者说明医院的保护性医疗措施及治疗的重要性和必要性，重视其隐私的保护。

2. 青少年是毒品易吸人群，首先要树立正确的医患关系，目前很多医护人员及家长对吸毒者持有偏见，视他们为坏人。其实他们都有强烈戒毒和求生欲望，首先应取得患者及家属的信任。

3. 患者清醒、情绪稳定后，可向其本人及家属说明该药品的不良反应及危害，避免此类中毒事件再次发生，帮助其树立健康向上的生活态度。

4. 严格掌握药物应用指征，避免反复多次用药致成瘾。

5. 加强保管，防止误服。

第五节 拟除虫菊酯类农药中毒

拟除虫菊酯类对人类低毒，主要有氯氰菊酯（灭百可）、溴氰菊酯（敌杀死）、杀灭菌酯（速灭杀丁）等。长时间皮肤吸收，或口服可引起中毒，通过影响神经轴突的传导而导致肌肉痉挛等。

【中毒机制】

致毒机制目前倾向于认为它影响生物膜的功能，使神经膜 Na^+ 通道的闸门频繁开放，关闭延迟，去极化延长，感觉神经和运动终板在一次刺激后可出现重复放电。此外，还有研究认为拟除虫菊酯可作用于 γ – 氨基丁酸（γ – GABA）受体，使 γ – GABA 丧失对大脑的抑制性功能，从而使脑的兴奋性相对增高。它还可使血液中肾上腺素和去甲肾上腺素含量增高，致血管收缩性心律失常，对局部存在明显刺激作用。

【诊断】

有毒物接触史或误服史。血胆碱酯酶活力正常，尿液中毒物测定有助于诊断。

【临床表现】

1. 急性中毒症状

（1）眼部接触后有刺激症状，如流泪、眼睑红肿、眼结膜充血、畏光现象。

（2）呼吸道吸入后可有打喷嚏等症状。

（3）皮肤接触后迅速出现烧灼感、瘙痒、刺痛、粟粒样红色丘疹，严重的有大疱。皮损多见于面颊部，还见于胸部及暴露部位的皮肤。皮疹一般在停止接触24小时后消失，大疱需3日自愈。

2. 急性中毒分级可分为轻、中、重度。

（1）轻度中毒：常有头晕、头痛、恶心、呕吐、食欲不振、乏力、流涎、心慌、视力模糊、精神萎靡等，但体征无阳性发现。经口中毒者消化道症状更为明显，可有上腹部灼痛及腹泻等。

（2）中度中毒：除上述症状外，尚有嗜睡、胸闷、四肢肌肉震颤、心律失常、肺部啰音等。

（3）重度中毒：有呼吸增快、呼吸困难、心悸、血压下降、脉压增快、阵发性抽搐或惊厥、角弓反张、发绀、肺水肿和昏迷等。病情迁延多日，危重者可致死亡。

【辅助检查】

1. 血气分析、血常规、血胆碱酯酶活力降低。

2. 尿液中毒物有助于测定中毒，尿中萘酚排出量增高。

3. 心电图检查　少数中毒患者 ST 段下降及 T 波低平、窦性心动过缓或过速、室性期前收缩或房室传导阻滞等。

【救治要点】

1. **消除毒物**　迅速脱离中毒现场至空气新鲜处。脱去染毒衣物，用肥皂水或 2% 碳酸氢钠溶液冲洗局部。经口中毒者，立即用 2% ~5% 碳酸氢钠溶液洗胃，洗胃后注入活性炭以吸附毒物，然后用 50% 硫酸镁或硫酸钠 50ml 导泻，禁用高锰酸钾洗胃。

2. **吸入中毒者**　可给予半胱氨酸衍生物（如甲基胱氨酸）雾化吸入 15 分钟。

3. **皮肤有损害者**　染毒的皮肤清洗后，局部涂以羊毛脂凡士林或可的松软膏以保护皮肤，避免强光直射，亦可服用氯苯那敏等止痒剂。眼睛染毒者，先用生理盐水冲洗，然后用弱蛋白银溶液或四环素可的松眼膏点在眼结膜上，闭目轻揉。

4. **解毒治疗**　迄今尚无特效解毒药物，据报道中枢肌肉松弛剂甲苯丙醇在实验中有显著疗效。复方丹参注射液、葛根素等在动物实验中疗效明显，可试用于临床。

5. **镇静和止痉**　选用地西泮 5 ~10mg 或苯妥英钠 0.1 ~0.2g 肌内注射或静脉注射，也可用巴比妥类药物。此类药物除有止痉作用外，尚可诱导肝微粒体酶系，有利于加速拟除虫菊酯类药物的代谢解毒，但应避免过量而抑制呼吸。

6. **促进毒物排泄**　适量补液，应用利尿剂等。

7. **对症及支持治疗**

（1）心血管症状较重者可用肾上腺糖皮质激素，必要时给升压药。

（2）保持呼吸道通畅：有呼吸困难或发绀者予以吸氧等治疗。

（3）维持水、电解质平衡：应用抗生素防治感染，给予 B 族维生素。

（4）阿托品的应用：须慎重，对流涎、口鼻分泌物增多等患者，可用阿托品。0.5～1mg 皮下或肌内注射，但切不可阿托品化以免加重抽搐，导致阿托品中毒，严重者可致死。

（5）患者应放置在安静处，避免各种刺激。

8. 本类农药与有机磷农药混用中毒时 因有机磷能抑制拟除虫菊酯的水解作用致使其毒性增强，宜立即先用阿托品和胆碱酯酶复活剂抢救有机磷农药中毒，以后根据病情再给予对症治疗。

9. 严重中毒 如有条件，也可考虑做脂质透析或活性炭血液灌流治疗。

【主要护理问题】

1. 急性意识障碍 与中毒引起中枢神经损害有关。

2. 有误吸的危险 与意识不清、呕吐有关。

3. 清理呼吸道无效 与患者昏迷有关。

4. 有受伤的危险 与四肢抽搐、烦躁有关。

【护理措施】

1. 按内科疾病一般护理常规。

2. 口服中毒者应立即催吐、洗胃和导泻，立即用 2%～5% 碳酸氢钠溶液洗胃，直至洗出液清亮为止，必要时留存胃内容物送检。

3. 经皮肤和呼吸道吸入中毒时，立即离开现场更衣，清洗皮肤及污染的头发，眼被污染时用碳酸氢钠溶液冲洗，至少 15 分钟以上。

4. 维持静脉通道，纠正电解质紊乱及加速毒物排泄，抽搐或躁动剧烈者，按医嘱给予镇静和止痉药物。

5. 保持呼吸道通畅，呼吸困难立即给氧，按医嘱注射呼吸兴奋剂。气管内分泌物多时，给予吸痰，防止吸入性肺炎和窒息的发生，并备好气管切开物品。

6. 注意观察药物反应，应注意避免过量而抑制呼吸或中毒。

7. 严密观察患者体温、脉搏、呼吸、血压、瞳孔、神志的变化，昏迷者按昏迷患者常规护理。

8. 对服毒自杀者应加强防范，加强心理护理，防止再次自杀。

【健康宣教】

1. 在生产和使用过程中，注意遵守操作规程和防护措施，储存、保管、运输过程中防止渗漏。

2. 加强管理，防止误服。

第六节 百草枯中毒

百草枯（克芜踪、对草快），是一种高效能的非选择性接触型除草剂，对人畜具有很强毒性，误服或自服可引起急性中毒，已成为农药中毒致死事件的常见病因。成人口服致死量为 30～50mg/kg。百草枯经消化道、皮肤和呼吸道吸收，毒性累及全身多个脏器，严重时可导致多器官功能不全综合征，肺是主要靶器官，可导致"百草枯肺"，早期表现为急性肺损伤（ALI）或急性呼吸窘迫综合征（ARDS），后期出现肺泡内和肺间质纤维化，是百草枯中毒致死的主要原因，病死率高达 50%～70%。

【中毒机制】

吸收后通过血液循环几乎分布于所有的组织器官，肺中浓度极高，肺纤维化常在 5～9 天发生，2～3 周达到高峰，最终因肺纤维化呼吸窘迫综合征死亡，也称百草枯肺。中毒机制与超氧离子的产生有关，急性中毒主要以肺水肿、肺出血、肺纤维化和肝肾损害为主要表现。吸收后主要蓄积于肺组织，被肺泡 I、II型细胞主动摄取和转运，经线粒体还原酶 II、细胞色素 C 还原酶催化，产生超氧化物阴离子（O_2）、羟自由基（OH^-）过氧化氢（H_2O_2）等，引起细胞膜脂质过氧化，造成细胞破坏，导致多系统损害。

【临床表现】

1. **经口、皮肤或吸入引起的急性中毒** 其全身症状和病情进展均相似，但在田野喷雾本品致使中毒引起肺部损害，当时可能并不显著。

2. **皮肤接触** 可引起局部炎症、红斑、水疱、溃疡、坏死等表现。

3. **眼睛接触** 出现刺激症状，结膜、角膜灼伤。

4. **口服** 有口腔及咽部烧灼感，口腔、食管黏膜糜烂溃疡、恶心、呕吐、腹痛、腹泻、甚至呕血、便血，严重者并发胃穿孔、胰腺炎等，1 周左右可出现中毒性肝炎或急性肾衰竭。

5. **肺损伤** 最为突出也最为严重，表现为咳嗽、胸闷、气短、发绀、呼吸困难，查体可发现呼吸音减低，两肺可闻及干湿啰音。大量口服者，24 小时内出现肺水肿、肺出血，常在数天内因 ARDS 死亡。肺部纤维化多在中毒后 5～9日内发生，2～3 周达高峰。百草枯中毒患者可在中毒 3 周后死于肺功能不全，故应长时间追踪观察。

6. 心脏损害　较重的患者可发生心肌损害，出现中毒性心肌炎的表现。个别患者有高铁血红蛋白血症。

7. 根据服毒量早期分型

（1）轻型：百草枯摄入量 <20mg/kg，患者除胃肠道症状外，其他症状不明显，多数患者能够完全恢复。

（2）中～重型：百草枯摄入量 20～40mg/kg，患者除胃肠道症状外可出现多系统受累表现，1～4 天内出现肾功能、肝功能损伤，数天至 2 周内出现肺部损伤，多数在 2～3 周内死于呼吸衰竭。

（3）暴发型：百草枯摄入量 >40mg/kg，严重的胃肠道症状，1～4 天内死于多器官功能衰竭。

【辅助检查】

1. 胸部 CT　视中毒程度不同而表现各异，极重度中毒以渗出为主，数天内即可侵犯全肺野；轻度中毒者仅表现为肺纹理增多、散发局灶性肺纤维化和少量胸腔积液等，随时间迁移，病灶可完全吸收；中重度中毒呈渐进性改变，中毒早期（1 周内）表现为肺纹理增粗、叶间裂增宽，渗出性改变或实变以肺底及外带为主，可有胸腔积液，中毒后 1～2 周为快速进展期，呈向心性进展，肺渗出样改变或毛玻璃样改变范围迅速扩大。

2. 动脉血气分析　可表现为低氧血症、代谢性酸中毒、呼吸性碱中毒等。

3. 心电图　表现心动过速或过缓、心律失常、Q－T 间期延长、ST 段下移等。

4. 其他　白细胞计数升高、发热，也可出现贫血、血小板减少等。

【救治原则】

1. 减少毒物的吸收。

2. 促进体内毒物排泄。

3. 加强支持治疗。

【救治要点】

临床尚无急性百草枯中毒的特效解毒药物，对其救治仍处于探索中。尽早采取措施清除进入体内的毒物及加速排泄是救治的主要手段和目的。

1. 立即脱去被污染的衣物，用肥皂水及清水彻底清洗　若眼部被污染，立即用清水冲洗 15 分钟。

2. 口服中毒应尽早和彻底洗胃　用 1% 皂土溶液、2% 碳酸氢钠溶洗胃，洗胃后用活性炭悬液或漂白土等吸附剂，继用20%甘露醇250ml或硫酸钠30导泻。上述方法宜重复使用，尽可能彻底清除消化道中的残留物。由于本品腐蚀食管，洗胃时应加以小心，谨防出血和穿孔。

3. **氧疗及机械通气** 急性百草枯中毒应避免常规给氧。当呼吸困难和发绀时，用氧量要小，浓度要低，一般只能用低于21%的氧浓度，并要严密观察，基于对百草枯中毒毒理机制的认识，建议将$PaO_2 < 40mmHg$（5.3kPa）或ARDS作为氧疗指征。尚无机械通气增加存活率的证据，若有条件行肺移植，机械通气可延长患者存活时间。

4. **百草枯急性中毒者** 存在脱水，适当补液联合静脉注射利尿剂有利于维持循环血量与尿量 [1～2ml/（kg·h）]，对于肾功能的维护及百草枯的排泄都有益。需关注患者的心肺功能及尿量情况。

5. **早期足量使用肾上腺皮质激素** 可能有助于控制病情发展，也可以应用大量维生素C及维生素E对抗过氧化物作用，超氧化物歧化酶可阻止氧自由基对肺的侵害。

6. **血液灌流（HP）和血液透析（HD）** 是清除血液循环中毒物的常用方法，用于百草枯中毒，尚存争议。建议HD只用于合并肾功能损伤的百草枯中毒患者。至于HP，推荐口服百草枯中毒后应尽快行HP，2～4小时内开展效果好，根据血液毒物浓度或口服量决定一次使用一个或多个灌流器，再根据血液百草枯浓度决定是否再行HP或HD。

7. **严重呼吸衰竭** 可用呼吸机替代治疗，一旦肺部损害严重，效果并不明显。故应早期发现，及时治疗。

8. **防治肝肾损害及加强支持疗法**

【主要护理问题】

1. **低效型呼吸形态** 与肺功能下降有关。

2. **疼痛** 与中毒造成消化道灼伤有关。

3. **消化道损伤** 与百草枯的腐蚀性有关。

4. **并发症——MODS** 与中毒引起有关。

5. **体液不足** 与呕吐、导泻体液丢失过多有关。

6. **有感染的危险** 与腐蚀黏膜导致破损有关。

7. **有再次自杀的危险** 与患者的心理有关。

【护理措施】

1. **及时清水冲洗头发及皮肤，更换清洁衣物** 防止毒物继续吸收及皮肤灼伤，加强防护，24 小时专人护理，床旁加护栏，必要时用约束带加以固定。

2. **密切观察患者**　密切观察患者的生命体征，四肢和口唇颜色；密切观察口腔黏膜、腹部情况、大便颜色和次数、量等，及时了解有无消化道出血，如出现腹部疼痛、消化道出血应遵医嘱给予止血药物，若有严重消化道出血穿孔时禁用导泻剂；准确记录 24 小时出入量，及时准确采集标本，发现异常及时报告医生，并及时处理。

3. **保持呼吸道通畅**　密切监测血氧饱和度和血气分析，听诊双肺呼吸音，综合判断有无缺氧及其程度，及时处理肺部并发症；一般不予吸氧，只有在 PO_2 <40mmHg 并出现严重缺氧症状才给予低流量吸氧，发生呼吸衰竭、ARDS 时早期应用机械通气。

4. **遵医嘱按时使用抗感染和抗肺纤维化药物**　并观察药物疗效和不良反应，避免使用对肝脏有损害的药物，监测肝肾功能、电解质、血气分析等情况。

插管和洗胃时动作应轻柔，负压不能超过 0.03Mpa，避免损伤消化道，防止出血穿孔。

5. **做好口腔护理**　保持口腔清洁，用生理盐水每天 2 次口腔护理，用 5% 碳酸氢钠或口腔含漱液每日 3 次漱口；同时观察口腔黏膜情况，有无感染及出血。

6. **给予心理护理**　帮助其转移注意力，以减轻对疼痛的敏感。密切观察患者心理变化，了解其内心情感反应，根据患者的个性特征对其实施相应的心理疏导，帮助树立战胜疾病的信心。

【健康宣教】

（1）严格执行农药管理的有关规定，实行生产许可和销售专营制度，避免农药扩散和随意购买。

（2）开展安全使用农药教育，提高防毒能力。

（3）改进生产工艺和喷洒装备，防止跑、冒、滴、漏。

（4）遵守安全操作规程，如站在上风向退行喷洒，穿长衣长裤，戴防护眼镜，使用塑料薄膜围裙，一旦皮肤受到污染应及时清洗。

（5）严格管理，避免药品流失，个人不存药：在药液中加入警告色、恶臭剂或催吐剂等以防误服。

第七节　灭鼠药中毒

灭鼠剂有很多种，市场常见的有磷化锌、敌鼠、毒鼠强以及安妥等。在生产和使用杀鼠剂的过程中，可因吸入过多含有药物成分的空气、不慎接触皮肤黏膜以及误服等情况而引起中毒，可使机体发生一系列的病理变化和相应的临床症状。

【病史】

有接触或误服杀鼠剂史，包括皮肤黏膜、呼吸道及消化道等不同的途径。

【临床表现】

（1）磷化锌吸入性中毒者，一般在 24 小时内发病，常表现为头痛、头晕，严重者可有惊厥、抽搐、昏迷、呼吸衰竭等症状出现。口服中毒者，可有口腔咽喉糜烂、疼痛、胃灼痛、恶心、呕吐等症状，以后可出现神经系统及心、肾等脏器损害。

（2）敌鼠误服后主要有恶心、呕吐、腹痛、精神不振及食欲不振，1～3 日后可出现全身出血症状，如鼻出血、齿龈出血、咯血、便血、血尿等，严重者发生休克、抽搐。

（3）毒鼠强中毒轻者表现为头昏、头痛、恶心、呕吐、乏力、肌肉轻微抽搐；重者突然出现癫痫样抽搐，伴昏迷，抽搐发作持续 5～20 分钟，可间歇发作多次，若不及时抢救，患者常死于窒息、呼吸衰竭或多器官功能失常综合征。

（4）安妥口服中毒后常有恶心、呕吐、头痛、头晕、口渴、乏力、嗜睡、咳嗽、咯血、呼吸困难及发绀等表现，严重者可致昏迷、休克等。

【实验室检查】

呕吐物、洗胃液中可检测出毒物成分。

【救治原则】

1. 现场急救。

2. 清除毒物。

3. 及时准确使用特效解毒药。

4. 对症治疗和支持疗法。

【救治要点】

1. **磷化锌中毒**　磷化锌是目前常用的灭鼠药，属高毒类。口服后在胃内遇酸能迅速产生磷化氢及氢化锌，前者能抑制细胞色素氧化酶而影响神经系统，后者具有强烈腐蚀性，可刺激胃黏膜引起充血、出血及坏死等急性炎症。

磷化锌中毒救治方案：

（1）吸入性中毒者，应迅速将患者撤离现场至空气新鲜处，并更换受染衣服，清洗皮肤。

（2）对经口服中毒者用 1∶5000 的高锰酸钾溶液洗胃，不需导泻，可服用矿物油（成人及 12 岁以上少年用 100ml，12 岁以下按体重 1.5ml/kg），但不要用植物油或动物油。因高毒磷化氢气体可从中毒者的呕吐物、灌洗液、粪便中逸散出来，所以必须保持房间通风。

（3）对经皮肤中毒者应立即用大量清水清洗皮肤烧伤处，如烧伤处有感染，应涂抗菌药膏。

（4）对症治疗。对休克者应输血，并滴注葡萄糖液和电解质溶液防止酸中毒，必须注意输液量与排出液体平衡以及中心静脉压的变化，以防超负荷。对肺水肿者，间歇或连续地输入氧气。对肾衰竭者应进行血液透析。

2. 敌鼠中毒 敌鼠是一种高效高毒抗凝血杀鼠药。其毒理作用是竞争性抑制肝脏对维生素 K 的利用，干扰了凝血活酶和凝血酶原的合成，可使出、凝血时间延长；另外还能损害毛细血管壁，可使毛细血管破裂出血。

敌鼠中毒救治方案：

（1）对中毒者应立即催吐、洗胃、导泻，用 1∶5000 高锰酸钾溶液或生理盐水洗胃，然后用硫酸钠导泻，尽量将毒物排出。

（2）采用维生素 K，这是敌鼠中毒后最有效的止血剂，静脉注射或肌内注射，轻症患者 1 次/天，每次 10g，重症者 2～3 次/天。

（3）严重失血者应输血治疗，给予足量维生素 C 和糖皮质激素治疗，一般可用氢化可的松 100～300mg 加入 10% 葡萄糖液内静脉注射或用地塞米松 20～40mg 加入葡萄糖液内静脉注射。

3. 毒鼠强中毒 商品名有"424""没鼠命""三步倒"等。为白色粉末，无味，不溶于水、甲醇和乙醇。是目前毒性最强的灭鼠药。毒鼠强可经消化道及呼吸道吸收，属神经毒性灭鼠剂，对中枢神经系统尤其是脑干有强烈的刺激作用，临床表现为以神经系统为主的多系统损害。

毒鼠强中毒救治方案：

（1）尽早彻底清除毒物：对中毒不超过 24 小时的患者均要洗胃，并保留胃管进行反复洗胃。

（2）迅速控制抽搐：根据医嘱应用抗惊厥药物常规治疗多以地西泮、巴比妥类药物镇静、止痉等做对症处理。

（3）采取综合治疗措施：目前临床尚无毒鼠强特效解毒剂，保护心、脑、肝、肾等脏器的功能，及早控制抽搐，适时使用利尿剂加速毒物排泄。

（4）血液净化疗法：是当前最为有效的治疗毒鼠强中毒的方法。目前用于急性中毒的血液净化疗法有血液透析、血液灌流和血浆置换，活性炭血液灌流是治疗毒鼠强中毒的首选方法。

（5）二巯基丙磺酸钠：动物实验证实二巯基丙磺酸钠能有效抑制急性毒鼠强中毒动物的强直性惊厥，明显降低死亡率，提示其有望成为临床救治毒鼠强急性中毒的优良解毒剂。

4. 安妥中毒　安妥是一种对鼠类毒性大而对人类毒性较低的灭鼠剂，但如服入大量的安妥也可致中毒。安妥中毒时，毒物主要分布在肺、肝、肾脏和神经系统，造成肺毛细血管损害，可引起肺水肿、胸腔积液、肺出血，也可引起肝、肾损害。

安妥中毒救治方案：

（1）误食者，应立即催吐、洗胃、导泻，用 1∶5000 高锰酸钾溶液，0.15% 硫酸铜溶液洗胃，禁用碱性溶液洗胃，然后口服硫酸镁 30g 导泻。

（2）中毒者禁食碱性和含脂肪类食物，以免加速对安妥的吸收。

（3）用 10% 硫代硫酸钠 5ml 静脉注射，2~4 次/日。

（4）严格限制输液量及输液速度，需要补液时应给予高渗葡萄糖缓慢静脉点滴。

（5）及早预防肺水肿，一旦发生，按肺水肿治疗，给予维生素 K 治疗。

【护理措施】

1. 彻底清除毒物、减少毒物吸收　立即彻底洗胃，选用 1∶5000 高锰酸钾溶液，清水或生理盐水，洗完胃后，经胃管注入活性炭 50~100g，加水 300~400ml，用以吸附残留毒物。

2. 建立静脉通道、及时应用特效解毒药　明确毒物以后，要立即早期、足量、反复应用特效解毒剂，确保病情缓解。

3. 输液、利尿、血液透析　以促进已吸收毒物排出。

4. 止痉　对抽搐患者应尽早应用苯巴比妥钠。

5. 对症处理　呼吸衰竭者应用呼吸机，并且维持水电解质平衡，保护心、肝、肾功能，防止感染。

6. 心理护理　中毒患者心理复杂，不良心理会影响患者心理恢复健康，甚至再次自杀。因此，做好患者心理护理特别重要。护士应该关心体贴患者，取得患者和家属的配合，并了解服毒原因，分析患者心理状态。护士在弄清患者的心理状态后，除了关心照顾外，要对症下药，有的放矢，解除心理顾虑和消极心理，使患者增强生活的信心，积极配合治疗，以促进早日康复。

【健康宣教】

1. 应禁止将剧毒灭鼠药出售给一般居民。

2. 在大规模灭鼠时应坚持先培训后使用，并对群众进行安全教育。

3. 在用毒饵灭鼠时，必须把毒饵放在只有鼠类能进入的毒饵盒内。

4. 凡因灭鼠药中毒死亡的鼠尸及畜禽尸体必须及时焚烧或深埋，以免其他动物吞食而发生二次中毒。

第八节　亚硝酸盐中毒

亚硝酸盐中毒又称肠源性青紫病，一般是指由体外摄入或在肠内生成亚硝酸盐类，使血液中的部分血红蛋白变为高铁血红蛋白，而发生全身组织缺氧，出现青紫现象。患者口唇青紫尤为明显，故我国北方民间称此病为"乌嘴病"。

【病因】

1. 常见中毒患者，多由于烹调食物时，误将亚硝酸盐作为食盐食用。

2. 饮用含多量硝酸盐的井水。

3. 进食较多短期腌制的菜类或已腐烂的青菜。

4. 服用某些药物如大剂量磺胺嘧啶、次硝酸铋等。

【中毒机制】

亚硝酸盐是一种氧化剂，误食后在消化道吸入血与人体内血红蛋白的作用，使正常的 Fe^{2+} 氧化为 Fe^{3+} 形成高铁血红蛋白而失去携氧能力；亚硝酸盐同时还阻止正常氧合血红蛋白释放氧，因而造成各种组织的缺氧，临床上突出表现为皮肤、黏膜呈青紫色。亚硝酸盐及其在肠道的分解产物对胃肠道有刺激作用，可出现恶心、呕吐、腹痛等消化症状；对中枢神经系统尤其对血管收缩中枢有麻痹作用，它还能直接作用于血管平滑肌有较泼尼松弛作用而致血压降低，严重者发生循环衰竭。由于中枢神经系统对缺氧最为敏感，亚硝酸盐中毒时脑血管通透性增加，液体外渗，导致弥漫性脑水肿。

【临床表现】

1. **潜伏期**　一般在食后 0.5~3 小时内发病，偶尔长达 20 小时。

2. **中毒症状**

(1) 主要表现：为全身皮肤及黏膜呈不同程度的青、紫、蓝、灰，蓝褐或蓝黑色，此种蓝灰色可断续或持续呈现，与呼吸困难不成比例。

（2）四肢发冷，甚至寒战，体温一般不高，部分患者有低热，偶有高热。

（3）消化系统：呕吐、腹痛、腹泻、腹胀等。

（4）神经系统：烦躁不安、精神萎靡、反应迟钝；重者神志不清、嗜睡，甚至发生惊厥及昏迷。

（5）循环系统：因血管扩张导致血压降低；还可出现头晕、耳鸣、眼黑、出汗、心跳减慢或心悸，心尖区可听到 2～3 级收缩期杂音，可并有肺水肿征象。

（6）严重患者：可发生窒息或呼吸循环衰竭，如不及时救治，可危及生命。

【辅助检查】

1. 周围血白细胞总数及网状细胞增高，中性粒细胞不增加，偶见有核红细胞。

2. 因高铁血红蛋白为褐色，故患者静脉血呈紫黑色。抽取数毫升盛于试管内，加入抗凝剂，在空气中摇动 15 分钟，仍不能转为鲜红色，而在 5～6 小时后变为鲜红色者为高铁血红蛋白，若 24 小时不变红者为硫化血红蛋白。或可取患者几滴静脉血置于玻片上，正常人血为暗红色，该患者的静脉血为褐色，在空气中放置，短时间内不变色。正常人静脉血吹入氧气后变为鲜红色，该患者的静脉血经吹氧后仍为紫褐色。

【救治原则】

1. 及时使用特效解毒剂。

2. 给氧治疗。

3. 对症补液治疗。

【救治要点】

1. 一般疗法　催吐、洗胃、导泻。

2. 特效疗法

（1）轻者可用高渗葡萄糖液加维生素 C 静脉滴注，葡萄糖可通过脱氧酶及辅酶作用，使高铁血红蛋白还原成血红蛋白；维生素 C 能将高铁血红蛋白直接还原成血红蛋白，但两者作用均缓慢。一般以 50% 葡萄糖液 60～100ml 加维生素 C 0.5～1g 静脉注射，或 10% 葡萄糖 500～1000ml 加维生素 C 2～4g 静脉滴注；也可用亚甲蓝每日 3～5mg/kg，分三次口服；维生素 C 0.5g，每日 3 次口服。

（2）重症患者可用 1% 亚甲蓝 1～2mg/kg（成人每次 5～10ml），以 25%～50% 葡萄糖液 40～60ml 稀释后，于 5～10 分钟内缓慢静脉注射。注射后 1～2 小时，若缺氧症状不见缓解或发绀再现，可用上述溶液同量或半量重复注射一次。

经上述各种处理后仍明显发绀者，要同时给予生命支持治疗和对症治疗。

3. 对症治疗

（1）有血压下降倾向时取平卧位，抬高下肢，促使血液回流。若血压仍不升，先快速补充血容量，继以多巴胺和间羟胺（阿拉明）各 20～40mg 加入 10% 葡萄糖液 100～200ml 静脉滴注。根据血压变化调节滴注速度和增减用量。若无法静脉滴注，可用间羟胺肌内注射，成人每次 10～20mg，小儿每次 0.04～0.2mg/kg。

（2）若有心力衰竭，可用西地兰，成人每次 0.4mg 加入 25%～50% 葡萄糖液 20～40ml 缓慢静脉注射。

（3）若有呼吸衰竭征象，应保持呼吸道通畅，吸氧，必要时给予辅助呼吸和气管插管。

（4）若有惊厥发作，立即用地西泮、水合氯醛、苯巴比妥钠等，以尽快控制惊厥发作。

即使患者症状较轻，也应休息治疗并密切观察，以防病情突然恶化。

【主要护理问题】

1. **体液不足的危险**　与呕吐、禁食有关。

2. **低效型呼吸型态**　与亚硝酸盐中毒有关。

3. **焦虑**　与担心预后有关。

4. **知识缺乏**　缺乏相关疾病知识。

5. **潜在并发症**　亚甲蓝中毒。

【护理措施】

1. 严密监测生命体征和意识状态，根据血压、尿量、血细胞比容和电解质的检测，补给平衡盐液、人体白蛋白、电解质溶液，以恢复有效循环量和电解质平衡，同时维持酸碱平衡。

2. 密切观察患者面色、球结膜、口唇黏膜、四肢末端颜色变化，一旦出现球结膜或尿液颜色呈蓝色立即停药，报告医生，防止用药过量。

3. 遵医嘱给予鼻塞吸氧流量 5L/min，缺氧明显者，面罩吸氧流量 5～8L/min。

4. 根据患者状况，选择适当的时间向患者和家属讲解该病相关医疗知识、可能出现的并发症及注意事项，正确认识疾病，掌握疾病相关知识，有利于配合治疗，尽快恢复和促进健康。

5. 亚甲蓝对血管刺激性强，输液时注意防止药液外渗，以免组织坏死。

6. 禁食 6 小时后可进流质饮食，鼓励患者多喝水，以促进亚硝酸盐的排泄，嘱避免进刺激饮食，多饮水，注意休息，保持情绪稳定，不吃腌菜等含亚硝酸盐的食物，如有不适，及时就诊。

【健康宣教】

1. 勿吃变质陈腐的蔬菜和新近腌制的咸菜。经分析 5～8 天的腌菜中亚硝酸盐含量最高。

2. 苦井水、过夜的笼锅水含较多硝酸盐和亚硝酸盐，应严禁食用。

3. 肉制品中硝酸盐和亚硝酸盐用量要严格按国家卫生标准规定，不可多加。

第六章 常见意外伤害的急救及护理

第一节 中 暑

中暑是指人体处于热环境中，体温调节中枢发生障碍，汗腺功能衰竭和水电解质紊乱为特征和以突然发生的高热、皮肤干燥、无汗及意识丧失或惊厥等为临床表现的一种急性疾病。

【病因】

烈日暴晒、高温下长时间劳作。

【诱因】

1. 肥胖。

2. 缺乏体育锻炼。

3. 过度劳累。

4. 睡眠不足。

5. 伴发潜在性疾病，如糖尿病、心血管疾病、下丘脑病变。

6. 某些药物的应用，如阿托品、巴比妥等。

7. 饱食后立即进行高温环境下作业。

8. 酷暑季节，老年人，久病卧床者，产妇终日逗留在通风不良、空气潮湿、温度较高的室内，均易发生中暑。

【诊断】

根据有高温环境暴露史、过多出汗而缺乏液体的补充，临床症状和实验室检查可以做出诊断，也应注意除外其他器质性疾病。

【临床表现】

中暑按病情轻重可分为以下几种。

1. **先兆中暑** 在高温环境下中，中暑者出现头晕、眼花、耳鸣、恶心、胸闷、心悸、无力、口渴、大汗、注意力不集中、四肢发麻，此时体温正常或稍高，一般不超过 37.5℃，此为中暑的先兆表现，若及时采取措施如迅速离开高温现场等，多能阻止中暑的发展。

2. **轻度中暑**　除有先兆中暑表现外，还有面色潮红或苍白、恶心、呕吐、气短、大汗、皮肤热或湿冷、脉搏细弱、心率增快、血压下降等呼吸、循环衰竭的早期表现，此时体温超过 38℃。

3. **重度中暑**　除先兆中暑、轻症中暑的表现外，还伴有晕厥、昏迷、痉挛或高热。

重度中暑还可分为：

（1）热痉挛：在高温环境中，由于大量出汗，使水和盐丢失过多，如仅补充大量水而补盐不足造成低钠、低氯血症，导致四肢无力、肌肉痉挛、疼痛，体温正常或低，严重的肌肉痉挛伴收缩痛（腓肠肌，咀嚼肌、腹直肌、肠道平滑肌），呈对称性、阵发性、痉挛性、多见于健康的青壮年。

（2）热衰竭：由于水电解质盐的大量丢失，使得有效循环血量明显减少，发生低血容量休克．机体为了散热，心排血量大大增加，使得心血管系统的负荷加重，导致心血管功能不全或周围循环衰竭，多见于老年人和有慢性疾病患者．

（3）热射病：由于人体受外界环境中热原作用和体内热量不能通过正常生理性散热达到热平衡，致使体内热蓄积，引起体温升高。起初，可通过下丘脑体温调节中枢以增加心排血量和呼吸频率，扩张皮肤血管等加快散热；之后，体内热量进一步蓄积，体温调节中枢失控，心功能减退，心排血量减少，中心静脉压升高，汗腺功能衰竭，使体内热量进一步蓄积，体温骤升，引起以高热、无汗、意识障碍为临床特征的热射病，多见于老年人和热适应不良者。

日射病：在烈日的暴晒下，强烈的日光穿透头部皮肤及颅骨引起脑细胞受损，进而造成脑组织的充血、水肿；由于受到伤害的主要是头部，所以，最开始出现的不适就是剧烈头痛、恶心、呕吐、烦躁不安，继而可出现昏迷及抽搐。

【辅助检查】

（1）血、尿常规：白细胞总数和中性粒细胞升高、蛋白尿和管型尿。

（2）肝、肾功能与电解质检测：严重病例常出现氨基转移酶升高、血肌酐和尿素氮升高、肌酸激酶（CK）和乳酸脱氢酶（LDH）升高、电解质紊乱、凝血机制异常。

（3）心电图。

（4）CT 检查：方便、迅速而安全，尤其是对于急诊患者能较快做出排除性诊断，对争取时间抢救患者起到重要作用。

（5）血气分析：混合性酸碱平衡失调。

【救治原则】

1. 立即脱离高温环境、迅速降温。

2. 对症治疗，纠正水电解质紊乱和酸碱平衡的紊乱。

3. 积极防治循环衰竭、休克和并发症。

【救治要点】

1. 先兆中暑和轻度中暑急救处理

（1）改变环境。

（2）降温（使体温 < 38℃，冷水冷敷）。

（3）使用降暑药物：给予十滴水、人丹、藿香正气水。

2. 重度中暑处理

（1）降温

①物理降温：冰袋冷敷，乙醇擦浴，有条件者可使用控温仪（降温毯）。

②药物降温：与上同时进行，首选氯丙嗪，调节体温调节中枢功能，扩张血管、松弛肌肉降低耗氧。

（2）纠正水、电解质失衡：每日进水量3000ml，还可静脉输入5%葡萄糖盐水1500 ~ 2000ml；酸中毒者酌情静脉输入5%碳酸氢钠200 ~ 250ml。

（3）对症治疗

（1）保持呼吸道通畅，并给予吸氧。

（2）脑水肿和颅内高压者：甘露醇脱水。

（3）心力衰竭：洋地黄制剂。

（4）肾衰：血液透析。

（5）弥漫性血管内凝血：肝素＋抗纤维蛋白溶解药。

【主要护理问题】

1. **体温过高**　与机体热调节机制障碍有关。

2. **有效循环量不足**　与出血、出汗和心功能不全有关。

3. **低效性呼吸形态**　与肺的顺应性降低，呼吸肌疲劳，气道阻力增加，气道分泌物过多有关。

4. **有感染的危险**　与机体免疫力降低和侵入性操作有关。

5. **出血**　与凝血功能障碍、应激性溃疡有关。

6. **潜在并发症**　休克、DIC。

【护理措施】

1. 保持有效降温

（1）室温：20～25℃。

（2）准确执行各种降温措施

①冰袋放置位置准确，及时更换，防止冻伤，乙醇擦拭时应顺着动脉方向走行。

②乙醇全身擦浴为拍打式擦拭背、臀及四肢。

③使用控温仪（降温毯）时，应注意各管道衔接严密，病人宜平卧。

2. 密切观察病情变化

（1）降温效果的观察。

（2）监测患者脉搏、呼吸、血压、神志变化和皮肤出汗情况，防止虚脱、衰竭发生。

（3）观察与高热同时存在的其他症状。

3. 保持呼吸道通畅 协助医生给予患者经口气管插管，并接呼吸机辅助呼吸，监测指脉氧、动脉血气及呼吸形态。

4. 严格执行无菌操作 遵医嘱应用抗生素，并注意观察用药反应。

5. 保持室内空气新鲜，环境适宜 限制探视，减少感染因素。

6. 加强基础护理 防止并发症发生。

【健康宣教】

1. 大量饮水。在高温天气，不论运动量大小都要增加液体摄入。不要等到觉得口渴时再饮水。对于某些需要限制液体摄入量的患者，高温时的饮水量应遵医嘱。

2. 注意补充盐分和矿物质。乙醇性饮料和高糖分饮料会使人体失去更多水分，在高温时不宜饮用。同时，要避免饮用过凉的冰冻饮料，以免造成胃部痉挛。

3. 少食高油、高脂食物，减少人体热量摄入。

4. 穿着质地轻薄、宽松和浅色的衣物。

5. 中午高温时应减少户外工作。如必须进行户外工作，则应每小时饮用500ml 以上的水或茶水。

6. 虽然各种人群均可受到高温中暑影响，但婴幼儿、65 岁以上的老年人、患有精神疾病以及心脏病和高血压等慢性病的人群更易发生危险，应格外予以关注。对于这些高危人群，在高温大气应特别注意，及时观察是否出现中暑征兆。

7. 合理安排工作，注意劳逸结合。

第二节 淹　溺

淹溺（drowning）是指患者淹没于水中或其他液体中，堵塞了呼吸道或因惊恐、寒冷、异物刺激等因素反射性地引起喉痉挛，引起窒息和缺氧。水充满呼吸道和肺泡引起窒息，吸收到血液循环的水引起血液渗透压改变、电解质紊乱，最后造成呼吸停止和心脏停搏而死亡。

根据发生机制可分为干性淹溺和湿性淹溺。

干性淹溺是指人入水后，因受强烈刺激（惊慌、恐惧、骤然寒冷等），引起喉头痉挛，以致呼吸道完全梗阻，造成窒息死亡。当喉头痉挛时，心脏可反射性地停搏，也可因窒息、心肌缺氧而致心脏停搏。

湿性淹溺是指人淹没于水中，本能地引起反应性屏气，避免水进入呼吸道。由于缺氧，不能坚持屏气而被迫深呼吸，从而使大量水进入呼吸道和肺泡，阻滞气体交换，引起全身缺氧和二氧化碳潴留；呼吸道内的水迅速经肺泡吸收到血液循环，由于淹溺的水所含的成分不同，引起的病变也有差异。

【病因】

1. 在游泳过程中或意外落入水中，由于腓肠肌痉挛、疲劳过度、水草缠绕、水急浪高等因素。

2. 潜水意外而造成。潜水用具发生故障、潜水时间过长、体内血氧浓度过低。

3. 患者有心脑血管疾病或游泳时急性病发作而导致淹溺。在醉酒时不慎跌落水中的危险性很大，所有成人溺死者中约45%伴有乙醇中毒。

4. 过度紧张换气导致呼吸性碱中毒，导致手足抽搐。

【诊断和鉴别诊断】

1. 病史诊断

（1）对成年人或意外淹溺者应注意有无淹溺前其他病变，如醉酒、服用过量镇静剂、癫痫、脑血管意外、心肌梗死等。

（2）区别是淡水淹溺还是海水淹溺。

2. 临床表现

（1）患者被救上岸时往往已处于昏迷、呼吸停止，仅有微弱心跳或已停搏，四肢冰冷，发绀，口鼻充满泡沫液体。

（2）轻者呼吸加快、咳嗽，重者有肺水肿，部分发生呼吸窘迫综合征。

（3）神经系统可有癫痫发作，精神症状，烦躁不安，言语和视力障碍。

（4）其他有发热、上腹膨隆、胃扩张、肾衰竭、出血等表现。

（5）淡水溺水者有血液稀释现象，且有溶血及血红蛋白尿症、高钾血症；海水溺水者则有血液浓缩现象。

【辅助检查】

1. 血生化检查　白细胞常有轻度升高，血钾升高，血和尿中出现游离血红蛋白。

2. 尿常规　蛋白尿及管型尿，可有血红蛋白尿。

3. 动脉血气分析及 pH 测定　显示低氧血症、高碳酸血症和呼吸性酸中毒，可合并代谢性酸中毒。

4. 胸部 X 线检查　斑片浸润，肺部阴影增大，肺野中有大小不等的絮状渗出或炎症改变，有时可出现典型肺水肿征象。

5. 心电图检查　常表现有窦性心动过速，非特异性 ST 段和 T 波改变，通常数小时内恢复正常。

【救治原则】

1. 迅速救离出水。

2. 立即恢复有效通气。

3. 心肺复苏。

4. 对症处理。

【救治要点】

1. 恢复呼吸道通气功能

（1）立即清除溺水者口、鼻中的杂草、污泥，保持呼吸道通畅，剪开内衣，利于呼吸运动。

（2）将患者腹部置于抢救者屈膝的大腿上，头部向下，按压背部迫使呼吸道和胃内的水倒出，也可将淹溺者面朝下扛在抢救者肩上，上下抖动而排水，但不可因倒水而延误心肺复苏。

2. 心肺复苏

（1）胸外心脏按压和人工呼吸。

（2）不要轻易放弃抢救，特别是低温情况下应延长抢救时间，直到专业医务人员到达现场。现场救护有效，患者恢复心跳、呼吸，可用干毛巾擦遍全身，自四肢、躯干向心脏方向摩擦，以促进血液循环。

3. 转运途中监护　①心肺复苏有效者，高流量氧气吸入；②未恢复者，边转运边抢救；③开通静脉通道，及时用药；④观察生命体征变化，做好观察记录；⑤注意保暖。

4. 心肺复苏后处理

（1）淡水淹溺者出现肺脑水肿者，可以使用利尿剂，如速尿 20mg 加入 5% 葡萄糖 40～60ml 静脉注射，或速尿 20mg，肌内注射，必要时 4～6 小时重复一次，同时可用地塞米松 10mg 静脉滴注，每日 2 次，连续使用。

（2）出现电解质紊乱者，在未进行血生化测定时，可先输注 3% 的氯化钠纠正血液稀释，随后再按监测结果进行调整。

5. 低温疗法

6. 防治感染

7. 纠正水、电解质平衡　淡水淹溺者用 3% 生理盐水 500ml 静脉滴注，纠正血液的稀释，防止溶血的加重。海水淹溺者因为有血液浓缩，用 5% 葡萄糖溶液 500～1000ml 静脉滴注或用右旋糖酐 500ml 静脉滴注，以稀释血液。

8. 病情监测

（1）循环系统的监护：复苏成功后，安装心电监护，监测患者的心律、血压、血氧饱和度。如发生室颤，可采用电除颤或药物除颤；心力衰竭者可用毛花苷 C；心律失常者可用抗心律失常药物治疗。

（2）呼吸功能监测：迟发型肺水肿是患者的主要死亡原因。要注意输液速度，有肺水肿征象者，及时给予强心药和利尿药。

（3）肾功能的监测：观察尿量和颜色，记录患者的出入量，观察患者是否有少尿和血红蛋白尿，出现后给予利尿药和 5% 的碳酸氢钠以碱化尿液。

（4）中枢神经系统的监测：密切观察患者的脑水肿的变化和脑疝的出现。使用脱水药、糖皮质激素减轻脑水肿；头部降温，降低大脑耗氧量；必要时可行高压氧治疗。

【主要护理问题】

1. 不能维持自主呼吸　与淹溺、窒息、呼吸中枢受损有关。

2. 清理呼吸道无效　与深昏迷、痰液无法自主排出有关。

3. 营养失调　低于机体需要量、与意识障碍、高热、机械通气消耗增多有关。

4. 有发生呼吸机相关性肺炎（VAP）的危险　患者昏迷使用呼吸机有关。

5. 有皮肤完整性受损的危险　与长期卧床有关。

【护理措施】

1. 呼吸道护理　溺水患者经倒水处理后，口鼻呼吸道仍有泥沙杂草或异物残留，同时胃内的水未被完全倒出，为保持呼吸道通畅，应将头偏向一侧，意识清楚、病情允许时可抬高肩部，动作要轻柔快捷，同时要备好呼吸兴奋剂、呼吸机、气管插管等急救药品及器材。

2. 静脉用药的护理　选择合适的静脉通路，应用静脉留置针连接三通管，保持静脉通路通畅，有休克患者应建立多条静脉通路，最好建立中心静脉通路，及时、准确地遵医嘱给予脱水剂、强心剂、激素、镇静剂等药物，并观察用药的效果，做好记录。

3. 观察病情　观察意识、瞳孔、面色、皮肤、温度、呼吸、血压和心率，给予持续心电监测及血氧饱和度监测，留置导尿，观察尿色、尿量及性质，根据医嘱及时有效地留取各标本，特别是动脉血气分析标本，为医生的治疗提供依据。

4. 输液护理　维持体液平衡，准确记录 24 小时出入量，严密监测中心静脉压，及时调整输液量，最好使用输液泵输液，防止输液过多、过快，加重肺水肿及心力衰竭。

5. 体温护理　在其他抢救治疗进行的同时，做好复温护理，首先要脱去潮湿的衣裤袜，加盖棉被，调节室温为 26℃ 左右，可用 34～35℃ 温水擦洗，先擦洗四肢，然后擦躯干，监测直肠温度，监测体温变化，必要时输入液体加温至 37℃，待体温接近正常时停止复温并注意保暖。可将热水袋用毛巾包裹后置于足底，昏迷患者对热感觉不灵敏，应防止烫伤，应掌握逐渐复温原则，切忌不可将热水袋置于头部复温或保暖，避免加重脑部氧耗，引起抽搐，加重脑部症状。

6. 防治肺部感染　由于溺水误吸，气管插管，使用呼吸机均增加肺部感染的机会，应积极做好如下几点工作。

（1）保持病房清洁，空气新鲜，定时做好物表、地面、空气消毒。

（2）严格执行无菌操作原则，有气管插管者，使用一次性吸痰管，定期更换吸痰管管路、呼吸机管路和人工鼻饲管，有污染时及时更换，每日口腔护理、会阴部护理 2 次。

（3）医护人员严格执行洗手及手消毒制度，做好标准预防工作，防止交叉感染。

（4）有鼻饲者，应抬高床头30°~45°，鼻饲后30分钟内避免吸痰搬动患者，防止反流及误吸。

（5）根据医嘱正确留取痰血培养标本，并根据结果合理选用抗生素，并观察药物疗效。

7. 心理护理 患者入院后积极组织抢救及治疗，还要做好家属安慰解释工作，对意识清楚者，针对不同原因，做好心理疏导，让其树立正确的恋爱观、人生观，采用合适的方式来减轻生活工作的压力和矛盾纠纷，鼓励患者的家庭做好亲情、爱情、友情的力量支持，争取早日恢复健康，康复出院。

【健康宣教】

1. 小孩尽量不得接近水域，有心脑血管等疾病的患者，不宜游泳。

2. 游泳前要做好热身运动，不要在过于冰冷的水中游泳，游泳时间不宜过长，游泳时一旦出现痉挛，不必惊慌，可采取仰卧位，头顶向后，口向上方，口鼻可露出水面。让身体漂浮于水面，等待他人的援助或慢慢向岸边游去，上岸后按摩或热敷患处。

3. 加强体育锻炼，提高身体的抵抗力，如有不适，及时复诊。

第三节 电 击 伤

电击伤（electrical injurires）是指高于一定量的电流通过人体，造成机体局部或全身性损伤及功能障碍。电击伤包括触电和雷击。又分为低压电击伤和高压电击伤。

【病因】

电流通过人体造成损害，尤其是高压电流、雷击等常为致命性损伤。不仅有局部皮肤损伤，严重者还可伤及皮下组织、肌肉、骨骼甚至引起休克和死亡。低压电流可以抑制心脏，引起室颤，高压电流则影响中枢神经系统，导致呼吸、循环功能障碍。

【发病机制】

人体作为导电体，在接触电流时，即成为电路中的一部分。电压40V即有组织损伤的危险，220V可引起心室纤维颤动，1000V可使呼吸中枢麻痹。电流能使肌肉细胞膜去极化，10~20mA已能使肌肉收缩，50~60mA能引起心室纤维颤动。交流电能使肌肉持续抽搐，能被电源"牵住"，使触电者不能挣脱电源。低频交流电的危害比高频大，尤其每秒钟频率在 50～60Hz 时，易诱发心室纤维颤动。因此交流电的危害比直流电更大。电流能量可以转变为热量，使局部组织温度升高，引起灼伤。人体肌肉、脂肪和肌腱等深部软组织的电阻较皮肤和骨骼小，极易被电流灼伤，还可引起小血管损伤、血栓形成，引起组织缺血和局部组织水肿，加重血管压迫，使远端组织严重缺血、坏死。

【诊断和鉴别诊断】

1. 病史 有电击史或雷击史。

2. 临床表现 轻者可有头晕、头痛、心悸、耳鸣、面色苍白、惊恐、四肢酸软、全身乏力，重者抽搐、昏迷甚至因心脏停搏而死亡。局部表现：皮肤损害主要为电灼伤，灼伤面积多不太大，呈椭圆形，焦黄色，界限清楚，有焦糊味，损伤深者可达骨骼。

3. 全身及神经系统检查

（1）神经系统损害：除电流对脑部直接损害外，可有因倒地摔伤而造成的颅脑外伤，部分受电击伤者可出现周围神经病变、肢体单瘫或偏瘫等。

（2）心律失常：受伤者在复苏后 48 小时内可出现心室颤动等严重的心律失常。

（3）急性肾衰竭。

（4）肢体坏死：关节脱位和骨折。

（5）其他：尚可有肝脏损害、胰腺、胆囊坏死、白内障、耳聋、性格改变和智力障碍等。

【辅助检查】

1. 心电图在 48 小时内可出现心室颤动等严重心律失常，

2. 尿常规异常，可呈肌红蛋白尿，血尿素氮、肌酐增高。

【救治原则】

1. 迅速脱离电源。

2. 实施有效心肺复苏和心电监护。

3. 对症治疗。

【救治要点】

1. 轻型患者 严密观察，卧床休息，给予镇静及对症处理。

2. 重型患者 对心跳、呼吸停止者迅速进行心脏复苏，保持呼吸道通畅。有条件时行气管插管或气管切开、呼吸机辅助呼吸、心脏电除颤，并快速建立静脉通道，遵医嘱输入晶体、胶体溶液。

3. **局部伤口** 进行清创处理，清除坏死组织，必要时截肢。肌内注射破伤风抗毒素，并同时应用抗生素以预防感染，尤其要注意厌氧性细菌感染的发生。

4. **积极纠正休克，纠正水电解质、酸碱平衡紊乱，防止脑水肿** 由于肌肉及红细胞的破坏，释放出大量肌红蛋白和血红蛋白，可静脉滴注 20% 甘露醇 $100 \sim 200ml$，或与地塞米松 $10 \sim 20mg$ 静脉滴注，以防止急性肾衰竭的发生。

5. **防治并发症**

（1）急性肾衰竭：由于肌肉及红细胞的破坏，而释放出大量肌红蛋白和血红蛋白，可刺激肾血管引起痉挛，并在酸性环境下沉淀而阻塞肾小管，引起急性肾衰竭，可静脉滴注 20% 甘露醇 $100 \sim 200ml$ 或与地塞米松 $10 \sim 20mg$ 静脉滴注，以防止急性肾衰竭的发生。

（2）心律失常：电击伤时心肌遭到强大电流刺激而有严重损害，特别是低电压，可致心肌细胞内离子紊乱而产生致命的心室纤颤引起死亡。因此，需每 $15 \sim 30$ 分钟观察生命体征，监测心肌酶谱，了解心肌损害程度。持续心电监护，监测心律和心率。

（3）脑损伤：包括电流对脑部的损害、电击伤致心肺损伤导致低氧性脑病及严重电击伤致机体大面积烧伤引发脑水肿。观察是否有脑损伤所致的血压升高、休克，好转时是否突然出现心率、呼吸不规则及双侧瞳孔不等大等情况，治疗时注意处理脱水与抗休克的矛盾，原则为参考血压与尿量，边补边脱。

（4）骨筋膜室综合征：以四肢电击伤发生率最高，电击伤后，肢体深部组织坏死，液体大量渗出，造成筋膜下水肿，静脉回流障碍，形成骨筋膜室综合征。注意观察足背动脉搏动及肢端氧饱和度监测，如肿胀肢体出现持续剧烈疼痛且进行性加剧、足背动脉搏动消失、肢端氧饱和度测不到、被动牵拉肢端疼痛加剧，要警惕骨筋膜室综合征的发生，协助做好筋膜切开减压准备工作。

【**主要护理问题**】

1. **意识障碍** 与电击伤致脑水肿、脑疝有关。

2. **低效型呼吸形态** 与意识丧失，呼吸骤停有关。

3. **有效循环血量不足** 与电击伤致大面积烧伤有关。

4. **清理呼吸道无效** 与意识丧失、分泌物过多有关。

5. **并发症** 心律失常、急性肾衰竭、脑损伤。

【**护理措施**】

1. **保持患者呼吸道通畅** 面罩或鼻塞给氧，使用呼吸机者保证气道湿化，及时清除呼吸道分泌物，维持有效呼吸，监测动态血气分析。严密观察病情、意识和生命体征变化。

2. 持续心电监护 密切观察心率、心律情况，对于轻型触电者，神志清醒仅感心慌乏力和四肢麻木者，也应该在心电监护下观察 1~2 日。

3. 严密观察 观察电击伤后伤口渗血、渗液、局部血液循环情况，肢端水肿程度和动脉搏动情况，出血时间大多发生在伤后 2~3 周，如治疗过程中出现大出血立即采取紧急止血措施，并立即通知医生，及时处理。

4. 饮食 清醒者给予高热量、高蛋白、高维生素饮食，昏迷者给予鼻饲流质饮食，1500~2000ml/d。

5. 遵医嘱按时、 准确地使用强心药、利尿药、升压药和抗生素 观察用药反应及疗效，特殊用药最好用微量泵进入，注意用药配伍禁忌，输入多种药物最好不要在一条通路上进入，以防出现局部药物不良反应。

6. 密切观察患者尿的颜色、比重和尿量的变化 观察有无血红蛋白尿或肌红蛋白尿，并做好记录。定时留取尿标本及尿生化检验，如尿少或出现血红蛋白尿，应加快补液速度，以达到每小时尿量 50ml 以上、减少肾功能损害、碱化尿液等目的。对合并有心肌损伤的患者，输液速度应适当控制，防止脑水肿和心衰的发生。

7. 预防控制创面感染 保持创面干燥保持病室内干净整洁，空气清新，所有医护操作严格按照无菌原则进行，密切观察患者伤口的变化，并对创面分泌物及痰液进行培养。

8. 心理护理 电击伤是一种意外事故，而且大都有不同程度的伤残，由于事发突然，患者及家属毫无思想准备，患者一时之间无法接受这个现实，心理受到了巨大的打击；患者容易产生焦虑、恐惧等负面情绪，甚至部分患者会产生自杀的念头，因此，在整个救治过程中，护士的语言、举止沉着，动作轻柔以及救护措施迅速得当能使患者情绪稳定，消除和缓解紧张恐惧心理。在临床护理过程中要多给予安慰，鼓励，做好患者的心理护理，对患者做耐心细致的护理的同时向患者进行心理疏导和安慰，解除思想顾虑，使患者乐观对待疾病，树立战胜疾病的信心，积极配合治疗和护理，增强生活信念。

【健康宣教】

1. 加强安全用电常识的宣传教育，严格遵守技术操作规程。

2. 雷雨时不可在大树下躲雨，遇火灾或台风袭击时应切断电源。

3. 定期检查室内电线，如果受潮或被损坏，要及时修补或更换。

4. 不要用湿手直接触电源开关, 更不能随便触摸已经接通了电源的电线的破损处。

第四节 烧 伤

烧伤一般是指由于热力 (如沸液、热金属、火焰、蒸汽等)、电流、化学物质、放射性物质等致机体组织损害, 可伤及皮肤、皮下组织、肌肉、骨骼、关节、神经、血管、内脏等, 所以, 烧伤不仅是局部组织的损伤, 而是在一定程度上, 可引起全身性的反应或损伤。

【分类】

烧伤主要分为: 热力烧伤、化学性烧伤、电流烧伤、放射性烧伤。

热力烧伤可由火焰、热水、热液、热气流、蒸汽、爆炸时高温、电火花和直接接触热物所致。热力烧伤是最常见的烧伤。

化学烧伤是化学物质与人体表面直接接触导致的组织损害, 化学烧伤可累及皮肤、黏膜、呼吸道和眼等部位, 平时常见为强酸、强碱、磷。强酸烧伤由于氢离子具有极强的吸水性, 接触后细胞脱水, 蛋白质凝固成痂, 保护了痂下组织。强碱不但吸水且溶解组织蛋白、皂化脂肪, 连续加深组织的损坏。磷则在烧伤中产生三氧化二磷, 遇水形成磷酸, 进一步对组织造成损伤。

电烧伤中由电火花引起的电弧烧伤程度较轻, 电接触烧伤常常引起广泛的组织凝固坏死。烧伤程度与电流、电压、电弧等大小有关。电烧伤临床表现为入口大, 出口小, 入口处损伤比出口处严重, 组织深部损伤严重, 易发生继发性出血。

放射性损伤主要是由于特有的核辐射伤和电热力所引起的损伤, 可分为单纯性放射线损伤和放射性复合伤。

【烧伤的病理变化】

(一) 局部变化

主要是由热力作用引起毛细血管壁损伤和细胞变质、坏死、凝固或炭化, 取决于热力 (湿度) 和接触组织的时间。

根据烧伤程度的不同, 皮肤可出现红斑 →水疱→焦痂 。

(二) 全身反应

全身反应的轻重取决于烧伤面积的大小和深度。烧伤范围愈大, 全身反应愈严重。根据烧伤创面引起全身病理生理变化的阶段性，烧伤病程经过可分为休克期、急性感染期、修复期。各期有不同的特点，各期之间紧密联系而有重叠，并非截然分开。

1. **休克期　（体液渗出期）**　体液大量丢失引起低血容量性休克，烧伤导致微静脉和毛细血管均受到损伤，血管通透性增加，大量血浆样液体渗出。烧伤面积越大、越深，则水肿越重，休克发生越早。特重烧伤在伤后 2~4 小时，重度烧伤在 4~8 小时即可陷入严重休克状态。

2. **急性感染期感染**　是烧伤临床上最常见的问题，是严重烧伤患者主要死亡原因之一。资料显示，烧伤面积超过 30% 的死亡病例中约 70% 死于感染。在烧伤 12 小时后创面开始有大量细菌，一般继休克后或休克的同时，急性感染即已开始。烧伤面积越大、深度越深，感染机会也越多、越重，尤其是在休克期渡过不平稳、并发症多的患者，更易发生全身性感染。

3. **修复期**　伤后第 5~8 日开始，直到创面痊愈。无明显感染的浅Ⅱ度烧伤，一般在 8~14 日愈合，深Ⅱ度 17~21 日痂下愈合。Ⅲ度烧伤，面积很小的（直径在 3~5cm 以内者）可由四周的上皮长入而愈合，面积较大的需要经过植皮方可愈合。

【**烧伤严重程度的分类**】

1. **轻度烧伤**　总面积 9% 以下的二度烧伤。

2. **中度烧伤**　总面积 10%~29%，或三度烧伤面积 10% 以下。

3. **重度烧伤**　总面积 30%~49%，或三度面积 10%~19%；或总面积不足 30%，但全身情况较重或已有休克、复合伤、中重度吸入性损伤者。

4. **特重烧伤**　总面积 50% 以上，三度 20% 以上。

【**诊断和鉴别诊断**】

1. **烧伤面积计算法**　烧伤面积我国统一使用的烧伤面积计算法如下。

（1）新九分法：为便于记忆将人体按体表面积划分为 11 个 9% 的等份，另加 1%，构成 100%，适用于较大面积烧伤的评估，可简记为：3、3、3（头、面、颈），5、6、7（双上肢），5、7、13、21（双臀、下肢），13、13（躯干），会阴 1。

（2）手掌法：患者五指并拢的手掌面积约为体表面积的 1%。临床上常结合九分法一起使用。

2. **烧伤深度的估计**　烧伤深度的估计，一般采用三度四分法。

一度烧伤、浅二度烧伤、深二度烧伤和三度烧伤的病理变化及临床特征如卜。

一度烧伤：仅伤及表皮、局部皮肤发红，故又称为红斑烧伤。有轻度肿胀和疼痛，一般 2~3 天后红斑消失，局部坏死的表皮细胞由深层细胞增生修复。临床上出现脱屑，不留瘢痕，有时可有轻度色素沉着。

浅二度烧伤：伤及全层表皮和真皮浅层。有大小不一的水疱。水疱表皮脱落可见淡红色的基底，其上有均匀的鲜红色斑点，为真皮乳头层中充血的血管丛断面。皮温高，渗出多，肿胀明显。并且由于末梢神经受刺激而疼痛剧烈、感觉过敏。3~4 天结成一薄层棕黄色干痂。如无感染，则由残留表皮 10~14 天增生愈合，愈合后有色素沉着，但无瘢痕。

深二度烧伤：伤及真皮深层，但有皮肤附件残留，也可形成水疱，但因变质的表皮组织稍厚，故水疱较小或较扁薄，且基底成浅红或红白相间或可见网状栓塞血管；感觉迟钝、皮温稍低；表面渗液较少，但底部肿胀明显。伤后 1~2 周创面逐渐干燥，如无感染等并发症，3~4 周可愈合，愈合后留有瘢痕。如被感染，则残留的皮肤附件往往被破坏，而变成三度。

三度烧伤：伤及皮肤全层，甚至可达皮下、肌肉、骨骼等。皮肤坏死、脱水后可形成焦痂，故又称为"焦痂性烧伤"。创面可呈苍白、棕褐色、焦黑、炭化或可见树枝状栓塞血管；局部变硬、干燥、无水疱，但皮下组织间隙有大量液体积聚。焦痂一般于伤后 2~4 周逐渐分离并露出肉芽创面，除较小面积能自行愈合外，一般都需经皮肤移植方能愈合，愈合后留有瘢痕或畸形，不能出汗。

【辅助检查】

1. 重度烧伤早期，体液丢失，血液浓缩时，血常规检查红细胞计数、血红蛋白量和血细胞比积明显增高，尿比重增高；代谢性酸中毒时，二氧化碳结合力降低，非蛋白氮升高，有条件时可查血气分析以及血清 Na^+、K^+、Cl^- 的测定，以确定有否酸中毒。

2. 脓毒败血症时，白细胞总数常在 (10×10^9) ~ (25×10^9) /L 之间，中性粒细胞达 85% 以上，并可见中性核左移及中毒颗粒，血培养阳性时有助于诊断。

3. 脓液细菌培养及药敏试验有助于确定致病菌种类，可有针对性地选择抗生素。

【救治要点】

1. **急救处理** 烧伤急救原则在于使伤员迅速脱离引起烧伤的现场，进行必要的急救；对于轻症进行妥善的创面处理，对于重症做好转运前的准备和及时转送。

（1）脱离致伤原因：将伤员救离火源现场后，迅速脱去着火衣物、立即卧倒就地慢慢滚动，或扑、盖来灭火，或用水浇灭，切勿惊慌乱跑、呼喊或用手扑打，以免火借风势燃烧更旺和引起呼吸道烧伤，或引起双手烧伤。中小面积的四肢烧伤，可将肢体浸入冷水中，以减轻疼痛和热力的损害。一般浸泡时间为半小时，或到不痛为止。

被酸、碱或其他化学物品浸湿的衣物应立即脱去，创面迅速以大量清水长时间冲洗，不强调使用中和剂。

磷烧伤时应立即以湿布覆盖创面，或将受伤部位浸入水中，以防磷遇空气继续燃烧。随后处理时，应尽量将磷粒去除。再用2%碳酸氢钠溶液湿敷。创面应湿敷包扎，忌用油质敷料，以免磷溶于油而加速吸收，引起中毒。触电后应立即中断电源，扑灭电火花引起的火焰。

（2）保护创面：将创面用清洁的被单、衣物等包裹，以免污染和再损伤，不要用有颜色的外用药，以免影响以后对烧伤深度的估计。

（3）镇静止痛：烧伤患者都有较剧烈的疼痛并烦躁不安，应给以安慰和鼓励，使其情绪稳定、安静合作；酌情使用镇痛剂（如哌替啶），轻度烧伤患者可采用肌内注射或口服给药，重症患者微循环障碍，肌内注射吸收不良，故需静脉给药（1岁以下婴儿忌用上述止痛剂）。对于所用药物名称、剂量、给药途径、时间必须详细记录。

（4）呼吸道的观察：对于颜面烧伤的患者，或现场发生在密闭环境中，很有可能发生呼吸道烧伤，抢救时应注意检查，嗅闻口腔有无烟熏味，观察痰中和口腔内是否存在碳颗粒，口腔黏膜是否红肿，声音是否嘶哑，有无呼吸困难，听诊有无呼气性哮鸣。呼吸道受刺激后可很快出现喉头水肿引起窒息，要严密观察，作好气管切开准备。

（5）静脉补液：对于轻度烧伤患者可给以口服含盐饮液，较大面积或大面积烧伤患者应及早给以静脉补液。

（6）转送：对于重症患者最好在伤后2～3小时内转送到医院，否则等到休克期渡过再转送为宜，切忌休克期高峰时转送。途中静脉输入生理盐水。并且转送途中忌用冬眠药物，以防出现直立性低血压。有呼吸道烧伤时以湿纱布覆盖口鼻，密切观察呼吸情况。伤员的位置尽量与行驶方向垂直或足前头后，以防止脑缺血和颠簸。

2. 初期处理

（1）维持呼吸道通畅，并给以氧气吸入；建立静脉补液通道，应选用较粗的血管，使用套管针刺效果更好；酌情使用镇痛剂；肌内注射破伤风抗毒素。

（2）创面初期处理，又称为烧伤清创术，目的是尽量清除创面污染。

①剔除创面部位及附近的毛发，修剪手指甲。

②以灭菌生理盐水冲洗创面轻拭去表面黏附物，使创面清洁。

③正确处理水疱，浅二度创面水疱小者可不予处理，大者可于底部剪破排空；深二度创面水疱应剪除以防感染。

④三度创面的残留表皮要尽量去除，外涂碘伏或磺胺嘧啶银，择期手术。

3. 创面处理 正确处理创面是治疗烧伤的关键环节。

（1）处理原则：保护创面、减轻损害和疼痛、防止感染。

一度烧伤创面只需保持清洁；浅二度烧伤创面要防止感染、减轻疼痛；深Ⅱ度烧伤创面要防止感染、保存残留上皮组织，促使结痂，争取痂下愈合；Ⅲ度烧伤创面要防止感染，保持焦痂完整、干燥、有计划地手术治疗。

（2）处理方法

①包扎疗法：采用敷料对烧伤创面包扎封闭固定的方法。

a. 目的：减轻创面疼痛，防止创面加深，预防创面感染；一定的压力可部分减少创面渗出、减轻创面水肿。

b. 适用范围：适用于污染较轻、创面清洁的四肢浅度烧伤。

c. 方法和注意事项：于清创后的创面上先覆以单层凡士林纱，外加脱脂纱布和2～3cm厚的棉垫，然后以绷带由远端至近端均匀加压包扎。包扎时尽量使指趾端外露，以便观察肢体血运；指趾分开包扎以防止并指畸形的发生；并注意关节部位的功能位，以免形成功能障碍。包扎后，肢体应抬高，并经常变换受压部位，经常检查敷料松紧、有无渗出、有无臭味和肢端循环。一般可在伤后5天更换敷料，如创面渗出多、有恶臭且伴有患者高热、创面跳痛，需及时换药检查创面。

②暴露疗法：将创面直接暴露于空气中。

a. 目的：为创面局部提供一个温暖、干燥、不利于细菌生长繁殖的环境，可预防与控制创面感染。对深度烧伤则可抑制焦痂液化与糜烂。

b. 适用范围：适用于颜面、会阴等不适合包扎部位的烧伤，以及严重污染和已经发生感染的创面。

c. 方法和注意事项：将患者安放在铺有灭菌床单和纱布垫的床上，使创面直接暴露在温暖、干燥、清洁的空气中，可结合使用电热吹风或远红外线辐射。为使创面充分暴露，应经常变换体位，为使腋窝会阴得到充分暴露，患者应尽量呈大字形。病室要求病房内应清洁、舒适，采用暴露疗法的患者，不能用衣物保暖，因此病室温度应为 28～32℃，并有湿度监测仪及加热保暖措施，如各种烤灯；另外，还应具备通风设施和消毒隔离装置，如紫外线消毒仪。

（3）创面的观察和护理：如创面出现水肿、渗出液增加、颜色转暗、加深、创缘下陷、上皮生长停止、腥臭、焦痂潮湿变色，肉芽血管栓塞、组织变性坏死以及创缘出现炎性侵入都是创面脓毒症或败血症的征象，应密切观察，随时记录。对于采用包扎疗法的患者体温升高、创面疼痛加剧、持续性跳痛或烦躁不安者，均应及时打开检查。

4. 感染创面的处理　感染不仅侵蚀组织影响创面愈合，而且可导致脓毒血症和其他并发症，必须认真处理，消除致病菌、促进组织新生。创面感染的细菌主要有铜绿假单胞菌、金黄色葡萄球菌、大肠埃希菌、变形杆菌等，多为混合感染。感染最易发生在受压迫或潮湿、隐蔽的部位，如腋窝、会阴等。感染的创面应及时引流，清除已溶解的坏死组织，选用湿敷、半暴露疗法或浸润等去除。脓液应进行细菌培养并做药敏试验，正确选用抗生素，合理用药。

5. 并发症的预防和护理

（1）低血容量性休克的预防和护理：此为休克期护理要点，主要以补液维持有效血容量。

成人浅度烧伤面积小于15%，小儿小于10%（非头部烧伤），可口服烧伤饮料补充液体的丢失，一般不需静脉补液。大面积烧伤患者必须采用静脉补液，根据烧伤面积做出输液计划。

①补液的种类

胶体：通常用血浆及血浆代用品，如血浆、羟乙基淀粉、右旋糖酐等。

晶体：通常用生理盐水或平衡盐溶液，如复方林格液、乳酸钠林格液等。

水：5% 或 10% 葡萄糖溶液。

②补液量的计算：根据烧伤程度计算补液量，一般Ⅱ度、Ⅲ度烧伤患者的补液量为：

a. 补充晶体和胶体的量（ml）：

第一个 24 小时　成人：1.5ml×面积（%）×体重（kg）

婴幼儿：2ml×面积（%）×体重（kg）

第二个 24 小时所需补充晶体和胶体的量为第一个 24 小时所需量的一半。

第二个 24 小时所需补充晶体和胶体的量为第一个 24 小时所需量的 1/4。

b. 水分需要量：成人 2000 ~ 3000ml，儿童 60 ~ 80ml/kg，婴幼儿 100ml/kg。

③补液的方法：补液的速度应掌握先快后慢的原则，其中晶体和胶体的各半量最好在伤后 8 小时内输完，水分则每 8 小时各输入 1/3。晶体、胶体和水分要交替输入，特别注意不要在一段时间输入大量不含盐或胶体的液体。

（2）感染：感染是烧伤三大死亡原因之一，应及早发现及时处理。全身症状的观察和护理如下。

①体温：患者出现高热伴寒战，革兰阴性杆菌感染时出现低体温，对患者可采用各种物理或药物降温措施，同时增加补液对于低体温患者应注意保暖。

②脉搏、心率：休克期后的患者心率一般在 120 ~ 140 次/分左右，感染时可增至 140 次/分以上，低体温时心率并不下降，出现体温、心率分离现象。

③呼吸：感染早期呼吸多快而浅，呼吸音粗，进一步可为呼气性呼吸困难，后期出现张口、抬肩、点头呼吸。

④精神症状：早期症状多为兴奋，表现为烦躁、谵语、幻觉。以后转为抑制，表现为表情淡漠、神志恍惚。此时应注意安全，必要时以镇静药物。室内保持安静以减少对患者的刺激。

⑤胃肠道症状：主要有食欲不振、腹胀。

⑥实验室检查：血白细胞明显上升或下降。

（3）肺炎：肺部感染不仅是烧伤患肺部并发症的首位，也是所有烧伤患者并发症中最常见的。

【主要护理问题】

1. **有窒息的危险**　与头面部、呼吸道或胸部等部位烧伤有关。

2. **体液不足**　与烧伤后大量体液自创面丢失、血容量减少有关。

3. **皮肤完整性受损**　与烧伤导致组织破坏有关。

4. **自我形象紊乱**　与烧伤后毁容、肢体残障及功能障碍有关。

5. **营养失调**　低于机体需要量　与烧伤后机体处于高分解状态和摄入不足有关。

6. **潜在并发症**　感染、应激性溃疡。

【护理措施】

1. **维持有效呼吸**

（1）保持呼吸道通畅　及时清除口鼻及呼吸道的分泌物：鼓励患者深呼吸、用力咳嗽及咳痰；对气道分泌物多者，定时翻身及拍背，改变体位，以利于分泌物排出。

（2）加强观察 若发现患者有刺激性咳嗽或咳黑痰、呼吸困难、呼吸频率增快，SpO$_2$下降、血氧分压下降等表现，应积极做好气管切开及气管插管的准备。

（3）吸氧：中重度呼吸道烧伤患者多有不同程度缺氧，一般用鼻导管或面罩给氧，氧浓度为40%左右，氧流量4~5L/min，合并CO中毒者可经鼻导管给高浓度氧或纯氧吸入，有条件者积极采用高压氧疗。

（4）加强气管插管及气管切开后的护理：严格无菌操作，正确进行气管内吸引。给予蒸汽吸入、雾化吸入含有抗菌药物、糜蛋白酶的液体，保持呼吸道湿润，以控制呼吸道炎症及稀释痰液。

2. 补充液体、维持有效循环

（1）建立静脉输液通道：迅速建立2~3条能快速输液的通道，保证各种液体及时输入，尽早恢复有效循环血量。

（2）合理安排输液的种类及速度：遵循"先晶后胶、先糖后盐、先快后慢"的输液原则合理安排输液的种类及速度。

3. 加强创面护理，促进愈合

（1）抬高肢体：肢体烧伤者，保持各关节处于功能位，适当地进行局部肌锻炼。观察肢体末梢血运循环情况，如皮温和动脉搏动。

（2）保持敷料清洁和干燥：采用吸水性强的敷料，若敷料被渗液浸湿、污染或有异味时应及时更换，包扎时压力均匀，达到要求的厚度和范围。

（3）适当约束肢体：极度烦躁和意识障碍者，适当予以肢体的约束，以防止无意抓伤。

（4）定时翻身：定时为患者翻身，以避免创面因长时间受压而影响愈合。

（5）用药护理：定期做创面、血液及各种排泄物的细菌培养和药敏试验，合理应用广谱、高效抗菌药及抗真菌药物，注意药物配伍、观察用药效果及不良反应。

（6）病室温度：接受暴露疗法患者的病室温度应控制在28~32℃，相对湿度50%~60%。

【健康宣教】

1. 烧伤是一种破坏很强的损伤，对患者以后的生活质量有很大的影响。因此，预防火灾发生至关重要。增强防火意识，进行安全操作是每一个公民的义务。安全用电、安全用火、安全生活。

2 在火灾现场，切记不要喊叫，应以湿毛巾掩口鼻离开，以防呼吸道烧伤。

3. 保护创面、隔离热源使创面不再继续受损，对预后很有利。如烫伤后，及时用凉水冲淋。

4. 大面积烧伤患者应及早送至有经验的医院进行抢救，尽可能早地为患者补液。

5. 在治疗中，营养支持很重要，应鼓励患者多进饮食，增加蛋白及维生素摄入量。

6. 患者要以最佳的心态接受治疗，积极配合。

7. 创面愈合后尽早进行功能锻炼，减少二次手术。

第七章 常见急救技术

一、成人基础生命支持 （BLS）

【目的】

早期识别心脏停搏并迅速启动紧急医疗服务体系（EMSS），尽快行心肺复苏术及电除颤，重建自主循环及呼吸功能，最终实现拯救生命的目的。

【适应证】

意识突然丧失，同时无呼吸或仅是喘息，不能在 10 秒内明确感觉到脉搏的伤患者。

【禁忌证】

下列情况不进行心肺复苏。

1. 周围环境对施救者产生严重或致命损害且被抢救者无法移动。

2. 被抢救者已经出现不可逆死亡。

3. 被抢救者有有效的生前遗嘱。

【操作流程】

口诀："叫叫 CABD"。

1. 检查患者反应 （叫） 治疗心脏停搏必需的第一步是迅速识别心脏停搏。旁观者可能会目击患者倒下或者发现似乎没有生命迹象的人。在处理患者前，施救者必须首先确保周围环境安全，然后才检查反应。轻轻拍打患者双肩并大声呼喊："你怎么啦"，如果患者有反应，那么他（她）就会有回应、活动或者呻吟。

2. 启动应急反应系统 （叫） 如果患者没有反应，立即启动应急反应系统。如果是在医院外，自己或请求他人帮助拨打 120 急救电话，并获取 AED；如在医院内，安排旁人通知急救小组推抢救车，拿来除颤器。

4. 检查呼吸和脉搏 检查判断患者是否有呼吸或是否有正常呼吸（即仅有喘息）和脉搏。为尽量减少心肺复苏的延迟，2015 年指南建议可在检查脉搏的同时评估呼吸。时间在 5～10 秒内，不应该超过 10 秒。

（1）检查呼吸：扫视患者胸部，观察胸部起伏不超过 10 秒，如果患者有呼吸，监测患者直到其他救援人员到达。如果患者无呼吸或仅是濒死叹息样呼吸，即被认为是非正常呼吸，是心脏停搏的标志。

（2）检查脉搏：触摸颈动脉：一手置于患者前额，使头部保持后仰，另一手示指和中指指尖先触及气管正中部位，男性可先触及喉结，然后向旁滑移 2cm 左右，在气管旁软组织深处轻轻触及颈动脉搏动。至少感受脉搏 5 秒，但是不超过 10 秒，如果在 10 秒内没有明显感受到脉搏，即从胸外按压开始高质量心肺复苏。

5. 胸外按压（circulation，C） 心肺复苏的基础是胸外按压。如果患者无正常呼吸或仅是出现濒死叹息样呼吸且无脉搏，立即开始高质量心肺复苏，首先从胸外按压开始。在对各年龄段的患者进行心肺复苏时，单人施救者胸外按压与通气比率是 30∶2，即每胸外按压 30 次，人工呼吸 2 次。具体步骤如下。

（1）到患者一侧。

（2）确保患者仰卧在坚实的平坦的表面上。若患者俯卧，应该小心地将他翻过来，如果怀疑患者头部或颈部有损伤，将患者翻转为仰卧位时应保护颈椎，尽量使其头部、颈部和躯干保持在一条直线上。

（3）胸外按压部位和施救者的姿势：将一只手的掌根放在患者的胸部正中央、胸骨下半部上，将另外一只手的掌根重叠放置在第一只手上，施救者伸直双臂，使肩、肘、手腕在一条直线上。

（4）按压深度：至少 5～6cm。

（5）按压频率：每分钟 100～120 次。

（6）尽量减少胸外按压过程中断，在每次按压后，让胸部完全回弹。

6. 开放气道（airway，A） 心跳呼吸停止后，患者意识丧失，全身肌肉松弛，舌根后坠，造成呼吸道阻塞。如果患者口内有异物或呕吐物，应先进行清理，将患者头部偏向一侧，用指套或纱布缠指来清除后，再复位患者头部。开放气道的方法有两种。

（1）仰头 - 抬颏法：对于没有头或颈部创伤表现的患者，医务人员应该使用仰头 - 抬颏法开放气道（图 7 - 1）。

（2）推举下颌法：如果医务人员怀疑患者有颈椎损伤，应该使用托颌法开放气道，不能拉伸头部。因为 CPR 时保持气道开放和提供足够的通气是最优先的，因此当推举下颌法不能保证开放气道时，则改用仰头 - 抬颏法（图 7 - 2）。

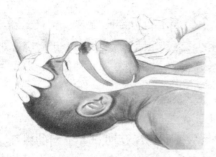

图 7 - 1　仰头 - 抬颏法

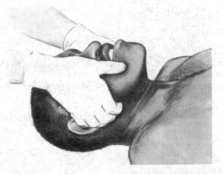

图 7 - 2　推举下颌法

7. 人工呼吸（breathing，B）　　开放气道后，应该立即实施人工呼吸。单人施救时，给予口对面罩人工呼吸。如无面罩给予口对口人工呼吸。双人施救时使用球囊面罩进行通气。人工呼吸 2 次，每次人工呼吸的时间在 1 秒以上，确认明显的胸廓抬起，采用按压 - 通气比为 30:2。

8. 尽早除颤（D）　　现在主张，心肺复苏中推荐 CPR 与 AED 联合应用。

单个施救者下一步应去取 AED（如果 AED 在附近而且容易取得），然后回到患者身边连接和使用 AED，接着施救者应进行高质量 CPR。当有 2 名或以上的施救者在场时，一名施救者应开始胸外按压，而第二名施救者启动应急反应系统和取回 AED（或者在院内的手动除颤器）并尽快使用 AED，两名施救者应进行包括胸外按压和人工通气的 CPR。在电击后立即从胸外按压开始恢复高质量心肺复苏。继续提供心肺复苏并遵循 AED 的提示，直到高级生命支持团队接手或者患者开始呼吸、移动或有反应。2010 年以后心肺复苏指南支持进行单次电击后立即进行心肺复苏而不是连续电击以尝试除颤的建议，因为连续电击获益风险未知，且应尽量减少胸外按压的中断。抢救者在除颤后不要立即检查脉搏，而应该继续做 CPR，在 5 个周期 CPR 后再次检查判断。

【注意事项】

（1）按压期间不要移动患者：当心肺复苏进行时，切勿移动患者，除非患者处于危险的环境中（如失火的建筑物），或认为患者的姿势或位置不能进行有效的心肺复苏。

（2）胸外按压时要确保足够的频率及深度，尽可能不中断胸外按压，每次胸外按压后要让胸廓充分的回弹。

（3）胸外按压时，肩、肘、腕在一条直线上，并与患者身体长轴垂直。按压时，手掌根部不能离开胸壁。

（4）使用仰头 - 抬颏法开放气道时，不要使劲按压颏下软组织，不要完全封闭患者的嘴巴。

（5）人工呼吸时送气量不宜过大，以免引起患者胃部胀气。

（6）人工呼吸吹气避免过快，每次至少持续 1 秒钟，每次可见胸廓隆起即可，在 10 秒内继续进行胸外按压。

二、婴儿和儿童基础生命支持

婴儿是小于 1 岁，不含新生儿。儿童是从 1 岁到青春期。青春期的体征是男性出现胡须或在胸部、腋下有毛发出现以及女性乳房发育、月经来潮等。

【操作流程】

1. 确保现场环境安全

2. 检查患者有无反应　轻拍儿童的肩膀或者婴儿的脚跟并大声呼喊，"你怎么啦"，如果没有反应，大声呼叫援助，可以通过移动设备启动应急反应系统。

3. 判断患儿或婴儿是否有正常呼吸和脉搏　检查时间在 5~10 秒之间。尽量减少心肺复苏的延迟。

（1）检查呼吸：扫视患者胸部，观察胸部起伏不超过 10 秒。如果患者有呼吸，监测患者直至其他救援到达；如果没有呼吸或仅是喘息，则说明患者呼吸骤停或心脏停搏（如果没有感觉到脉搏）。

（2）检查脉搏：为婴儿检查脉搏，触摸肱动脉搏动。施救者将 2 或 3 根手指置于婴儿的上臂内侧，在肘部和肩膀之间，然后用手指触摸脉搏。为儿童检查脉搏，触摸颈动脉或股动脉搏动。施救者将 2 根手指放在儿童大腿内侧、髋骨和耻骨之间，在躯干和大腿交汇处的折痕以下。如果在 10 秒钟内没有明确感受到脉搏的话，应该立即从胸外按压开始进行高质量的心肺复苏。

（3）如果患者呼吸正常且脉搏存在，只需要监测患者。如果患者没有呼吸但脉搏存在，则提供人工呼吸，每 2 分钟检查一次脉搏。如果没有感受到脉搏或脉搏在 60 次/分以下或者更低，且有血流灌注不足的体征，则应该立即进行高质量的心肺复苏。

4. 胸外按压　如果患者无呼吸或是无正常呼吸且无脉搏，则从胸外按压开始进行高质量心肺复苏。对于大多数儿童，可以使用 1 或 2 只手按压胸部，按压技术与成人相同。儿童的按压深度约为 5cm。

对于婴儿，单人施救采用双指胸外按压，如果有多名施救者，则采用双拇指环绕手法。

（1）婴儿双指按压技术（单人施救）步骤

①将婴儿放置于坚硬、平坦的表面。

②将 2 根手指放在婴儿胸部的中央，在两乳头连线的正下方。

③以 100～120 次/分的频率按压。

④按压深度至少为婴儿胸部前后径的 1/3（约 4cm）。

⑤每次按压结束后让胸廓充分回弹；按压和放松的时间应该大致相同。按压中断间隔时间应该尽量控制在 10 秒以内。

⑥每 30 次按压之后，以仰头抬颏法开放气道并给予 2 次人工呼吸，每次持续 1 秒，每次呼吸应使胸廓隆起。

⑦约 5 个心肺复苏循环或 2 分钟后，如果施救者还是一人且尚未启动应急反应系统，则离开婴儿或带上婴儿，启动应急反应系统并取得 AED。

⑧继续以 30:2 的比率进行按压和人工呼吸，并尽快使用 AED。继续进行，直至有人接手或者婴儿开始呼吸、活动或者有反应。

（2）双拇指环绕手法（双人施救）步骤

①将婴儿放置于坚硬、平坦的表面。

②将 2 根拇指并排放在婴儿胸部的中央，在胸骨的下半部分（在两乳头连线的正下）。对于非常小的婴儿，拇指可能会重叠放置。用双手的手指环绕婴儿的胸部，并支撑婴儿的背部。

③用手环绕婴儿的胸部，使用两根拇指以 100～120 次/分的频率按压胸骨。

④按压深度至少为婴儿胸部前后径的 1/3（约 4cm）。

⑤每次按压结束后让胸廓充分回弹；按压和放松的时间应该大致相同。按压中断间隔时间应该尽量控制在 10s 以内。

⑥每 15 次按压之后，暂停片刻以便让第二名施救者以仰头 - 抬颏法开放气道并给予 2 次人工呼吸，每次持续 1 秒，每次呼吸应使胸廓隆起。

⑦继续以 15:2 的比率实施胸外按压和人工呼吸。每 2 分钟与另外一名施救者交换角色，从而避免疲劳按压，使胸外按压保持有效。持续进行心肺复苏，直至 AED 到达、高级生命支持团队接手或者婴儿开始呼吸、活动、有反应。

⑧开放气道：有两种方法可以打开气道：仰头 - 抬颏法和推举下颌法。与成人一样，如怀疑患者头部或颈部损伤时，使用推举下颌法。如果推举下颌法未能开放气道，则使用仰头 - 抬颏法。

⑨人工呼吸：开放气道后，应该立即实施人工呼吸。单人施救时，给予口对面罩人工呼吸。如无面罩可给予口对口人工呼吸。双人施救时使用球囊面罩进行通气。人工呼吸 2 次，每次人工呼吸的时间在 1 秒以上，确认明显的胸廓抬起。

⑩尽早除颤：一旦获取 AED 或除颤仪，应该尽早使用除颤。除颤完成后，立即进行高质量的心肺复苏，持续进行约 2 分钟（直至有 AED 可以进行心律分析），持续直至高级生命支持团队接手或者患者开始移动。

三、电除颤技术

电除颤又称电复律。是用电能治疗各种异位性快速心律失常，使之转变为窦性心律的方法。进行心脏电复律的装置，称为心脏复律器或心脏除颤器。心脏电复律，具有疗效高、作用快、较安全简便的特点。其原理是以大电极（浆状物）经胸壁可以让心脏产生瞬时的电休克。休克可使得心脏所有的运动暂时终止，数分钟后较正常的心脏搏动又重新开始。结果心脏收缩协调，泵血功能重新恢复，在一定程度可改善体循环功能。

【临床分类】

1. 同步电复律与非同步电除颤 同步电复律是指由心电图上的 R 波所触发的同步放电，即电脉冲落在心室肌的绝对不应期内，从而避免在心室的易损期导致室速或室颤。主要应用于各种室上性和部分室性快速型心律失常。非同步电除颤主要用于心室颤动、无脉性室速，此时心脏电活动已无心动周期可言，心电图上也已无法区分 R 波。

2. 经胸体外电复律与体内电复律 一般所说的电复律多是指经胸体外电复律。体内心脏电复律用于开胸心脏手术或急症开胸抢救的患者，所需电能较小。此外，也有经食管电极导管低能量电复律和经静脉电极导管心腔内电复律等。

（一）常规手控除颤仪

【除颤仪分类】

1. 单向波除颤仪：能量选择从 0 ~ 360J，依据患者年龄、体重来调节能量。

2. 双向波除颤仪：能量选择从 0 ~ 200J，比单向波除颤仪更加安全有效，故现在临床上多以选择双向波除颤仪。

【目的】

纠正患者心律失常。

【适应证】

心室颤动、无脉性室速。

【禁忌证】

致命性心律失常应争分夺秒紧急进行电除颤，无所谓禁忌证之说。

【操作流程】

1. 心电监护示室颤或无脉性室速，立即检查患者反应，并启动应急反应系统。

2. 检查患者呼吸，并同时检查脉搏，如无呼吸和无脉搏，立即进行高质量的心肺复苏。

3. 除颤仪准备好，即开始使用除颤仪。

（1）开机，选择除颤档。

（2）取下除颤手柄，涂抹导电糊。

（3）选择除颤能量：成人单向波360J；双向波成人依据机型厂家推荐能量120~200J，后续能量≥首次能量但不超过200J。小儿2J/kg，后续至少4J/kg，但不超过10J/kg。

（4）放置电极板：心尖电极板放置于左乳头下方，平左腋前线；胸骨电极板置于右锁骨下，平胸骨右缘。注意避开溃烂或伤口、内置起搏器部位。

（5）分析心律，请大家离开。确认是除颤心律，准备除颤。

（6）充电与放电：充电至所需能量后再次观察心电示波，确认是除颤心律，两手拇指同时按压电极板上"放电"按钮，迅速放电除颤。

（7）用纱布擦净患者皮肤，帮患者穿好衣裤，擦干电极备用。

（8）操作完毕，将能量开关回复至零位，并充电备用。

（9）记录。

（10）做好除颤器的清洁与维护。

【注意事项】

1. 除颤前检查患者并除去金属及导电物质，松开衣扣，暴露胸部。确认患者除颤部位无潮湿、无敷料。如患者带有植入性起搏器，应注意避开起搏器部位至少10cm。

2. 电极板放的位置要准确，并与患者皮肤密切接触，保证导电良好。

3. 除颤时前确定周围人员无直接或间接与患者接触；操作者身体不能与患者接触，不能与金属类物品接触。

4. 动作迅速，准确。

5. 电击部位的皮肤可有轻度红斑、疼痛，也可出现肌肉痛，约3~5天后可自行缓解。

（二）自动体外除颤器（AED）

自动体外除颤器（AED）是一种轻型便携式计算机化设备，能够自助识别需要电击的异常心律。AED 能够给予电击来终止异常心律，并使心脏的正常节律得以恢复，AED 易于操作，稍加培训即能熟练使用，专为现场急救设计的急救设备，从某种意义上讲，AED 又不仅是种急救设备，更是一种急救新观念，是一种由现场目击者最早进行有效急救的观念，允许非专业人员和医务人员安全地进行除颤。它有别于传统除颤器，可以经内置电脑分析和确定发病者是否需要予以电除颤，除颤过程中，AED 的语音提示和屏幕显示使操作更为简便易行，自动体外除颤器对多数人来说，只需几小时的培训便能操作。美国心脏病协会（AHA）认为，学用 AED 比学心肺复苏（CPR）更为简单。AED 设备有不同的厂家和型号，各型号之间略有不同，但是所有的 AED 的基本操作方法是相同的。

AED 的通用步骤如下。

（1）打开包装。开启 AED（如有需要）。打开盖子或箱子时，有些设备会自动"开启"，遵循 AED 提示，作为进入下一步的指令。

（2）按照图示将 AED 电极片贴到患者裸露的胸部。对于 8 岁及以上患者，选用成人电极片。对于成人来说，儿童电极片给予的电击能量过小，很可能不会成功，故成人不应该使用儿童电极片。对于 8 岁以下的儿童和婴儿使用儿童电极片，如果没有儿童电极片，则使用成人电极片。可能需要将电极片放在前面和后面，确保电极片不要相互接触或重叠。

（3）将 AED 连接电缆接到 AED 装置上（有些 AED 电缆预先已连接到该装置上）。

（4）"离开"患者，让 AED 分析心律：如果 AED 提示，分析心律离开患者时，应该确保无人接触患者，包括急救呼吸的施救者。有一些 AED 会有语音提示按下一个按钮使 AED 开始分析心律；有一些 AED 会自动进行分析步骤。AED 进行分析心律可能花几秒钟时间。然后 AED 将语言提示是否需要电击。

（5）如果 AED 建议电击，则遵照其语音提示，在给予电击前，确保无人接触患者，应该大声喊出："请所有人离开"，并环顾四周确认没有人接触患者后，按下电击按钮，使患者肌肉产生突然痉挛。

（6）如果无须电击，以及电击完成后，应该立即从胸外按压开始进行高质量的心肺复苏。

（7）约 5 个心肺复苏循环或 2 分钟后，AED 会提示重复步骤 4 和 5。继续进行，直到高级生命团队接手或者患者开始呼吸、移动或有反应。

【注意事项】

1. 如果患者胸部多毛，可以使用剃刀剃掉将要放置电极片部位的毛发。

2. 切勿在水中使用 AED。如果患者在水中，请将患者从水中拉出；如果患者胸部布满水，快速擦拭胸部再贴上 AED 电极片；如果患者躺在雪地或小水坑中，则可以快速擦拭胸部后使用 AED。

3. 如果确认患者安装有起搏器或植入式除颤器时，应该避免将 AED 电极片直接放在植入装置上。电极片的放置位置应距离起搏器不少于 10cm，尽量用前后位置电极片。

4. 不要直接将 AED 电极片置于药物贴片上方，在不延误电击的情况下，可在放置 AED 电极片前去除贴片并将该区域擦拭干净。

5. 对于婴儿，应该首选使用手动除颤器而不是 AED。手动除颤仪具有比 AED 更多的性能，可以提供婴儿所需的较低能量。

四、简易呼吸器的应用

简易呼吸器，又称复苏球，是由一个面罩及一个与之相联的球囊组成，适用于心肺复苏及需人工呼吸急救的场合，尤其是适用于窒息、呼吸困难或需要提高供氧量的情况，具有使用方便、痛苦轻、并发症少、便于携带、有无氧源均可立即通气的特点。

【目的】

为无呼吸或者呼吸不正常的患者提供正压通气。

【适应证】

1. 心肺复苏。

2. 各种中毒所致的呼吸抑制。

3. 神经－肌肉疾病所致的呼吸肌麻痹。

4. 各种电解质紊乱所致的呼吸抑制。

5. 各种大型的手术。

6. 配合氧疗做溶疗法。

7. 运送伤病员　适用于机械通气患者做特殊检查，进出手术室等情况。

8. 临时替代呼吸机　遇到呼吸机障碍、停电等特殊情况时，可临时应用简易呼吸器替代。

【操作流程】

1. 患者去枕仰卧位，使头后仰，清除口腔与喉中假牙等任何可见的异物。

2. 必要时置入口咽或鼻咽通气导管，解除舌后坠。

3. 以鼻梁作为参照，把面罩放在患者的脸上。

4. 开放气道 操作者应该位于患者头部正上方，当提起下颌保持气道开放时，使用 E－C 手法将面罩固定就位。使患者头部后仰，将面罩放在患者脸上，面罩狭窄处位于患者鼻梁，将一手的拇指和示指放在面罩一侧，形成"C"形，并将面罩边缘压向患者面部，使用剩下的手指提起下颌角（3 个手指形成"E"形），开放气道，使面部紧贴面罩。

5. 挤压球囊给予急救呼吸，每次 1 秒钟（以"通气一次"或"1001"计数），同时观察胸廓是否隆起。

6. 双人操作法 一名操作者站在患者头部正上方，采用仰头－抬颏法（推举下颌法）开放气道，并将面罩固定在患者脸上，另一名操作者则在患者身体一侧挤压球囊。

7. 通气频率 成人每 5~6 秒一次呼吸（10~12 次/分；婴儿和儿童每 3~5 秒给予 1 次呼吸（每分钟 12~20 次）。

8. 每 2 分钟检查一次脉搏。患者若出现心脏停搏则立即行胸外心脏按压，按压频率与人工通气比率为 30:2。

【注意事项】

1. 遵医嘱调节氧浓度。

2. 连接氧气装置时需使用储氧袋，且储氧袋处于充盈状态。

3. 见患者口腔内有明显的食物残渣时，需先清理口腔分泌物。

4. 面罩有多种尺寸。常见尺寸是婴儿（小）、儿童（中）、成人（大）。面罩应该从鼻梁处直到颏裂处，面罩应该遮住鼻子和嘴，但不应该压住眼睛。面罩包含可提供气密的杯状垫。如果达不到气密封闭，通气将无效。

5. 在心肺复苏时，按压通气比是 30:2。

6. 避免通气速度过快或太用力，降低胃胀气的风险：挤压球囊时压力不可过大，约挤压球囊的 1/2 为宜。提供刚好足够的空气，以患者胸廓隆起为标准。

7. 无论是否给氧，每次急救呼吸均需持续 1 秒。

8. 已置入高级气道者，每 6 秒通气一次（每分钟 10 次呼吸）。

9. 双人操作时 一名操作者用双手使面罩与患者面部之间形成气密环境，并提起患者下颌。用双手的拇指和示指做"C"字手型使面罩密封于患者面部，每只手剩余的 3 根手指摆成"E"字形，提起下颌两侧装入面罩内。操作者应小心不要过于用力按压面罩，因为过于用力会压低患者下颌，阻塞气道。

10. 病情观察 ①看患者胸廓是否起伏；②患者嘴唇与面部颜色的变化；③观察单向阀是否适当运用；④观察面罩内是否有雾气样变化；⑤若无好转，配合医生气管插管、连接呼吸机辅助（控制）呼吸。

11. 若患者有自主呼吸，应与之同步，即患者吸气初顺势挤压呼吸囊，达到一定潮气量便完全松开气囊，让患者自行完成呼气动作。

五、口咽通气导管、鼻咽通气导管及喉罩的使用

（一）口咽通气导管

口咽通气导管前端开口类似扁圆形，圆钝光滑，操作经口腔进行咽喉部深部吸痰时不易损伤咽腔黏膜，避免了对鼻腔、口腔黏膜的损伤，又可保证吸痰措施及时、有效。其牙垫咬合部内包埋方管状金属片，能防止口咽通气导管滑入咽部或误入气管，不必专人固定，能更有效分配有限的护理人力资源，保证所有的急救措施迅速、高效进行。

【目的】

解除舌后坠，维持气道开放。

【适应证】

有完全或部分上呼吸道梗阻的或需要牙垫的无意识的患者。

【禁忌证】

1. 有意识或咽反射的患者

2. 喉头水肿、气道异物、哮喘、喉反射亢进等患者。

3. 前四颗牙具有折断或脱落危险的患者。

4. 呕吐频繁且量大的患者。

5. 伴有心脑血管疾病的患者不宜长时间使用。

【操作流程】

1. **导管选择**　根据患者的年龄、身高、体型选择合适的型号，长度等于门齿至下颌角连线的长度。合适的口咽管应该是：口咽通气管末端位于上咽部，将舌根与口咽后壁分开，使下咽部到声门的气道通畅。较为安全的选择方法是：宁长勿短，宁大勿小。

2. **"反向插入法"**　　患者取平卧位，头偏向一侧，根据患者的年龄大小选择合适的型号，把口咽通气导管的咽弯曲部分（凸面向上）抵住舌轻轻插入口腔，当其头端接近口咽部后壁时（已通过悬雍垂），即将其旋转180°，使其凹面向下，推送通气管至合适位置。

3. **"正向插入法"**　　对意识障碍、牙关紧闭者，用开口器将牙关撬开，压

舌板从臼齿处放入抵住舌，口咽通气管凹面向下对准咽喉部迅速置入，使前端置入舌根之后，位于上咽部，口咽通气管尾端固定在患者上下门齿外。

4. 固定方法　使用口咽通气管时，翼缘部分要加以固定，以防止口咽通气导管滑入咽部或误入气管。传统的方法将口咽管固定在上下门齿外，用两条胶布固定于两侧面颊；也可在插口咽通气管前，先将长度适中的绷带系在口咽通气管末端翼缘下，确认口咽通气管的位置适宜、气流通畅后，用胶布固定，并将绷带系于颈后；将通气管翼缘两侧各打一个小孔，将绷带穿过小孔绕至颈后固定，解决了传统固定胶布易受潮脱落的缺点，更适用于胶布过敏者。

【注意事项】

1. 如果选择长度太长，会堵塞气道或者损伤气道黏膜；如果选择太短会将舌根推向后从而堵塞气道。

2. 插入时要小心轻柔，避免损伤嘴唇及舌头等软组织。

3. 谨记：口咽通气道管用于无咳嗽反射及咽反射的患者，否则易引起呕吐或喉痉挛。

（二）鼻咽通气导管

鼻咽通气导管是临床一次性医疗器材，质地是硅胶制成，柔软，操作简单，不需要特殊器械，并能在数秒内迅速获得有效通气，刺激性小，又有附壁痰栓形成少等特点，便于护理；同时因其留置过程中不刺激咽喉三角，无恶心反应，具有患者耐受性好的优点，为临床工作带来了极大的方便，所以应用广泛。

【目的】

经前鼻孔插入舌根部，解除鼻咽部呼吸道阻塞，增加咽腔通畅，减少空气阻力，改善患者氧合，利于上呼吸道吸引。

【适应证】

1. 舌根后坠造成的不完全呼吸道梗阻患者　保持呼吸道通畅是危重患者治疗的关键，舌根后坠是意识障碍患者常见的并发症。

2. 呼吸困难通过鼻咽通气导管进行氧气吸入者　如睡眠呼吸暂停通气综合征。

3. 咳痰无力必须经上呼吸道进行吸引者　如血管延髓麻痹患者，气管插管脱机后。

4. 不能反复经鼻腔吸引者　易引起鼻腔黏膜破损。

5. 牙关紧闭不能经口吸痰者　帕金森病。

【禁忌证】

鼻息肉、鼻腔出血或者有出血倾向、鼻外伤、鼻腔畸形、鼻腔炎症、明显的鼻中隔偏曲、凝血机制异常、颅底骨折和脑脊液耳鼻漏的患者禁用。

【操作流程】

1. 安置方法

（1）检查鼻腔，确定大小和形状，是否有明显的鼻中隔偏移的禁忌证。

（2）选择合适型号的鼻咽通气导管，长度大约相当于鼻外孔至耳洞的距离。

（3）鼻腔黏膜表面喷洒血管收缩药和局部麻醉药，如呋麻合剂或麻黄素稀释液、利多卡因等。

（4）用石蜡油棉球润滑鼻咽通气导管，将鼻咽通气导管的弯面对着硬腭入鼻腔，顺硬腭骨平面向下推送至硬腭部，直至在鼻咽部后壁遇到阻力。通气导管顺时针旋转90°，使其斜面对向鼻咽后部黏膜，通过咽喉壁后，旋转回原位，并推送至合适深度。

2. 取出方法

拔出前，先吸净鼻腔及口腔分泌物，于呼气期拔出，以免误吸。

当拔出过程中遇到阻力时，可暂停，待用润滑剂或水润滑后反复转动通气管，待其松动后，再行拔出。

【注意事项】

1. 鼻气道阻塞、鼻骨骨折、明显鼻中隔偏曲、凝血机制异常、颅底骨折和脑脊液耳鼻漏的患者禁用。

2. 通气管弧度应与硬腭和鼻咽部后壁相适宜。

3. 斜面位于左侧，以利于进入气道和减少对黏膜的损伤。

4. 置管时切忌暴力，如用中等力量不能将通气导管置入，应换另一根较细的通气管，并且需用棉棒扩充鼻道，也可在另一侧鼻孔试插。

5. 防止并发症　选择大小合适的通气导管型号；定期湿化插管鼻腔；加强口腔护理；严格按气管内插管操作，防止交叉感染；注意观察是否有鼻窦炎的迹象。

（三）喉罩

喉罩（LMA）起源于英国，已被广泛应用于临床全身麻醉施行呼吸管理，今在美国也已逐渐被采用，并作为一种新的麻醉方法正在各国普及应用，喉罩与气管内插管法和面罩法并列为第三种全身麻醉法。在急救复苏方面，英国、美国经常培训救护人员使用 LMA，已将 LMA 作为成人气道维持和基本生命支持的一种替代器具。喉罩（LMA）系在盲探下插入，不需要使用喉镜显露声门，故使用较为方便，优点较多。

【目的】

喉罩（LMA）是一种特殊型的通气管，在其通气管的前端衔接一个用硅橡胶制成的扁长形套，其大小恰好能盖住喉头，故有喉罩通气管之称。

【适应证】

1. 需要气道保护而又不能行气管内插管的患者。

2. 需要快速控制气道，尤其是在快速诱导期，而插管又有困难时。

3. 仅供受训过的麻醉医师使用，用前须经患者同意。

4. 面部或颈椎损伤的患者特别有用。

5. 门诊手术的全麻患者。

6. 紧急气道救援。

7. 困难插管。

8. 不稳定颈椎患者的全麻。

9. 当气管插管有困难、有风险或不成功时，可以用作急救通道和光纤管道。

10. 可用清醒或熟睡患者的支气管镜检，危重患者的 MRI 检查、CT 检查和介入治疗的呼吸道管理。

【禁忌证】

1. 未禁食的患者。

2. 病态的肥胖患者、阻塞性肺部疾病或异常性口咽病变。

3. 张口难度者。

【喉罩的优点】

1. 使用方便、快捷、气道维持更容易。

2. 无需喉镜，与气管插管比较，初学人员放置 LMA 的难度小，成功率高。

3. 对不需要肌松剂的长时间手术，LMA 取代了面罩的作用。

4. 建立气道以便自主通气和控制通气。

5. LMA 的位置即使不很理想，也多能维持气道通畅。

6. 避免气管内黏膜损伤。

7. 在浅麻醉状态下也能耐受，耐受 LMA 比气管内导管所需的麻醉药量也减少。

8. 麻醉诱导和恢复期血流动力学稳定性提高，置管时眼内压增高程度减少，麻醉恢复期咳嗽减少，氧饱和度提高，成人手术后咽痛发生率也降低。

【喉罩的缺点】

1. 密封效果不好，胃胀气发生率高，IPPV 时会导致胃胀气。

2. LMA 比面罩更容易出现食管反流，对未禁食的患者不能完全防止误吸。

3. 标准的喉罩不宜进行过强的正压通气。

4. 口腔分泌物增加，应用阿托品类药物可减少分泌物。

【操作流程】

各种喉罩插管应用的共同步骤：选择喉罩型号，检查喉罩完好情况，喉罩抽气塑形，上润滑剂，麻醉诱导，经口盲插，喉罩注汽，术毕拔喉罩。操作置入技术有三种方法；第一种可按经典喉罩插管法；第二种借助金属辅助柄；第三种借助食管探条。第三种方法喉罩到位率较高。

1. 喉罩置入前的麻醉

（1）异丙酚静脉诱导：在面罩去氮，静脉注射异丙酚诱导后即可置入喉罩，无须使用肌松药，但绝对不能用硫喷妥钠静脉诱导，因其极容易引起严重喉痉挛。

（2）神经安定、镇痛麻醉：在面罩去氮，静脉注射氟哌啶芬太尼合剂结合表面麻醉后即可置入喉罩。

（3）吸入全身麻醉：在吸入七氟烷诱导至咽喉反应消失，下额松弛后即可置入喉镜，但须注意麻醉不能过浅。

2. 喉罩的型号　目前有 7 种型号的喉罩。

1 号：用于 <5kg 的新生儿和婴儿；1.5 号：用于体重 5～10kg 的婴儿；2 号：用于体重 10～20kg 的小儿；2.5 号：用于体重 20～30kg 的小儿；3 号：用于体重 30～50kg 的小儿及成人；4 号：用于体重 50～70kg 成年人；5 号：用于体重 >70kg 成年人。

3. 喉罩置入法　盲探法：较常用，有两种方法。

（1）常规法：头轻度后仰，操作者左手牵引下额以展宽口腔间隙，右手持喉罩，罩口朝下颌，沿舌正中线贴咽后壁向下置入，直至不能再推进为止。

（2）逆转法：置入方法与常规法基本相同，只是先将喉罩口朝向硬腭置入口腔至咽喉底部后，轻巧旋转 180°（喉罩口对向喉头）后，再继续往下推置喉罩，直至不能再推进为止。

4. 喉罩置入的最佳位置　最佳位置是指喉罩进入食管上口，罩的上端紧贴会厌腹面的底部，罩内的通气口针对声门。将罩周围的套囊充气后，即可在喉头部形成闭圈，从而保证了通气效果。<10 岁的患儿置入喉罩的平均深度 =10cm

+0.3×年龄（岁）。

5. 鉴定喉罩位置是否正确的方法

（1）利用纤维光导喉镜置入喉罩进行观察，标准是：1级（仅看见会厌）；2级（可见会厌和声门）；3级（可见会厌，及部分罩口已被会厌覆盖）；4级（看不见声门或会厌向下折叠）。

（2）置入喉罩后行正压通气，观察：胸廓起伏的程度；听诊两侧呼吸音是否对称和清晰；听诊颈前是否有漏气杂音。

【注意事项】

1. 与气管内插管者基本相同，注意通气效果，尤其是 PETCO$_2$，在小儿常有上升趋势。

2. 密切倾听呼吸音，以便及时发现反流误吸。

3. 正压通气时，气道内压不宜超过 20cm H$_2$O，否则易发生漏气或气体入胃。

4. 手术结束后，麻醉尚未完全转浅时，可吸引罩内积存的分泌物，但需注意吸痰管不能直接接触喉头，因易诱发喉痉挛。

5. 喉罩对气管的刺激较小，待患者清醒或在指令下能够自行张口时，再拔除喉罩。

6. 喉罩不产生食管括约肌闭合的作用，相反使食管下端括约肌张力降低，因此，要时时警惕有可能突然发生胃内容物反流误吸的危险，饱胃或胃内容物残留较多的患者，禁忌使用喉罩。

【存在的问题】

1. 喉罩不能正确到位时，易致麻醉不平稳或肌松不满意，多数与喉罩在咽后壁至下咽腔之间的旋转度不能达到规定位置。

2. 喉罩的型号旋转不恰当，会厌被推向声门，引起呼吸道部分阻塞。自主呼吸完全受阻。

3. 喉罩可能覆盖部分食管口，正压通气时可出现胃膨胀和反流现象。

六、机械通气技术

临床常用的机械通气（MV）技术有两种，即有创机械通气（IPPV）和无创机械通气（NIPPV 或 NIV），现已成为维持患者通气及部分换气功能的有效手段。前者需要借助于气管插管或气管切开套管进行机械通气，后者是指应用面罩来进行机械通气的一种治疗方式，是气管内插管机械通气的一种替代方法。如果患者有自主呼吸，无创机械通气可以减少患者呼吸做功，为治疗呼吸衰竭的潜在病因赢得宝贵时间。

（一）有创机械通气技术

【目的】

提供和维持满足机体需要的通气和有效的气体交换。

1. **改善通气功能**　维持代谢所需的肺泡通气。

2. **改善换气功能**　纠正低氧血症和改善氧的运输，尤其是呼气末正压呼吸（PEEP）的应用，可使肺内气体分布均匀，通过减少肺内分流，纠正通气/血流比例失调，从而提高血氧分压。

3. **减低呼吸做功**　通过机械通气可减少呼吸肌的负担，降低氧耗，减少呼吸肌肉做功，有助于呼吸肌疲劳的恢复。

【适应证】

经过无创机械通气治疗后病情无改善或继续恶化者采用有创机械通气治疗。

1. **预防性通气治疗**　适合于有发生呼吸衰竭高度危险性的患者，如严重的头部创伤、长时间休克、重大创伤后发生严重衰竭的患者、严重的慢性阻塞性肺部疾病（COPD）的患者腹部手术后、术后严重败血症；还可以应用于减轻心血管系统负荷，如心脏术后，或心脏储备功能降低，或冠状动脉供血不足的患者进行大手术后。

2. **治疗性通气治疗**　属于急诊经常采用的治疗形式。适用于意识障碍、无正常的气道保护能力的患者；上消化道大出血、血流动力学不稳定等严重的脏器功能不全的患者；或者呼吸形式严重异常如呼吸频率 >35 次/分，或 <8 次/分，呼吸节律异常，自主呼吸微弱或消失等患者；以及严重的通气和（或）氧合障碍，尤其是 $PaO_2 < 50mmHg$，$PaCO_2 > 50mmHg$ 或进行性恶化的患者。

【禁忌证】

（1）对于致命性的通气或换气障碍者并无绝对禁忌证。

（2）相对禁忌证

①低血容量性休克未补充血容量之前。

②自发性气胸及纵隔气肿未行引流者；肺大疱患者呼吸衰竭者。

③急性心肌梗死合并严重的心源性休克或心律失常者。

④大咯血或严重活动性肺结核。

⑤多发性肋骨骨折，断端未确实固定者。

【操作流程】

（1）评估患者，确定是否存在相对禁忌证。

（2）遵医嘱确定机械通气方式。

（3）准备呼吸机：连接呼吸管路、模拟肺和测压管，检查回路有无破损漏气。依次打开呼吸机主机和湿化器控制电源。观察呼吸机运转情况，自检调试达正常后，才能用于患者。

（4）温度调节及湿化器的调节：加湿器上面温度一般为 32～35℃，相对湿度一般 80%～90%。

（5）选择通气方式和设定通气模式。

（6）根据血气情况调节机械通气的参数。设置初始参数（完全控制模式）：潮气量（VT）成人为 6～7ml/kg，儿童 5～6ml/kg。成人呼吸频率（RR）为 8～10 次/分；成人有循环征象者 10～12 次/分；儿童 16～25 次/分；婴幼儿 28～30 次/分；新生儿 40 次/分。吸呼比为 1:（1.5～2）；吸氧浓度（FiO_2）为 40%～50%；PEEP 初始为 3～5cmH_2O，可以依据氧合及血压情况逐渐上调 PEEP 水平；气道压力：成人 12～20cmH_2O（气道阻力高时 20～30cmH_2O），儿童 8～20cmH_2O。

（7）动态观察患者使用呼吸机状况。

【撤机或脱机指标】

1. 自主呼吸恢复正常，血气分析正常。

2. 呼吸机经 SIMV 当减到 2～4 次/分时，患者呼吸平稳。

3. 撤机一般选择上午，便于观察。每天停用 3～5 次/分，每次 5～10 分钟，经 1～2 天自主呼吸良好，才能停止使用呼吸机。

【注意事项】

1. 需要密切观察患者的生命体征、血气分析情况并予以记录。注意口腔和鼻腔的护理。

2. 慎用镇静剂及肌松剂。

3. 抬高床头至 45°，注意气囊上滞留物的清除。

4. 确保气道湿化到位，避免湿化过度。

5. 注意病情变化，除原发病变化外，更应警惕机械通气相关的并发症如气压伤等。

6. 撤机期间，注意各个脏器功能尤其是心肺功能在撤机期间的变化，并在脱机前经过自主呼吸试验的证实。

7. 当出现报警时，找出原因，及时采取对策。

【人工气道相关并发症】

1. 导管易位　插管过深或固定不佳，均可使导管进入支气管。插管后应立即听诊双肺，如一侧肺呼吸减弱并叩浊提示肺不张，呼吸音减低伴叩诊呈鼓音提示气胸，发现气胸应立刻处理，同时摄 X 线片确认导管位置。

2. 气道损伤　注意插管时动作轻柔、准确，留管时间尽可能缩短，可减少类似并发症的发生，也有因气囊充气过多、压力太高压迫气管，气管黏膜缺血坏死，形成溃疡而造成出血，这时应使用低压高容量气囊，避免充气压力过高，有条件监测气囊压力，气囊压力低于 25cm H_2O 能减低这类并发症。

3. 人工气道梗阻　是人工气道最为严重的临床急症，常威胁患者生命。导致气道梗阻的常见原因包括导管扭曲，气囊疝出而嵌顿导管远端开口，痰栓或异物阻塞管道，管道坍陷，管道远端开口嵌顿于隆突、气管侧壁或支气管。一旦发生气道梗阻，应采取以下措施：调整人工气道位置、气囊气体抽出、试验性插入吸痰管，如气道梗阻仍不缓解，则应立即拔除气管插管或气管切开管，然后重新建立人工气道。

4. 气道出血　一旦出现气道出血，特别是大量鲜红色血液从气道涌出时，往往威胁患者生命，应针对原因，及时处理。常见原因包括气道抽吸、气道腐蚀等。

5. 气管切开并发症

（1）早期并发症：指气管切开一般 24 小时内出现的并发症。

①出血：最常见。切口的动脉性出血需打开切口，手术止血。非动脉性出血可通过油纱条等压迫止血，一般 24 小时内可改善。

②气胸：多见于儿童、肺气肿等慢性阻塞性肺疾病患者等。

③空气栓塞：较少见。与气管切开时损伤胸膜静脉有关。患者采用平卧位实施气管切开，有助于防止空气栓塞。

④皮下气肿和纵隔气肿：较常见。并不会危及生命，但易伴发张力性气胸，需密切观察。

（2）后期并发症：指气管切开 24 ~ 48 小时后出现的并发症，发生率高达 40%。

①切口感染：很常见。要加强局部护理。

②气管切开后期出血：主要与感染组织腐蚀切口周围血管有关。

③气道梗阻：是可能危及生命的严重并发症。可能原因有气管切开管被黏稠

分泌物附着或形成结痂、气囊偏心疝入管道远端、气管切开管远端开口顶住气管壁、肉芽增生等，因此机械通气患者一定要注意气道湿化问题，一旦发生，需紧急处理。

④吞咽困难：也是较常见的并发症，与气囊压迫食管或管道对软组织牵拉影响吞咽反射有关。气囊放气后或拔除气管切开管后可缓解。

⑤气管食管瘘：偶见。主要与气囊压迫和低血压导致的局部低灌注有关。

⑥气管软化：偶见。见于气管壁长期压迫，气管变软。

（二）无创机械通气技术

无创与有创机械通气的根本区别在于人机连接方式不同。通过鼻子、面罩、接口器等相对无创的方式与呼吸机连接进行的通气方式统称为无创通气，此技术能够保留正常的吞咽、咳嗽、进食、说话功能和上气道的生理湿化、温化和免疫功能，无人工气道的并发症。

【适应证】

目前认为对以下几种情况无创通气具有比较满意的疗效。

（1）阻塞性睡眠呼吸暂停综合征。

（2）用于尚不必实行有创通气的急、慢性呼吸衰竭的治疗，如肺部感染、支气管哮喘等引起的急性呼吸衰竭及 COPD 患者的慢性呼吸衰竭的急性发作。

（3）撤离有创机械通气的过程中。

（4）肺水肿的治疗。

无创通气技术的适应证选择在国内外都在探索中，主要用于血流动力学稳定、有一定的咳嗽咳痰能力、具备自主呼吸能力、意识状态良好、能配合无创治疗的患者。

【禁忌证】

（1）血流动力学不稳定患者，不可控制的心律失常等。

（2）无自主呼吸能力者。

（3）意识状态不好，不能配合无创治疗的患者。

（4）失去气道保护能力者，如昏迷、延髓麻痹、烦躁不安者。

（5）面部畸形、外伤与面罩不匹配患者。

（6）严重消化道症状，随时可能误吸者如呕吐、肠梗阻以及近期有消化道手术者。

（7）危及生命的低氧血症。

（8）无创通气治疗病情无改善的患者。

【操作流程】

大多数急诊患者采用 BiPAP 方式，少数可采用 CPAP。

（1）进行患者的沟通和教育，以得到患者的良好配合。

（2）摆好患者的体位，一般是保持体位在 45°左右。

（3）选择合适的鼻罩或鼻面罩，开动呼吸机并连接患者。

（4）逐渐增加辅助通气机的压力和容量。

（5）严密监测患者的各项指标及是否存在漏气和咳嗽等现象。

（6）疗效判定，确定治疗时机和疗程。

（7）防治并发症或不良反应。

（8）辅助治疗如湿化、排痰等。

【预测成功指标】

（1）呼吸频率降低，气促改善。

（2）患者感觉舒适。

（3）血压、血氧及心率趋于平稳。

（4）辅助呼吸肌动用减弱及反常呼吸消失。

若出现患者意识不清、不能耐受无创治疗、血流动力学不稳定或者病情恶化等，则预测 NIPPV 失败。出现失败的原因可能有面罩周围严重漏气、压力设备不适合、分泌物过多难以清除，基础疾病没有得到很好的控制反而恶化或者出现并发症如胸腔积液等。

七、气道梗阻急救法

（一）成人、儿童气道梗阻

主要发生于进食说话时，典型表型为梗阻者的手不由自主指向脖子，并呈"V"字形状，面部出现苦不堪言的表情。重者，会即刻摔倒在地，面色青紫，呼吸困难，昏迷。

【常见症状】

依据梗阻的程度，可以是隐匿的，也可以是急剧的，若接近完全梗阻时，常表现呼吸短促、费力、喘鸣，患者常显焦虑，面色苍白，多汗，身向前倾斜，头颈前伸，试图减轻症状，可能伴有发音困难、吞咽困难、阵发性剧咳等症状。

【急救方法】

1. 意识清醒者自救法

（1）腹部快速冲击法

自救方法：右手握空心拳，拇指背侧放在腹部脐上两指，左手握住右拳，然后双手快速向内，向上冲击 5 次，动作要干脆有节奏，重复操作，至异物脱出。

（2）椅背自救腹部冲击法

自救方法：将上腹部压在椅背上，连续向内、向上冲击 5 次，重复操作，至异物脱出。

2. 意识清醒者互救法

（1）立位腹部快速冲击法：施救者站在或跪在患者的背后，双臂环绕患者腰部，令患者弯腰，头部前倾。然后，右手握空心拳，拇指背侧放在腹部脐上两指，左手握住右拳，双手快速向内，向上连续冲击 5 次，动作要干脆有节奏，重复操作，直至异物排出或患者失去反应。

（2）立位胸部冲击法：适用于不能腹部冲击的患者，如怀孕、肥胖者等。

施救者站在患者背后，两臂从患者腋下环绕至胸部，右手握空心拳，拇指背侧放在患者胸骨中部（注意避开肋骨与剑突），左手握住右拳向上向内连续冲击 5 次，可重复。注意观察异物排出情况。

3. 失去反应的成人或儿童患者的窒息解除

窒息患者最初可能有反应，然后可能失去反应。如果知道造成患者症状的是气道异物梗阻，应该要检查咽部的异物。具体步骤如下。

（1）呼叫援助，启动应急反应系统。

（2）如看到患者失去反应，轻轻让其躺在地上。

（3）开始心肺复苏，首先从胸外按压开始。不要检查脉搏。

每次开放气道时给予急救呼吸时，将患者嘴尽量打开，查找异物。如果看到容易去除的异物，用手指将其去除。如果没有发现异物，即继续进行心肺复苏。

【注意事项】

1. 如果梗阻较轻，患者咳嗽有力，不要打断其自行咳嗽与呼吸的尝试。

2. 对心跳呼吸骤停的患者要立即实施心肺复苏，不要耽搁。每次开放气道要观察是否有异物排出。如果没有，要立即继续按压。

3. 不可盲目用手指去取挖清除异物，因为这样可能将异物推入气道，从而造成气道进一步的梗阻或损伤。

5. 在进行了 5 个循环或 2 分钟心肺复苏后，如果还没有人启动应急反应系统，请启动。

（二）婴儿气道异物梗阻

1. 解除有反应的婴儿窒息　通过拍背和胸部快速冲击来解除婴儿窒息。具体步骤如下。

（1）跪下或坐下，并将婴儿放在施救者的膝盖上。

（2）如果方便，将婴儿胸部的衣服脱去。

（3）使婴儿面部向下，使其略低于胸部，并将其头部靠在操作者的前臂上。并用手托住婴儿的头部和下颌，注意避免压迫婴儿喉部的软组织。施救者的前臂靠在自己的膝盖或大腿上，以支撑婴儿。

（4）施救者用掌根部，在婴儿的肩胛之间用力拍背 5 次。

（5）在进行 5 次拍背后，将施救者的手放在婴儿背部，并用手掌托住婴儿枕部。将婴儿完全抱在施救者的 2 只前臂之间，用一只手掌托住婴儿的面部和下颌，另外一只手掌则托住婴儿枕部。

（6）注意托住婴儿的头部和颈部，同时将婴儿全身翻转过来。抱住婴儿，将其面部朝上，让施救者的前臂靠在自己的大腿上，保持婴儿的头部低于其躯干。

（7）在胸部中央的胸骨下半部进行 5 次快速往下的胸部快速冲击。以每秒钟 1 次的速度进行胸部快速冲击，每次以产生足够的力量来清除异物为目的。

（8）重复 5 次拍背和 5 次胸部快速冲击的步骤，直至异物清除或婴儿失去反应。

2. 解除无反应婴儿的窒息　如果婴儿失去反应，应立即停止拍背，从胸外按压开始高质量的心肺复苏。另外每次打开气道时，应注意在咽喉部寻找造成梗阻的异物，如果看到异物并且容易取出，将其取出，并注意开始心肺复苏之前不要检查脉搏。

八、心电图机的操作

心电图机就是用来记录心脏活动时所产生的生理电信号的仪器。

【适应证】

1. 冠心病、心绞痛、心肌梗死。

2. 心律失常。

3. 其他，如应用影响 Q‐T 间期药物的过程中。

【操作流程】

1. 将心电图机推至患者床边。

2. 核对患者，向患者说明检查目的及步骤。

3. 围上屏风或围帘。

4. 清洁皮肤、拭去污垢。

5. 四肢涂上导电糊，接导线分别是左上肢（LA）、右上肢（RA）、左下肢（LL）、右下肢（RL）。

6. 胸导吸球分别置于如下位置，并涂上导电糊。

（1）V_1：右侧锁中线旁第四肋间。

（2）V_2：左侧锁中线旁第四肋间。

（3）V_3：V_2、V_4 连线中点。

（4）V_4：左锁骨中线与第五肋间交点。

（5）V_5：左腋前线与 V_4 平行处。

（6）V_6：左腋中线与 V_4 平行处。

7. 接通电源，连接地线。

8. 心电图机开关处于"on"位置。

9. 分别将心电图各导联由 Ⅰ、Ⅱ、Ⅲ、aVR、aVL、aVF、V_1、V_2、V_3、V_4、V_5、V_6 记录下来。

10. 撤去各导线，将导电糊擦净。

11. 协助患者穿好衣服。

12. 移去屏风或拉开围帘。

13. 整理用物，保持完好备用状态。

【注意事项】

1. 出现干扰波的原因

（1）未接地线或接地不良。

（2）导联线与皮肤接触不良。

（3）心电图机旁放置有其他仪器。

2. 出现干扰波的处理

（1）使用交流电源的心电图机必须接可靠的地线。

（2）操作前认真检查导联线与皮肤的接触部位。

（3）使用心电图机时尽量避免同时使用其他仪器。

（4）必要时可使用抗干扰键。

3. 机器消毒与养护

（1）在清洁或消毒监护仪前必须拔掉电源，心电图机不能进行高温、高压、气体熏蒸或液体浸泡。

（2）用软布擦拭心电图机表面，注意不要使液体流入仪器内部，接触患者的导联线用后应进行清洁。

九、多功能心电监护仪的使用

多功能心电监护仪采用 TFT 高清晰度彩色液晶，内置长效高能充电电池、交、直流两用，是目前最先进的彩色多参数监护仪。采用简化控制操作的飞梭设计，便于携带和移动使用，多通道显示完善的信息以及回顾功能，便于术后观察和及时发现患者身体微细体征变化，可给予优质、安全的术后监测保障。

【适应证】

病情危重需要进行持续不间断地监测心率、节律、体温、呼吸、血压、脉搏及经皮血氧饱和度等患者。

【操作流程】

1. 衣帽整洁、佩戴胸牌，戴口罩、洗手。

2. 备齐用物，推至患者床旁，检查仪器各部件性能是否良好，正确连接各部件。

3. 评估患者的意识、心率、心律、脉搏和口唇颜色。

4. 核对患者。

5. 向患者和家属解释操作目的及方法，取得配合。

6. 安置舒适体位。

7. 连接监护仪电源，打开主机开关，选择"成人"或"小儿"模式。

8. 无创血压监测　选择合适的部位，绑血压计袖带；有标志的箭头指向肱动脉搏动处；按测量键；设定测量间隔时间。

9. 心电监测　暴露胸部，清洁患者皮肤，保证电极与皮肤表面接触良好；正确定位（必要时放置电极片处用5%乙醇清洁），粘贴电极片；将电极片分别粘贴在患者右锁骨中线第2肋间、左锁骨中线第2肋间、左腋中线第5肋，连接心电导联线；根据情况选择导联；调节振幅。

10. 监测 SpO_2　将 SpO_2 传感器安放在患者身体的合适部位。红点照指甲，与血压计袖带相反。

11. 其他监测　呼吸、体温等。

12. 根据患者情况，在相对安全的范围内设定各报警限，打开报警系统。关掉不必要的声音。保证监测波形清晰、无干扰。

13. 调至主屏。监测异常心电图并遵医嘱记录监护参数。

14. 向患者交代在心电监护期间应注意的问题。

15. 停止监护：向患者解释；关闭监护仪，撤除导联线及电极片、血压计袖带等。

16. 清洁皮肤，协助患者穿衣，合理安置患者。

17. 整理床单位及用物，用75%乙醇擦拭监护仪及导线。

18 按规定处理用物，洗手。

【注意事项】

1. 正确安放电极片。

2. 密切观察心电图波形，及时处理干扰和电极脱落。

3. 定期更换电极片安放位置，防止皮肤过敏和破溃。

4. 报警系统应始终保持打开，出现报警应及时处理。

5. 血氧探头位置应与测血压手臂分开，以免在测血压时，阻断血流，而测不出血氧。

十、 洗胃技术

洗胃术是指将一次性洗胃管经口腔插入胃内，反复注入和吸出一定量的溶液，冲洗并排出胃内容物，以减轻或避免吸收中毒的急救措施。急性中毒患者常因毒物毒性剧烈或大量地迅速进入体内，出现严重症状甚至危及生命。洗胃术是治疗急性中毒最有效的抢救措施。一般在服毒后 6 小时内洗胃最好。常用的洗胃溶液有温开水、温盐水、2% 碳酸氢钠溶液、0.01% ~ 0.02% 高锰酸钾溶液等。

【目的】

用于口服毒物中毒的急救及幽门梗阻等的治疗。

【适应证】

1. 清除胃内各种毒物。

2. 治疗完全性或不完全性幽门梗阻。

3. 急、慢性胃扩张。

【禁忌证】

1. 腐蚀性胃炎（服入强酸或强碱）。

2. 食管或胃底静脉曲张。

3. 食管或贲门狭窄或梗阻。

4. 上消化道溃疡、癌症患者。

5. 严重心肺疾患。

【用物准备】

常规备消毒治疗盘、无菌洗胃包（内有一次性洗胃管、镊子、液状石蜡棉球、纱布2块、张口器、压舌板）、洗胃机、三条连接管、三个桶、橡胶单、治疗巾、软枕、标本瓶、弯盘、胶布、洗胃液10000～20000ml。

【洗胃液的选择】

常用的洗胃液有：生理盐水、1:（15 000～20 000）的高锰酸钾溶液和2%的碳酸氢钠溶液等，但应根据病情而定。有机磷如1605、1059、乐果、敌敌畏等中毒，宜用碳酸氢钠溶液洗胃，这是因为有机磷在碱性溶液中分解较快，易使毒性降低。但如吞服敌百虫则忌用碳酸氢钠洗胃，这是因为碱性物质能使敌百虫转变为敌敌畏，反使其毒性增加10倍，故应采用生理盐水洗胃。砷（砒霜）中毒可用2%～4%碳酸氢钠溶液；毒蕈中毒可采用1:15000或1:20000高锰酸钾溶液，也可用1%～4%鞣酸溶液或浓茶反复洗胃。急性巴比妥类中毒或其他催眠药物中毒如氯氮、甲丙氨酯、水合氯醛以及阿托品中毒等，均可用1:15 000高锰酸钾洗胃。如为术前准备，一般则用生理盐水或2%碳酸氢钠溶液。洗胃液的温度，一般应为38～40℃，温度过高有使血管扩张，加速血液循环而促使毒物吸收，用量一般为2000～5000ml。

【操作流程】

洗胃方法有口服催吐法、胃管洗胃法和自动洗胃机洗胃法。可根据病情和条件选择。为了能尽快、尽早、有效地清除胃内毒物，一般首选电动洗胃机洗胃，它能将胃内污物快速抽出，洗胃速度快、效率高、抢救及时。

1. 胃管洗胃法

（1）患者取侧卧或仰卧位，轻者取坐位，胸前铺塑料布或橡皮布。如有义齿应先取下。

（2）用液状石蜡滑润胃管。

（3）由口腔或一侧鼻腔经咽喉，随吞咽动作缓慢将胃管插入50～60cm（相当于患者发际到剑突的长度）。昏迷者用开口器或压舌板使口腔张开，也可在喉镜直视下将胃管插入。

（4）由胃管抽吸出胃内容物或自胃管注入少量空气，同时用听诊器在上腹部可闻及气过水声，证明胃管在胃中。

（5）将灌洗液倒入贮液瓶内，挂于输液架上，使洗胃液流入胃内，每次300～500ml。然后夹闭输入管，放出胃内液体，如此反复进行，直至洗出液颜色清亮、无毒物气味为止。

（6）洗毕，为排出肠内毒物，可由胃管内注入50%硫酸镁40～60ml，而后将胃管拔出，将头面部被呕吐物及毒物污染处清洗干净，更换污染衣物。中毒较重的患者要保留胃管24～48小时，以便再次洗胃，减少毒物的再吸收。

（7）分别记录灌入液量与洗出液量，对误服毒物者，其洗出液须行毒物检验。

2. 自动洗胃机洗胃法

（1）正确连接洗胃机上各管道，并将导管末端分别置于各桶内。接通电源，先按"手冲"键，再按"手吸"键，检查各管道是否通畅，按"自控"键检查出入液量情况。

（2）备齐用物，推至患者床旁，向患者解释，以取得合作。协助患者取左侧卧位，如昏迷患者去枕平卧头偏向一侧。

（3）用正确的方法下胃管，找剑突定位，铺好橡胶单及治疗巾，用张口器、压舌板使患者口腔张开（合作患者不必使用张口器）；右手持镊子夹住胃管前端，左手捏后端测量从患者前额发际至剑突的距离并做标记；用液状石蜡棉球润滑胃管前端15cm，自患者口腔缓慢插入，至10～15cm时，嘱患者做吞咽动作，同时继续插入胃管至所需长度，将胃管与洗胃机导管连接。

（4）开机后先将功能选择"手吸"键按下，吸出胃内容物，再按"手冲"键冲洗或按"自控"键反复冲洗，直至流出的液体澄清无味为止。必要时留取胃内容物送检。在洗胃过程中出入液量相差较多时，可用"手吸""手冲"键调整。

（5）每次灌洗量，成人为300～500ml，小儿为100～200ml。

（6）洗毕，用正确的方法拔出胃管。关闭电源前按"自控"键反复冲洗洗胃机各管道2次，消毒后备用。

（7）关闭电源，将过滤器、污水桶清洗消毒后备用。

（8）做好洗胃记录，如灌洗液的种类，胃内容物性状、量。

【注意事项】

1. 插管时动作要轻柔，以免损伤口鼻及食管黏膜。如遇阻力或咳嗽，应稍停片刻，再轻轻插入，如有抽搐、痉挛，应待其停止后用细胃管小心插入洗胃。

2. 要根据不同的情况选择不同的洗胃液，在毒物不详的情况下，应抽出胃内容物立即送检，同时选择温开水洗胃。洗胃液的温度一般为 25～38℃。

3. 强酸、强碱或其他腐蚀性毒性药物中毒者，严禁洗胃，以免造成穿孔。可按医嘱给予药物或迅速给予物理性对抗剂，如牛奶、豆浆、蛋清、米汤等，以保护胃黏膜。

4. 洗胃过程中，患者宜取侧卧位，以防止发生吸入性肺炎或胃内容物反流而致窒息。对昏迷患者更应谨慎，应去枕平卧头偏向一侧，以免分泌物误入气管。

5. 要注意观察患者的生命体征变化，特别是呼吸、心率和心律，若有异常要及时配合做好相应的急救措施；同时观察洗出液的量、颜色、气味，并做详细记录；必要时将抽出的胃内容物送检。

6. 洗胃必须彻底，在病情允许条件下，更换体位，反复灌洗，直至洗出的液体澄清、无味为止。

7. 在洗胃过程中，如出现腹痛，且洗出血性液体时，应停止操作，并通知医生进行处理。

8. 上消化道出血、肝硬化伴食管静脉曲张、食管狭窄、胃癌等一般不宜洗胃。

9. 对神志清醒的患者要做好解释工作，解除顾虑，取得合作，可采用催吐洗胃法，让患者饮入洗胃液，而后用压舌板刺激咽后壁，引起呕吐，吐后再饮，反复进行，直至洗出液清亮无味。催吐洗胃法可使患者免受插管的痛苦。

10. 严格掌握各种洗胃溶液的适应证，防止错用而加重病情。如 1605 中毒时禁用高锰酸钾溶液，敌百虫中毒时禁用碳酸氢钠溶液洗胃，以免使毒性增强。

11. 对呼吸停止、心跳尚存或有呼吸困难的患者，应先气管插管，在保证呼吸道通畅前提下进行洗胃。

【护理措施】

1. **心理护理**　自杀的患者往往情绪激动，不配合治疗，如果患者不密切配合，经反复插管或用力过度会引起鼻黏膜不同程度的损伤，所以护理人员应给予正确的心理护理，通过及时了解，耐心解释，悉心疏导，体贴关怀，消除其消极情绪，取得患者的配合。

2. **插管前催吐**　刺激患者咽部引起反射呕吐，有利于将胃内不易通过胃管排出的较大毒物颗粒、未溶解的药片、胶囊和食物的残渣吐出，避免胃管的管孔被堵塞而影响灌注；同时又能迅速把患者胃内的部分毒物吐出，减少对毒物的吸收。

3. **插管时喝水**　传统的胃管插入法患者痛苦大，难忍受，因而患者常有恐惧心理，给正常治疗带来一定的困难。在插管过程中给患者喝下适量的温开水，既能借助水的润滑作用及患者的吞咽动作，顺利置入胃管，又能分散患者的注意力，减轻其恐惧心理，提高插管的成功率，同时又可使食管扩张，减少胃管对食管的刺激，减轻患者的痛苦。

4. **调整胃管的位置**　适当调整胃管的位置，转动并提插一下胃管或更换患者的卧位，能有效地防止因长久冲吸同一部位而产生的黏膜机械性损伤。

5. **饮食护理**　因胃管插入时对患者上消化道黏膜有一定的损伤，如出现咽痛、胸骨后痛、上腹部疼痛、恶心等不适，应暂时禁食，待症状缓解或消失后给予流质或半流质易消化的食物。

6. **注意病情变化**　密切观察洗胃后患者的腹部及全身情况。由于洗胃时机器对胃的机械性损伤，易引起胃出血甚至穿孔，因此应密切观察有无腹痛、腹肌紧张、面色苍白、心率加快等出血症状，及早发现，及时处理。如出现嗜睡、乏力、恶心、腹胀症状，应考虑是否因洗胃时胃液的丢失及洗胃液的吸收引起低钠、低钾血症。

十一、　创伤急救技术

（一）　止血

止血的方法有多种，使用时要根据具体情况，可选用一种，也可以把几种止血法配合使用，以达到最快、最有效、最安全的止血目的。

1. **加压包扎法**　用敷料盖住伤口，再用绷带加压包扎。这种方法急救中最常用。

2. **填塞止血法**　用消毒的纱布、棉垫等敷料填塞在伤口内，再用绷带、三角巾或四头带加压包，松紧度以达到止血为宜，常用于颈部、臂部等较深伤口。

3. **指压止血法**　用手指压迫出血的血管近端，使血管闭合阻断血流达到止血目的。适用于头面颈部及四肢的动脉出血急救。

4. **屈曲加垫止血法**　当前臂或小腿出血时，可在肘窝、腘窝内放置棉纱垫、毛巾或衣服等物品，屈曲关节，用三角巾或布带做"8"字固定。注意有骨折或关节脱位时不能使用，因此患者痛苦较大，不宜首选。

5. 直接压迫止血法 用无菌纱布直接压迫伤口处，压迫约数分钟，适用于较小伤口的出血。

6. 止血带止血 适用于四肢大血管破裂出血多或经其他急救止血无效者。常用气囊止血带或1米左右长的橡皮管，使用时应注意以下几点。

（1）止血带必须上在伤口的近心端，肘关节以下的伤口，应将止血带扎在上臂，膝关节以下伤口应将止血带扎在大腿。

（2）在上止血带前先包一层布或单衣。

（3）上止血带之前应抬高患肢2~3分钟，以减少肢体静脉潴留血量。

（4）应标记、注明上止血带的时间，并每隔45~60分钟放松止血带一次，每次放松时间为3~5分钟；松开止血带之前用手压迫动脉于近端。

（5）扎止血带松紧要适宜，以出血停止、远端摸不到动脉搏动为好。

（二）包扎

伤口包扎在急救中应用范围较广，可起到保护创面、固定敷料、防止污染和止血、止痛作用，有利于伤口早期愈合。

1. 头部包扎 适用于头顶部外伤。先在伤口上覆盖无菌纱布（所有的伤口包扎前均先覆盖无菌纱布，以下不再重复），把三角巾底边的正中放在患者眉间上部，顶角经头顶拉到枕部，将底边经耳上向后拉紧压住顶角，然后抓住两个底角在枕部交叉返回到额部中央打结。

2. 胸、背部包扎

（1）胸部三角巾包扎：适用于一侧胸部外伤。将三角巾的顶角放于伤侧的肩上，使三角巾的底边正中位于伤部下侧，将底边两端绕下胸部至背后打结，然后将巾顶角的系带穿过三角底边与其固定打结。

（2）背部三角巾包扎：适用于一侧背部外伤。方法与胸部包扎相似，只是前后相反。

3. 腹部包扎 腹部三角巾包扎适用于腹部外伤。双手持三角巾两底角，将三角巾底边拉直放于胸腹部交界处，顶角置于会阴部，然后两底角绕至伤员腰部打结，最后顶角系带穿过会阴与底边打结固定。

4. 四肢包扎

（1）上肢、下肢：适用于上、下肢除关节部位以外的外伤。先在伤口敷料上用绷带环绕两圈，然后从肢体远端绕向近端，每缠一圈盖住前圈的 1/3～1/2，呈螺旋状。

（2）8 字肘、膝关节绷带包扎：适用于肘、膝关节及附近部位的外伤。先用绷带的一端在伤口的敷料上环绕两圈，然后斜向经过关节，绕肢体半圈再斜向经过关节，绕向原开始点相对应处，再绕半圈回到原处。反复缠绕，每缠绕一圈覆盖前圈的 1/3～1/2，直到完全覆盖伤口。

（3）手或足三角巾包扎：适用于手或足外伤。将三角巾置于手掌或足跖下，顶角向指（趾）端，将顶角折回后盖在手（足）背上，再将两底角交叉压在顶角上，并于腕（踝）部绕一周，在背（前）侧打结固定。

（三）固定术

目的是使骨折断端的骨质得到休息和正确固定，防止闭合性骨折变为开放性骨折以及损伤血管、神经，减轻患者痛苦，并便于运送到医院进行彻底治疗。

1. 骨折固定的材料　可采用合适的制式夹板（木质或金属）、塑料夹板或充气性夹板等，紧急时可就地取材，竹竿、木棍、树枝都可用来做夹板，甚至可将伤侧上肢固定在胸壁上，伤侧下肢固定在健侧肢体上，还需要准备绷带、纱布或毛巾、布条等物品。

2. 各部位损伤的固定方法

（1）颈椎损伤固定法：让患者仰卧，头枕部垫一薄软枕，使头颈呈中立位。再在颈部两侧放置沙袋或软枕、衣服卷等固定颈部。搬运时要有专人扶住患者头部，并沿纵轴稍加牵引，以防颈部扭动。

（2）上肢固定法：上臂骨折或前臂骨折可用 2 块夹板进行临时固定。夹板要超过骨折部位上下的两端关节，用绷带或布带固定夹板与伤肢，最后用一条三角巾将肘关节悬吊在胸前呈 90°。

（3）下肢固定法：大腿骨折时，取一块长约自足跟至超过腰部的夹板置于伤腿外侧，另一长约自足跟至大腿根部的夹板置于伤腿内侧，然后用三角巾或绷带分段包扎固定。小腿骨折时，取两块长约自足跟至大腿部的夹板分别置于伤侧小腿内外侧，再用三角巾或绷带分段包扎固定。

（4）脊柱骨折固定法：伤员平直仰卧在硬板床或门板上，腰椎骨折要在腰部垫以软枕，必要时用绷带将伤员固定于硬板上再搬运。

（5）骨盆部骨折损伤：用三角巾或大被单折叠后环绕固定骨盆，也可用腹带包扎固定，置于担架或床板上，在膝下或小腿部垫枕，使两膝半屈位。

（四）搬运术

伤病员经过现场急救后，必须安全迅速地送到医院或救护站进行进一步治疗，其目的是使伤病员迅速得到医疗机构的及时抢救治疗，否则会贻误治疗，甚至致残或造成死亡。搬运方法主要如下。

1. 徒手搬运 是指在搬运伤员过程中凭人力和技巧，不使用器具的一种搬运方法。该方法常适用于狭窄、搬运工具无法通过的地方。

（1）搀扶：由一位或两位救护人员托住伤病员的腋下，也可由伤病员一手搭在救护人员肩上，救护人员用一手拉住，另一手扶伤病员的腰部，然后与患者一起缓慢移步。搀扶法适用于病情较轻、能够站立行走的患者。

（2）单人搬运：可用背、抱及腰带抱法，适用于轻患者。

（3）双人搬运：分为托椅式或拉车式搬运法，适用于较重患者。

2. 担架搬运法 担架搬运是最常用的转送患者的工具，因其结构简单、轻便耐用，无论是短距离转运还是长途转送，都是一种极为常用的转送工具。

担架平放在伤病员伤侧，救护人员 3～4 人合成一组，平托起伤病员的头、肩、腰和下肢等处，将患者轻移到担架上。担架行进时，伤病员头部向后，以便于后面抬担架的人随时观察患者的病情变化。抬担架的人脚步行动要一致、平稳，向高处抬时（如上台阶、爬坡等），前面的人要放低，后面的人要抬高，使患者保持水平状态；向低处走时则相反。

转送时的注意事项：

（1）转送前要先进行初步急救处理，待病情稳定后再搬运。

（2）搬运过程中，动作要敏捷、轻巧、平稳，尽量避免震动，减少患者痛苦。

（3）转送过程中，要密切注意观察病情变化，一旦情况恶化，立即停下急救。

（4）搬运脊柱损伤患者，应用硬板担架转送，并保持伤处绝对稳定。

（5）转送途中的输液患者，要注意妥善固定，防止滑脱，保持输液通畅，并注意调节输液速度。

（6）加强对患者的保护，如保暖、遮阳、避风、挡雨等。

第八章 急诊急救常用药物

急诊急救常用药品适应证、用法用量、关键要素

序号	通用名	规格	适应证	用法用量	关键要素
1.	盐酸肾上腺素注射液	1ml:1mg	主要适用于因支气管痉挛所致严重呼吸困难，可迅速缓解药物等引起的过敏性休克，是各种原因引起的心脏停搏进行心肺复苏的主要抢救用药	常用量：皮下注射，一次 0.25 ~ 1mg（1/4 ~ 1 支）；极量：皮下注射，一次 1mg（1 支）。一次 0.8 ~ 4mg，按关节腔大小而定	【过敏反应】本药与其他拟交感药存在交叉过敏 【致命的药物间相互作用】与全麻药合用，易产生心律失常，甚至室颤。用于手指、趾部局麻时，药液中不宜加用本品，以免肢端供血不足而坏死 【基于体重的剂量】无 【潜在的器官毒性】无

续表

序号	通用名	规格	适应证	用法用量	关键要素
					【过敏反应】个别患者因过敏而出现皮疹、面部水肿；对其他拟交感胺类药过敏者，对本药也可能过敏
2.	重酒石酸去甲肾上腺素注射液	1ml:2mg	1. 用于治疗急性心肌梗死、休克、外循环等引起的低血压 2. 对血容量不足所致的休克，低血压或嗜铬细胞瘤切除术后的低血压，本药作为急救时的补充血容量的辅助治疗，可使血压回升，暂时维持脑与冠状动脉灌注，直到补充血容量的治疗发生作用 3. 用于椎管内阻滞时的低血压及心脏停搏复苏后血压维持	**低血压、休克** 静脉滴注　开始以每分钟 8～12μg 速度滴注，并调整滴速以使血压升至理想水平；维持量为每分钟 2～4μg。在必要时可增加剂量，但每分钟不得超过 25μg，且必须注意保持或补足血容量 静脉注射　危急病例可将本药 1～2mg 稀释到 10～20ml，缓慢静脉推注，同时根据血压调整剂量，待血压回升后，再改用静脉滴注维持	【致命的药物间相互作用】全麻药（如氯仿、环丙烷、氟烷等）：合用易发生室性心律失常，不宜合用，如必须合用则应减量给药。洋地黄类：合用易致心律失常合用时须严密监进行心电监测 【基于体重的剂量】儿童、低血压、休克静脉滴注　开始以每分钟 0.02～0.1μg/kg 速度滴注、并按需调整滴速 【潜在的器官毒性】本药强烈的血管收缩作用可使器官血流减少、组织供血不足导致敏氧和酸中毒，本药滴注时间过长或剂量过大时，可使肾脏血管剧烈收缩，产生无尿和肾实质损伤，以致出现急性肾衰竭；药液外漏可引起局部组织坏死

序号	通用名	规格	适应证	用法用量	关键要素
3.	盐酸利多卡因注射液	5ml:0.1mg	本品为局麻药及抗心律失常药。主要用于浸润麻醉、硬膜外麻醉、表面麻醉（包括在胸腔镜检查或腹腔镜手术时做薄膜麻醉用）及神经传导阻滞。本品可用于急性心肌梗死后室性期前收缩和室性心动过速，亦可用于洋地黄类中毒、心脏外科手术及心导管引起的室性心律失常。对室上性心律失常通常无效	1. 麻醉用 成人常用量：①表面麻醉用 2%～4%溶液，一次量不超过 100mg。注射给药时一次量不超过 4.5mg/kg（不用肾上腺素）或 7mg/kg（用1:200000浓度的肾上腺素）。②骶管阻滞用于分娩镇痛，用 1.0%溶液，以 200mg 为限。③硬脊膜外阻滞，胸腰段用 1.5%～2.0%溶液，250～300mg。④浸润麻醉或静脉注射区域阻滞，用 0.25%～0.5%溶液，50～300mg。⑤外周神经阻滞，臂丛（单侧）用 1.5%溶液，250～300mg；牙科用 2%溶液，20～100mg；肋间神经（每支）用 1%溶液 30mg，300mg 为限；宫颈旁浸润用 0.5%～300mg 为限；椎旁神经阻滞，左右侧各 100mg；椎旁脊神经阻滞（每支）用 1.0%溶液，30～50mg，300mg 为限；阴部神经用 0.5%～1.0%溶液，左右侧各 100mg。⑥交感神经节阻滞：颈星状神经用 1.0%溶液，50mg；腰麻用 1.0%溶液，50～100mg	【过敏反应】对局部麻醉药过敏者禁用 【致命的药物间相互作用】与下列药品有配伍禁忌：苯巴比妥、硫喷妥钠、硝普钠、甘露醇、两性霉素 B、氨苄西林、美索比妥、磺胺嘧啶钠 【基于体重的剂量】 1. 一次限量 不加肾上腺素为 200mg（4mg/kg），加肾上腺素为 300～350mg（6mg/kg）；静脉注射区域阻滞，250～300mg。治疗用静脉注射，第一次初量 1～2mg/kg，极量 4mg/kg，成人静脉滴注每分钟以 1mg 为限，反复多次给药，同隔时间不得短于 45～60分钟 2. 小儿常用量 随个体而异，一次给药总量不得超过 4.0～4.5mg/kg，常用 0.25%～0.5%溶液，特殊情况才用 1.0%溶液

续表

序号	通用名	规格	适应证	用法用量	关键要素
				2. 抗心律失常　（1）常用量：①静脉注射。1～1.5mg/kg 体重（一般用50～100mg），做首次负荷量静脉注射2～3分钟，必要时每5分钟后重复静脉注射1～2次，但1小时之内的总量不得超过300mg。②静脉滴注。一般以5%葡萄糖注射液配成或用输液泵给药。在用负荷量后可继续以每分钟1～4mg速度静脉滴注维持或每分钟0.015～0.03mg/kg体重速度静脉滴注。老年人、心力衰竭、心源性休克、肝血流量减少、肝或肾功能障碍时应减少用量，以每分钟0.5～1mg溶液静脉滴注，即用本品0.1%溶液静脉滴注，每小时不超过100mg。（2）极量：静脉注射1小时内最大负荷量4.5mg/kg体重（或300mg），最大维持量为每分钟4mg	3. 抗心律失常　（1）常用量：①静脉注射。1～1.5mg/kg 体重（一般用50～100mg），做首次负荷量静脉注射2～3分钟，必要时每5分钟后重复静脉注射1～2次，但1小时之内的总量不得超过300mg。②静脉滴注。一般以5%葡萄糖注射液配成或用输液泵给药。在用负荷量后可继续以每分钟1～4mg速度静脉滴注维持或每分钟0.015～0.03mg/kg体重速度静脉滴注。老年人、心力衰竭、心源性休克、肝血流量减少、肝或肾功能障碍时应减少用量，以每分钟0.5～1mg溶液静脉滴注，即可用本品0.1%溶液静脉滴注，每小时内最大负荷量4.5mg/kg体重（或300mg），最大维持量为每分钟4mg [潜在的器官毒性] 无

续表

序号	通用名	规格	适应证	用法用量	关键要素
4.	硝酸甘油注射液	1ml:5mg	用于预防和迅速缓解因冠状动脉疾病引起的心绞痛发作；用于治疗充血性心力衰竭	静脉滴注　初始剂量为5μg/min，如在可每3～5min时增加5μg/min，如无效可以10μg/min速增20μg/min，以后可以20μg/min速增。具体剂量应根据血压、心率和其他血流动力学参数调整	【过敏反应】对本药、其他硝酸酯类药或亚硝酸酯类药过敏者禁用 【致命的药物间相互作用】5型磷酸二酯酶抑制药（如西地那非、伐地那非、他达那非）合用可增强降压作用，禁止合用 【基于体重的剂量】无 【潜在的器官毒性】心血管系统（心悸、心动过缓）、神经系统（头痛、眩晕）
5.	去乙酰毛花苷注射液	2ml:0.4mg	1. 主要用于心力衰竭。由于其作用较快，适用于急性心功能不全或慢性心功能不全急性加重患者 2. 用于控制快速心室率的心房颤动、心房扑动，终止阵发性室上性心动过速	静脉注射　洋地黄化：首剂0.4～0.6mg，随后每2～4小时0.2～0.4mg，总量1～1.6mg。以5%葡萄糖注射液稀释后缓慢静脉注射	【过敏反应】罕见过敏反应（如荨麻疹、皮疹），对本药过敏者禁用 【致命的药物间相互作用】与β肾上腺素受体阻断药（如美托洛尔、阿普洛尔）合用可致房室传导阻滞而发生严重心动过缓，有洋地黄中毒的风险 【基于体重的剂量】洋（1）早产儿、足月新生儿：洋地黄化，用量为0.022mg/kg，分2～3次同隔3～4小时给予。（2）2～3岁的患儿：洋地黄化，用量为0.025mg/kg，分2～3次同隔3～4小时给予 【潜在的器官毒性】常见新发性心律失常，如室性、期前收缩，可见心动过缓

续表

序号	通用名	规格	适应证	用法用量	关键要素
6.	氨茶碱注射液	2ml:250mg	1. 用于支气管哮喘、慢性哮喘性支气管炎、慢性阻塞性肺疾病等，以缓解喘息症状 2. 用于心功能不全、心源性哮喘	静脉注射　一次125~250mg，一日500~1000mg，每125~250mg以50%葡萄糖注射液稀释至20~40ml，注射时间不得少于10分钟；极量为一次500mg，一日1000mg	【过敏反应】对本药物过敏者禁用 【致命的药物间相互作用】某些抗菌药合用可使茶碱血药浓度升高，甚至出现毒性反应，尤其是本药与红霉素、依诺沙星合用时 【基于体重的剂量】儿童支气管哮喘，静脉注射一次2~4mg/kg，以5%~25%葡萄糖注射液稀释后缓慢注射 【潜在的器官毒性】神经系统　常见失眠，可见头痛
7.	氢化可的松注射液	2ml:10mg	1. 用于治疗肾上腺皮质功能减退症、垂体功能减退症及先天性肾上腺皮质增生症，亦用于治疗过敏性及炎症性疾病 2. 用于抢救危重患者如中毒性感染、过敏性休克、严重的肾上腺皮质功能减退症、结缔组织病、严重的支气管哮喘等过敏性疾病	成人 肾上腺皮质功能减退症 静脉滴注　一次100mg，一日1次。临用前以氯化钠注射液或5%葡萄糖注射液500ml稀释，同时加用维生素C 500~1000mg 肌内注射，一日20~40mg 垂体功能减退症、过敏性疾病、抢救危重中毒性感染 静脉滴注　一次100mg，一日1次。临用前以氯化钠注射液或5%葡萄糖注射液500ml稀释 肌内注射　一日20~40mg	【过敏反应】包括血管神经性水肿、过敏性皮炎、类过敏性反应，对感染的抵抗力下降 【致命的药物间相互作用】无 【基于体重的剂量】暂无 【潜在的器官毒性】代谢/内分泌系统　钠潴留、体液潴留、钾丢失、低钾性碱中毒、糖尿、体重增加异常、满月脸、脂肪沉积　肌肉骨骼系统　肌无力、类固醇肌病、骨质疏松　胃肠道　可能伴有穿孔和出血的消化性溃疡、胰腺炎　眼　眼压升高、眼球突出、青光眼

续表

序号	通用名	规格	适应证	用法用量	关键要素
8.	地塞米松磷酸钠注射液	1ml:5mg	有影响糖代谢、抗炎、抗过敏、抗毒、抗恶性淋巴组织疾病等作用。用于感染性和过敏性疾病减退症、结缔组织病、严重的支气管哮喘、皮肤病、急性白血病、恶性淋巴瘤等肾上腺皮质功能减退症	**一般剂量** 静脉注射，每次2~20mg；静脉滴注时，应以5%葡萄糖注射液稀释，可2~6小时重复给药至病情稳定，但大剂量连续给药一般不超过72小时 **用于缓解恶性肿瘤所致的脑水肿** 首剂静脉推注10mg，随后每隔6小时肌内注射4mg，一般12~24小时后患者可有所好转，2~4天后逐渐减量，5~7天后停药。对不宜手术的脑肿瘤，首剂可静脉推注50mg，以后每2小时重复给予8mg，分数天后再减至每天2mg，分2~3次静脉给予 **鞘内注射** 每次5mg，间隔1~3周注射一次；关节腔内注射一般每次0.8~4mg，按关节腔大小而定	【过敏反应】对本药或肾上腺皮质激素类药有过敏史者禁用 【致命的药物间相互作用】无 【基于体重的剂量】无 【潜在的器官毒性】大剂量的皮质类固醇不可用于脑损伤 以下疾病患者一般情况下不宜使用，在特殊情况下权衡利弊后使用，且应注意病情恶化的可能：高血压、血栓、心肌梗死、胃与十二指肠溃疡、内脏手术、精神病、电解质代谢异常、青光眼

续表

序号	通用名	规格	适应证	用法用量	关键要素
9.	苯巴比妥钠注射液	1ml: 100mg	1. 用于治疗焦虑 2. 用于治疗失眠（用于睡眠时间短早醒者） 3. 抗癫痫：用于癫痫大发作、局限性发作引起的惊厥。也可用于其他疾病引起的惊厥 4. 用于运动障碍 5. 用于麻醉前给药 6. 用于治疗高胆红素血症	【成人常规剂量】 失眠 肌内注射 一次100mg 抗癫痫 肌内注射 一次100~200mg，必要时可4~6小时后重复1次 静脉注射 用于癫痫持续状态，一次200~250mg，必要时6小时复重一次250mg，一日极量为一次500mg。注射应缓慢 抗惊厥 肌内注射 一次100~200mg，必要时可4~6小时后重复1次	【过敏反应】少见皮疹、药物热、剥脱性皮炎等过敏反应 【致命的药物间相互作用】无 【基于体重的剂量】儿童 镇静 抗癫痫 肌内注射 一次16~100mg 抗惊厥 肌内注射 一次3~5mg/kg 抗运动障碍 肌内注射 一次3~5mg/kg 麻醉前用药 肌内注射 一次2mg/kg 【潜在的器官毒性】呼吸系统 大剂量时可引起呼吸抑制。快速静脉给予本药还可引起呼吸暂停 肌肉骨骼系统 常见关节疼痛 神经系统 常见头晕、嗜睡 肝脏 有出现肝功能和肝素紊乱的报道

序号	通用名	规格	适应证	用法用量 一般用法	关键要素
10.	多巴胺注射液	2ml:20mg	1. 适用于心肌梗死、创伤、内毒素败血症、心脏手术、肾衰竭、充血性心力衰竭等引起的休克综合征 2. 补充血容量后休克仍不能纠正者，尤其有少尿及周围血管阻力正常或较低的休克 3. 由于本品可增加心排血量，也可用于洋地黄和利尿剂无效的心功能不全	**一般用法** 静脉滴注 （1）开始时 1~5μg/（kg·min），每 10~30 分钟增加 1~4μg/（kg·min），直至出现满意疗效。（2）危重患者可先按 5μg/（kg·min）滴注，然后按 5~10μg/（kg·min）递增直至 20~50μg/（kg·min），以达到满意反应 **休克** 静脉滴注 开始剂量为 5μg/（kg·min）逐渐增至 20μg/（kg·min）。停药时应逐渐减量，防止低血压再度发生	【过敏反应】对其他拟交感胺类药高度敏感的患者，可能对本品也异常敏感 【致命的药物间相互作用】无 【基于体重的剂量】儿童、严重低血压时，静脉内按 5~10μg/（kg·min）增加剂量，最大剂量为 30μg/（kg·min）注。初始剂量为 2~5μg/（kg·min） 【潜在的器官毒性】无
11.	呋塞米注射液	2ml:20mg	1. 用于治疗水肿性疾病，包括充血性心力衰竭、肝硬化、肾脏疾病，亦可与其他药物合用治疗急性肺水肿和急性脑水肿等 2. 用于预防急性肾衰竭，亦用于治疗高血压，毒物中毒，如巴比妥类药物中毒	**水肿性疾病** 静脉注射 一般剂量为 20~40mg，必要时每 2 小时追加剂量，直至获得期望的利尿效果。维持用药阶段可分次给药 **高血压** 静脉注射 高血压危象，起始剂量为 40~80mg，伴急性左心衰竭或急性肾衰竭时，可酌情增加剂量	【过敏反应】对本药、磺胺类药或噻嗪类利尿药过敏者 【致命的药物间相互作用】氨基糖苷类抗生素、依他尼酸合用增强耳毒性，避免合用。锂通常不应合用 【基于体重的剂量】儿童治疗水肿性疾病，起始按 1mg/kg。1mg/kg 静脉注射，必要时每隔 2 小时追加 1mg/kg。新生儿应延长用药间隔最大剂量可达每日 6mg/kg 【潜在的器官毒性】肝、肾功能，血电解质，听力

序号	通用名	规格	适应证	用法用量	关键要素
12.	盐酸异丙嗪注射液	2ml:50mg	用于皮肤黏膜过敏；镇静、催眠、呕吐；用于术后疼痛	**抗过敏** 肌内注射　一次 25mg，必要时小时后重复给药。严重过敏时可用 25~50mg，最高量不得超过 100mg **镇静催眠** 肌内注射　一次 25~50mg **止吐** 肌内注射　一次 12.5~25mg，必要时每 4 小时重复 1 次	【过敏反应】对本药或吩噻嗪类药物有过敏史或有特异性反应者禁用 【致命的药物间相互作用】无 【基于体重的剂量】 儿童、抗过敏 肌内注射，一次 0.125mg/kg，每 4~6 小时 1 次 儿童、抗眩晕　肌内注射　睡前或需常给以 0.25~0.5mg/kg，或一次 6.25~12.5mg，一日 3 次。 儿童、镇静催眠 肌内注射　必要时一次 0.5~1mg/kg，或一次 12.5~25mg 【潜在的器官毒性】较常见嗜睡，可见困倦、中毒性惊厥，锥体外系反应（儿童易发生）；少见兴奋、失眠、头痛，较少见眩晕，反应迟钝（儿童多见）、晕倒感（低血压）；连续使用本药 1 个月以上者，应追踪复查肝、肾功能

续表

序号	通用名	规格	适应证	用法用量	关键要素
13.	解磷定注射液	10ml: 0.4mg	用于解救多种急性有机磷酸酯类杀虫剂中毒，但对马拉硫磷、敌百虫、敌敌畏、乐果、甲氟磷、丙胺氟磷和八甲基甲酸磷杀虫剂等中毒效果较差，对氨基甲酸酯杀虫剂所抑制的胆碱酯酶无复活作用	**一般用法** 静脉注射一次剂量0.5～1g，根据病情需要可重复给药 **轻度中毒** 静脉注射首次剂量0.4g，必要时2～4小时重复1次 **中度中毒** 静脉注射首次剂量0.8～1.2g，以后每2～3小时给药0.4～0.8g，共2～3次。静脉滴注维持治疗，每小时0.4g，共4～6次 **重度中毒** 静脉注射首次剂量1～1.2g，30分钟后视病情可再给0.8～1.2g，以后改为一次0.4g，共4～6次	【过敏反应】对碘过敏者禁用，可改用氯解磷定 【致命的药物间相互作用】无 【基于体重的剂量】儿童，轻度中毒一次15mg/kg。中度中毒静脉注射一次15～30mg/kg。重度中毒静脉注射一次30mg/kg 【潜在的器官毒性】无

续表

序号	通用名	规格	适应证	用法用量	关键要素
14.	硫酸阿托品注射液	0.5mg	1. 用于内脏绞痛，如胃肠绞痛、膀胱刺激症状，但对胆绞痛、肾绞痛疗效较差 2. 用于迷走神经过度兴奋所致的窦房传导阻滞、房室传导阻滞等缓慢性心律失常，亦可用于继发于窦房结功能低下而出现的室性异位节律 3. 用于抗休克 4. 用于解救有机磷中毒、锑剂引起的阿斯综合征 5. 用于全身麻醉前给药、严重盗汗和流涎症 6. 本药眼用制剂用于散瞳、虹膜睫状体炎	**内脏绞痛** 静脉注射 一次0.3～0.5mg，一日0.5～3mg。极量：一次2mg **抗心律失常** 静脉注射 一次0.5～1mg，按需可每1～2小时1次，最高剂量为2mg。 **抗休克** 静脉注射 一次0.02～0.05mg/kg，用50%葡萄糖注射液稀释后注射 静脉滴注 一次0.02～0.05mg/kg，用葡萄糖注射液稀释后滴注。 **有机磷中毒** 静脉注射 一次1～2mg（严重中毒时可加大5～10倍），每10～20分钟重复1次，直至发绀消失，并继续用药至病情稳定后改用维持量，有时需连用2～3日	【过敏反应】对其他颠茄生物碱不耐受者，对本药亦不耐受 【致命的药物间相互作用】与尿碱化药（包括含镁或钙的制酸药）、碳酸酐酶抑制药，碳酸氢钠、枸橼酸盐合用可使本药排泄延迟，作用时间和（或）毒性增加。 【基于体重的剂量】成人见用法用量栏。儿童，内脏绞痛，皮下注射 一次0.01～0.02mg/kg，一日2～3次 【潜在的器官毒性】青光眼患者、前列腺肥大患者、高热患者禁用

续表

序号	通用名	规格	适应证	用法用量	关键要素
15.	盐酸消旋山莨菪碱注射液	10mg	1. 用于解除平滑肌痉挛、胃肠绞痛、急性微循环障碍以及有机磷中毒等 2. 用于治疗青少年假性近视	平滑肌痉挛、胃肠绞痛、胆道痉挛 肌内注射 一次5~10mg，一日1~2次 **急性微循环障碍** 静脉给药 一次10~40mg，必要时每隔10~30分钟重复一次，亦可增加剂量。病情好转后可逐渐延长给药同隔至停药 **有机磷中毒** 静脉给药 参见"急性微循环障碍"项	【过敏反应】对本药过敏者禁用 【致命的药物间相互作用】无 【基于体重的剂量】 儿童、平滑肌痉挛、胃肠绞痛、胆道痉挛 肌内注射 一次0.1~0.2mg/kg，一日1~2次。急性微循环障碍 静脉给药 一次0.3~2mg/kg，必要时每隔10~30分钟重复1次，亦可增加剂量。病情好转后可逐渐延长给药同隔至停药 **有机磷中毒** 静脉给药 参见"急性微循环障碍"项 【潜在的器官毒性】青光眼患者、前列腺肥大患者，颅内压升高、脑出血急性期者、前列腺肥大患者禁用

续表

序号	通用名	规格	适应证	用法用量	关键要素
16.	亚甲蓝注射液	20mg	1. 用于治疗亚硝酸盐、硝酸盐、苯胺、硝基苯、三硝基甲苯、苯醌、苯肼以及含有或产生苯胺的药物（乙酰苯胺、对乙酰氨基酚、非那西丁、苯佐卡因等）引起的高铁血红蛋白血症 2. 对急性氰化物中毒，可暂时延迟其毒性	亚硝酸盐中毒引起的高铁血红蛋白血症 静脉注射　一次1~2mg/kg，加入50%葡萄糖注射液20~40ml，于10~15分钟内缓慢注射，如1~2小时未好转或有反应，可于2小时后重复1次全量或半量，或延长给药时间，用至紫绀基本消退，病情平稳 治疗氰化物中毒 静脉注射　一次5~10mg/kg，最大剂量为20mg/kg，加入25%葡萄糖注射液稀释后缓慢注射。随后静脉注射25%硫代硫酸钠20~40ml，两者交替使用	[过敏反应] 对本药过敏者禁用 [致命的药物间相互作用] 与苛性碱、重铬酸盐、碘化物、升汞和还原剂等合用可引起化学反应，不宜合用 [基于体重的剂量] 儿童、硝酸、亚硝酸盐中毒　静脉注射　一次1~2mg/kg，缓慢注射5~10分钟以上。儿童、氧化物中毒静脉注射一次10mg/kg，加5%葡萄糖注射液20~40ml，缓慢注射，至口周发绀消失，再给硫代硫酸钠 [潜在的器官毒性] 本药静脉注射速度过快时，可引起头晕、恶心、呕吐、腹痛、胸闷；剂量过大时，除上述症状加剧外，还可出现头痛、心率增快伴心律失常，大汗淋漓和意识障碍

续表

序号	通用名	规格	适应证	用法用量	关键要素
17.	**纳洛酮注射液**	2mg	1. 用于阿片类药物复合麻醉术后 2. 拮抗该类药物所致的呼吸抑制，促使患者苏醒 3. 用于阿片类药物过量、完全或部分逆转阿片类药物引起的呼吸抑制 4. 解救急性乙醇中毒 5. 用于急性阿片类药物过量的诊断	**术后阿片类药物抑制效应** 静脉给药 依患者反应确定剂量。首次纠正呼吸抑制时，一次 0.1～0.2mg，直至获得满意效果 隔 2～3 分钟给药 1 次，每至得满意效果 **阿片类药物过量** 静脉给药 首次给药 0.4～2mg，若未理想改善呼吸功能，2～3 分钟后可重复给药 1 次。若给药 10mg 后仍未见改善，应考虑诊断 **重度乙醇中毒** **脱瘾治疗** 静脉注射 一次0.8～1.2mg，1 小时后重复给药0.4～0.8mg 一次 0.4～0.8mg	【过敏反应】对本药过敏者禁用 【致命的药物间相互作用】无 【基于体重的剂量】儿童 阿片类药物抑制 静脉给药 一次 0.01mg/kg。新生儿初始剂量为 0.01mg/kg，每隔 2～3 分钟给药 1 次，直至获得满意效果 阿片类药物过量静脉给药 小儿一次 0.01mg/kg 若无效，则改用 0.1mg/kg 【潜在的器官毒性】可见低血压、高血压、室性心动过速、心室颤动、心脏停搏和心悸，据报道由此引起的后遗症有死亡、昏迷和脑病；呼吸系统可见呼吸困难、呼吸抑制、肺水肿和低氧血症；神经系统可见异常和癫痫大发作

续表

序号	通用名	规格	适应证	用法用量	关键要素
18.	**盐酸普罗帕酮注射液**	70mg	用于阵发性室性心动过速及室上性心动过速，预激综合征伴有室上性心动过速，心房扑动或心房颤动的预防，各类期前收缩	静脉注射：一次70mg，加5%葡萄糖液稀释，于10分钟内缓慢注射，必要时10~20分钟重复一次，总量不超过210mg。静脉注射后改为静脉滴注，滴速0.5~1.0mg/min，或口服维持	【过敏反应】对本药过敏者禁用 【致命的药物间相互作用】无 【基于体重的剂量】成人常用量1~1.5mg/kg或以70mg加5%葡萄糖液稀释，于10分钟内缓慢注射，必要时10~20分钟重复一次，总量不超过210mg 【潜在的器官毒性】①有房室传导阻滞、窦房传导阻滞、室内传导阻滞者：可见头痛、头晕、目眩、手指震颤、癫痫发作；②神经系统：心动过缓、手指震颤、癫痫发作；③肝脏：连续服用2周后出现阻胆汁淤积性肝损伤
19.	**盐酸布桂嗪注射液**	2ml：0.1g	本品为中等强度的镇痛药。适用于偏头痛、三叉神经痛、牙痛、炎症性疼痛、神经痛、月经痛、关节痛、外伤性疼痛、手术后疼痛以及癌症痛（属二阶梯镇痛药）等	皮下或肌内注射，成人每次50~100mg，一日1~2次。疼痛剧烈时用量可酌增。对于慢性中重度癌痛患者，剂量可逐渐增加。首次及总量可以不受常规剂量的限制	【过敏反应】无 【致命的药物间相互作用】无 【基于体重的剂量】无 【潜在的器官毒性】无

续表

序号	通用名	规格	适应证	用法用量	关键要素
20.	哌替啶注射液	1ml: 50mg	1. 各种剧痛的止痛，如创伤、烧伤、烫伤、术后疼痛等 2. 心源性哮喘 3. 麻醉前给药 4. 内脏剧烈绞痛（胆绞痛、肾绞痛需与阿托品合用） 5. 与氯丙嗪、异丙嗪等合用进行人工冬眠	皮下注射或肌内注射 每次25～100mg，极量：每次150mg，每日600mg。2次用药间隔不宜少于4小时	【过敏反应】无 【致命的药物间相互作用】严禁与单胺氧化酶抑制剂同用 【基于体重的剂量】静脉注射 成人一次按体重以0.3mg/kg为限 麻醉前用药 30～60分钟前按体重肌内注射1.0～2.0mg/kg 麻醉维持中 按体重1.2mg/kg计算60～90分钟总用量，配成稀释液，成人一般以每分钟静脉滴注1mg，小儿滴速相应减慢 手术后镇痛 硬膜外间隙注药，24小时总用量按体重2.1～2.5mg/kg为限 【潜在的器官毒性】室上性心动过速、肺损伤、颅内占位性病变、慢性阻塞性肺疾患、支气管哮喘、严重肺功能不全等禁用

续表

序号	通用名	规格	适应证	用法用量	关键要素
21.	盐酸吗啡注射液	1ml：10mg	本品为强效镇痛药，适用于其他镇痛药无效的急性锐痛，如严重创伤、战伤、烧伤、晚期癌症等疼痛	**皮下注射 成人常用量** 一次5~15mg，一日15~40mg；极量：一次20mg，一日60mg **静脉注射 成人镇痛时常用量** 5~10mg；用作静脉全麻时按体重不得超过1mg/kg，不够时加用本类镇痛药，以免苏醒时间同呼吸抑制延、术后发生血压下降和长时间呼吸抑制 **手术后镇痛注入硬膜外间隙** 成人自腰椎脊部位注入，一次极限5mg，胸脊部应减为2~3mg，按一定的间隔可重复给药多次。注入蛛网膜下腔，一次0.1~0.3mg。原则上不再重复给药 **重度癌痛患者** 首次剂量范围较大，每日3~6次，以预防癌痛发生及充分缓解癌痛	【过敏反应】无 【致命的药物间相互作用】与西咪替丁合用，可能引起呼吸暂停、精神错乱、肌肉抽搐等 【基于体重的剂量】静脉注射。成人镇痛时常用量5~10mg；用作静脉全麻时按体重不得超过1mg/kg，不够时加用时同本类镇痛药，以免苏醒迟延、术后发生血压下降和长时间呼吸抑制 【潜在的器官毒性】呼吸抑制已显示发生，颅内压增高和颅脑损伤、支气管哮喘、肺源性心脏病代偿失调、甲状腺功能减退症、皮质功能不全、前列腺肥大、排尿困难及严重肝功能不全、休克尚未纠正控制前、炎性肠梗阻等患者禁用

续表

序号	通用名	规格	适应证	用法用量	关键要素
22.	50%葡萄糖注射液	20ml：10g	1. 用于补充能量和体液 多种原因引起的进食不足或大量体液丢失（如呕吐、腹泻）、全静脉内营养、饥饿性酮症 2. 用于低血糖症、高钾血症 3. 本药高渗溶液可用于组织脱水	**补充热能** 静脉注射 进食减少或无法进食患者，静脉注射25%的本药注射液，同时补充体液。根据所需热能计算本药用量 **低血糖症** 静脉注射 重症者，静脉注射50%的本药注射液20～40ml **组织脱水** 静脉注射 快速静脉注射本药高渗溶液（一般使用50%注射液）20～50ml。应注意预防止高血糖	【过敏反应】无 【基于体重的剂量】儿童、组织脱水，静脉注射，一次2～4ml/kg，4～6小时后可重复1次，也可配合其他脱水药交替使用 【致命的药物间相互作用】无 【潜在的器官毒性】无

续表

序号	通用名	规格	适应证	用法用量	关键要素
23.	硫酸镁注射液	10ml:2.5g	1. 作为抗惊厥药，用于妊娠高血压，以降低血压，治疗先兆子痫及子痫 2. 作为容积性泻药及利胆解痉药，用于导泻和十二指肠引流及治疗胆绞痛	**妊娠高血压、先兆子痫、子痫** 静脉给药 首次负荷量为 2.5～4g，用 25% 葡萄糖注射液 20ml 稀释后，5 分钟内缓慢注射，随后以 1～2g/h 的速度静脉滴注。通常 24 小时总量不超过 30g **低镁血症** 静脉滴注 轻度镁缺乏，一次 1g，溶于 5% 葡萄糖注射液 500ml 中静脉滴注。一日总量为 2g。重度镁缺乏，将 2.5g 硫酸镁溶于 5% 葡萄糖液（或生理盐水）中，缓慢静脉滴注 3 小时 **全静脉内营养** 静脉滴注 一日 0.015～0.03g/kg	【过敏反应】皮肤可见皮疹，静脉注射本药常引起潮红、多汗、口干等、恶心、吐、心悸、头晕 时可引起休克，快速静脉注射 【致命的药物间相互作用】与氨基糖苷类抗生素（如庆大霉素）合用可增强神经-肌肉阻滞作用，避免合用 【基于体重的剂量】成人：低镁血症，肌内注射 (1) 轻度镁缺乏，一次 1g（25% 硫酸镁注射液，一次 4ml），一日总量为 2g。(2) 重度镁缺乏，0.03g/kg 全静脉内营养：成人，静脉滴注 一日 0.015～0.03g/kg；儿童 0.03g/kg 【潜在的器官毒性】(1) 导泻时服用浓度过高的溶液或用量过大，药物从组织内吸收大量水分而导致脱水。(2) 静脉注射本药常引起潮红、多汗、口干等，可引起休克、头晕、恶心、吐、心悸，个别患者出现眼球震颤、减慢静脉滴注快也可引起呼吸射速度症状可消失。静脉滴注过骤停

续表

序号	通用名	规格	适应证	用法用量	关键要素
24.	地西泮注射液	10mg	1. 用于镇静、催眠、抗焦虑、抗癫痫、抗惊厥 2. 用于缓解炎症引起的反射性肌肉痉挛等 3. 用于治疗惊恐症 4. 用于肌紧张性头痛 5. 用于治疗家族性、老年性和特发性震颤 6. 用于麻醉前给药	**镇静 催眠** 静脉注射 初始剂量为 10mg，以后可每隔 3~4 小时加量 5~10mg，24 小时总量为 40~50mg。肌内注射 同前 **癫痫发作** 静脉注射 初始剂量为 10mg，直至最大剂量 **惊厥** 10~15 分钟内按需增加剂量，至最大剂量 **惊厥** 静脉注射 用于破伤风轻度阵发性惊厥，缓慢静脉注射，每分钟 2~5mg **麻醉前给药** 静脉注射 用于基础麻醉或静脉全麻，一次 10~30mg	【过敏反应】罕见过敏反应，对本药过敏者禁用 【致命的药物间相互作用】与丁丙诺啡合用可引起呼吸系统和心血管系统衰竭，禁止合用 【基于体重的剂量】儿童，重症破伤风解痉 静脉注射 出生 30 日至 5 岁的儿童，一次 1~2mg，必要时可 3~4 小时后重复注射。5 岁以上儿童，一次 5~10mg。注射宜缓慢，3 分钟内用药量不超过 0.25mg/kg，同隔 15~30 分钟后可重复 【潜在的器官毒性】偶见低血压。静脉注射过快还可引起静脉血栓形成、静脉炎，罕见心动过缓和心力衰竭；偶见抑郁、精神失常

续表

序号	通用名	规格	适应证	用法用量	关键要素
25.	盐酸胺碘酮注射液	150mg	本药注射剂用于不宜口服的严重心律失常，尤其适用于： 1. 房性心律失常伴快速室性心律 2. WPW综合征的心动过速 3. 严重室性心律失常 4. 体外电除颤无效的室颤相关的心脏停搏的心肺复苏	**静脉注射** 初始剂量为300mg（或5mg/kg），可追加150mg（或2.5mg/kg） 若室颤持续存在， **静脉滴注** （1）第一个24小时的剂量可根据患者进行个体化给药，但初始滴注速度不得超过30mg/min。通常第一个24小时内给予本药1000mg，且可按以下方式给药：①负荷滴注：开始10分钟给药150mg（滴注速度为15mg/min，滴注液浓度为1.5mg/ml）。随后6小时给药360mg（滴速为1mg/min，滴注液浓度1.8mg/ml）。②维持滴注：第1日剩余的18小时给药540mg（滴速为0.5mg/min，滴注液浓度1.8mg/ml）。 （2）之后每24小时给药720mg（滴速为0.5mg/min，滴注液浓度1~6mg/ml），可连用2~3周	【过敏反应】过敏反应（如过敏性休克）、有红斑狼疮的个案报道，对本药或碘过敏者禁用 【致命的药物间相互作用】与Ⅰa类抗心律失常药（如奎尼丁、双氢奎尼丁、丙吡胺）、Ⅲ类抗心律失常药（如多非利特、依布利特、索他洛尔）、精神抑制药（注射给药）、苄普地尔、西沙必利、喷他脒、红霉素（静脉注射）、螺旋霉素利、二苯马尼、长春胺（静脉注射）、咪唑斯汀、莫西沙星、舒托必利合用可增加发生室性心动过速（尤其是尖端扭转型室性心动过速）的风险，禁止合用 【基于体重的剂量】无 【潜在的器官毒性】本药有潜在的致命性毒性（包括肺毒性、肝毒性、心脏毒性），故仅用于危及生命的心律失常（FDA药品说明书）

急诊急救的护理

续表

序号	通用名	规格	适应证	用法用量	关键要素
26.	甘露醇注射液	100ml:20g	1. 用于治疗多种原因引起的脑水肿，可降低颅内压，防止脑疝。 2. 用于降低眼内压，应用于其他降眼内压药无效时或眼内手术前准备。 3. 用于渗透性利尿，预防多种原因引起的急性肾小管坏死 4. 作为辅助利尿措施治疗肾病综合征、肝硬化腹腔积液，尤其是伴有低蛋白血症时 5. 用于某些药物过量或毒物中毒（如巴比妥类药物、锂剂、水杨酸盐和溴化物等），本药可促进上述物质的排泄，并防止肾毒性	**脑水肿、颅内高压、青光眼** 静脉滴注 一次0.25~2g/kg。于30~60分钟内滴完。衰弱者剂量应减至0.5g/kg **利尿** 静脉滴注 一次1~2g/kg，一般用20%注射液250ml，并调整剂量使尿量维持在每小时30~50ml **预防急性肾小管坏死** 静脉滴注 先给药12.5~25g，10分钟内滴完，如无特殊情况，再给药50g，于1小时内滴完，如尿量能维持在每小时50ml以上，则可继续应用5%溶液，如无效则立即停药 **治疗药物、毒物中毒** 静脉滴注，本药20%注射液50g静脉滴注，调整剂量使尿量维持在每小时100~500ml	【过敏反应】过敏引起皮疹、荨麻疹、呼吸困难、过敏性休克 【致命的药物间相互作用】与洋地黄类药合用可增加此类药物的毒性作用（与低钾血症有关） 【基于体重的剂量】成人用法同"用法用量"栏，儿童用法如下 **脑水肿、颅内高压、青光眼** 静脉滴注 一次1~2g/kg 或30~60g/m²，以15%~20%注射液于30~60分钟内滴完。衰弱者剂量减至0.5g/kg **利尿** 静脉滴注 一次0.25~2g/kg 或60g/m²，以15%~20%注射液2~6小时内滴完 **药物、毒物中毒** 静脉滴注 一次2g/kg 或60g/m²，以5%~10%注射液滴注 【潜在的器官毒性】可见血栓性静脉炎。快速大量静脉注射本药可出现心力衰竭（尤其有心功能损害时）

388

序号	通用名	规格	适应证	用法用量	关键要素
27.	碳酸氢钠注射液	100ml: 5g（每1g碳酸氢钠相当于12 mmol碳酸氢根）	1. 用于治疗代谢性酸中毒 2. 用于碱化尿液 3. 用于胃酸过多 4. 用于治疗某些药物（如巴比妥类药、水杨酸类药、甲醇等）中毒	**代谢性酸中毒** 静脉滴注　所需剂量按以下两个公式之一计算：(1) 补碱量（mmol）= (-2.3 - 实际测得的 BE 值) ×0.25×体重（kg）。(2) 补碱量（mmol）= [正常 CO_2CP - 实际测得的 CO_2CP（mmol）] ×0.25×体重（kg）。(3) 如未发生体内碳酸氢盐丢失，一般先给予计算剂量的1/3 ~ 1/2，滴注时间为 4 ~ 8 小时 **心肺复苏抢救** 静脉滴注　首剂量 1mmol/kg，以后根据血气分析结果调整剂量 **碱化尿液** 静脉滴注　2 ~ 5mmol/kg，滴注时间为 4 ~ 8 小时	【过敏反应】无 【基于体重的剂量】儿童 代谢性酸中毒 静脉滴注　所需剂量按以下两个公式之一计算：(1) 补碱量（mmol）= (-2.3 - 实际测得的 BE 值) ×0.25×体重（kg）。(2) 补碱量（mmol）= [正常 CO_2CP - 实际测得的 CO_2CP（mmol）] ×0.25×体重（kg）。(3) 如未发生体内碳酸氢盐丢失，一般先给予计算剂量的1/3 ~ 1/2，滴注时间为 4 ~ 8 小时 心肺复苏抢救 静脉滴注　首剂量 1mmol/kg，以后根据血气分析结果调整剂量 【潜在的器官毒性】无 【致命性的药物间相互作用】与排钾利尿药（如氢氯噻嗪）合用可致发生低氯性碱中毒的风险增加，禁止合用

续表

序号	通用名	规格	适应证	用法用量		关键要素
28.	50%葡萄糖注射液	20ml：10g	1. 用于补充能量和体液：多种原因引起的进食不足或大量体液丢失（如呕吐、腹泻），全静脉内营养、饥饿性酮症 2. 用于低血糖症、高钾血症 3. 本药高渗溶液可用于组织脱水	**补充热能** 静脉注射 进食减少或无法进食患者，静脉注射25%的本药注射液，同时补充体液。根据所需热能计算本药用量 **低血糖症** 静脉注射 重症者，静脉注射50%的本药注射液20～40ml **组织脱水** 静脉注射 快速静脉注射本药高渗溶液（一般使用50%注射液）20～50ml。应注意防止高血糖		【过敏反应】无 【致命的药物间相互作用】无 【基于体重的剂量】儿童、组织脱水，静脉注射25%～50%本药高渗注射液，一次2～4ml/kg，4～6小时后可重复1次，也可配合其他脱水药交替使用 【潜在的器官毒性】无

续表

序号	通用名	规格	适应证	用法用量	关键要素
29.	阿司匹林肠溶片	25mg	抗心绞痛、抗血栓：用于预防或治疗冠脉和脑血管血栓塞性疾病，减少急性心肌梗死发生率及冠心病猝死率 解热镇痛：用于发热、头痛、肌肉痛、关节痛、痛经、风湿热、急性风湿性关节炎及风湿性关节炎等，亦用于痛风及胆道蛔虫病	**抑制血小板聚集** 肠溶片：一次 80～300mg，一日 1 次。①用于降低急性心肌梗死疑似患者的发病风险：推荐剂量为首剂 300mg，嚼碎后服用。之后一日 100～200mg。②用于预防心肌梗死复发，脑卒中的二级预防，降低一过性脑缺血及其他缺血性脑卒中的发作风险，降低稳定型和不稳定型心绞痛的发作风险和动静脉术后血栓形成，动静脉分流术后血栓形成：一日 100～300mg。③用于预防大手术后深静脉血栓和肺栓塞：一日 100～200mg。④用于降低心血管危险因素患者心肌梗死发作的风险：一日 100mg **解热镇痛** 一次 300～600mg，一日 3 次，必要时每 4 小时 1 次 **抗风湿** 一日 3～6g，分 4 次服用	**【过敏反应】**表现为哮喘、荨麻疹、血管神经性水肿或休克。过敏反应（称阿司匹林哮喘）多发生于易感者，表现为服药后迅速出现呼吸困难，严重者可致死亡 **【致命的药物间相互作用】**与甲氨蝶呤（剂量为 15mg/周或更多）合用 **【基于体重的剂量】**儿童，抗风湿：一日 80～100mg/kg，分 3～4 次服用。如 1～2 周未获疗效，可根据血药浓度调整用量，部分患者需增至一日 130mg/kg。皮肤黏膜淋巴结综合征（川崎病）：开始一日 80～100mg/kg，分 3～4 次服，退热 2～3 日后改为一日 30mg/kg，分 3～4 次服，连服 2 个月或更久。血小板增多，血液呈高凝状态时：一日 5～10mg/kg，顿服 **【潜在的器官毒性】**胃肠道出血、肝、肾功能损害，损害是可逆的，停药后可恢复

续表

序号	通用名	规格	适应证	用法用量	关键要素
30.	硝酸甘油片	0.5mg	1. 用于预防和迅速缓解因冠状动脉疾病引起的心绞痛发作 2. 用于治疗充血性心力衰竭	舌下片，一次0.25～0.5mg，舌下含服，每5分钟可重复给予0.5mg，直至疼痛缓解。于活动或大便前5～10分钟使用可避免诱发心绞痛	【过敏反应】对本药、其他硝酸酯类药或亚硝酸酯类药过敏者禁用 【致命的药物间相互作用】5型磷酸二酯酶抑制药（如西地那非、伐地那非、他达那非）合用可增强降压作用，禁止合用 【基于体重的剂量】无 【潜在的器官毒性】心血管系统（心悸、心动过缓）、神经系统（头痛、眩晕）
31.	卡托普利片	25mg	1. 用于治疗高血压 2. 用于治疗心力衰竭	**高血压** 口服给药，一次12.5mg，一日2～3次，可根据需要于1～2周内增量至一次50mg，一日2～3次 **心力衰竭** 初始剂量为一次12.5mg，一日2～3次，必要时可逐渐增量至一次50mg，一日2～3次。若需进一步增量，宜先观察疗效达2周。对近期大量使用利尿药、处于低钠容量状态，且血压正常或偏低血容量状态者，初始剂量宜为6.25mg，一日3次，随后逐渐增量至常用剂量	【过敏反应】对本药或其他血管紧张素转换酶抑制药（ACEI）过敏者禁用 【致命的药物间相互作用】无 【基于体重的剂量】儿童，高血压，心力衰竭，口服给药：初始剂量为一次0.3mg/kg，一日3次，直至最低有效量，每隔8～24小时增量0.3mg/kg剂量 【潜在的器官毒性】蛋白尿、血尿素氮升高、肌酐升高、肝酶升高

续表

序号	通用名	规格	适应证	用法用量	关键要素
32.	硝酸异山梨酯片	5mg	1. 用于治疗心绞痛（包括严重或不稳定性心绞痛、心肌梗死后持续心绞痛） 2. 用于预防心绞痛 3. 用于治疗充血性心力衰竭 4. 用于左心室衰竭（包括性心肌梗死后继发的左心室衰竭） 5. 用于急性心肌梗死，预防及缓解由心导管引起的冠状动脉痉挛	心绞痛，心力衰竭 1. 舌下给药 片剂：一次 5mg 2. 口服给药 由于个体反应不同，剂量需个体化，预防心绞痛时一次 5～10mg，一日 2～3 次	【过敏反应】对硝酸盐类药过敏者禁用 【致命的药物间相互作用】与磷酸二酯酶抑制药（西地那非、他达那非、伐地那非）合用可致严重低血压、晕厥、心肌缺血，禁止合用 【基于体重的剂量】无 【潜在的器官毒性】无

参 考 文 献

［1］吴欣娟，史冬雷．北京协和医院急诊科护理指南［M］．北京：人民卫生出版社，2016.

［2］尤黎明，吴瑛．内科护理学［M］．5版．北京：人民卫生出版社，2012.

［3］梁桂仙，宫叶琴．外科护理学，北京：中国医药科技出版社，2016.

［4］于学忠，黄子通．急诊医学［M］，北京：人民卫生出版社，2015.

［5］江观玉，夏秋欣，急诊护理学［M］．北京：人民卫生出版社，2004：131－149.

［6］姚景鹏，李湘萍，陆悦．内科护理学［M］．北京：北京大学医学出版社，2009：158－161.

［7］陈小杭，张悦怡．急救护理学［M］．北京：北京大学医学出版社，2009：69－132.

［8］金静芬．急诊专科护理［M］．北京：中华护理护理学会继续教育部，2017.

［9］罗永艾．实用呼吸急诊手册［M］．重庆：重庆出版社，2010.1－41.

［10］梁桂仙，宫叶琴．外科护理学［M］．北京：中国医药科技出版社，2016.

［11］于学忠，黄子通．急诊医学［M］．北京：人民卫生出版社，2015.

［12］都鹏飞，杨明功，龚维龙，中毒急救手册［M］．4版．上海：上海科学技术出版社，2016.

［13］李乐之，路潜．外科护理学［M］．6版．北京：人民卫生出版社，2017.

［14］黄人健，李秀华．外科护理学高级教程［M］．北京：人民军医出版社，2015.

［15］常青，刘兴会，邓黎．助产理论与实践［M］．2版．北京：人民军医出版社，2015.

［16］熊永芳．围产期母婴护理临床实践指南［M］．武汉：湖北人民出版社，2015.

［17］郭旭先，周历，仇春梅，等．门诊急症处理流程与实用技能［M］．北京：

人民军医出版社，2013.

[18] 美国心脏协会. 基础生命支持实施人员手册［M］. 杭州：浙江大学出版社，2016.